YINAN FEIBU JIBING
ZHENZHI SHILI YU PINGXI

李 羲 张劭夫 主编

疑难肺部疾病
诊治示例与评析

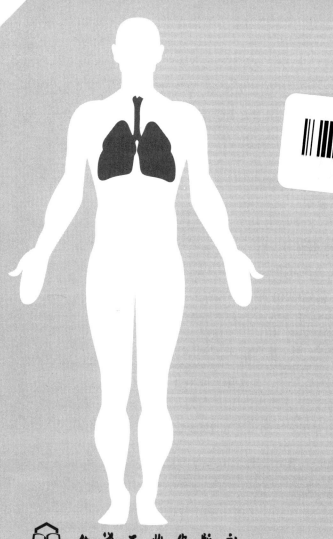

U0194654

化学工业出版社
·北京·

本书以国内多家三级甲等医院呼吸内科临床所遇到的疑难病例为切入点，进行病例诊疗过程的系统描述以及经验教训的评析。采用阶段提问、步步深入、引人入胜的叙述方式，分析思路清晰，具有较大的临床实践参考价值。全书内容翔实、丰富、生动，重点突出，触类旁通，图文并茂。所举病例兼顾了疑难性与普遍性，对于培养临床医师的临床思维具有较好的启发作用，并可对那些在临床工作中罕见的病例提供有价值的间接的临床经验。本书可供呼吸科及相关科室医师阅读参考，也可供各高等院校相关专业研究生学习使用。

图书在版编目（CIP）数据

疑难肺部疾病诊治示例与评析 / 李羲，张劭夫主编 .
北京：化学工业出版社，2014.2
ISBN 978-7-122-19483-1

Ⅰ．①疑… Ⅱ．①李…②张… Ⅲ．①肺疾病 - 疑
难病 - 诊疗 Ⅳ．① R563

中国版本图书馆 CIP 数据核字（2014）第 005201 号

责任编辑：赵兰江　　　　　　　　文字编辑：何　芳
责任校对：宋　玮　　　　　　　　装帧设计：张　辉

出版发行：化学工业出版社（北京市东城区青年湖南街 13 号　邮政编码 100011）
印　　刷：北京永鑫印刷有限公司
装　　订：三河市宇新装订厂
787mm×1092mm　1/16　印张 37$\frac{1}{2}$　字数 940 千字　　2014 年 6 月北京第 1 版第 1 次印刷

购书咨询：010-64518888（传真：010-64519686）　售后服务：010-64518899
网　　址：http://www.cip.com.cn
凡购买本书，如有缺损质量问题，本社销售中心负责调换。

定　价：128.00 元

编写人员名单

主　编　李　羲　张劲夫
副主编　黄华萍　苏晓丽　张　捷　黄文杰　方　怡　林　勇　赖国祥

编者（以姓名笔画为序）
万　钧　首都医科大学朝阳医院呼吸内科
王　岚　同济大学附属同济医院呼吸内科
王　珂　吉林大学第二医院呼吸内科
王　琦　吉林大学第二医院呼吸内科
王鸿翔　福建省福州肺科医院
方　怡　广州军区总医院呼吸内科
方素芳　福建省肺科医院
尹金植　吉林大学第二医院呼吸内科
龙颖颖　南昌大学第二附属医院呼吸内科
叶　嘉　南京军区福州总医院呼吸与危重症医学科
白　莉　第三军医大学第二附属医院呼吸内科
邝良鉴　广西壮族自治区民族医院呼吸内科
吕寒静　同济大学附属同济医院呼吸内科
任　锦　吉林大学第二医院呼吸内科
向永红　广西壮族自治区民族医院呼吸内科
刘　畅　海南医学院附属医院呼吸内科
刘　威　福建省福州肺科医院
刘　晶　吉林大学第二医院呼吸内科
刘建清　福建省福州肺科医院
刘瑞麟　同济大学附属同济医院呼吸内科
孙思庆　东南大学中大医院呼吸内科
阳云平　四川双流人民医院呼吸内科
苏振中　吉林大学第二医院呼吸内科
苏晓丽　中南大学湘雅医院呼吸内科
杜海坚　广州军区总医院呼吸内科

李　義　海南医学院附属医院呼吸内科
李学玲　福建省福州肺科医院
李建斌　海南省人民医院呼吸内科
杨忠民　同济大学附属同济医院呼吸内科
邱忠民　同济大学附属同济医院呼吸内科
何　俊　中南大学湘雅医院呼吸内科
何　梅　同济大学附属同济医院呼吸内科
余　莉　同济大学附属同济医院呼吸内科
张　捷　吉林大学第二医院呼吸内科
张　蔷　东南大学中大医院呼吸内科
张庆华　吉林大学第二医院呼吸内科
张劭夫　济南军区总医院呼吸内科
张润娟　广西壮族自治区民族医院呼吸内科
陈　强　同济大学附属同济医院呼吸内科
陈雨燕　福建省福州肺科医院
陈晓红　福建省福州肺科医院
林　勇　东南大学中大医院呼吸内科
林剑东　福建省福州肺科医院
孟广平　吉林大学第二医院呼吸内科
侯静静　同济大学附属同济医院呼吸内科
施蓉萍　海南医学院附属医院呼吸内科
姚秀娟　福建省立医院呼吸内科
袁伟峰　广州军区总医院呼吸内科
徐　伟　吉林大学第二医院呼吸内科
徐　虹　广州军区总医院呼吸内科
徐　婷　东南大学中大医院呼吸内科
徐镶怀　同济大学附属同济医院呼吸内科
黄　静　东南大学中大医院呼吸内科
黄文杰　广州军区总医院呼吸内科
黄华萍　海南医学院附属医院呼吸内科
董春玲　吉林大学第二医院呼吸内科
韩淑华　东南大学中大医院呼吸内科
谢宝松　福建省立医院呼吸内科
赖国祥　南京军区福州总医院呼吸与危重症医学科
戴文森　福建省莆田学院附属医院呼吸内科

序

在临床工作中，患者就诊的原因具有不可预测性。除了传染病和一些与环境因素密切相关的疾病外，医生无法预先得知患者所患何病或病因的倾向性。只有在接触患者或其相关资料后，医生才开始被赋予一种探索的使命。无疑，完成这个使命的过程可能不仅仅只是充满着艰辛、乐趣、困惑、挫折和压力等个人感受，同时也满载对生命负责和尊重的神圣使命感。这些个人感受和使命感在疑难性疾病的诊疗过程中表现得尤其淋漓尽致！这是因为疑难性疾病的诊断在绝大多数情况下做不到一步到位。一旦当我们明确或证实了自己判断的正确性时，可能一切已经无法挽回。无论是正确的诊断曾经与我们失之交臂还是这个诊断之前从未进入过我们的视野，结果都同样充满遗憾。临床工作的严肃性要求我们必须在工作中不断积累经验，训练明晰的临床思维方式，培养从错综复杂的临床表现中整理出主要矛盾的能力，找出规律性的东西，尽可能少走弯路，使我们的判断能够尽早地接近疾病的正确诊断。

毋庸置疑，在临床医学实践过程中，病例讨论是一种重要的学习方法。这种方式之所以重要，是因为它理论上可能为事先未曾遇到过这种情况的医生提供一种似曾相识的重复感，进而当他们第一次遇到类似情况时少走弯路。循此方法，我国中青年呼吸病学者李羲、张劲夫教授与50余名中青年呼吸内科专家编写了《疑难肺部疾病诊治示例与评析》一书，这是以病例分析为基础的方法在学习呼吸系统疾病诊治中的一次尝试。在该书即将与读者见面之际，编者邀请我为该书写序，因此，有幸先读此书，欣然为序，并结合该书的特点谈一些个人的感想，以飨读者。

1. 列题醒目，引人入胜

该书综合作者临床工作中诊治的90余个病例编写而成。全书共90余章，每一章阐述一个疑难病例，每一章并不是以该病例最后诊断疾病的病名列题，而是紧扣整个病例，以概括性文字作为该节的题目，这样，在阅读该节时，题目吸引读者，同时，又没有受到最后诊断的限制，有利于发挥读者对该病例诊断考虑的思维空间，印象自然更加深刻。

2. 层层深入，引出诊断

每一病例均是作者亲自诊疗的具体病历资料，而该病例的诊断正是该患者的实际诊治经过。多数病例均经过2～3个阶段，其中有最初考虑的诊断与初步治疗、后续考虑的诊断及进一步检查与治疗、最后确定性诊断与疗效，病例步步深入、层层剥茧，引导读者思维。

3. 讨论评析，体会深刻

每一节均有讨论，部分病例在讨论之后有一简短评析。讨论主要结合该病例，结合国际国内参考文献与最新进展而展开，读后使读者既了解该病例的诊断经过，共享诊断与治疗成功的经验，又可从中吸取失败的教训，引以为戒。同时，有机会掌握相关疾病国内外诊治方面的最新进展。评析部分主要是作者对该病例诊治的一些感想、经验教训与体会，言简意赅。

"山重水复疑无路，柳暗花明又一村"。许多医生在疑难病的诊疗过程中不乏这种感受。

可以认为这种感受是一个结果。结果固然重要，然而临床医生是需要过程的。无论这个过程曾经多么曲折、多么无奈、多么失望、多么坎坷，其实都是一种财富，都是医生这个职业本身所特有的魅力所在。

鉴于上述，谨向读者推荐该书，并希望该书对读者在提高疑难呼吸疾病的诊治方面起到积极有益的作用！

钱桂生
于中国人民解放军第三军医大学第二附属医院
2013 年 8 月 28 日

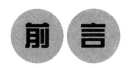

前　言

　　无论是哪一科医生，无论使用什么手段治疗患者，其先决条件是做出正确的诊断。诊断正确，治愈患者；诊断错误，必然治疗错误，轻则经济损失，重则贻误生命。近十余年来，中华医学会呼吸分会相继制定了呼吸系统常见病如慢性阻塞性肺疾病、支气管哮喘、社区获得性肺炎、医院获得性肺炎等诊治指南，自从普及学习这些指南以来，我国呼吸专业医生对这些疾病的诊治水平有了显著提高。然而，临床工作中，误诊情况仍时有发生，尤其是对疑难疾病的诊断。有些也是笔者亲历，譬如，一例左上肺阴影，见毛刺、空泡被临床诊断为"肺癌"，而仓促行胸腔镜切除病灶，结果病理诊断是肺结核。一例发热、颈部淋巴结肿大、皮疹、肝功能损害，被诊断为"感染性发热"，一味应用三线抗菌药物治疗而结果无效，实际是朗罕细胞组织细胞增生症。凡此种种，均是误诊的例子。为何即便是在辅助检查设备日趋完善、实验室检查手段十分先进的今天，对疾病的诊断，尤其是对疑难疾病的诊断，总体水平仍有待提高？这是因为在我们采取这些检查方法之前，临床医生必须对症状或体征所属的疾病范围和检测取舍做出判断，这就需要临床医生具备产生正确的"初始方向感"的能力。诚然，学科发展的专业化是临床医学深入发展的趋势，但恰恰是这种过强的学科专业化带来的专业思维的分隔倾向客观上成为限制专科医生临床思维的羁绊。

　　疑难肺部疾病临床上多见于两种情况。其一是常见疾病的少见表现，譬如，结核性渗出性胸膜炎是常见的呼吸系统疾病，其咳嗽、胸痛、气短的表现也为呼吸内科医生所熟知。然而，有的结核性渗出性胸膜炎患者可以腰痛为首发症状。有的肺结核可表现为大叶性浸润，临床表现为高热、咳嗽、咳痰、肺部湿啰音，而被误诊为大叶性肺炎。还有的肺结核影像表现可集两肺片状、斑片状阴影、多发囊样空腔改变、网状或蜂窝状阴影及实变影于一体，并可见空气支气管征。其二是某些疾病临床少见、罕见，如朗罕细胞组织细胞增生症、淋巴管肌瘤病等。我国幅员辽阔、人口众多，无论是前者，还是后者，疑难病例数都相当可观。如果对疑难呼吸疾病的正确诊断率低，将对人们的健康产生极大影响。

　　由于和患者接触时间的有限性、对病情了解的肤浅性、病例资料收集在短时间的不完整性、疾病临床表现的不典型性等，都可能使医生无法立即给出一个肯定诊断，此时做出印象诊断，在诊断后面加一个"？"就要比画个"。"更客观。

　　由于专科医生们精力所限和专科工作中不可避免产生的专业性思维惯性以及目前医疗形势的严峻性，专科医生们往往习惯于在自己的专业领域内寻找问题的答案，而对涉及的其他专业的问题要么认识不足，要么不愿花费精力去思考分析，而以会诊的方式简单解决。这势必影响临床医生的综合分析能力。

　　鉴于上述，我们决定编写一本疑难肺部疾病诊断与治疗的参考书。

　　本书在编排上，目录中没有按疾病分类编排，而是每一病例以一列题方式出现，旨在让读者阅读时能摆脱目录中冠以某一疾病的限制，更好地发挥读者对该病例的诊断思维，开拓思路。

每一病例均是该患者诊治过程的实际记录并经整理而成，编者是该患者的直接诊治医生或医疗小组成员。

　　如果读者在阅读本书部分内容或全部内容后，对肺部疑难病的诊治有所启示、有所收获、有所提高，那将是编者最大的欣慰！因此，也期待广大读者在读后给我们反馈，以便在再版时使本书不断得以完善提高。

李義　张劭夫

2013 年 8 月 19 日

目　录

第1章 间断发热7天，咳嗽、咯血、呼吸窘迫1天

【病历资料】

一般资料：患者男性，24岁，因间断发热7天，咳嗽、咯血、呼吸窘迫1天于2009年11月11日入院。入院前7天患者接触有流感样症状患者后突然发热，体温最高达39.0℃，伴寒战、咽痒、流涕，自行在当地医院应用抗感染及对症治疗，当日体温降至正常（具体用药名称、剂量不详），其父母相继也出现发热、周身不适等流感样症状，对症治疗后缓解。1天前患者无明显诱因再次出现发热，体温最高38.6℃，无寒战，伴有活动后呼吸困难，轻度咳嗽、咳少量白色泡沫痰。当日下午于当地医院行肺部CT显示双肺斑片状密度增高的磨玻璃影，以右下肺为著（图1-1），再次给予氧疗、抗感染、抗病毒、对症治疗，病情持续发展，迅速出现呼吸窘迫、剧烈咳嗽、咳血痰、头晕，血压下降至75/35mmHg，当日凌晨2点请我院专家会诊时，在高流量吸氧状态下，血氧饱和度80%，考虑为急性呼吸窘迫综合征（ARDS），立即通过急救车转运至我科危重症隔离病房继续全力抢救。既往体健，有与流感样患者接触史1周。

查体：一般状态极差，血压135/75mmHg（多巴胺维持下），呼吸机辅助通气[模式同步指令通气（SIMV），吸入氧浓度100%，呼气末正压（PEEP）20cmH$_2$O]，血氧饱和度90%，脉搏95次/分，体温37.9℃，肥胖，极度呼吸窘迫，烦躁，意识模糊，口唇颜面四肢末端明显发绀，镇静状态，有自主呼吸，但较弱，约4次/分，双肺叩诊呈清音，听诊双肺呼吸音粗，满布湿啰音，心率95次/分，心律规整，心音略弱，各瓣膜听诊区未闻及病理性杂音。

辅助检查：入院时动脉血气示氧分压（PaO$_2$）22mmHg，二氧化碳分压（PaCO$_2$）51mmHg；血常规示白细胞7.9×10^9/L，中性粒细胞72.2%；肝功能示谷丙转氨酶50U/L，谷草转氨酶60U/L，白蛋白29.7g/L。11月11日肺CT（图1-2）示双肺出现大片状密度增高影，与前日胸部CT比较病变范围增大显著超过50%。

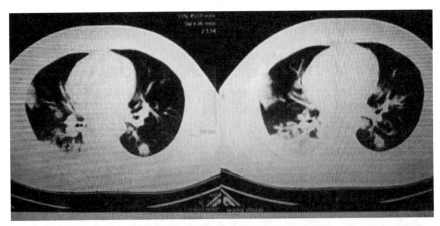

图 1-1　2009 年 11 月 10 日胸 CT 示双肺斑片状密度增高影，以右下肺为著

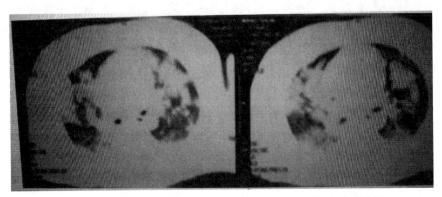

图 1-2　2009 年 11 月 11 日胸 CT 示双肺出现大片状密度增高影

【诊断】

（1）间质性肺炎？

① 甲型 H1N1 流感（危重病例）？

② ARDS？

③ 双肺重症肺炎？

④ 急性肺水肿？

⑤ 肺栓塞？

（2）急性Ⅱ型呼吸衰竭。

（3）感染中毒性休克。

（4）多脏器功能不全。

（5）低蛋白血症。

【诊断依据】

1. 间质性肺炎

① 甲型 H1N1 流感（危重病例）依据：在甲型 H1N1 流感流行期间，患者接触流感样患者后突然出现间断发热 7 天，其父母曾被患者传染出现流感样症状，后突发咳嗽、咯血、呼吸窘迫 1 天，在外院出现血压降低至 75/35mmHg，入院后查体：一般状态极差，血

压 135/75mmHg（多巴胺维持下），呼吸机辅助通气（模式 SIMV，吸入氧浓度 100％，PEEP 20cmH$_2$O），血氧饱和度 90％，脉搏 95 次 / 分，体温 37.9℃，肥胖，极度呼吸窘迫，烦躁，意识模糊，口唇颜面四肢末端明显发绀，镇静状态，有自主呼吸，但较弱，约 4 次 / 分，听诊双肺呼吸音粗，满布湿啰音，心率 95 次 / 分，心律规整，心音略弱，各瓣膜听诊区未闻及病理性杂音。辅助检查：入院时面罩高流量吸氧下动脉血气示 PaO$_2$ 22mmHg，PaCO$_2$ 51mmHg；血常规示白细胞 7.9×10^9/L，中性粒细胞 72.2％；肺 CT 示双肺出现大片状密度增高影。高度怀疑本病。

②ARDS 依据：患者突发呼吸窘迫，入院后查体：一般状态极差，血压 135/75mmHg（多巴胺维持下），呼吸机辅助通气（模式 SIMV，吸入氧浓度 100％，PEEP 20cmH$_2$O），血氧饱和度 90％，脉搏 95 次 / 分，体温 37.9℃，肥胖，极度呼吸窘迫，烦躁，意识模糊，口唇颜面四肢末端明显发绀，镇静状态，有自主呼吸，但较弱，约 4 次 / 分，听诊双肺呼吸音粗，满布湿啰音，入院时面罩高流量吸氧下动脉血气示 PaO$_2$ 22mmHg，PaCO$_2$ 51mmHg。应高度警惕本病。

③双肺重症肺炎依据：患者接触感冒患者后间断发热 7 天，咳嗽、咯血、呼吸窘迫 1 天，伴有感染中毒性休克、呼吸衰竭，查体：听诊双肺呼吸音粗，满布湿啰音，心率 95 次 / 分，心律规整，心音略弱，各瓣膜听诊区未闻及病理性杂音。辅助检查：入院时面罩高流量吸氧下动脉血气示 PaO$_2$ 22mmHg，PaCO$_2$ 51mmHg；血常规示白细胞 7.9×10^9/L，中性粒细胞 72.2％；肺 CT 示双肺出现大片状密度增高影。与前日胸部 CT 比较病变范围增大显著超过 50％。考虑本病可能性较大。

④急性肺水肿依据：患者突然出现呼吸窘迫，端坐呼吸，听诊双肺满布湿啰音，肺 CT 示双肺弥漫、相对对称大片状密度增高影及磨玻璃影，应警惕本病存在。

⑤肺栓塞依据：青年男性，突发咳嗽、咯血、呼吸窘迫 1 天，迅速出现循环衰竭，查体：听诊双肺呼吸音粗，满布湿啰音。肺 CT 示双肺出现大片状密度增高影。应警惕大面积肺栓塞的发生。

2. 急性 Ⅱ 型呼吸衰竭

依据：患者接触流感样患者后突然出现间断发热 7 天，咳嗽、咯血、呼吸窘迫 1 天，既往体健。入院后查体：一般状态极差，呼吸机辅助通气（模式 SIMV，吸入氧浓度 100％，PEEP 20cmH$_2$O），血氧饱和度 90％，极度呼吸窘迫，烦躁，意识模糊，口唇颜面四肢末端明显发绀，听诊双肺呼吸音粗，满布湿啰音，入院时面罩高流量吸氧下动脉血气示 PaO$_2$ 22mmHg，PaCO$_2$ 51mmHg。

3. 感染中毒性休克

依据：患者接触流感样患者后突然出现间断发热 7 天，咳嗽、咯血、呼吸窘迫 1 天，在外院出现血压降低至 75/35mmHg，入院后查体：一般状态极差，血压 135/75mmHg（多巴胺维持下），听诊双肺呼吸音粗，满布湿啰音。辅助检查：肺 CT 示双肺出现大片状密度增高影。

4. 多脏器功能不全

依据：呼吸衰竭、感染中毒性休克、肝功能损害。肝功能示谷丙转氨酶 50U/L，谷草转氨酶 60U/L。

5. 低蛋白血症

依据：肝功能示白蛋白 29.7g/L。

【下一步诊疗计划】

1. 检查计划

① 定期复查胸部 X 线床头片、心电图。

② 监测生命指征变化。

③ 查心脏彩超、心肌酶学、脑钠肽（BNP）、弥散性血管内凝血（DIC）初筛、咽拭子检查、痰培养。

2. 治疗计划

① 有创呼吸机辅助通气。

② 抗病毒（奥司他韦、喜炎平、连花清瘟胶囊）、糖皮质激素冲击（初始剂量每日甲泼尼龙 240mg 静脉滴注，逐渐减量）、预防感染、纠正休克、脏器支持与保护治疗。

③ 营养支持及对症治疗。

按上述诊疗后，患者原有症状、体征、辅助检查的变化以及出现的新情况如下。

症状：患者病情逐渐缓解，呼吸窘迫症状逐渐减轻并消失，咳嗽、咳痰症状减轻，无咯血，无发热，治疗过程中曾出现一过性窦性心动过缓、多尿，数日后缓解，12 月 4 日生命指征平稳，成功脱机。但 12 月 5 日开始患者出现易怒、多梦、睡眠障碍、幻听、被害妄想等精神症状，并出现自我伤害行为，由于发现及时，未造成严重后果。无头晕、头痛，无恶心、呕吐。病程中伴有乏力。既往否认精神障碍疾病病史。

查体：一般状态尚可，血压 130/80mmHg，鼻导管低流量吸氧血氧饱和度 94%，脉搏 95 次 / 分，体温 36.59℃，呼吸 21 次 / 分，肥胖，意识清楚，查体配合，对答如流，双侧瞳孔等大等圆，直径 3mm，对光反射存在，无颈项强直，口唇颜面四肢末端无发绀，双肺叩诊呈清音，听诊双肺呼吸音粗，未闻及干湿性啰音及胸膜摩擦音。心率 95 次 / 分，心律规整，心音略弱，各瓣膜听诊区未闻及病理性杂音。四肢腱反射正常，病理反射未引出。

辅助检查：复查胸部 X 线片及胸部 CT 示肺部阴影明显吸收（图 1-3、图 1-4）。复查动脉血气分析、血糖、尿常规、肝功能、血离子、血常规、头部 CT 均大致正常，心电图、心脏彩超、BNP 大致正常。咽拭子检查结果示甲型 H1N1 流感病毒核酸阳性。痰培养结果阴性。D- 二聚体早期增高，复查后恢复正常。

【诊断】

（1）甲型 H1N1 流感（危重病例）。

（2）低蛋白血症。

（3）精神障碍。

① 药物所致精神障碍？

② 躯体感染所致精神障碍？

③ 创伤后应激障碍？

④ 精神分裂症？

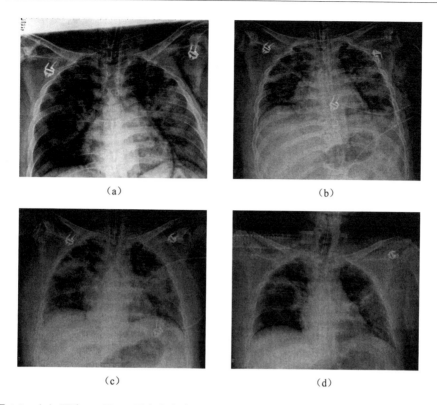

（a）　　　　　　　　　　　　　（b）

（c）　　　　　　　　　　　　　（d）

图 1-3　（a）图为 11 月 15 日床头胸片，（b）图为 11 月 18 日床头胸片，（c）、（d）图为
11 月 24 日床头胸片，结果示双肺斑片状、片状、条索状、磨玻璃状密度增高影，以两
肺周边部为著。病变逐渐吸收

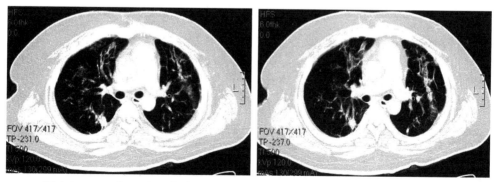

图 1-4　2009 年 12 月 6 日胸 CT 示双肺大片状密度增高影明显吸收，遗留片状、
条索状密度增高影

【诊断依据】

1. 甲型 H1N1 流感（危重病例）

依据：在甲型 H1N1 流感流行期间，患者接触流感样患者后突然出现间断发热 7 天，其
父母曾被患者传染出现流感样症状，后患者突发咳嗽、咯血、呼吸窘迫 1 天，在外院出现血
压降低至 75/35mmHg。入院后查体：一般状态极差，血压 135/75mmHg（多巴胺维持下），
呼吸机辅助通气（模式 SIMV，吸入氧浓度 100%，PEEP 20cmH$_2$O），血氧饱和度 90%，脉
搏 95 次 / 分，体温 37.9℃，肥胖，极度呼吸窘迫，烦躁，意识模糊，口唇颜面四肢末端明显

发绀，镇静状态，有自主呼吸，但较弱，约4次/分，听诊双肺呼吸音粗，满布湿啰音，心率95次/分，心律规整，心音略弱，各瓣膜听诊区未闻及病理性杂音。辅助检查：入院时面罩高流量吸氧下动脉血气示PaO_2 22mmHg，$PaCO_2$ 51mmHg；血常规示白细胞$7.9×10^9$/L，中性粒细胞72.2%；肺CT示双肺出现大片状密度增高影。与前日胸部CT比较病变范围增大显著超过50%。咽拭子检查结果示甲型H1N1流感病毒核酸阳性。给予有创呼吸机辅助通气、抗病毒（奥司他韦、喜炎平、连花清瘟胶囊）、糖皮质激素冲击（初始剂量每日甲泼尼龙240mg静脉滴注，逐渐减量）、预防感染、纠正休克、脏器支持与保护治疗、营养支持及对症治疗后上述症状逐渐缓解。

2. 低蛋白血症

依据：肝功能示白蛋白29.7g/L。

3. 精神障碍

① 药物所致精神障碍依据：患者治疗中应用的各种药物，如糖皮质激素、镇静药、奥司他韦等均有引起精神障碍不良反应，患者出现易怒、多梦、睡眠障碍、幻听、被害妄想等精神症状。

② 躯体感染所致精神障碍依据：患者年轻男性，接触流感样患者后突然出现间断发热7天，咳嗽、咯血、呼吸窘迫1天，已明确诊断为甲型H1N1流感（危重病例），考虑为病毒、细菌混合感染，给予抗感染、抗病毒及糖皮质激素治疗有效，在病程早期患者一直行机械通气，给予轻度镇静治疗，精神障碍症状尚不明显，停用镇静药物后出现易怒、多梦、睡眠障碍、幻听、被害妄想等精神症状，并出现自我伤害行为。神经科查体无明显异常。

③ 创伤后应激障碍依据：患者为年轻男性，接触流感患者后突然患危及生命的疾病，且治疗过程中承受了巨大的不适，在创伤结束后短期内出现易怒、多梦、情感麻木、失眠、幻听、被害妄想等精神症状。

④ 精神分裂症依据：出现持续性幻听、被害妄想等精神症状，并出现自我伤害行为。

【下一步诊疗计划】

① 停用镇静药、喹诺酮类抗生素等可引起精神障碍的药物，糖皮质激素减量速度稍加快，1周后观察精神障碍缓解情况。

② 增加与患者沟通、解释，进行心理疏导，同时设置有亲属陪伴和医护人员专护的病房，让家属对其进行疏泄、解释、支持、鼓励，帮助患者从痛苦中走出来，加维思通口服液0.5mL每日2次口服。

按上述诊疗后，患者原有症状、体征、辅助检查的变化以及出现的新情况如下。

症状：停用环丙沙星及奥司他韦，糖皮质激素减量，1周后患者精神症状无明显缓解。对患者进行心理疏导加维思通口服后患者精神系统症状逐渐好转。至12月20日，患者停用维思通口服液，意识清楚，已无被害妄想、幻听、自我伤害等症状，生活基本可自理，仍活动后轻度心悸和呼吸困难，嘱其继续维持泼尼松30mg每日1次口服，2周后以每周5mg泼尼松递减治疗，予以办理出院。2010年1月29日随诊，患者无咳嗽、咳痰、呼吸困难、抑郁、被害妄想等症状。

查体：未见明显阳性体征。

辅助检查：2010年1月29日复查胸CT示遗留片状、条索状密度增高影（图1-5）。

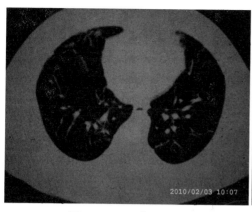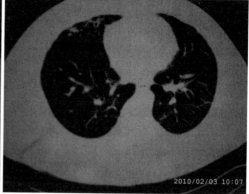

图 1-5　2010 年 1 月 29 日胸 CT 示双肺可见片状、条索状密度增高影

【诊断】

①甲型 H1N1 流感（危重病例）。

②低蛋白血症。

③创伤后应激障碍。

【诊断依据】

①甲型 H1N1 流感（危重病例）：依据同前。

②低蛋白血症：依据同前。

③创伤后应激障碍依据：患者为年轻男性，接触流感患者后突然患危及生命的疾病，且治疗过程中承受了巨大的不适，在创伤结束后短期内出现易怒、多梦、情感麻木、失眠、幻听、被害妄想等精神症状，通过增加与患者沟通、解释，进行心理疏导，同时设置有亲属陪伴和医护人员专护的病房，让家属对其进行疏泄、解释、支持、鼓励，帮助患者从痛苦中走出来，同时短期应用对症药物维思通口服液后患者上述症状迅速消失。

【讨论】

在本病例的诊断和治疗方面有如下特点。

1. 短期内出现第二次发热症状同时病情迅速进展为 ARDS，激素和辅助机械通气治疗是关键

该患者年轻，体质肥胖，体温正常 2 天后出现第二次发热症状同时病情进展迅速，10h 之内迅速出现呼吸窘迫，咳血痰，双肺影像迅速进展几乎为白肺改变。提示我们反复发热是患者感染的病毒毒力强、增殖活跃的表现，该病毒有明显的嗜肺性，同时可引起严重免疫功能紊乱，过激炎症反应是形成 ARDS 根本原因，所以尽早应用抗病毒药物和辅助机械通气及适当的糖皮质激素冲击治疗是目前最有效的救治措施，此时迅速有效的有创机械通气治疗是救治 ARDS 的关键，我们体会在能维持血氧分压 PaO$_2$ 60mmHg 以上的情况下，气道峰压（PIP）不宜过大，吸纯氧时间不宜过长，以免造成气压伤和加重肺损伤，同时也可给予连续性肾替代治疗（CRRT）和恢复期患者血清及抗损伤药物的辅助治疗，治疗中未发现不良反应，其治疗作用和机制还需探讨。

2. 并发症（包括全身多脏器损伤改变、感染及重度营养不良等）的对症救治不容忽视

与多数危重症患者相似，全身多脏器损伤改变及重度营养不良如循环障碍、休克、心

肌酶学增高、各种心律失常（一过性窦性心动过缓、多发室性早搏、窦性心动过速等）、血液系统功能异常（白细胞总数减少多不明显、单核细胞比例增加明显）、转氨酶增高、胆红素增高、血糖增高，多合并明显低蛋白血症，提示我们发病短时间内出现上述表现不能完全用病毒的毒力强攻击多脏器形成损伤来解释，其中很重要的原因可能病毒感染后诱导炎症递质瀑布样释放，导致全身炎症反应，甚至出现多脏器功能衰竭，营养支持治疗对于此类患者也有重要意义。

3. 注意患者心理状态和依从性，及时发现调整精神症状

部分患者突出表现为疾病后焦虑及抑郁，不能良好配合治疗，尤其对于本身心理承受能力低或经济状况不佳的患者。该患者在治疗好转过程中曾出现幻听、被害妄想等精神症状和自我伤害行为，虽由于发现及时，未造成严重后果，但神经精神症状出现提示我们对于急性重症患者，当抢救成功、患者意识清醒后应增加对患者心理状态的调整，增加对其关心和沟通，尽量增加亲属陪护，安抚患者，减少心理性疾病如抑郁症等的发生，同时可请心理医生进行针对性治疗，如短期内症状无好转应及时请精神科专家会诊及给予药物治疗。故注意调整患者心理状态和依从性，及时发现调整精神症状，也是救治成功的重要环节。

【评析】

本病例总结了甲型 H1N1 流感（危重病例）的诊治经验，尤其是患者治疗中晚期出现精神障碍应引起广大医务工作者的注意。部分患者，尤其是急危重症患者，容易在治疗过程中出现情感或精神障碍，出现抑郁症表现等，医务工作者应及时发现，在治疗躯体疾病的同时增加对患者心理状态的调整，增加对其关心和多沟通，减少心理性疾病如抑郁症等的发生，提高患者治疗依从性，促进疾病恢复。

（苏振中　张捷）

参考文献

[1] 卫生部. 甲型 H1N1 流感诊疗方案（2009 年第三版）.
[2] 王祖成. 精神病学. 北京：人民卫生出版社，2002.
[3] 李凌江. 精神病学. 北京：高等教育出版社，2003.
[4] 王丽颖，杨蕴萍. 创伤后应激障碍的研究进展（一）. 国外医学精神病学分册，2004, 31(1): 32-35.
[5] 王丽颖，杨蕴萍. 创伤后应激障碍的研究进展（二）. 国外医学精神病学分册，2004, 31(2): 115-112.
[6] Ledesma J, Pozo F, Ruiz M P, et al.Spanish Influenza Surveillance System (SISS): Substitutions in position 222 of haemagglutinin of pandemic influenza A (H1N1) 2009 viruses in Spain. Clin Virol, 2011, 51(1): 75-78.
[7] Miller R R, MacLean A R, Gunson R N, et al. Occurrence of haemagglutinin mutation D222G in pandemic influenza A (H1N1) infected patients in the West of Scotland, United Kingdom, 2009~2010. Euro Surveill, 2010, 15(16): 19546.

第2章　影像表现为晕征的肺部结节影是手术切除还是内科治疗？

【病历资料】

一般资料：患者男性，64岁，退休工人。住院号169163。因咳嗽、间断咯血2月以"右下肺阴影"于2008年9月19日收住院。患者2个月前无明显诱因出现咳嗽，以干咳为主，间断痰中带血丝，外院门诊间歇抗感染治疗无效，咯血量增多，由偶见咳血丝痰到咯血2～4次/天，总量<10mL/d，色鲜红，伴乏力，无发热、盗汗、消瘦、胸痛及气促。外院胸片示右下肺类圆形阴影，边界不规整，边缘模糊。为进一步明确诊断而入院。既往体健。有吸烟史30余年，1包/3～4日。有饮酒史，啤酒1瓶/天。无家禽接触史。

查体：体温（T）36.8℃，脉搏（P）81次/分，呼吸（R）20次/分，血压（BP）145/90mmHg。神志清楚。全身浅表淋巴结未触及肿大。气管居中。胸廓对称，双肺呼吸音清，未闻及干湿性啰音。心界不大，心率（HR）81次/分，律齐，无杂音。其余检查（－）。

辅助检查：血常规白细胞（WBC）8.67×10^9/L，红细胞（RBC）4.39×10^{12}/L，血红蛋白（Hb）138g/L，血小板（PLT）189×10^9/L，中性粒细胞（N）71%。尿常规正常。大便常规正常。肝功能GLB 35.10g/L，余正常。肾功能正常。血气分析 pH 7.43，PaO_2 74mmHg，$PaCO_2$ 38mmHg，HCO_3^- 25mmol/L。心电图（ECG）频发交界性早搏。胸部CT右下肺贴后侧胸膜下见一（26.2×20）mm结节，呈分叶状，密度不均匀，其中心见不规则坏死区，周围可见磨玻璃环状影——晕征（图2-1）；双上肺尖少许纤维硬结灶；纵隔内可见多个淋巴结，直径在11.1mm。考虑周围型肺癌可能，建议肺穿刺活检。

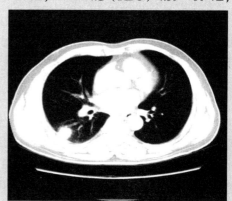

图2-1　右下肺贴后侧胸膜下见一结节，呈分叶状，密度不均匀，其中心见不规则坏死区，周围可见晕征

【初步诊断】

右下肺阴影。

① 肺癌？

② 结核球？

③球形肺炎？

【诊断依据】

右下肺阴影依据：外院胸部 X 线片右下肺类圆形阴影，边界不规整，边缘模糊。分析其病因如下。

①肺癌依据：有肺癌高危因素即男性，40 岁以上，有吸烟史，咳嗽，间断咯血 2 个月，近期出现咯血量增加，胸 CT 示右下肺结节呈分叶状，周围可见毛刺，密度不均匀，中心见不规则坏死区，局部胸膜增厚；纵隔淋巴结肿大。考虑周围型肺癌可能性大。建议下一步查血癌胚抗原（CEA），痰脱落细胞学检查，电子支气管镜检查和经皮肺活检以明确。

②结核球依据：患者有咳嗽、咯血、乏力症状，无潮热盗汗，无体重减轻等结核中毒症状，胸 CT 右下肺阴影非结核好发部位，其周围亦未见卫星灶，可能性不大。建议下一步行红细胞沉降率（ESR），痰找抗酸杆菌 ×3 次，结核菌素试验（PPD 皮试）以进一步排除。

③球形肺炎依据：患者有咳嗽、咯血、乏力症状，血常规示中性粒细胞升高，无畏寒、发热，无咳脓痰，无胸痛等感染中毒症状。球形肺炎的可能性小，建议行痰涂片、痰培养加药敏试验以进一步排除。

【下一步诊疗计划】

1. 检查计划

①痰涂片找细菌，痰涂片找抗酸杆菌，痰培养加药敏试验，痰脱落细胞学检查。

②血沉（ESR），血 CEA。

③PPD 皮试。

④电子支气管镜检查。

2. 治疗计划

化痰止咳，抗感染，止血。可用复方甘草合剂 10mL，tid；阿莫西林 - 克拉维酸钾针 2.4g，iv gtt，bid，联合左氧氟沙星针 0.3g，iv gtt，qd；酚磺乙胺（止血敏）针 2.0g 联合氨甲苯酸（止血芳酸）针 0.4g，iv gtt，qd。

经治疗患者主诉症状较前减轻，少许咳嗽，无咳痰，无咯血。查体：双肺呼吸音清，未闻及干湿性啰音。心界不大，HR 78 次 / 分，律齐，无杂音。其余检查（-）。痰涂片找到革兰阴性杆菌（G⁻ 杆菌）、革兰阳性球菌（G⁺ 球菌）。多次痰找结核杆菌（TB 菌）（-）。痰培养加药敏试验无致病菌生长。痰脱落细胞检查未见癌细胞。血 CEA 正常。ESR 6.8mm/h。PPD（-）。电子支气管镜检查示双侧支气管大致正常。患者 9 月 25 日又出现咯血一次，量约 30mL，伴少许咳嗽，无咳痰。9 月 28 日开始出现发热，咳嗽、咳痰较前增多，痰白黏，无鼻塞、流涕，无咽痛，无头痛，无腹痛及腹泻，无尿频、尿急及尿痛。查体：咽部充血（+），双侧扁桃体 I° 肿大。双肺呼吸音清，未闻及干湿性啰音。HR 85 次 / 分，律齐，无杂音。其余检查（-）。辅助检查：痰培养 + 药敏试验示卡他布兰汉菌，对目前使用的抗生素耐药。

【进一步诊断】

右下肺阴影。

① 肺癌？

② 球形肺炎？

③ 肺曲霉球？

④ 肺栓塞？

⑤ 抗中性粒细胞胞浆抗体（ANCA）相关性肺血管炎？

【诊断依据】

① 肺癌依据：有肺癌高危因素，经抗感染治疗 10 天出现咯血量较前增多，结合胸 CT 表现示右下肺结节呈分叶状，周围见毛刺，密度不均匀，中心见不规则坏死区，纵隔淋巴结肿大。考虑周围型肺癌可能性大。建议下一步行经皮肺活检以明确诊断。

② 球形肺炎依据：经抗感染治疗 10 天后出现发热，咳嗽、咳痰较前增多，痰白黏，痰培养加药敏试验示卡他布兰汉菌，对目前使用的抗生素耐药，排除其他系统疾病引起的发热，目前回报的与肺癌相关的结果为阴性，包括血 CEA 正常，痰脱落细胞学检查未查见癌细胞，电子支气管镜检查双侧支气管大致正常。综上分析，不排除耐药菌感染引起的球形肺炎可能。建议调整敏感抗生素治疗后复查。

③ 肺曲霉球依据：患者有咳嗽、咯血症状，胸 CT 示晕征是肺曲霉病早期较有特征的表现，但患者无真菌感染的高危宿主因素，需排除非典型肺曲霉球可能，建议行痰涂片找真菌。

④ 肺栓塞依据：患者有咳嗽、咯血症状，无胸痛、呼吸困难三联征，无长期卧床或下肢静脉栓塞病史，胸 CT 无典型楔形影，肺栓塞的可能性小。有人总结，肺栓塞外围的病灶呈楔状影典型表现者并不多见，而多表现为球形或类圆形，需要注意鉴别。建议行 D- 二聚体以进一步排除。

⑤ ANCA 相关性肺血管炎依据：患者有咳嗽、咯血、乏力症状。张波曾提出：中老年人，遇有咯血患者，除常见的支气管扩张症、肿瘤、结核外，应想到肺血管炎可能。韦格纳肉芽肿部分病灶可见晕征，建议行 ANCA 检查以进一步排除。

【下一步诊疗计划】

1. 检查计划

① 痰涂片找真菌，痰脱落细胞学检查。

② 血常规，D- 二聚体，ANCA。

③ 经皮肺穿刺活检。

2. 治疗计划

① 加强止血：巴曲酶（血凝酶）粉针 1kU，iv，bid。

② 依据痰培养结果调整抗生素：复方磺胺甲噁唑片 0.96g，bid；头孢曲松钠针 2.0g，iv gtt，qd。

---

10 月 3 日患者无发热，无咯血，偶有咳嗽。查体：双下肺可闻及细小湿啰音，右肺较多，未闻及干啰音。HR 82 次 / 分，律齐，无杂音。辅助检查：血常规 WBC 4.20×10^9/L，RBC 4.38×10^{12}/L，Hb 134g/L，PLT 162×10^9/L，N 65.1%。痰涂片未查见真菌。痰脱

落细胞检查未查见癌细胞。D-二聚体（++）。ANCA（-）。因当时适逢国庆假期，患者及家属要求暂缓行经皮肺穿刺活检术。

【下一步诊疗计划】

1. 检查计划

经皮肺穿刺活检。

2. 治疗计划

加强抗感染：依替米星氯化钠注射液 100mL，iv gtt，qd

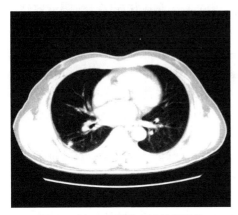

图 2-2　右下肺胸膜下结节影较前

明显减小

10 月 7 日患者偶有咳嗽，无咯血，查体：双下肺可闻及细湿啰音，较前减少，HR 83 次/分，律齐，无杂音。心电图（ECG）示 T 波异常改变。预行 CT 引导下经皮肺穿刺活检术，在行胸 CT 定位时发现右下肺胸膜下结节影较前明显减小（图 2-2），考虑炎症可能。继续静脉原抗生素治疗 1 周，之后改口服复方磺胺甲噁唑（复方新诺明片）和乙酰半胱氨酸片 1 周，复查胸 CT 示右下肺病灶基本吸收。

【最后诊断】

球形肺炎。

【诊断依据】

球形肺炎依据：中年男性，起病有咳嗽、咯血、乏力，治疗过程中出现发热，咳嗽、咳痰较前增多，查体双下肺出现细湿啰音，血常规检查血象高，痰培养加药敏试验示卡他布兰汉菌，胸 CT 肺部结节影，周围见晕征，经敏感抗生素治疗后右下肺结节影较前明显减小，继续抗感染治疗 2 周后右下肺病灶基本吸收。

【讨论】

本例患者，中年男性，起病无明显诱因，出现咳嗽，咳血丝痰，乏力明显，入院时肺部体征阴性，血常规中性粒细胞升高，血沉增快，胸部 CT 右下肺贴后侧胸膜下见一（26.2×20）mm 结节，呈分叶状，密度不均匀，其中心见不规则坏死区，周围可见磨玻璃环状影——晕征（图 1-1），双上肺尖少许纤维硬结灶，纵隔内可见多个淋巴结，直径在 11.1mm。临床诊断周围型肺癌可能性大。因患者及家属的原因，CT 引导经皮肺活检术要求暂缓执行。入院后予以阿莫西林-克拉维酸钾针联合左氧氟沙星针抗感染治疗 10 天，患者出现发热，咳嗽、咳痰较前增多，查体双下肺出现细湿啰音，痰培养加药敏试验示卡他布兰汉菌，对目前使用的抗生素耐药。入院后查血气分析正常，CEA 正常，痰脱落细胞学检查未查见癌细胞，电子支气管镜检查双侧支气管大致正常。肿瘤依据不足，排除其他系统疾病引起的发热，考虑肺部感染可能性大，根据痰培养结果调整抗生素，选择复方磺胺甲噁唑片口服联合头孢曲松钠针、依替米星氯化钠针静滴抗感染治疗，症状缓解，复查胸 CT 右下肺胸膜下结节影较前明显减小，1 个月后复查病灶完全吸收，诊断球形肺炎。

在胸部 CT 或高分辨率 CT（HRCT）上，晕征的定义是一明显较中央结节或肿物密度低的完全围绕在其周围的环状影。晕征的厚度不一，取决于其病理基础。以往认为，肺结节周围出现晕征是出血性肺结节的表现，现在认识到它也可以见于多种非出血性肺部疾病，而且其病理基础不一。晕征临床常见于出血性肺结节性疾病，如侵袭性肺曲霉病、毛霉菌病、念珠菌病、隐球菌病及球孢子菌病等肺部真菌感染及咯血的肺结核等感染性疾病和肉芽肿性血管炎（Wegener 肉芽肿）、原发或转移性肺部出血性肿瘤［肺硬化性血管瘤、血管肉瘤、卡波西肉瘤（Kaposi 肉瘤）、绒毛膜上皮癌和黑色素瘤］等非感染性疾病，其磨玻璃样密度的晕征是出血或出血性肺梗死、坏死性肺血管炎、毛细管炎、实质坏死、新生血管组织的脆性或支气管动脉瘘而致的出血环绕在其周围的红色的环。晕征尚见于细支气管肺泡癌、其他原发性肺癌、淋巴瘤和转移性肺肿瘤，是为肿瘤细胞浸润的围绕结节的磨玻璃样密度的晕征。在单纯肺嗜酸粒细胞增多症、特发性嗜酸粒细胞过多症和寄生物感染的嗜酸性肺病、机化性肺炎、球形肺炎、炎性假瘤肺部 CT 上也可见有晕征的肺结节，其磨玻璃样晕环为嗜酸粒细胞与其他炎性细胞的肺浸润或肺泡内的炎性渗出、纤维性渗出、纤维性改变及在肺泡间隔和支气管血管旁间质中的慢性炎性细胞浸润所致。

【评析】

本例革兰阴性菌肺炎，胸部 CT 表现为周围有晕征的肺结节，表明肺炎亦可出现晕征表现，该患者有咯血症状，故认为此晕征为出血所致。此类患者临床少见，应予以重视。我们的体会是，当肺部出现结节灶周围可见晕征，诊断不明而又可疑为炎性病变时，可先在积极抗炎治疗的基础上动态观察 4 ～ 6 周，有助于诊断。但为了鉴别诊断，观察时间不可过长，如抗炎治疗条件下病灶不吸收，病灶大小和位置允许，应行经皮肺活检或手术切除组织病理活检，以免误诊。

（黄华萍　李羲）

参考文献

李羲，张劭夫主编. 呼吸系统疾病非典型表现与诊治. 山东：山东科学技术出版社，2006.

第3章 发热、胸痛7天

【病历资料】

一般资料：患者男，58岁，因发热、胸痛7天入院。患者于入院7天前开始出现发热，呈稽留热，体温最高可达39℃，应用解热镇痛药可暂缓解，伴有胸痛，呈双侧胸部持续性钝痛，无明显加重或缓解趋势，在外院给予头孢菌素类药物治疗效果不佳，病程中伴有眼部疼痛、大汗、乏力、食欲缺乏。既往糖尿病病史13年，未系统治疗，血糖控制不佳。锁骨骨折术后5个月；眼内炎术后3天，双眼失明。

查体：一般状态较差，双眼包扎。听诊肺呼吸音弱，两肺未闻及明显干湿性啰音，无胸膜摩擦音。右上腹轻微压痛。

辅助检查：胸部CT提示左锁骨术后改变。肺内未见活动性病变。尿常规示微白蛋白 >0.15/L，尿酮体 +++，潜血 +，葡萄糖 +++。血常规示白细胞总数 20.5×10^9/L，中性粒细胞分类为0.83。随机血糖 9.90mmol/L。

【诊断】

① 发热待查？脓毒血症？

② 糖尿病。

③ 眼内炎（双眼）。

【诊断依据】

① 发热待查脓毒血症依据：患者为老年男性，以高热为主要症状，为稽留热型，既往有糖尿病病史，血糖控制不佳。近期有骨折手术史，且有眼内炎史。血常规示白细胞明显增高，中性粒细胞百分比增高，提示体内有感染病灶。且患者右上腹压痛，应注意是否有肝脓肿。体内多处感染病灶且持续高热不退应注意脓毒血症的可能。

② 糖尿病依据：患者为老年男性，既往糖尿病病史13年。未系统诊治，血糖控制不好。随机血糖 9.90mmol/L。

③ 眼内炎（双眼）依据：眼内炎术后3天，双眼失明。

【下一步诊疗计划】

1. 检查计划

对于该患者发热的原因考虑感染性发热的可能性大，结合该患者有眼部炎症，右上腹有压痛，应注意是否有肝脓肿，同时应查找体内是否有其他器官的感染病灶如脑膜炎及泌尿系统感染的存在，并明确是否有脓毒血症。

① 血培养 + 药敏试验。

②腹部脏器彩超。

③肝胆脾 CT。

④头部 CT。

2. 治疗计划

①抗感染、对症支持治疗。

②应用胰岛素控制血糖。

入院后给予头孢哌酮 - 舒巴坦、万古霉素抗感染治疗。同时应用胰岛素控制血糖。

症状：发热无明显缓解。右上腹仍有疼痛。

查体：体温 38.5℃，右上腹有压痛。

辅助检查：3 次血培养 + 药敏试验示肺炎克雷伯菌。肝功能结果显示谷丙转氨酶 74U/L，谷草转氨酶 46U/L。腹部彩超显示肝左叶探及大小（9.6×8.1）mm 低回声光团，形态欠规则，界限欠清晰。提检肝、胆、脾 CT（增强 + 扫描）（图 3-1）：肝左叶见类圆形低密度影，大小约 114mm×83mm，边界模糊，其内见分隔影，增强扫描病灶呈分隔样强化，动脉期及静脉期病灶边缘较肝实质呈略低密度影，至平衡期边缘与肝实质密度相似。诊断提示：肝左叶改变，考虑脓肿所致可能性大。血糖控制不好。

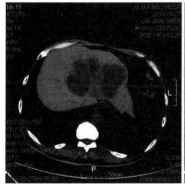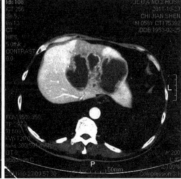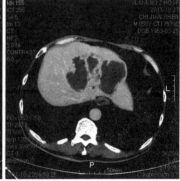

图 3-1　肝、胆、脾 CT（增强 + 扫描）

【诊断】

①肺炎克雷伯菌脓毒血症。

②肝脓肿。

【诊断依据】

①肺炎克雷伯菌脓毒血症依据：患者为老年男性，以高热为主要症状，为稽留热型，既往有糖尿病病史，血糖控制不佳。近期有骨折手术史，且有眼内炎史。血常规白细胞明显增高、中性粒细胞百分比增高，3 次血培养结果为肺炎克雷伯菌。可明确肺炎克雷伯菌脓毒血症的诊断。

②肝脓肿依据：高热伴有右上腹痛，查体右上腹有压痛。腹部彩超显示：肝左叶探及大小（9.6×8.1）mm 低回声光团，形态欠规则，界限欠清晰。进一步提检肝 CT（增强 + 扫描）提示肝左叶脓肿。可明确诊断。

【下一步诊疗计划】

① 根据血培养及药敏试验结果，将头孢哌酮 - 舒巴坦改为美罗培南静滴，继续联合应用万古霉素。

② 超声下引导肝穿刺引流，并应用保肝药物。

③ 眼内局部注射万古霉素、头孢他啶。

④ 给予强化胰岛素治疗方案。

肝脓肿引流液培养出肺炎克雷伯菌。经上述继续巩固治疗 2 周后，患者无发热及胸痛，右上腹痛消失。查体右上腹无压痛。肝脓肿引流管中无脓汁流出。血糖控制良好，患者病情稳定。

【讨论】

脓毒血症发生率高，全球每年有超过 1800 万严重脓毒血症病例。脓毒血症的病情凶险，病死率高，全球每天约 14000 人死于其并发症。据国外流行病学调查显示，脓毒血症的病死率已经超过心肌梗死，成为重症监护病房内非心脏病患者死亡的主要原因。近年来，尽管抗感染治疗和器官功能支持技术取得了长足的进步，脓毒血症的病死率仍高达 30% ～ 70%。

脓毒血症可以由任何部位的感染引起，临床上常见于肺炎、腹膜炎、胆管炎、泌尿系统感染、蜂窝织炎、脑膜炎、脓肿等。其病原微生物包括细菌、真菌、病毒及寄生虫等，但并非所有的脓毒血症患者都有引起感染的病原微生物的阳性血培养结果，仅约 45% 的脓毒性休克患者可获得阳性血培养结果。脓毒血症常常发生在有严重疾病的患者中，如严重烧伤、多发伤、外科手术后等患者。脓毒血症也常见于有慢性疾病的患者如糖尿病、慢性阻塞性支气管炎、白血病、再生障碍性贫血和尿路结石。脓毒血症的患者原发病、病因、病变程度、波及的脏器范围都可以不同，在疾病诊治过程中，注重落实脓毒血症治疗指南、实施规范化治疗和强调个体化治疗同样重要。脓毒血症的病理机制常常涉及全身多个系统，引起多器官功能损伤。脓毒血症病情凶险，病死率高，大约有 9% 的脓毒血症患者会发生脓毒性休克和多器官功能不全，重症监护室中一半以上的死亡是由脓毒性休克和多器官功能不全引起的，脓毒血症成为重症监护病房内非心脏病患者死亡的主要原因。研究表明，出现脏器官衰竭、休克、多重感染、严重的潜在疾病的患者预后较差。大量循证医学证据已经说明，单一的治疗方式不能取得良好的效果，因此在脓毒血症的治疗中提倡早期目标指导性治疗和集束化治疗，尽早有序地使用对脓毒血症治疗的一些重要措施，包括早期血清乳酸水平测定；在应用抗生素前获取病原学标本；急诊在 3h 内、ICU 在 1h 内开始广谱抗生素治疗；执行早期目标指导性治疗 (EGDT) 并进行血流动力学监测，在 1 ～ 2h 内放置中心静脉导管，监测中心静脉压（CVP）和中心静脉氧饱和度（$ScvO_2$）；控制过高血糖；小剂量糖皮质激素应用；机械通气平台压 <30mmHg 及小潮气量通气等肺保护策略；有条件可使用重组人活化蛋白 C（rhAPC）。早期集束化治疗策略的实施，有助于提高临床医师对脓毒血症治疗指南的认知和依从性，并取得较好的临床疗效。但是，近年来不同的研究者从不同角度对集束化治疗提出疑问，而且集束化治疗容易忽视脓毒血症患者个体化差异。由于脓毒血症的根本发病机制尚未阐明，因此判断集束化治疗的综合收益 / 风险并非轻而易举，期待更多的临床循证医学研究和国际国内合作研究对其进行评估和完善。

【评析】

该患者有长期糖尿病病史，以高热为主要症状，出现发热前有过外伤手术史，并且发生了眼内炎，因此考虑发热原因可能是脓毒血症。因此入院后及时进行血培养及全身重要脏器的超声及 CT 检查。因血培养检查结果需时较长，故入院后及时给予经验性抗感染治疗，选择头孢哌酮 - 舒巴坦静点，同时因患者近期有眼内炎手术史，应考虑可能有金黄色葡萄球菌感染的可能，故同时联合应用万古霉素治疗。患者在病情发展过程中出现了右上腹痛及压痛，提示可能存在腹部脏器的感染，通过彩超证实了肝脏内存在病灶，并通过肝增强 CT 明确了肝脓肿的诊断，并及时进行了肝脓肿穿刺引流，并于引流液内培养出肺炎克雷伯杆菌，与之前采集的血培养标本中查到的致病菌一致。此时已经明确了脓毒血症和肝脓肿、眼内炎的诊断，考虑致病菌为肺炎克雷伯杆菌，并根据药敏试验结果进行了调整用药，将头孢哌酮 - 舒巴坦改为敏感的美罗培南，同时继续应用万古霉素治疗，并针对肝脓肿及眼内炎进行局部加强治疗，应用胰岛素强化治疗控制血糖，经过半个月的治疗，患者体温降至正常，肝区引流管未引流出脓液，治疗效果较好。此例患者的诊治经过提示有糖尿病病史的患者，近期有手术史、局部感染史的患者，发生难以控制的高热症状或抗感染治疗效果不理想，一定要注意并发脓毒血症的可能，宜积极治疗引起脓毒血症的原发病灶，控制血糖，严密监测生命体征等各项指标，尽早查找致病菌，给予有效的抗感染治疗。

（王琦　张捷）

参考文献

［1］ Dellinger R P, Levy M M, Carlet J M, et al. Surviving Sepsis Campaign: International guidelines for management of severe sepsis and septic shock. Intens Care Med, 2008, 34: 17-60.

［2］ Nguyen H B, Corbett S W, Steele R, et a1. Implementation of a bundle of quality indicators for the early management of severe sepsis and septic shock is associated with decreased mortality. Crit Care Med. 2007 Apr, 35(4): 1105-1112.

［3］ Robinson K, Kruger P, Prins J, et al. The metabolic syndrome in critically ill patients. Best Pract Res Clin Endocrinol Metab. 2011, 25(5): 835-845.

［4］ Batzofin B M, Sprung C L, Weiss Y G. The use of steroids in the treatment of severe sepsis and septic shock. Best Pract Res Clin Endocrinol Metab. 2011, 25(5): 735-743.

［5］ Djillali A, Eric B,Pierre-Edouard B, et al. Corticosteroids in the Treatment of Severe Sepsis and Septic Shock in Adults: A Systematic Review. JAMA, 2009, 301(22): 2362-2375.

第4章　反复发热4月余、肺部多发结节影

【病历资料】

一般资料：男性，38岁，福建人。因反复头痛、发热4月余，加重1月入院。患者4月余前无明显诱因出现头部胀痛，呈阵发性，伴有间断发热，最高体温可达38.5℃，无明显头晕，无耳聋、耳鸣，无视物旋转，无黑矇、晕厥，伴咳嗽、咳少许黄色黏痰，于当地诊所就诊，给予药物治疗（具体不详）后，症状稍缓解，此后类似症状反复出现。1月前患者上述症状有所加重，并出现右侧额颞部头皮、右眼睑及右侧腮部肿块，就诊于当地医院，同时予以相关检查，考虑"头部脓肿"，给予右侧额颞部头皮脓肿切开引流，并行抗感染等治疗（具体经过不详），住院治疗11天后，患者发热、头痛症状缓解不明显。此后先后在多家医院就诊，疗效均不明显（具体经过不详）。

查体：体温39.7℃，脉搏103次/分，呼吸22次/分，血压130/70mmHg。左侧额部有一约（2×3）cm肿块，质地稍韧，有压痛，左下颌部有一约（5×6）cm肿块，有波动感，有压痛。右眼紧闭，眼睑水肿明显，分泌物增多。双肺听诊偶可及湿啰音。

辅助检查：血常规 WBC 11.17×10^9/L、N 96.33%、嗜酸粒细胞（E）0.18%（正常）、Hb 93.0g/L；C反应蛋白148.0mg/L；血沉75.0mm/1h；肝功能 ALT 166U/L、AST 97U/L、碱性磷酸酶269U/L、胆碱酯酶1843U/L、总胆红素45.9μmol/L；肾功能正常。艾滋病毒抗体、抗核抗体、癌胚抗原阴性；CT平扫（头部＋胸部）提示头部皮下脓肿、肺部多发大小不等结节影（图4-1、图4-2）。

既往史：有糖尿病病史6年，血糖控制较差。

家族史和个人史：4月前自海南归来。

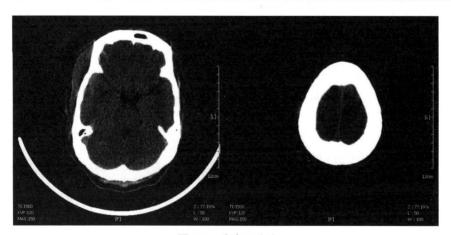

图4-1　头皮下脓肿

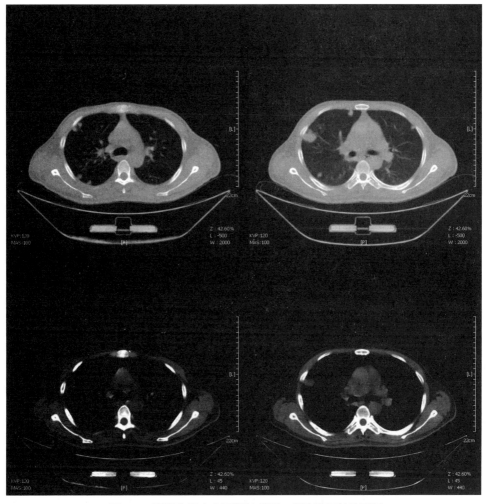

图 4-2　双肺多发大小不等结节影，以胸膜下较为明显

【诊断】

①血源性肺脓肿？

②肺结核？

【诊断依据】

①血源性肺脓肿依据：根据患者发热、头部多发脓肿以及辅助检查改变，考虑患者为感染性疾病。血源性肺脓肿可出现肺部多发结节改变，因此需要考虑。

②肺结核患者的肺部改变并不符合肺结核的典型表现，但患者有糖尿病病史，既往血糖控制较差，易合并结核感染，且不典型肺结核目前并不少见，因此需要考虑肺结核的可能。

【下一步诊疗计划】

1. 检查计划

行血培养及脓肿穿刺液培养。

2. 治疗计划

在血源性肺脓肿中，金黄色葡萄球菌较常见，因此在抽取血培养及脓肿穿刺液培养后予以替考拉宁治疗。

> 予以替考拉宁治疗 3 天，患者发热、头痛并无改善。血培养、脓肿穿刺液先后回报类鼻疽伯克霍尔德菌。

【最后诊断】

类鼻疽病。

> 治疗及转归：诊断明确后，转传染科治疗，予亚胺培南 - 西司他丁抗感染治疗 1 周后体温下降至正常，后因经济困难出院，出院后口服复方磺胺甲噁唑治疗。

【讨论】

该患者的临床表现主要为发热、头痛，体征上可以很容易发现头部的皮下脓肿，事实上这非常明确地指向血源性感染性疾病的诊断，但在多家基层医院就诊，均未能行细菌学检验，可是由于条件所限。目前我国相当一部分基层医院没有行细菌学检验的条件，部分医生未能认识到细菌学培养及鉴定的重要性，这些因素在一定程度上导致治疗的延误和失败。在入我院后初诊误诊为金黄色葡萄球菌肺炎，给予针对金黄色葡萄球菌进行抗生素治疗，疗效不佳，最终根据血培养、脓肿穿刺液培养确诊为类鼻疽病。

金黄色葡萄球菌肺炎是由金黄色葡萄球菌所引起的肺部急性化脓性感染，金黄色葡萄球菌（简称金葡菌）并非社区获得性肺炎的常见病原体，但近年来发病比例有所升高。金葡菌肺炎的主要临床表现为：突然起病，伴有发热、胸膜炎性胸痛、咳嗽、咳黄色或棕色痰，有时带有血丝。其特征性影像学表现为小叶性肺炎、以细支气管周围炎为主。影像学常表现为沿支气管纹理分布的边缘模糊的气腔结节（树芽征）。常常迅速进展为小叶、亚段或段的实变，迅速融合。可迅速形成肺脓肿、脓胸。病原体播散可形成脓毒性肺栓塞，表现为肺部多发结节、肿块影。内部可出现空洞，伴有气 - 液平面，可见到滋养血管征。小叶性肺炎、肺浸润、血源性肺脓肿以及脓胸中的几项表现并存常是影像学诊断金葡菌肺炎的主要依据。

本例患者误诊为金葡菌肺炎的原因其一是对金葡菌影像表现的认识欠缺，仅仅注意到患者 CT 影像表现呈多发性胸膜下结节影，考虑为血源性肺脓肿，而忽视了该患者 CT 表现中并无小叶性肺炎、肺浸润、脓胸等表现。在有了这个先入为主的想法后，导致思路的偏移，认为患者可能出现的是肺外感染经血行播散入肺，虽然文献报道脓毒性肺栓塞多由葡萄球菌属所致，但也可由革兰阴性菌如肺炎克雷白杆菌等所致，而该患者临床表现与金葡菌不甚符合也未仔细考虑。误诊的原因之二在于对类鼻疽这一地方性感染性疾病的认识欠缺，在病史采集过程中虽然了解了患者近期内自海南归来，但却未能意识到这是一个疫区羁留病史。肺部是类鼻疽最常累及的脏器之一，通常表现为肺炎。除了实变外，它在影像学上表现为与金葡菌血源播散类似的症状，可表现为双肺大小不等的结节影，并可在短期内增大、融合、形成空洞，可快速形成脓胸、支气管胸膜瘘等，易造成临床上的误诊。而患者所存在的基础疾病——血糖控制欠佳的糖尿病，在这两种疾病中均是易感因素。

【评析】

类鼻疽病是类鼻疽伯克霍尔德菌所引起的人畜共患疾病，1911 年由 Whitemore 和 Krishnaswami 首次报道于缅甸，1932 年 Stanton 和 Fletcher 将其正式命名为类鼻疽病。类鼻疽伯克霍尔德菌为需氧革兰阴性假单胞菌，是热地地区土壤和积水中的常驻菌，特别多见于稻田中。类鼻疽呈地方流行性，主要分布于南北纬 20° 之间的热带地区，最常见于东南亚、澳大利亚北部地区，在我国主要见于海南、广东、广西。但随着社会经济的发展，地区之间人口迁徙的增加，其他地区的临床医师不时会见到这一地方性感染性疾病。该病一般呈散发，但也可爆发流行。病菌均主要通过污染的水或泥土经皮肤外伤处侵入人类或家畜体内，偶尔也可经呼吸道或消化道感染，但患者和病畜之间并不会直接传播。糖尿病、慢性肾功能不全、血液病、结缔组织病以及免疫抑制状态是该病的危险因素。潜伏期大多为 4～5 日，也有长达数月或数年者。类鼻疽病可见于各年龄段患者，以 40～60 岁最为多见，男女比例约 1.4 : 1，男性患者比例稍高可能与男性更多的暴露于病原体有关。

类鼻疽伯克霍尔德菌的生存能力极强，能耐受缺氧、酸性、碱性、高温环境，而宿主的免疫系统通常也不能将其杀灭。菌体表面的多糖蛋白复合物被膜是在其致病过程中发挥重要作用，并且可使抗生素难以到达菌落内部，使抗生素难以发挥作用。反复接触病菌所产生的抗体并没有足够保护作用。

该病临床表现多样化，曾有"百样病"之称。最常见的临床表现是脓肿形成，可发生于全身任何部位，伴或不伴败血症。常见的脓肿形成部位是肺、肝、脾、骨骼肌、骨、关节、前列腺。该病可分为隐匿性感染、无症状肺浸润、急性局部化脓性感染、急性肺部感染、急性败血症、慢性化脓性感染和复发性感染等 7 种类型，各种类型表现之间常有交叉。急性肺部感染是类鼻疽病最常见的感染类型，可分为原发性或血源播散性肺炎，除有高热、寒战外，尚有咳嗽、胸痛、呼吸急促等，且症状与胸部体征不成比例。累及肺部时，通常表现为肺实变，肺内多发大小不等的结节，可在短期内出现增大、融合、空洞形成，双上叶易受累。亚急性者通常表现为叶、段实变，伴或不伴空洞形成。影像表现并无更多的特异性，类似于肺炎、结核。但类鼻疽病常常同时累及多个脏器，胸腔积液、脓胸、淋巴结肿大相对较少见，有助于与结核病鉴别。

类鼻疽病的诊断主要依赖于病原体的培养阳性结果，无菌体液培养、脓肿穿刺液培养出类鼻疽伯克霍尔德菌可明确诊断。当合并危险因素如糖尿病或免疫抑制宿主出现血源性脓肿，而又有流行地区羁留病史时，需要考虑该病的可能。

类鼻疽伯克霍尔德菌对包括大部分第三代头孢菌素类、氨基糖苷类、青霉素类、利福霉素类多种抗生素耐药。喹诺酮类、大环内酯类抗生素、四环素、氯霉素对其有轻度抗菌或抑菌活性，但并不能达到治疗目的。卡那霉素对其通常敏感，但目前较少用于该病的治疗。头孢他啶、碳氢霉烯类抗生素、阿莫西林 - 克拉维酸是目前用于治疗类鼻疽的主要抗生素。复方磺胺甲噁唑具有一定的抑菌活性，通常可用于慢性期的治疗。开始治疗的 30 日应至少联用两种药物，病情控制后需要以单一药物维持治疗 2～6 个月，肺内病变至少需要治疗 3 个月，肺外病变则至少治疗 6 个月。患者必须隔离治疗，在有效的抗生素控制条件下，脓肿部位可考虑切开引流。

（叶嘉　赖国祥）

参考文献

［1］David M Z, Daum R S. Community-associated methicillin-resistant Staphylococcus aureus: epidemiology and clinical consequences of an emerging epidemic. Clin Microbiol Rev, 2010, 23(3): 616-687.

［2］Cook R J, Ashton R W, Aughenbaugh G L, et al. Septic pulmonary embolism: presenting features and clinical course of 14 patients. Chest, 2005, 128(1): 162-166.

［3］Lim K S, Chong V H. Radiological manifestations of melioidosis. Clin Radiol, 2010, 65(1): 66-72.

［4］Cheng A C, Currie B J. Melioidosis: epidemiology, pathophysiology, and management. Clin Microbiol Rev. 2005, 18(2): 383-416.

［5］Kosuwon W, Taimglang T, Sirichativapee W, et al. Melioidotic septic arthritis and its risk factors. J Bone Joint Surg Am, 2003, 85-A(6): 1058-1061.

［6］White N J. Melioidosis. Lancet, 2003, 361(9370): 1715-1722.

第5章　肺脓肿反复发热1月余

【病历资料】

一般资料：患者男，52岁，农民。因畏寒、发热伴咳嗽、咳痰1个月，于2007年10月11日入院。住院号670335。患者1个月前出现畏寒、发热，体温高达39.5℃，伴右下胸部隐痛，无明显心血管及消化道症状。在当地先后用"头孢吡肟及多种中草药（具体不详）"治疗，无明显缓解。渐出现头晕，外院测血压80/50mmHg，查胸部CT显示"右肺下叶背段、后基底段感染性病变，考虑肺脓肿的可能性大"，遂急诊转入我院。既往2型糖尿病史5年，未正规治疗。否认吸毒史，无肺结核病史，无外伤、手术及输血史。

查体：体温38.0℃，脉搏80次/分，血压110/80mmHg（以多巴胺维持）。急性病容，浅表淋巴结不大，颈软，颈静脉无怒张。心脏无异常。双肺可闻及干湿性啰音，以右下肺明显。肝、脾未及肿大，腹水征阴性。双下肢无水肿。神经系统未见异常。

辅助检查：WBC 17.0×10^9/L，N 91.8%，L 5%，RBC 4.16×10^{12}/L，Hb 130g/L。血沉139mm/h，C反应蛋白49mg/L，血糖12.8mmol/L。血气分析示pH 7.30，PaO_2 96mmHg，$PaCO_2$ 35mmHg，HCO_3^- 19.8mmol/L（吸氧流量2L/min）。

【初步诊断】

（1）发热查因。

①肺部感染？

②肺结核？

③脓毒血症？

（2）糖尿病。

【诊断依据】

1. 发热查因

①肺部感染依据：中年男性，起病急，有发热伴咳嗽、咳痰、胸痛等肺部症状，双肺可闻及干湿性啰音，以右下肺明显。胸部CT显示"右肺下叶背段、后基底段感染性病变。"该病可能性大，需首先明确感染病原（细菌性、真菌性或其他），建议行痰涂片及痰培养检查，进一步胸部CT影像检查。

②肺结核依据：中年男性，农民，发热伴咳嗽、咳痰，胸部CT显示"右肺下叶背段、后基底段感染性病变"，血沉139mm/h。患者否认肺结核病史，抗感染治疗无效，结合患者职业，感染病灶部位，仍要鉴别排除。建议行多次痰涂片找抗酸杆菌、PPD试验、结核芯片

等检查。

③脓毒血症依据：中年男性，发热1月余，体温高达39.5℃，休克血压，须多巴胺维持正常血压，WBC 17.0×10^9/L，N 91.8%，L 5%，胸部CT显示"右肺下叶背段、后基底段感染性病变，考虑肺脓肿的可能性大"，建议多次血培养及药敏试验，可明确诊断与治疗。

2. 糖尿病

依据：既往2型糖尿病史5年，入院随机血糖12.8mmol/L，诊断明确。

【下一步诊疗计划】

1. 检查计划

①痰涂片找抗酸杆菌，PPD试验，结核芯片；痰涂片及痰培养。

②血培养。

③胸部CT。

2. 治疗计划

①一般处理：氧疗，卧床休息，床边心电监护。

②静脉泵"胰岛素"强化控制血糖并免疫支持对症处理。

③静脉给予"哌拉西林-他唑巴坦"抗感染（4.5g，iv gtt，q8h）。

④维持水、电解质平衡。

3天后患者发热、咳嗽、咳痰无明显好转，体温一直波动于38.5～39.8℃，精神、食欲稍好转。体格检查：血压105/70mmHg（未用血管活性药物），双肺仍可闻及干湿性啰音。心率90次/分，律齐，心脏各瓣膜区未闻及杂音。双下肢无水肿。神经系统未见异常。辅助检查：血气分析正常，血糖控制在5～8mmol/L。血常规WBC 20.2×10^9/L，N 90%，L 18%，RBC 2.73×10^{12}/L，Hb 94g/L。肝肾功能正常。痰涂片找抗酸杆菌（-），PPD试验（-），结核芯片（-）；痰涂片未见真菌及细菌，痰培养（-）。复查胸部CT显示：右肺下叶背段、后基底段感染性病变，考虑肺脓肿的可能性大。

【进一步考虑诊断】

（1）发热查因。

①肺部感染？

②脓毒血症？

（2）糖尿病。

【诊断依据】

1. 发热查因

①肺部感染依据：患者仍以发热伴咳嗽、咳痰等肺部症状明显，双肺可闻及干湿性啰音。胸部CT复查显示"右肺下叶背段、后基底段感染性病变。"该病可能性仍首先考虑。目前抗感染无明显疗效，必须尽快明确病原体以选用敏感药物。

②脓毒血症依据：中年男性，发热1月余，体温波动于38.5～39.8℃，血常规示WBC呈上升趋势，胸部CT显示"右肺下叶背段、后基底段感染性病变，考虑肺脓肿的可能性大"，但须多次血培养及药敏试验，可明确诊断与治疗。

2. 糖尿病

依据：既往明确病史，诊断成立。

【下一步诊疗计划】

1. 检查计划

①痰涂片及痰培养及药敏。

②血培养及药敏。

2. 治疗计划

①据血培养及药敏结果选用敏感抗生素。

②控制血糖，对症支持处理。

③维持水、电解质平衡。

3 次血培养回报"类鼻疽伯克霍尔德菌"仅对"美洛培南"敏感，于 10 月 16 日选用"美洛培南"（1.0g, iv, q6h）抗感染，患者仍发热，夜间明显，最高达 39.0℃。10 月 23 日复查胸部 CT 显示："右肺下叶病变无明显变化，双肺野新出现多发散在病变"（图 5-1）。

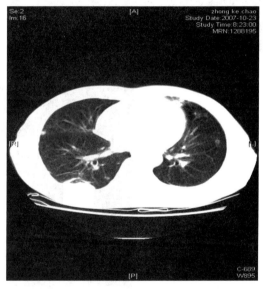

图 5-1　10 月 23 日胸部 CT 示：右肺下叶病变无明显变化，双肺野新出现多发散在病变

【进一步考虑诊断】

类鼻疽伯克霍尔德菌败血症。

【诊断依据】

类鼻疽伯克霍尔德菌败血症依据：起病急，发热 1 月余，体温高达 39.5℃，休克血压，须多巴胺维持正常血压，血常规 WBC 呈上升趋势，达 20.2×10^9/L。血培养回报"类鼻疽伯克霍尔德菌"。

【下一步治疗计划】

①美洛培南 1.0g+ 生理盐水 100mL，iv gtt，q8h。

②心电监护，支持对症处理。

③保持水、电解质平衡。

患者据药敏试验选用敏感抗生素，治疗 5 天后，仍发热、咳嗽。遂复习文献于 10 月 28 日改用"头孢他啶＋左氧氟沙星＋复方磺胺甲噁唑"，11 月 1 日体温即降至正常，发热、咳嗽明显好转。于 11 月 9 日复查血培养回报无细菌生长。再次复查胸部 CT 显示："右肺下叶病变明显吸收，双肺野多发散在病变明显吸收"，患者因个人原因当日出院，随诊继续治疗。11 月 22 日门诊随诊复查胸部 CT 示："双肺野病变基本吸收"（图 5-2）。

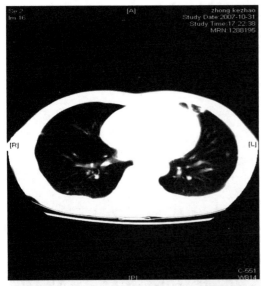
（a）10 月 31 日

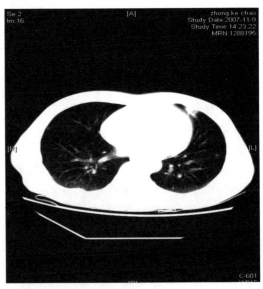
（b）11 月 9 日

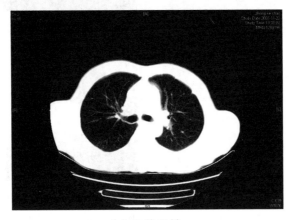
（c）11 月 22 日

图 5-2　胸部复查 CT 示：双肺野病变基本吸收

【最后诊断】

类鼻疽伯克霍尔德菌败血症合并肺脓肿。

【诊断依据】

类鼻疽伯克霍尔德菌败血症合并肺脓肿依据：起病急，咳嗽、咳痰、胸痛等肺部症状，双肺可闻及干湿性啰音。胸部 CT 显示"右肺下叶背段、后基底段感染性病变"。发热 1 月余，体温高达 39.5℃，休克血压，须多巴胺维持正常血压，血常规 WBC 呈上升趋势，达 20.2×10^9/L。血培养回报"类鼻疽伯克霍尔德菌"。抗感染治疗后双肺野病变吸收。

【讨论及评析】

本例患者，反复发热合并肺脓肿，据药敏试验选用敏感抗生素，仍发热、咳嗽，值得警惕。

类鼻疽伯克霍尔德菌属地方性传染病，我国疫源地主要分布在海南、广东、广西等南部地区，须引起重视。该病病情一般较为严重，死亡率高达 30% ～ 90%。类鼻疽菌分为类鼻疽伯克霍尔德菌与类鼻疽铜绿假单胞菌两类，均属假单胞菌，革兰阴性，需氧生长，人和动物均可感染。类鼻疽菌是条件致病菌，感染后潜伏期的长短不同，如感染量大、患者有糖尿病等诱因，潜伏期一般 3 ～ 4 天，可呈急性暴发型；如感染量少，患者免疫力强，病菌也可长期呈无症状的潜伏，遇抵抗力下降时，而突然发病，潜伏期最长可达 2 ～ 6 年。人类鼻疽病主要有两种临床表现形式：脓肿和败血症。两种病变可分别或同时存在。与土地接触多的农民发病率比其他职业高。各器官都可发生类鼻疽感染，最常见的是肺部感染，其表现可为急性暴发性肺炎，或为亚急性或慢性肺炎。

本例患者既往有糖尿病基础病。流行病学研究显示糖尿病患者患类鼻疽病的风险最高，排第二位的是酗酒。

类鼻疽菌先天对许多抗生素耐药。医生对此病的警惕，早期诊断，正确治疗，是影响病死率的重要因素。基层医院可选用氯霉素、多西环素、磺胺类、四环素、新生霉素，对类鼻疽菌有抑制作用。近年研究发现头孢他啶（敏感性 99.1%）和亚胺培南（敏感性 100%）疗效最好。类鼻疽病急性期治疗推荐首选头孢他啶或亚胺培南静脉滴注。同时给予复方磺胺甲噁唑可明显降低死亡率。

本例患者据药敏试验选用美洛培南无效，值得探讨，原因之一可能与体内外药敏环境差异有关，须引起重视。

类鼻疽病维持性口服治疗必不可少，维持期口服"氯霉素（8 周）+ 多西环素和复方磺胺甲噁唑（20 周）"三药联合使用疗效优于单独使用，疗程一般在 30 天以上，维持治疗最长可达 3 个月。必须警惕的是，即使经过 20 周维持治疗，仍有 10% 的复发率。

（李建斌）

参考文献

［1］Su H P, Yang H W, Chen Y L, et al.Prevalence of melioidosis in the Er-Ren River Basin, Taiwan: implications for transmission. Clin Microbiol, 2007 Aug, 45(8): 2599-2603

［2］李建斌. 类鼻疽伯克霍尔德菌败血症合并肺脓肿一例及文献复习. 现代医学，2008, 36(4): 294-296.

［3］陈光远，曾夏杏，冯欣等，广东省雷州半岛地区类鼻疽病流行的调查. 中华流行病学杂志，2004, 5(25): 390.

［4］Inglis T J,Rolim D B,Rodriguez J L.Clinical guideline for diagnosis and management of melioidosis. Rev Inst Med Trop Sao Paulo. 2006 Jan-Feb, 48(1):1-4.

［5］Chierakul W, Anunnatsiri S, Chaowagul W, et al. Addition of trimethoprim-sulfamethoxazole to ceftazidime during parenteral treatment of melioidosis is not associated with a long-term outcome benefit. Clin Infect Dis, 2007 Aug 15, 45(4): 521-523.

第 6 章 咳嗽、咯血、肺部空洞性病变——结核性空洞？

【病历资料】

一般资料：患者中年男性，45岁，农民。因咳嗽、咳痰18个月，胸闷1个半月于2010年9月26日门诊以"双肺继发性结核并肺部真菌感染"收入我院。患者于2009年3月10日左右无明显诱因出现发热、咳嗽、咳痰。发热为起病，以每天午后低热为主，体温达38.0℃左右，无明显畏寒、寒战，体温能恢复至正常。但次日再次出现体温上升。咳嗽呈持续性，白天及夜间均咳，无明显加重及缓解因素。痰量较多，每日为30～50mL，呈黄色，无明显腥臭异味，有时咯血，为痰中带血丝。伴盗汗、手足心发热、乏力。无心悸、气促、四肢关节疼痛等症状。在家服用消炎、止咳药（药敏药量不详）后，以上症无好转。5月份因咳嗽、咳痰加重，盗汗、乏力、消瘦、纳差明显在当地医院就诊，查X线胸片示"双肺结核并空洞形成"，当即在当地疾病控制中心治疗，予"异烟肼利福平组合片、乙胺丁醇片及复方抑菌片"抗结核治疗6个月，复查胸片示病灶无明显吸收，改为"利福喷丁胶囊、对氨基水杨酸异烟肼及雷米封利福平组合片"口服5个月后，于今年3月7日复查肺部CT示双肺病灶部分吸收，继续服药至2010年7月自行停药，停药时未复查胸片及肺部CT，8月上旬患者自觉咳嗽加重，咳少量白色黏液痰，无咯血，伴胸闷，夜间及活动时明显。复查肺部CT示"双肺病变"。抗结核治疗15个月后复查，与2010年3月7日外院CT片比较示双肺内病灶部分有所吸收，但空洞较前略有增大，右肺空洞内出现高密度灶：继发真菌感染（曲霉球病）？既往身体健康，无肺结核接触史。

查体：T 36.8℃，P 88次/分，R 20次/分，BP 120/75mmHg。发育正常，营养中等，神志清楚，自主体位，全身浅表淋巴结无肿大，气管位置居中，双上肺呼吸音粗，可闻及支气管呼吸音，无明显干湿性啰音，心率88次/分，律齐，无杂音，腹部平坦，无压痛，无反跳痛，肝、脾未触及，腹部未扪及包块，移动性浊音阴性，双侧肾区无叩痛，肠鸣音正常，双下肢不肿，病理反射未引出。

辅助检查：本院（2010-9-8）血常规：WBC 7.9×10^9/L，N 54.4%，L 36.4%，RBC 5.19×10^{12}/L，Hb 160g/L，PLT 227×10^9/L；血沉3.0mm/h；结核抗体IgG阴性，IgM阴性；HIV阴性。（2010-9-8）支气管镜检查示支气管炎症。（2010-9-8）肺部CT示"双肺病变"。抗结核治疗15个月后复查，与2010年3月7日外院CT比较示双肺内病灶部分有所吸收，但空洞较前略有增大，右肺空洞内出现高密度灶：继发真菌感染（曲霉球）？其余情况大致同前（图6-1）。（2010-9-9）支气管分泌物抗酸杆菌液基集菌夹层杯法阴性。（2010-9-15）支气管分泌物真菌培养＋药敏试验无真菌生长。

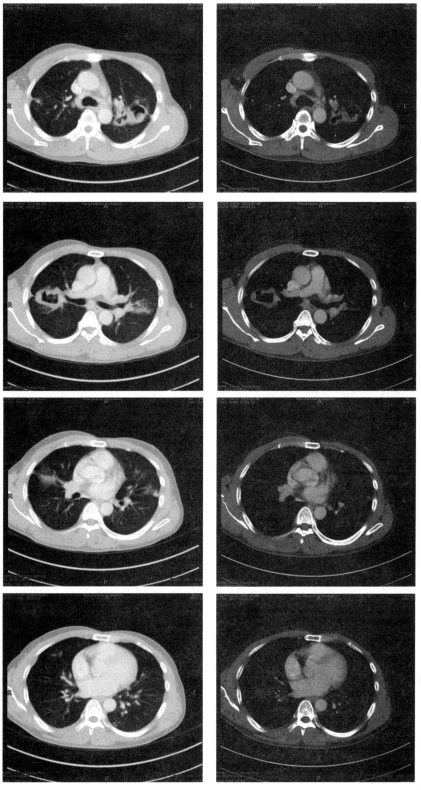

图 6-1　（2010-9-8）肺部 CT 示"双肺病变"。抗结核治疗 15 个月后复查与
2010 年 3 月 7 日外院 CT 比较

【初步诊断】

双肺病变。

① 肺继发型结核？

② 肺部真菌感染（曲霉球）？

【诊断依据】

① 双肺继发型结核依据：患者中年男性，病程 19 个月。临床表现：咳嗽、咳痰、痰中带血，伴低热、盗汗、乏力、消瘦、纳差。查体：双上肺呼吸音粗，可闻及支气管呼吸音。肺部 CT 示双肺上叶肺门旁见空洞性病灶，双肺上叶及右肺中叶、左肺下叶背段尚见多发结节状、斑片状及条索状密度增高影，既往于 2010 年 5 月在祁阳县人民医院确诊，已抗结核治疗 15 个月，故诊断明确。

② 肺部真菌感染（曲霉球）依据：患者有"双肺空洞肺结核"病史，近 1 个半月出现胸闷，肺部 CT 示右肺空洞内可见半球形突起的高密度灶呈"晕征"，考虑该病可能性大，拟行 CT 引导下肺穿刺活检进一步确诊。

【下一步诊疗计划】

1. 检查计划

① 痰涂片找细菌、真菌，痰找抗酸杆菌，痰培养＋药敏试验。

② 血沉、PPD 皮试、结核抗体。

③ 一般检查：血生化、凝血功能等。

④ CT 引导下经皮肺穿刺。

2. 治疗计划

① 抗结核治疗：异烟肼 0.3g，po，qd；利福喷丁 0.45g，po，2 次/周；吡嗪酰胺 0.75g，po，tid；乙胺丁醇 0.75g，po，qd；左氧氟沙星针 0.5g，iv gtt，qd。

② 护肝：葡醛内酯 0.2g，po，tid。

> 2010 年 10 月 7 日行 CT 引导下经皮肺穿刺活检术，穿刺部位为右肺。10 月 14 日肺组织培养示奴卡菌属。

【最后诊断】

肺奴卡菌感染。

【诊断依据】

肺奴卡菌感染依据：患者中年男性，肺部 CT 双侧中肺野见斑片状密度增高影，见空洞病灶，右肺较大，厚薄不均，内见液平面，左肺野空洞壁相对较较薄。抗结核治疗后空洞增大，肺穿刺活检组织培养为奴卡菌属。故诊断明确。

【下一步诊疗计划】

1. 检查计划

定期复查肺部 CT。

2. 治疗计划

抗奴卡菌治疗：复方磺胺甲噁唑片 1.44g，po，4 次 / 日。

奴卡菌感染的治疗首选磺胺类药物，95% ～ 100% 的奴卡菌可被浓度 10μg/mL 的磺胺所抑制，故磺胺嘧啶常用量为 6 ～ 8g/d，复方磺胺甲噁唑为 100mg/kg，分 4 次给药可使血药浓度达 100 ～ 150μg/mL，一般用药时间为 3 ～ 6 个月，至少应在症状消失 6 周以后停药，有迁徙性脓肿或免疫功能低下的患者应连续用药 1 年以上，防止潜在病变复发。

予以复方磺胺甲噁唑片治疗后患者的病情平稳，无咳嗽、咳痰、胸闷、气促。查体：双肺呼吸音清晰，双肺未闻及干湿啰音，心率 78 次 / 分，律齐，无杂音。腹平软，肝、脾未扪及，肠鸣音正常。嘱患者出院定期复查肺部 CT。1 月后复查 CT 病灶较前吸收（图 6-2）。

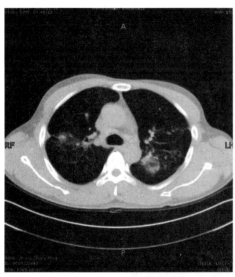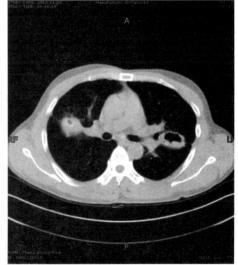
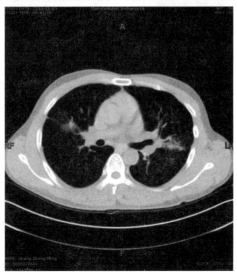

图 6-2　1 月后复查 CT 病灶较前吸收

【讨论】

本例患者，中年男性，既往诊断肺结核，抗结核治疗 15 个月，复查肺部 CT 可见部分病灶吸收。停药后又出现咳嗽、胸痛。行肺部 CT 检查可见部分病灶吸收，但空洞较前增大。为求进一步诊治，遂入我科。查体：T 36.8℃，P 88 次 / 分，R 20 次 / 分，BP 120/75mmHg。发育正常，营养中等，神志清楚，自主体位，全身浅表淋巴结无肿大，气管位置居中，双上肺呼吸音粗，可闻及支气管呼吸音，无明显干湿性啰音，心率 88 次 / 分，律齐，无杂音，腹部平坦，无压痛，无反跳痛，肝、脾未触及，腹部未扪及包块，移动性浊音阴性，双侧肾区无叩痛，肠鸣音正常，双下肢不肿，病理反射未引出。辅助检查：我院血常规、血沉及结核抗体均无异常。肺部 CT 可见部分病灶较前吸收，但空洞较前增大。入院后完善结核方面的检查，无结核依据，予以肺穿刺活检示奴卡菌感染。

奴卡菌病临床较少见，是由常见的星状奴卡菌引起的周身感染。约 70% 初发于肺部，但无特殊的临床表现，部分患者有发热咳脓性痰或黏液痰、痰中带血、体重减轻、食欲缺乏、贫血等，酷似肺结核。其胸部 X 线表现多种多样，无特异性。本例患者临床表现为午后发热、乏力、盗汗，实验室检查血沉快，肺部 CT 表现为双上肺空洞病变，容易诊断为结核。奴卡菌属放线菌科，革兰阳性需氧菌，抗酸染色不规则，故又增加了与结核鉴别诊断的困难。本例患者被误诊为肺结核，经长时间抗结核治疗效果不佳，最终经肺穿刺活检确诊。因本病较少见，多发生于免疫抑制的患者，故不容易考虑到本病的可能，但对于疗效不佳的疑为结核的患者应考虑到本病的可能，并尽可能取得微生物的依据。

【评析】

通过以上 1 例肺奴卡菌感染患者的诊治过程，我们可以得出以下体会。

① 奴卡氏菌临床影像学表现无特异性，病易被延误诊断或漏诊，故对机体免疫功能下降的患者要特别注意。

② 本病在临床上较少见，诊断困难，故对疑似病例要重视病原学检查，告知检验人员需寻找培养奴卡菌。

③ 奴卡菌感染与结核感染相似，很难鉴别，故对抗结核效果不佳患者应想到本病的可能，可行支气管镜、肺穿刺活检明确诊断。

④ 诊断明确即予以有效抗奴卡菌治疗，首选磺胺类药物，疗程需足够长。

（苏晓丽　何俊）

参考文献

[1] 迟旭光，张秀珍等. 肺奴卡氏菌病的诊治（附 3 例报告）. 山东医药. 2001, 21(43): 45-46.

[2] 冯经华，尹凤鸣等. 肺奴卡氏菌病误诊为结核一例. 中国防痨杂志, 1998, 20(1): 46.

[3] WARRE NNG. Actinowycosis nocardiosis and attinomycetoma. Dermatol Clin, 1996, 14(1): 85-95.

第7章　反复咳嗽、咳痰伴气促1个月，双肺结节影

【病历资料】

一般资料：患者黄××，男，45岁，农民，以"反复咳嗽、咳痰伴气促1个月，发热2天"为主诉入院。入院前1个月始出现反复咳嗽，咳较多浅黄色黏稠痰，痰液牵拉成丝，不易咳出。咳嗽及活动后气喘。就诊于当地医院查胸部CT：① 双肺炎性病变，建议治疗后复查；② 右肺门影增大，建议纤维支气管镜检查；③ 双肺支气管扩张；④ 双肺多发结节灶，性质待排，建议1个月随访。给予抗感染等治疗，咳嗽、咳痰、气促无减轻。入院前2天反复出现高热，体温均达39℃以上。遂求诊我院。

查体：体温38.2℃；脉搏118次/分；呼吸21次/分；血压108/70mmHg。神志清楚，精神疲乏，口唇略发绀。双肺呼吸音粗糙，可闻及少许湿性啰音。心率118次/分，律齐，各瓣膜听诊区未闻及杂音。腹平软，无压痛，肝脾肋下未触及。双下肢无水肿。

辅助检查：血常规白细胞 26.7×10^9/L，中性粒细胞比例65.50%。尿常规正常。粪常规检出霉菌。血沉68mm/h。血生化：白蛋白25.9g/L，乳酸脱氢酶1695.3U/L，α-羟基丁酸脱氢酶（HBDH）1416.7U/L，K^+3.28mmoL/L，Na^+132.2mmoL/L，Cl^-93.1mmoL/L。C反应蛋白148.0mg/L。癌胚抗原7.0ng/mL。冷凝集试验1：4。当地医院胸部CT平扫提示（图7-1）：① 双肺炎性病变，建议治疗后复查；② 右肺门影增大，建议纤维支气管镜检查；③ 双肺支气管扩张；④ 双肺多发结节灶，性质待排，建议1个月后随访。输血前免疫全套检查示：HBsAg（＋）、HBeAg（＋）、HBcAb（＋）。

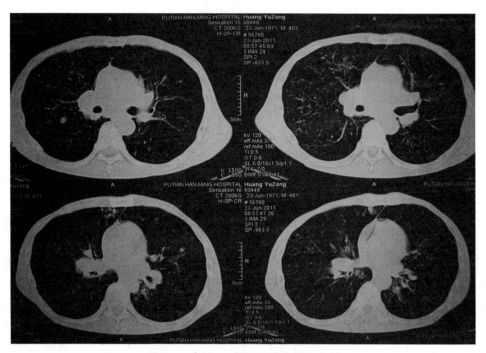

图 7-1　胸部 CT 提示双肺弥漫性改变

【初步诊断】

① 双肺炎。

② 双肺支气管扩张症。

③ 乙肝病毒携带者。

【诊断依据】

① 双肺炎依据：患者反复咳嗽、咳痰，伴发热，查体双肺呼吸音粗糙，可闻及少许湿性啰音，结合外院肺部 CT 及血常规结果，双肺炎诊断可明确，待痰细菌培养回报进一步协诊。

② 双肺支气管扩张症依据：根据胸部 CT 结果可诊断

③ 乙肝病毒携带者依据：结合辅助检查结果可诊断。

【下一步诊疗计划】

1. 检查计划

① 痰涂片找细菌，痰找抗酸杆菌，痰培养 + 药敏试验。

② ESR，C 反应蛋白（CRP）。

③ PPD 试验。

④ 动态呼吸功能检测，治疗过程中注意复查肺部 CT 情况，必要时肺穿刺活检。

2. 治疗计划

① 一般处理：氧疗，卧床休息。

② 入院后给予美洛西林 - 舒巴坦联合阿奇霉素抗感染、盐酸氨溴索化痰、多索茶碱解痉平喘等治疗。

③ 维持水、电解质平衡。

　　　　按上述诊疗后，患者症状无明显改善，仍反复出现发热，咳嗽、咳痰无明显减轻，且气促症状较前逐渐加剧。

　　　　查体：体温 38.2℃；脉搏 114 次 / 分；呼吸 22 次 / 分；血压 120/75mmHg。神志清楚，精神疲乏，口唇略发绀。双肺呼吸音粗糙，可闻及少许湿性啰音。心律齐，各瓣膜听诊区未闻及杂音。腹平软，无压痛，肝、脾肋下未触及。双下肢无水肿。

　　　　辅助检查：多次痰涂片均检出真菌 ++ ~ +++。复查胸部 CT 见双肺病变较前明显进展，见多发片状模糊阴影及实变影并可见空洞形成。

【进一步考虑诊断】

　　① 双肺炎：不典型病原体？

　　② 双肺支气管扩张症。

　　③ 乙肝病毒携带者。

【诊断依据】

　　① 不典型病原体双肺炎依据：患者反复咳嗽、咳痰，伴发热，痰黏、呈拉丝状、不易咳出，入院后先后予抗感染、抗真菌治疗后，患者症状无明显缓解，且肺部 CT 提示双肺病变较前明显进展，故考虑少见病原菌感染。

　　② 双肺支气管扩张症依据：依据胸部 CT 结果。

　　③ 乙肝病毒携带者依据：结合辅助检查结果可诊断。

【下一步诊疗计划】

　　1. 检查计划

　　① 电子气管镜下肺泡灌洗，必要时行肺穿刺活检。

　　② 复查血常规、CRP、血沉及痰培养等。

　　2. 治疗计划

　　① 一般处理：氧疗，卧床休息。

　　② 停用头孢哌酮 - 舒巴坦、左氧氟沙星及氟康唑抗真菌治疗，予胸腺肽增强免疫功能。

　　③ 维持水、电解质平衡。

　　　　于 CT 引导下行肺穿刺活检检查。于左肺下叶实变处行穿刺活检（图 7-2）。并行电子气管镜检查：吸出较多浅黄色黏稠痰。痰细菌培养：嗜麦芽窄食单胞菌生长。肺泡灌洗液培养：奴卡菌生长。活检病理报告：肺泡组织中见多量炎性渗出坏死及小脓肿形成，待特染进一步诊断。特染报告：符合化脓性感染。

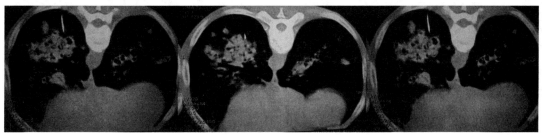

图 7-2　复查 CT 见肺部病灶进展，遂行 CT 引导下肺穿刺

【最后诊断】

① 奴卡菌肺炎。

② 双肺支气管扩张症。

③ 乙肝病毒携带者。

【诊断依据】

① 奴卡菌肺炎依据：患者肺泡灌洗液培养见奴卡菌生长。且病理活检符合奴卡菌肺炎特点，诊断可成立。

② 双肺支气管扩张症依据：结合胸部 CT 结果可诊断。

③ 乙肝病毒携带者依据：结合辅助检查结果可诊断。

【下一步诊疗计划】

1. 检查计划

复查血常规、肝肾功能、CRP 等。

2. 治疗计划

① 一般处理：氧疗，卧床休息。

② 给予复方磺胺甲噁唑口服（2 片，q6h）。

③ 维持水、电解质平衡。

患者体温下降至正常，此后数天内偶有低热，但体温不超过 37.5℃。患者气促亦有减轻。

复查血常规：白细胞 13.7×10^9/L，粒细胞比例 76.80%。血生化：白蛋白 19.5g/L，LDH 1122.0U/L，HBDH 888.9U/L，K^+3.19mmol/L。血沉 38mm/h。CRP 193.0mg/L。胸 CT 提示双肺炎症较前明显吸收好转。颅脑 CT 检查无阳性结果。

出院前行胸部 CT 增强扫描（图 7-3），提示双肺病灶较前有进一步吸收好转，但可见多发空洞形成。纵隔内见团块状低密度影，患者拒绝行纵隔肿物穿刺活检，自动出院。

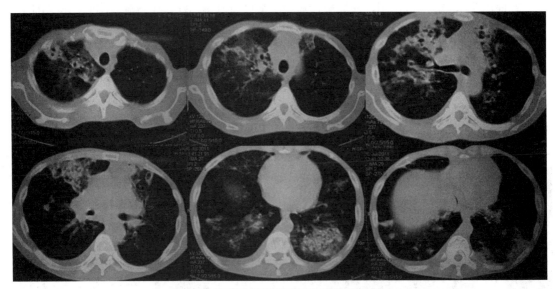

图 7-3　治疗后复查提示双肺病灶较前好转

【诊断】

纵隔内团块性质待查。

【讨论】

本例患者为中年男性，乙肝病毒携带者，入院前 1 个月始出现咳嗽，咳较多浅黄色黏稠痰，痰液牵拉成丝，不易咳出。咳嗽及活动后气喘、气促。入院前 2 天反复出现高热。曾于外院常规广谱抗生素治疗症状无明显好转。入院后各项检查提示肺部感染性疾病，但常规经验性抗感染治疗无效，且患者症状呈加重趋势。痰检出真菌，患者有长期使用抗生素病史，故真菌感染不能排除，予加用氟康唑抗真菌感染治疗后，病情无好转，且胸部 CT 复查提示病变进展。故行电子气管镜下肺泡灌洗液培养后分离出致病菌后并进行特异性治疗症状明显改善，复查胸部影像学检查病灶吸收好转。

本例中患者曾多次接受经验性抗生素治疗，效果不佳并出现症状加重的趋势。这提示针对特异性病原体的病因治疗。首先必须确定引起感染的特殊致病原，一旦确定致病原，即可选用可能覆盖致病菌的敏感抗生素。根据感染部位或临床病症推测致病菌，选用可能敏感抗生素行经验治疗；同时取相应分泌物做细菌培养和药敏试验，根据培养结果改用窄谱抗生素。无指征乱用会助长不良反应发生率。

【评析】

本例患者最终诊断为奴卡菌肺炎。通过本例患者的诊治，有一些体会。

奴卡菌肺炎系由奴卡菌属引起的局限性或播散性、亚急性或慢性化脓性疾病，分布世界各地，动物亦可被感染，我国各地亦有报告。原发感染在肺，可以无任何症状或仅有肺部症状，有时也可经血源播散而成为系统性感染。多见于 20 ～ 60 岁男性。有学者认为该菌为条件致病菌。本例患者感染可能与乙肝病毒感染、营养状况较差有关。

本病可血行播散至脑、肾脏，以脑部常见，若肺部症状轻微，或仅表现为脑部脓肿，鉴别诊断较为困难。常规抗感染无效时，需考虑本病可能。

磺胺类抗生素对本病具有特效，但每日剂量需达 6 ～ 10g，以期使血浓度 $\geq 20mg/100mL$，并需应用 3 ～ 6 个月以上，有时可并用磺胺增效剂。急性期尚可加用链霉素，每日 1 ～ 2g，脑部感染者可加用环丝氨酸，每 6h 250mg。鉴于二者均可透入中枢神经系统，不必加用鞘内治疗。对脑脓肿、脓胸等尚可辅以外科切开排脓，同时应用上述诸抗菌药物。

（戴文森）

参考文献

[1] 方文雄. 肺奴卡菌感染 10 例分析. 临床肺科杂志, 2006, 11(4): 503-504.
[2] 曹伟标, 王坚. 肺奴卡菌感染. 中华内科杂志, 1994, 33(10): 663-665.

第8章 发热、两肺多发性实变、空腔阴影

【病历资料】

　　一般资料：患者男性，18岁，住院号286288。因发热、咳嗽、咳痰1个月于2007年2月5日入院。体温最高达40℃，伴畏寒。痰少量，呈白色黏液状。对解热止痛药反应良好。入院前于当地医院（综合三级乙等医院）住院治疗，诊断为"肺部感染"，先后以"红霉素、青霉素、阿奇霉素、左氧氟沙星、环丙沙星"等药物抗感染治疗1月余，无显效。PPD皮试阴性。1个月来体重减轻约10kg。因诊断不明，病情无好转而转诊于一综合三甲医院。

　　查体：体温36.4℃，脉搏90次/分，呼吸17次/分，血压110/80mmHg。急性病容。神志清。浅表淋巴结不大，皮肤无黄染、皮疹及出血点。结膜无充血。口唇无发绀，颈软无抵抗，颈静脉无怒张，甲状腺不大。两肺闻及湿性啰音，以右肺著。心律齐，未闻及杂音。肝、脾未及肿大，腹肌无紧张，腹无压痛及反跳痛。

　　辅助检查：患者由外院带来胸部X线片和CT（2006-12-10；2007-1-6、2007-1-31；2007-2-6）。2006年12月10日胸片可见右肺中叶片状阴影，密度均匀。2007年1月6日、2007年1月31日胸部CT均示两肺大片状实变阴影，以右肺为著。其间可见支气管充气征，呈进行性加重趋势。2007年2月6日胸片示右肺中叶片状密度均匀阴影（图8-1）。血常规：WBC 13.8×10^9/L，中性粒细胞84.2%，血沉44mm/h。血生化及血糖正常。入院后体温即升高至40℃。

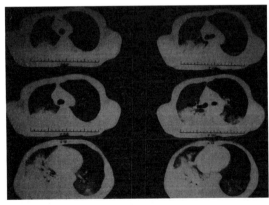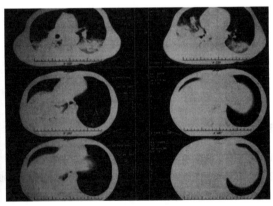

(a) 2007年1月6日

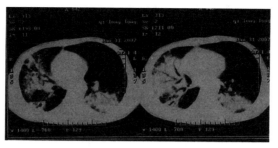

（b）2007 年 1 月 31 日

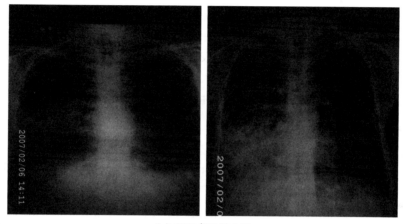

（c）2007 年 2 月 6 日

图 8-1　患者胸部 X 线动态变化

【初步诊断】

①肺部感染？

②肺结核？

③肺部真菌感染？

④非感染性疾病肺损害（皮肌炎肺损害）？

【诊断依据】

①肺部感染依据：高热、咳嗽、两肺多发性浸润阴影、血象增高均提示肺部感染疾病可能性大。两肺阴影以肺实变为主要表现，呈进行性加重趋势。未见空腔形成和磨玻璃及网状阴影。具有感染性浸润的影像学特征。不支持点为经多种药物抗感染治疗无显效。但截至目前为止所用抗菌药物多覆盖革兰阳性菌和不容易耐药的革兰阴性菌，故其疗效欠佳可以用感染病原体对所用药物耐药来解释。

②肺结核依据：肺结核的临床及影像学表现常差别甚大，有些病例甚至可达面目全非的地步。肺结核的这些非典型表现是临床上肺结核患者误诊的主要原因。以教科书而言，本例急性高热之临床表现、急速进展的病情和肺部缺少空洞的大片状多发实变阴影均与肺结核诊断不符合。患者年轻属结核病多发年龄段。PPD 皮试阴性不足以否定结核病，因为重症和免疫缺陷宿主的结核病往往 PPD 呈阴性反应。血沉较快支持结核诊断，尽管其特异性较差，同时见于许多感染性疾病。与其说临床有些证据支持结核病诊断倒不如说经数种抗菌药物治疗无效本身的病程观察就为肺结核提供了较充足理由。

③肺部真菌感染依据：肺部真菌感染的影像学特征性不明显，或者说明显的影像学特征少见。重症结核可发生于年轻且无基础病变的患者。然而，与结核不同，浸润性肺部真菌感染几乎均发生于有高危因素的患者，譬如老年、肿瘤、糖尿病、肾功能不全、心力衰竭等情况。但是，由于患者经抗感染治疗无效，应考虑细菌以外的原因。年轻患者肺部感染细菌外的原因以肺炎支原体和衣原体多见，但患者病史提及曾用过对支原体和衣原体有效的喹诺酮和大环内酯类药物，且其影像学表现多与此不符。故考虑患者非细菌原因外的因素。

④非感染性疾病肺损害（皮肌炎肺损害）依据：此乃一具有方向性质的问题。当抗感染治疗无效时，考虑非感染因素顺理成章，合情合理。问题是这种可能性有多大？患者的临床表现是否具备某些非感染性病变肺部侵犯的特征性表现？在弥漫性肺病中可能只有急性间质性肺炎（AIP）和隐源性机化性肺炎与之有关联。前者病情进展快，可有高热，但影像学表现不支持。后者影像学表现可相似，但临床表现不支持，罕有高热者。另一个非感染原因很罕见，但与本例影像学表现重叠的可能性较大，故应慎重考虑其可能，即皮肌炎所致肺损害。皮肌炎或多肌炎并发肺间质纤维化有呈急性者，可与之相符。

【下一步诊疗计划】

当高度考虑感染而抗菌治疗无效时，如果之前未曾应用碳青霉烯类抗菌药物，则临床上一个常用的办法是先给予碳青霉烯类药物治疗并观察，同时进行旨在排除其他病原体甚或其他非感染性病因的检查。故在询问病史的前提下，患者一入院即给予亚胺培南抗感染治疗。

虽然患者以高热、咳嗽、肺部阴影为主要表现，支持感染性发热原因。但抗感染治疗无效，一般有三种可能：第一是感染之病原体对目前所用药物耐药；第二是系感染原因但目前药物未能覆盖之特殊病原体；第三是非感染之原因所致。根据本例病史及临床表现，首先应考虑感染系目前药物所未能覆盖的病原体，尤以结核应优先排除。入院次日即行痰涂片找到抗酸杆菌，诊断为肺结核。随即于次日（2007-2-6）转诊于结核病医院。

另外，需进行相关检查除外风湿病。

于 2007 年 2 月 6 日转结核专科医院后即以四联抗结核药物治疗，疗效不佳。至抗结核治疗 1 个月时，症状无缓解，仍高热，体温波动在 39～41℃，同时加用加替沙星、头孢哌酮 - 舒巴坦等药物抗炎治疗，无效。其间反复查胸部 CT，最近显示病灶较前有进展。间断呼吸困难，吸氧后可缓解，后经反复查痰抗酸杆菌均阴性，痰细菌培养、霉菌检查阴性，血培养阴性。血 WBC 波动在（10.8～15.0）×10⁹，血沉 8～60mm/h，最近一次血常规 13.8×10⁹/L。以亚胺培南抗感染治疗 10 天均无效，胸片示病变进展（图8-2）。体温波动于 39～40℃伴寒战，但血象降至正常。患者自述体力较前好转。为减少中毒症状，在足量规律抗结核治疗前提下，加用激素治疗，泼尼松（强的松）10mg，每日 2 次。风湿多肽抗体检查均呈阴性。

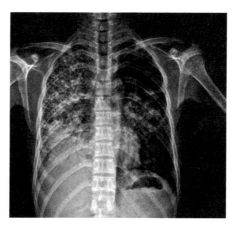

（a）2007-2-24

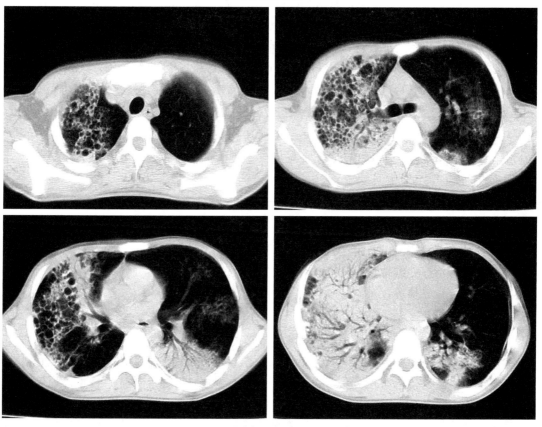

（b）2007-3-5

图 8-2 胸片及胸部 CT 与图 8-1 所示胸部 X 影像及胸部 CT 比较，病变明显增多

【下一步诊疗计划】

①降钙素原：降钙素原为 10.35μg/L。明显增高。支持细菌感染。

②经皮肺活检：由于在抗结核治疗基础上加用亚胺培南治疗，患者仍发热，病变无好转。故行经皮肺活检。由于取材较少，结果不理想。病理仅见少量结缔组织，以血凝块为主。抗酸染色及细菌培养均呈阴性。

③请上级医院会诊：上级医院远程会诊意见有二，①不支持肺结核；②考虑细菌或病毒性肺炎。下一步采用以下策略：①加用万古霉素针对革兰阳性球菌尤其耐甲氧西林金黄色葡萄球菌（MRSA）治疗；②如万古霉素无效，改用抗真菌和抗病毒治疗。

> 　　加用去甲万古霉素后，病情仍未控制，仍高热，肺部听诊啰音同前，且出现皮疹。由于亚胺培南＋万古霉素治疗无效，逻辑上使致病菌的范围大大缩小。

【下一步诊疗计划】

　　由于早先曾痰中查及结核杆菌，故必须进一步确定结核是否存在。应请上级结核病专科医院会诊。

　　上级结核病院远程会诊意见：基本除外肺结核。理由如下：①影像学不支持结核，尤其最初病变位于右肺中叶，且阴影密度一致；②病情进展迅速，结核病病理发展过程不符合；③肺穿刺结果提示炎症表现；④干酪性肺炎时痰菌阳性率很高，本例多次查痰除一次外其余均为结核杆菌阴性，故痰菌阳性的那次高度考虑污染；⑤抗结核治疗无效。并建议停用抗结核药物，加用抗真菌药物。

> 　　于3月23日停用所有抗结核药物和去甲万古霉素，改用伊曲康唑200mg每日2次口服。当天患者体温最高达37.8℃，自应用伊曲康唑第二天开始体温降至正常。经讨论可能的诊断：真菌性肺炎。

【下一步诊疗计划】

　　①继续抗真菌治疗：伊曲康唑200mg，每日2次，口服。
　　②加强支持治疗：维持营养及水、电解质平衡。
　　③对症治疗：祛痰等。

> 　　在停用抗结核药物、单纯应用伊曲康唑抗真菌治疗的第9天，病情反复，体温升高至40.0℃。期间痰涂片查到一次少量结核杆菌，为自第一次查到结核杆菌后，20余次痰检中唯一一次痰菌阳性，真菌未查及。由于本例住院时，真菌抗原检查，如侵袭性真菌感染（G和GM试验）未普及，故未能进行该项检查。故在停用抗结核药物10天后又重新抗结核治疗。胸片复查：原右肺实变影较前吸收，呈纤维化转变迹象。左肺病变密度增高，较前增多（图8-3）。

【下一步诊疗计划】

　　鉴于患者病情复杂且危重，单纯抗真菌治疗失败，并痰再次查及结核杆菌，拟再次请上级结核病院会诊。

　　经上级结核病院会诊，同意转诊治疗。于 2007 年 4 月底转院。继续经抗结核和抗真菌治疗。约 2 个月后体温逐渐降至正常。

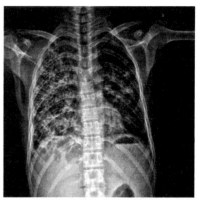

图 8-3　2007 年 4 月 23 日胸片示：原右肺实变影较前吸收，呈纤维化转变迹象

【最后诊断】

肺结核合并真菌感染。

【评析】

1. 对疑难病症思维方法的思考

① 从患者病情发展来看，在用了众多抗菌药物后病情无缓解，且临床又符合感染性疾病，考虑特殊细菌——结核病符合逻辑思维规律。

② 患者临床表现与典型的肺结核病表现不符合，给诊断造成一定困难，这也是最初近一个月的时间一直在应用抗普通细菌药物而没有针对结核菌检查的原因。

③ 最令人感到迷惑的是在一次痰菌阳性后，20 余次的痰检便再也查不到抗酸杆菌了。不仅如此，四联的强大抗结核治疗在一个相当长的时间内并无效果，患者继续高热，胸部 CT 显示病变继续进展。对于一个再也复检不出来结核杆菌并且抗结核治疗无效的患者，无法使人不对先前的结核病诊断产生怀疑，无法不对仅仅那一次查到结核杆菌的检查产生怀疑。

当然，在抗结核过程中，尤其严重结核的初期抗结核治疗时，会产生一过性病情加重的类赫氏反应，但是痰菌阴阳 20：1 的比值是无法用类赫氏反应来解释的。

如果在临床诊疗过程中，仅仅遇到是一次不典型表现、一次例外经过、一次特殊情况，则有经验的医生可能会比较从容的去伪存真，应付自如，不被现象所迷惑。然而，如果许多例外的情况和不典型表现集中发生在一个病例身上，则必定会使诊断难度大大增加，确诊时间必然延长。

医生需要兼顾性思维。以本例为例。患者在查到痰结核菌后，便给抗结核治疗奠定了合理的基础，似乎一切迎刃而解、柳暗花明了。然而，患者在接受抗结核治疗后，并没能如期控制病情。此时，医生最大的困惑是既然已经有了肺结核诊断的充分诊断依据，为什么治疗又无效呢？是耐药？是痰检错误？偏偏未能充分考虑到患者发热是由双重原因（结核＋真菌）导致。所以造成单纯抗结核治疗无效，固然结核病得到控制但是引起发热的另一个原因——真菌却丝毫未被控制，结果是持续发热。这一现象的直接结果是对本来正确的诊断产生怀疑，进而否定。接着在痰中发现真菌加之前期的抗结核治疗无效，又认为患者是真菌性肺炎，开始停用抗结核药物仅单纯以抗真菌药物治疗。由于前期抗结核治疗已使结核得到有效控制，发热的结核成分已暂时被清除，而真菌感染又被当下的抗真菌治疗所遏制，病情的确一度好转，故而很容易被误导出患者是真菌性肺炎的结论来。继续在停止抗结核治疗的基础上应用抗真菌治疗的必然结果是结核菌感染的恢复，结果抗真菌治疗体温恢复正常达近 10 天时间，本以为又一个柳暗花明之时，高热再度出现，病情又现反复。这个过程颇有些像那个"金银盾"的故事，从一个方向看这个盾永远都是金或者银的，只有从两面看才能知道这是一个金银盾。当然，两个因素或多个因素同时出现，在临床上属于低概率事件。然而，有经验的医生必须清楚的是，因果效应或推倒多米诺骨牌的现象是临床上的一个普遍现象。

2. 结核病的特殊影像学表现

本例病情复杂，经过曲折。在查及结核菌后又对其诊断产生怀疑，除了再未查到结核菌和抗结核治疗无效外还基于患者影像学不具备结核病的特点。譬如以下几点：① 患者 12月 10 日胸片，病变主要位于右肺中叶，非结核好发部位，且病变密度均匀一致，形似炎性浸润，而没有结核病灶密度不一的特点。② 原右上肺前段结节状影在短期内变成囊状结构，如果是结核这在以前还没见到过。此可解释为结核性支气管扩张，但是继发性支气管扩张症应具备两个条件，即阻塞与感染，但右上支气管自始至终均通畅，不存在阻塞的情况，细支气管在纤维组织牵拉下可扭曲变形致狭窄阻塞，但该患者病程较短，才 2 个月，对于一个新发结核病灶由渗出、增殖、干酪样坏死到纤维化需要时间，不可能这么短就纤维化引起继发性支气管改变。再就是反复的支气管感染可致支气管扩张，但该患者支气管感染也不突出。③ 干酪性肺炎肺大片实变时常同时伴有空洞，多为早蚀样空洞。但该患者表现不明显。没有虫蚀样空洞的干酪性肺炎其实在临床上常能见到。此外，干酪性肺炎出现空洞与时间有关。当下没有空洞形成者继续观察便可能看到空洞。④ 多数医生脑子里都具有结核病变进展较慢的知识框架，当一个病变进展较快而又不像血行播散的粟粒样表现时，多半会对结核病的诊断非常谨慎，以致延误。⑤ 本例为结核合并真菌感染，理论上影像学也应兼具两者的影像学表现。一个同时既有结核又有真菌病变的影像学表现不应该与单纯结核病的影像学相同。⑥患者 3 月 5 日胸部 CT 复查表现为少见的一侧肺的"结核性蜂窝肺"表现。一侧蜂窝肺或许是结核的不典型影像学表现之一。

3. 结核合并真菌感染

肺结核合并真菌感染时因症状重叠使症状变得不典型，易彼此掩盖病情。肺结核合并真菌感染对临床最大的影响是常因仅考虑结核而忽略肺部真菌感染。本例则是两者均有。前期忽略真菌感染，后期忽略结核存在。

肺结核继发真菌感染的特点有：① 肺结核合并真菌感染多见于重症、有空洞肺结核患者，文献报告约一半患者有空洞病变。② 老年肺结核患者占 60% 左右。③ 肺结核病灶广泛，肺组织损害较重，大多数有并发症。④ 肺部症状常为原发病症状所掩盖。⑤ 肺部 X 线征象多无特征性改变。⑥ 白细胞总数及中性粒细胞数轻度增高或正常。⑦ 真菌感染后多数痰结核菌阴性。一组 84 例病例分析，真菌感染前痰结核菌阳性 77 例，真菌感染后痰结核菌阴性 61 例，这一现象是一个令人感兴趣且迷惑的问题。因此，当肺结核合并真菌感染时可使医生对本来已做出的诊断产生怀疑。此时应想到合并感染的可能。肺结核患者凡在治疗过程中，反复咯血、发热经抗结核、抗炎联合治疗 1 周以上无明显好转者应首先考虑到继发真菌感染。需进行痰、血、尿真菌培养，有条件者可做免疫血清学检查，及时明确诊断并给予治疗。

有以下一种表现者应疑有肺结核合并肺部真菌感染：① 肺结核在治疗过程中，出现呼吸道症状和体征加重，用原发病不能解释者。② 在应用抗生素治疗过程中病情恶化，特别是长期用抗结核药及抗生素者。③ 住院时间长而肺结核病变严重者。④ 痰结核菌阳性阴转，但症状不减轻者。⑤ 反复咯血或口腔及痰中带有甜酒样气味者。基础病变危重、抵抗力低下是重症肺结核继发真菌感染发病的决定因素，也是影响预后的主要不利因素。因而及早发现、有效治疗、控制并发症至关重要。

肺部真菌感染多为院内感染的表现，其发生率为 0 ～ 5%；结核病院内感染的临床资料较少，据国内某医院统计，肺结核并发院内感染居第 3 位，为 7.25%，而其肺部感染则占 2/3。

4. 痰结核菌的意义

在 20 余次的痰结核菌检查中，仅两次查到抗酸杆菌，其余均为阴性，这一点不好解释。但是需要问的问题是：痰标本污染是否可污染到每个视野都能看到抗酸杆菌的程度？答案应该是否定的。合并肺真菌感染的结核病痰菌检查的阳性率明显降低，虽其原因不明，但的确是一种特殊现象。所以，对于痰涂片查及结核菌，尤其是数量较多者，不能轻易否定。其实，在本例诊疗的曲折经历中，曾经查到的痰抗酸杆菌可能一直是挥之不去的阴影。

在综合医院，痰涂片查结核菌多不定量。应按"痰涂片结核菌检查的规范化操作规程"，按视野和细菌数量之关系定量报告为宜。数量多者几乎没有污染和误读之可能。

5. 对抗结核治疗疗效不好的认识

抗结核治疗无效就能除外结核，若此则多耐药结核也就没那么可怕了。在治疗无效时，通常的思维主导似乎是：原来没采取什么治疗，什么可能性就大。遵循目前没覆盖什么病原菌、什么病原菌可能性就大的逻辑是合理的。但是更为复杂的问题是：确实是某一疾病，采取了对应治疗，而最终无效，以此为依据去寻找其他原因，结果可想而知。

（张劲夫）

第9章　大叶性肺炎抗感染治疗后症状消失，胸部 CT 变化不大，是病灶延迟吸收吗？

【病历资料】

一般资料：患者女性，21 岁，学生。因发热、咳嗽 10 天于 2010 年 3 月 4 日由门诊拟诊"肺炎"收住院。患者 10 天前因受凉后出现畏寒、发热，最高体温 39℃以上，发热时间无明显规律性，体温上升期无寒战，服用退热药后体温可降至正常，伴咳嗽，呈阵发性，咳少量脓痰，易于咳出，乏力明显，无盗汗，无咯血，无体重减轻，无胸痛、气促，于当地诊所就诊予以抗感染、化痰止咳等治疗（具体用药不详），症状无改善，仍有咳嗽、咳痰，痰量较前增多，为进一步诊治而入院。既往体健，无肺结核等传染病接触史。

查体：T 38.9℃，P 84 次 / 分，R 18 次 / 分，BP 100/60mmHg。神志清楚，口唇、肢端无发绀。全身浅表淋巴结无肿大。咽部充血，双侧扁桃体无肿大。颈软，气管居中。胸廓对称，双肺叩诊呈清音，双肺呼吸音粗，未闻及干湿性啰音。心界无扩大，心率 84/ 分，律齐，无杂音。其余检查（−）。

辅助检查：血常规 WBC 19.95×10^9/L，RBC 4.19×10^{12}/L，PLT 417×10^9/L，Hb 116g/L，N 80.7%。尿常规正常。血气分析正常。生化全套：Na^+ 132.7 mmol/L，Cl^- 94.6mmol/L，Ca^{2+} 2.11mmol/L，ALB 30.58g/L，余正常。心电图示正常心电图。胸片示右中下肺纹理增多、紊乱，右中下肺野密度增高（图 9-1）。

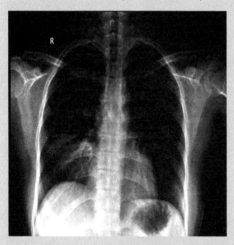

图 9-1　右中下肺野密度增高影

【初步诊断】

①右肺炎，社区获得性肺炎。

②电解质紊乱。

【诊断依据】

①右肺社区获得性肺炎依据：年轻女性，起病急，病程短，有咳嗽、咳脓性痰、发热症状，查体双肺呼吸音粗，血常规示感染血象，胸片示右中下肺感染。诊断明确，建议多次

痰培养以明确病原学诊断，追查血培养结果。

②电解质紊乱依据：有发热、进食少，出现乏力症状，血电解质示低钠血症、低氯血症，诊断明确。

【下一步诊疗计划】

1. 检查计划

①痰细菌培养 + 药敏试验。

②胸 CT。

2. 治疗计划

①化痰，抗感染：乙酰半胱氨酸颗粒剂 0.2g，po，tid；阿奇霉素针 0.5g，iv gtt，qd，联合阿莫西林 - 克拉维酸钾针 1.2g，iv gtt，bid。

②补液，纠正电解质紊乱。

---

3 月 7 日，患者仍有发热，体温最高达 40.1℃，伴咳嗽，咳少量黄色黏痰，无咯血，无胸闷、气促，无胸痛，食欲、睡眠稍差，大小便正常。

查体：T 40.1℃，P 85 次 / 分，R 20 次 / 分，BP 105/60mmHg。神志清楚，口唇、肢端无发绀。咽部无充血，双侧扁桃体无肿大。颈软，气管居中。胸廓对称，双肺叩诊呈清音，双肺呼吸音粗，未闻及干湿性啰音。心界无扩大，心率 85 次 / 分，律齐，无杂音。其余检查（-）。

辅助检查：血培养（-）。痰培养（-）。胸 CT 示右肺上叶后段、下叶背段见点絮、结节状阴影，右中叶实变影，内见支气管充气影（图 9-2）。

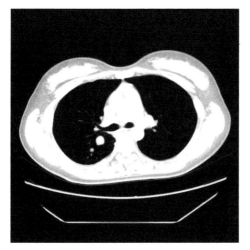 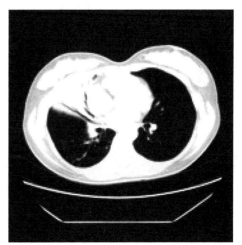

图 9-2　右上叶后段、下叶背段见点絮、结节状阴影，右中叶实变影，内见支气管充气影

社区获得性肺炎的经验性治疗需要涵盖革兰阳性菌及非典型病原体，患者经阿莫西林 - 克拉维酸钾针联合阿奇霉素针抗感染治疗 5 天无效。

分析其可能原因如下：

① 存在耐药革兰阳性菌感染？

② 合并革兰阴性菌感染？

【下一步治疗计划】

调整抗生素：万古霉素针 0.5g，iv gtt，q8h，联合左氧氟沙星针 0.3g，iv gtt，qd。

3月11日体温正常 3天，患者偶有咳嗽，咳少许白色黏痰，食欲、睡眠较前改善，大小便正常。

查体：T 36.8℃，P 80 次 / 分，R 20 次 / 分，BP 110/60mmHg。双肺呼吸音粗，未闻及干湿性啰音。心界无扩大，心率 85/ 分，律齐，无杂音。其余检查（−）。

辅助检查：电解质 Na^+ 134.5mmol/L，血培养（−）。痰培养示流感嗜血杆菌，对氧氟沙星针敏感。

经治疗患者症状好转，无发热，继续目前方案治疗。

【下一步检查计划】

① 血常规、电解质。

② 胸 CT。

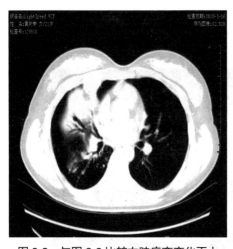

图 9-3　与图 9-2 比较右肺病变变化不大

3月17日患者偶有咳嗽，无咳痰，食欲、睡眠可，大小便正常。

查体：T 36.8℃，P 78 次 / 分，R 20 次 / 分，BP 110/60mmHg。右下肺呼吸音稍粗，偶闻及干啰音。心率 78 次 / 分，律齐，无杂音。其余检查（−）。

辅助检查：WBC $6.40×10^9$/L，RBC $4.20×10^{12}$/L，PLT $342×10^9$/L，Hb 114g/L，N 60.5%。胸 CT：与旧 CT 对比，右肺病变变化不大，纵隔淋巴结明显肿大（图 9-3）。

【下一步检查计划】

① ESR、血 ADA。

② PPD 试验。

ESR 28mm/h。血 ADA 13.01U/L。PPD 试验患者未到结核防治所行检查。

患者起病急，病程短，起病寒战、高热，咳嗽，咳黄痰，无典型结核中毒症状，经抗感染治疗2周症状明显好转，胸CT变化不大，考虑病灶延迟吸收。予以带药出院（乙酰半胱氨酸泡腾片0.6g，tid；莫西沙星片0.4g，qd），建议2周后返院复查胸CT。

【下一步检查计划】

胸CT。

4月6日患者时有咳嗽，咳少量痰，时黄时白，食欲、睡眠可，大小便正常。

查体：T 36.5℃，P 72次/分，R 18次/分，BP 100/60mmHg。双肺呼吸音粗，双肺可闻及干啰音。心界无扩大，心率72/分，律齐，无杂音。其余检查（－）。

辅助检查：胸CT与旧片对比，右中叶实变影部分吸收，右肺上叶后段、右肺下叶背段结节影无明显变化，边界较前清晰，可见树芽征（图9-4）。

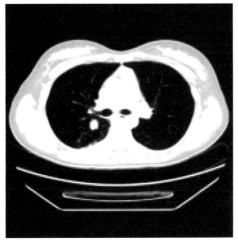
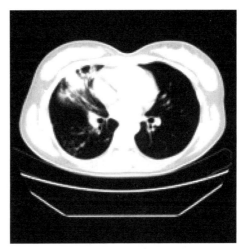

图9-4　右中叶实变影部分吸收，右肺上叶后段、右肺下叶背段结节影，
边界较前清晰，可见树芽征

【进一步考虑诊断】

肺结核？

【诊断依据】

肺结核依据：年轻女性，按社区获得性肺炎规范抗感染治疗2周，体温恢复正常，咳嗽、咳痰缓解，血常规恢复正常，1个月后复查胸CT示右中叶实变影部分吸收，右肺上叶后段、右肺下叶背段粟粒样结节影无明显变化，根据胸CT病灶位于后段、背段，为结核好发部位，且病灶呈多形态改变，表现为结节影、条索密度增高影，树芽征，考虑肺结核可能。

【下一步检查计划】

① 痰找抗酸杆菌×3次。

② PPD试验。

> 痰找抗酸杆菌（−）。PPD 试验强阳性。

【补充诊断】

继发型肺结核（浸润性）右上中下涂（−），初治。

【诊断依据】

继发型肺结核（浸润性）右上中下涂（−），初治依据：年轻女性，胸 CT 病灶位于后段、背段，为结核好发部位，病灶呈多形态改变，表现为结节影、条索密度增高影，树芽征，PPD 试验强阳性，临床诊断肺结核。

【下一步治疗计划】

抗结核治疗：异烟肼片 0.3g，qd；利福平胶囊 0.45g，qd；吡嗪酰胺片 0.5g，tid；乙胺丁醇片 0.75g，qd。

> 规范抗结核治疗 7 个月后自行停药，停药前未复查胸 CT，治疗期间曾复查胸 CT 病灶较前有吸收。
>
> 2011 年 3 月因感冒出现发热、咳嗽，无盗汗，无消瘦，在河北当地医院（放假返家）行胸片检查后临床诊断肺结核活动期，考虑复发，重新予以四联 + 左氧氟沙星片抗结核治疗。上述方案治疗 3 个月后予以减药（异烟肼片 + 利福平胶囊 + 左氧氟沙星片），平素时有咳嗽、咳痰。2011 年 8 月 25 日出现咳血丝痰，无潮热、盗汗，无消瘦。食欲、睡眠可，大小便正常。查体：T 36.6℃，P 70 次 / 分，R 18 次 / 分，BP 105/65mmHg。右肺呼吸音稍粗，右肺偶可闻及干啰音。心界无扩大，心率 70 次 / 分，律齐，无杂音。其余检查（−）。辅助检查：胸 CT 与旧片对比，右中叶渗出性病灶较前吸收，右下叶结节影增多，背段出现一空洞。

【进一步考虑诊断】

支气管结核？

【诊断依据】

支气管结核依据：年轻女性，规范抗结核治疗 5 个月后仍时有咳嗽，咳痰，查体双肺偶可闻及干啰音。建议电子支气管镜检查以进一步明确。

【下一步检查计划】

电子支气管镜检查。

> 电子支气管镜：右上叶尖后段支气管结核、右中间支气管结核、右下叶支气管结核。右上叶尖后段支气管刷检片抗酸杆菌（＋），右下叶肺泡灌洗液抗酸杆菌（＋）。

【补充诊断】

右支气管结核。

【诊断依据】

右支气管结核依据：年轻女性，规范抗结核治疗 5 个月后仍时有咳嗽、咳痰，查体双肺偶可闻及干啰音，结合电子支气管镜检查结果则诊断成立。

> 因复发，重新予以抗结核治疗，动态观察胸 CT 变化，发现部分病灶吸收，部分病灶增多，背段还出现了空洞，考虑耐药肺结核可能，但海南无法开展结核杆菌的培养及敏感试验，无法确诊。

【下一步治疗计划】

按耐药肺结核进行强化期的治疗。丙硫异烟胺片 0.2g，tid；利福喷丁胶囊 0.45g，2 次 / 周；氧氟沙星片 0.2g，bid；吡嗪酰胺片 0.5g，tid；乙胺丁醇片 0.75g，qd；链霉素针 0.75g，im，qd。

> 上述药物治疗 3 个月后，2011 年 12 月 30 日复查胸 CT 示右肺病灶较前吸收。

【下一步治疗计划】

① 按耐药肺结核进行巩固期的治疗：丙硫异烟胺片 0.2g，tid；利福喷丁胶囊 0.45g，2 次 / 周；氧氟沙星片 0.2g，bid；吡嗪酰胺片 0.5g，tid；乙胺丁醇片 0.75g，qd；

② 局部介入治疗：右上叶尖后段支气管结核致管腔狭窄，经多次局部氩气刀及冷冻治疗后管腔再通。

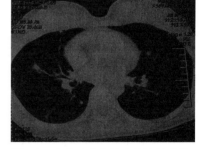

> 2012 年 7 月复查胸 CT 示右中叶渗出性病灶较前吸收，右上叶后段、右下叶背段可见结节影，周围渗出性病灶较前减少（图 9-5）。

图 9-5　右中叶渗出性病灶较前吸收，右下叶背段可见结节影，周围渗出性病灶较前减少

【下一步治疗计划】

① 继续耐药肺结核巩固期的治疗。

② 局部介入治疗：右中间支气管球囊扩张，必要时基底部予以冷冻治疗以防复发。

【讨论】

本例患者，年轻女性，起病急，病程短，出现寒战、高热、咳嗽，咳黄痰，查体双肺呼吸音粗，血常规示感染血象，胸片示右中下肺感染。胸 CT 示右肺上叶后段、下叶背段见点絮、片状阴影，中叶实变影，内见支气管充气影。诊断右肺炎，社区获得性肺炎。给予阿莫西林 - 克拉维酸钾针联合阿奇霉素针抗感染治疗 5 天无效，换用万古霉素联合左氧氟沙星针抗感染 2 周后体温恢复正常，偶有咳嗽，无咳痰，查体：右下肺呼吸音稍粗，偶闻及干啰

音。心率 78 次 / 分，律齐，无杂音。复查胸 CT 右肺病变变化不大，考虑病灶延迟吸收，予以办理出院，院外口服乙酰半胱氨酸泡腾片 0.6g，tid，莫西沙星片 0.4g，qd，共 6 天。之后时有咳嗽，咳少量痰，痰时黄时白。1 个月后返院复诊，查体双肺呼吸音粗，双肺可闻及干啰音，胸 CT 与旧片对比，右中叶实变影部分吸收，右肺上叶后段、右肺下叶背段结节影无明显变化，边界较前清晰，可见树芽征。考虑肺结核可能。痰找抗酸杆菌（−）。PPD 试验（强阳性），临床诊断肺结核，予以异烟肼片、利福平胶囊、吡嗪酰胺片、乙胺丁醇片四联抗结核治疗，因患者无明显症状，规范抗结核治疗 7 个月后自行停药，停药前未复查胸 CT，治疗期间曾复查胸 CT，病灶较前有吸收。停药 3 个月后因受凉感冒出现发热、咳嗽，在河北当地医院行胸片检查后临床诊断肺结核活动期，考虑复发，重新予以规范四联抗结核治疗，3 个月后以异烟肼片、利福平胶囊联合左氧氟沙星维持治疗，5 个月后复查胸 CT 与旧片对比，右中叶渗出性病灶较前吸收，右下叶结节影增多，背段可见一空洞。查体双肺偶可闻及干啰音，考虑：① 耐药肺结核；② 支气管结核。电子支气管镜示右上叶尖后段支气管结核、右中间支气管结核、右下叶支气管结核。右上叶尖后段支气管刷检片抗酸杆菌（+），右下叶肺泡灌洗液抗酸杆菌（+）。支气管结核诊断成立。因海南省未开展结核杆菌的培养及敏感试验，耐药肺结核无法确诊，临床上按耐药肺结核予以丙硫异烟胺片、利福喷丁胶囊、氧氟沙星片、吡嗪酰胺片、乙胺丁醇片、链霉素针抗结核治疗 3 个月，以丙硫异烟胺片、利福喷丁胶囊、氧氟沙星片、吡嗪酰胺片、乙胺丁醇片维持治疗，同时多次予以经支气管镜下局部氩气刀及冷冻治疗。2012 年 8 月复查胸 CT 示右中叶渗出性病灶较前吸收，右上叶后段、右下叶背段可见结节影，周围渗出性病灶较前减少。经过 1 年的治疗，右上肺支气管管腔达到再通，右中间支气管仍然狭窄，肺部病灶吸收缓慢。

大叶性浸润性的影像表现，除了常规应考虑大叶性肺炎外，还应想到肺结核的不典型表现，此类型病变以渗出为主，病灶周围炎明显，当肺内多个干酪坏死灶发生病灶周围炎且相互融合占据整个肺野时，即形成本病。临床可表现为高热、咳嗽、咳痰，相应病变部位可闻及细湿啰音等酷似大叶性肺炎，极易造成漏诊及误诊。如本例患者，经抗感染治疗后症状缓解，胸部影像病灶无明显变化，即简单判断为病灶延迟吸收从而导致肺结核漏诊，值得引起临床医生的重视。PPD 强阳性，痰找抗酸杆菌阴性，临床诊断肺结核时即应力劝患者行支气管镜检查以明确有无支气管结核可能，以期早期经支气管镜下局部干预，提高疗效。金发光认为，对所有肺结核患者均应常规进行支气管镜检查，在可疑部位活检或刷检并镜下吸痰留取标本，做组织学、细胞学和细菌学检查。分析患者对一线抗结核药无效的原因：① 患者初治用药时间不足；② 复治时未能行药敏试验，且用药 3 个月后未行胸 CT 复查以了解疗效，从而错过了开始个体化治疗的较合理时机。

耐药肺结核的化疗方案：主张采用每日用药，疗程要延长至 21 个月为宜，WHO 推荐一线和二线抗结核药物可以混合用于治疗 MDR-TB。一线药物中除 INH 和 RFP 已耐药外，仍可根据药敏情况选用链霉素、吡嗪酰胺和乙胺丁醇。二线药物是耐多药肺结核治疗的主药。包括：① 氨基糖苷类如阿米卡星（AMK）和多肽类卷曲霉素等。② 硫胺类如乙硫异烟胺（1314TH）、丙硫异烟胺。③ 氟喹诺酮类如氧氟沙星（OFLX）和左氟沙星（LVFX）。④ 环丝氨酸如对神经系统毒性大，应用范围受到限制。⑤ 对氨基水杨酸钠。⑥ 利福布丁（RBT）耐 RFP 菌株中部分对它仍敏感。⑦ 异烟肼对氨基水杨酸盐（帕星肼，PSNZ）是老药，但耐 INH 菌株中部分对它敏感，国内常用于治疗耐药肺结核。

【评析】

从本例的诊治过程，我们有以下几点体会。

① 大叶性浸润性的影像表现可以是肺结核的不典型表现。大叶性浸润型肺结核有以下特点可资与肺炎区别：a. 虽有高热，但白细胞计数正常或轻微增高；b. 此类患者经普通抗炎治疗后体温虽有下降，但很难降至正常，常残留低热；c. 抗炎治疗后症状虽有好转，但 X 线胸片病灶无改变甚或进展；d. 胸片表现为浓密阴影，但病变区内密度并不均匀，而且病变多在结核病的好发部位；e. 结核抗体检测阳性率较高；f. PPD 试验强阳性。

② 肺结核初治疗程一定要足，停药前一定记得行胸部影像复查，以确定患者停药的时间，而不应千篇一律为 6 个月。

③ 肺结核初治失败，进行复治，无条件而未行药敏试验的患者，选择的方案应用 3 个月后无效，应立即开始个体化的治疗，否则可能诱导耐药肺结核的出现，预后差。

（黄华萍　李羲）

参考文献

[1] 李羲，张劢夫主编. 实用呼吸病学. 北京：化学工业出版社，2010.
[2] 金发光. 重视支气管镜介入诊治支气管结核. 中华肺部疾病杂志，2011, 4(3): 4-5.

第 10 章　年轻女性患者喘息为何如此难治?

【病历资料】

　　一般资料：患者女性，20 岁，医学生。2009 年 9 月因受凉后出现咳嗽、咳痰，伴喘息，夜间明显，无潮热、盗汗，无咯血，无体重减轻，饮食、睡眠可，大小便正常。既往体健，无支气管哮喘家族史。

　　查体：不详。

　　辅助检查：胸片示支气管炎。

【诊断】

　　急性气管 - 支气管炎。

【诊断依据】

　　年轻女性，受凉起病，临床有咳嗽、咳痰、喘息，胸片表现为双肺纹理增粗。

【治疗计划】

　　① 抗菌治疗。

　　② 对症治疗：化痰、解痉、平喘。

　　上述治疗 5 天后症状缓解，数周后再次出现喘息发作，夜间明显，伴少许咳嗽，胸闷不适，气短，无明显咳痰，无发热，饮食、睡眠可，大小便正常。

　　查体不详（患者诉当时医生告知双肺可闻及大量哮鸣音，自己亦可闻及喘息声）。

　　辅助检查：无。

【诊断】

　　支气管哮喘并感染。

【诊断依据】

　　年轻女性，反复出现喘息发作，发作时查体双肺可闻及大量哮鸣音，诊断支气管哮喘，现伴随咳嗽明显，考虑合并感染。

【治疗计划】

　　① 抗菌治疗，去除诱因。

　　② 解痉平喘。

③抗炎。

　　静脉用药数日后症状缓解，之后规范吸入舒利迭 50μg/250μg、bid 抗炎，用药期间喘息症状反复出现，无规律性，每次发作或有或无明显诱因，发作严重时在我院门诊静脉用药后缓解。

　　2010 年 10 月因受凉后出现发热，以中高热为主，伴咳嗽、咳痰、喘息、胸痛，无潮热、盗汗，无咯血，无体重减轻。

　　查体不详。

　　辅助检查：胸片示左下肺野斑片渗出性病灶。

【诊断】

①左下肺炎。

②支气管哮喘急性发作期。

【诊断依据】

①左下肺炎依据：年轻女性，有咳嗽、咳痰症状，胸片支持。

②支气管哮喘急性发作期依据：有支气管哮喘病史，现因肺部感染出现喘息发作，故为急性发作期。

【治疗计划】

①化痰、抗感染。

②解痉平喘。

③抗炎。

　　经治疗 10 天后症状减轻。当时适逢临床见习医师前往省人民医院检验科学习，一带教老师建议其行痰涂片找细菌、抗酸杆菌、真菌及痰培养检查，结果显示痰涂片抗酸杆菌（+++）。

【诊断】

继发型肺结核（浸润性）左下，涂（+++）。

【诊断依据】

年轻女性，有咳嗽、咳痰、喘息症状，胸片示左下肺野斑片渗出性病灶，痰涂片抗酸杆菌（+++）。

【治疗计划】

①停用舒利迭吸入。

②转诊海口市结核防治所。

予以规范四联抗结核治疗，1 个月后复查痰涂片抗酸杆菌（-），喘息症状明显减轻，胸片示左下肺野斑片渗出性病灶明显吸收，继续抗结核，用药期间仍时有喘息发作，夜间明显，7 个月后于 2011 年 5 月自行停药，停药前未复查胸部影像，停药后主诉喘息发作较前频繁、严重。

2011 年 11 月 21 日因受凉后再次出现喘息发作，伴少许咳嗽，咳痰，白痰，低热，无盗汗，无咯血，体重较前增加，于社区医院静滴头孢呋辛针治疗，症状稍缓解，因出现全身皮疹，遂停用，停药后症状加重，为进一步诊治而入院（住院号 209901）。患者既往无肺结核接触史。无支气管哮喘家族史。

入院时查体：T 37℃，P 80 次 / 分，R 20 次 / 分，BP 110/70mmHg。神志清楚，全身浅表淋巴结未触及肿大。气管居中。胸廓对称，双肺呼吸音粗，双肺可闻及散在双相哮鸣音，未闻及湿啰音，呼气明显延长。心率 80 次 / 分，律齐，无杂音。其余检查（－）。

辅助检查：血常规示 WBC 7.33×10^9/L，RBC 4.64×10^{12}/L，PLT 273×10^9/L，N 55.7%，E 1.4%。肝肾功能正常。血气分析正常。心电图正常。腹部 B 超正常。胸部 CT 示左肺下叶背段可见斑片影及结节影，左肺下叶基底段可见条索样高密度影，纵隔淋巴结肿大（图 10-1）。

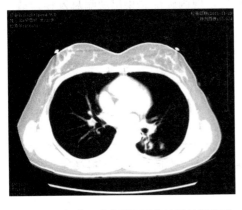

图 10-1 左肺下叶背段可见斑片影及结节影

【初步诊断】

（1）继发型肺结核（浸润型）左下涂（未做），复发。

（2）喘息。

① 支气管结核？

② 支气管哮喘？

③ 变应性肺曲霉病？

【诊断依据】

1. 继发型肺结核（浸润型）左下涂（未做），复发

依据：年轻女性，既往有肺结核病史，当时予以抗结核治疗 7 个月，现出现咳嗽，咳痰，白痰，伴低热，血常规正常，胸部 CT 可见斑片影、结节影及条索样高密度影，纵隔淋巴结肿大。临床诊断肺结核。

2. 喘息

① 支气管结核依据：年轻女性，既往有肺结核病史，当时予以抗结核治疗 7 个月，现出现咳嗽，咳痰，白痰，伴低热，喘息明显。查体：双肺呼吸音粗，双肺可闻及散在双相哮鸣音，未闻及湿啰音。血常规正常。需排除支气管结核可能。

② 支气管哮喘依据：年轻女性，现出现咳嗽，咳痰，白痰，伴低热。查体：双肺呼吸音粗，双肺可闻及散在双相哮鸣音，未闻及湿啰音，呼气明显延长。结合既往患者按规范肺结核治疗喘息症状从未完全消失，且停药后喘息发作较前频繁、严重，需进一步排除支气管哮喘可能。

③ 变应性支气管肺曲霉病依据：有肺结核病史，出现哮喘样发作，一般解痉平喘药治

疗无效，需进一步排除变应性支气管肺曲霉病。

【下一步诊疗计划】

1. 检查计划

①痰涂片找抗酸杆菌、真菌、细菌；痰培养 + 药敏试验。

②ESR；G 试验（真菌 1-3-β-D 葡聚糖）；GM 试验；PPD 试验。

③肺功能检查 + 支气管舒张试验。

④电子支气管镜。

2. 治疗计划

抗结核治疗。异烟肼片 0.3g，qd；利福平胶囊 0.45g，qd；吡嗪酰胺片 0.5g，tid；乙胺丁醇片 0.75g，qd；左氧氟沙星针 0.3g，iv gtt，qd。

多次痰涂片。未查见抗酸杆菌、真菌。痰培养无致病菌生长。ESR 10mm/h。PPD 试验强阳性。G 试验 297.8pg/mL。肺功能检查：肺活量（$VC_{实/预}$）91.7%，第一秒末用力呼气量（FEV_1）$_{实/预}$63.8%，用力肺活量（FVC）$_{实/预}$79.4%，流速（FEV_1/FVC）79.49%，每分钟最大通气量（MVV）$_{实/预}$70.4%。支气管舒张试验阴性。峰流数值（PEF）日变异率 >20%。电子支气管镜示左主支气管管腔狭窄，支气管镜不能进入。支气管刷检片未查见抗酸杆菌。

【进一步诊断】

①继发型肺结核（浸润性）左下涂（-），复治。

②支气管结核。

③支气管哮喘（急性发作）。

【诊断依据】

①继发型肺结核（浸润性）左下涂（-），复治依据：年轻女性，既往有肺结核病史，当时予以抗结核治疗 7 个月，现出现咳嗽，咳痰，白痰，伴低热，血常规正常，胸部 CT 可见斑片影、结节影及条索样高密度影，纵隔淋巴结肿大。PPD 试验强阳性。多次痰涂片未查见抗酸杆菌。支气管刷检片未查见抗酸杆菌。临床诊断肺结核。

②支气管结核依据：年轻女性，有咳嗽，咳痰，白痰，伴低热，喘息明显。查体：双肺呼吸音粗，双肺可闻及散在双相哮鸣音。血常规正常。电子支气管镜示左主气管管腔狭窄。考虑支气管结核导致的左主支气管管腔狭窄。

③支气管哮喘（急性发作期）依据：年轻女性，既往患者按规范肺结核治疗喘息症状从未完全消失，且停药后喘息发作较前频繁、严重，现出现咳嗽，咳痰，白痰，伴低热。查体：双肺可闻及散在双相哮鸣音，呼气明显延长。PEF 日变异率 >20%。诊断支气管哮喘，属急性发作期。

【治疗计划】

①抗结核治疗：异烟肼片 0.3g，qd；利福平胶囊 0.45g，qd；吡嗪酰胺片 0.5g，tid；乙胺丁醇片 0.75g，qd；左氧氟沙星针 0.3g，iv gtt，qd。

②解痉平喘、抗炎治疗：沙丁胺醇溶液 1mL，吸入，q8h；布地奈德吸入剂 400μg，

bid；孟鲁司特片 10mg，qd；多索茶碱针 0.3g+5% 葡萄糖注射液（GS）iv gtt，qd。

---

　　3 天后复查真菌 1-3-β-D 葡聚糖 75.68pg/mL，未经抗真菌处理真菌 1-3-β-D 葡聚糖较前明显下降，真菌感染依据不足。痰找曲霉丝（-），胸 CT 无实变或不张，亦未见支气管扩张征象，影像不支持变应性支气管肺曲霉病。

　　经治疗患者喘息症状明显缓解，无咳嗽、咳痰，无发热，食欲、睡眠可，大小便正常。查体：双肺呼吸音清，双肺偶可闻及哮鸣音，未闻及湿啰音，呼气无延长。心率 80 次 / 分，律齐，无杂音。其余检查（-）。于 2011 年 12 月 14 日出院。院外规范抗结核及吸入布地奈德 400μg、bid 联合口服孟鲁司特片，偶有喘息出现，2 个月后前往外院行左主支气管球囊扩张 + 经电子支气管镜下冷冻治疗，现患者临床症状明显缓解。

【讨论】

　　本例患者，年轻女性，受凉后出现喘息发作，伴咳嗽、咳痰，胸片示支气管炎表现，临床诊断支气管哮喘并感染，去除感染诱因后，给予规范糖皮质激素舒利迭吸入抗炎治疗 1 年，喘息症状明显减轻，但从未消失，之后于我院查胸片示左下肺野斑片渗出性病灶，痰涂片抗酸杆菌（+++），诊断为肺结核，停用糖皮质激素吸入治疗，予规律抗结核治疗 7 个月，喘息症状明显减轻，亦未完全消失，且停药后喘息发作较前频繁、严重。本次入院电子支气管镜检查发现左主支气管管腔狭窄，黏膜光滑，可见少许白色黏稠分泌物，支气管刷检片未查见抗酸杆菌，考虑支气管结核导致左主支气管管腔狭窄可能，显然目前镜下左主支气管管腔狭窄呈一亚急性或慢性过程，且支气管刷检液未查见抗酸杆菌，支气管结核活动依据不足，不能解释患者 1 周前出现喘息，伴见呼气明显延长及双肺双相哮鸣音，需进一步排除合并其他疾病引起的喘息发作。① 变应性支气管肺曲霉病：患者无禽类等接触史，外周血嗜酸粒细胞数正常，痰涂片 / 痰培养未查见烟曲霉，G 试验连续 2 次呈下降趋势，电子支气管镜下未见典型黏液栓，胸部影像未见实变或不张，内见印戒征或轨道征的典型表现，变应性支气管肺曲霉病不支持。②支气管哮喘：PEF 日变异率 >20%，支气管哮喘诊断成立。支气管舒张试验阴性，可能为左主支气管狭窄造成支气管舒张试验出现假阴性的结果。因此，本例患者喘息发作考虑是肺结核、支气管结核、支气管哮喘三因素共同作用的结果，经规范抗结核、平喘、抗炎配合局部介入肺脏治疗后患者症状缓解。

【评析】

　　分析本例患者连续两次被漏诊的原因，可能有以下 4 个方面。

　　1. 临床医师往往满足于一元论的诊断，当出现与基础理论不一致时，没有想到合并症的可能

　　年轻女性，支气管哮喘喘息首次发作，经规范糖皮质激素吸入抗炎治疗 1 年，喘息症状从未完全消失，不符合支气管哮喘可逆性气流受限的本质，应想到存在合并症的可能。

　　支气管结核 / 肺结核可以喘息为主要表现，但一般经规范抗结核治疗 1～3 个月，喘息症状可完全消失，本病例患者，经规范抗结核治疗 7 个月，喘息症状从未完全消失，且停药后喘息发作较前频繁、严重，提示喘息非单纯支气管 / 肺结核引起，应想到存在合并症的

可能。

2. 临床医师对疾病的诊断常满足于临床症状的诊断，且对疾病的治疗缺乏规范

年轻女性，首次喘息发作，为轻中度急性发作，考虑支气管哮喘可能，此时就应行支气管舒张试验及 PEF 变异率检测，而不应满足于临床症状的诊断。痰找到抗酸杆菌，诊断肺结核，此时应行胸 CT 检查，了解有无支气管狭窄，是否存在支气管结核可能，行支气管镜检查以明确。金发光认为，对所有肺结核患者均应常规进行支气管镜检查，在可疑部位活检或刷检并镜下吸痰留取标本，做组织学、细胞学和细菌学检查。患者抗结核治疗 7 个月后停药，停药前未履行常规行胸部影像复查。

3. 以喘息为主要表现，无明显结核中毒症状，支气管 / 肺结核临床表现不典型

本例患者以喘息为主要表现，无潮热盗汗，无咯血，无体重减轻，无食欲减退，无乏力等结核中毒症状，诊断支气管哮喘，给予支气管扩张药及抗炎治疗，效果不佳，此时未能考虑到疾病的非典型表现，及时行 ESR、PPD 试验、痰找抗酸杆菌、胸 CT、纤维支气管镜检查以明确支气管 / 肺结核。

4. 胸片缺乏典型的支气管 / 肺结核 X 线表现

单纯支气管结核 / 肺结核胸片可表现为正常，这是疾病胸部 X 线的非典型表现。单纯支气管结核因结核菌直接感染支气管黏膜引起，胸部 X 线一般无结核病变或仅有少数稳定病灶，临床常被误诊为支气管炎，本例早期胸片即为支气管炎改变；还有，部分患者病变发生在下叶，为斑片渗出性病变，临床常被误诊为一般细菌性肺炎；另外，部分肺结核患者，因浸润病灶较早，阴影较淡，导致 X 线胸片显影不明显或病灶发生在心缘后、锁骨下隐蔽部位而被掩盖；此时若能行胸部 CT 检查有望发现病灶。

当支气管哮喘与支气管 / 肺结核并存时，存在治疗的矛盾。如支气管哮喘使用糖皮质激素治疗，易使机体免疫力功能下降，导致结核病的播散、恶化，在吸入性糖皮质激素的说明书中就列出活动性和静止性肺结核患者慎用。国内多项研究显示，肺结核（活动或静止）合并支气管哮喘患者，每天吸入布地奈德 $600 \sim 800\mu g$ 或其相当量的糖皮质激素是安全的，无肺结核病灶的恶化，亦无肺部感染的增加，且支气管哮喘能得到很好的控制。本例患者吸入布地奈德 $400\mu g$、bid 获效。

（黄华萍　李羲）

参考文献

［1］李羲，张劲夫主编. 实用呼吸病学. 北京：化学工业出版社，2010.
［2］金发光. 重视支气管镜介入诊治支气管结核. 中华肺部疾病杂志，2011,4(3):4-5.

第11章 急性脑梗死溶栓续以抗凝过程中急行胸腔镜下左上肺叶楔形切除术：利大于弊？

【病历资料】

一般资料：患者男性，52岁，医生。住院号210201。因头晕伴视物模糊3天，加重3h于2011年12月4日由门诊拟"急性脑梗死"收住神经内科。患者3天前无明显诱因出现头晕，呈阵发性，与转动颈部、改变体位无关，休息十余分钟后可自行缓解，反复出现，发作间隔时间数十分钟至数小时不等，伴视物模糊、右颞部胀痛，未进一步诊治。3h前无明显诱因上述症状再发，且较前加重，呈持续性，无意识障碍，无言语不清，无肢体麻木及偏瘫，无恶心呕吐，在我院门诊行视野检查提示双眼外侧象限偏盲。头颅CT示脑梗死。头颅MRI+MRA+DWI示右侧大脑后动脉供血区大片脑梗死（急性期），大脑后动脉血栓形成可能性大，双侧脑白质病变多发小缺血灶，轻度脑萎缩，中度脑动脉硬化。为进一步治疗而入院。既往有高血压病史十余年，血压最高180/100mmHg，未规律服用抗高血压药，近期间歇测量血压尚可。2型糖尿病病史十余年，近期使用胰岛素30R早28U、晚28U皮下注射，未监测血糖。近1周出现鼻塞流涕、打喷嚏、咽痒，自服阿奇霉素片后症状减轻。有吸烟史十余年，每天40支；饮酒史多年，量大。

查体：T 36.4℃，P 88次/分，R 20次/分，BP 180/110mmHg。神志清楚，急性病容，自动体位。全身浅表淋巴结未触及肿大。双侧瞳孔等大等圆，直径3mm，对光反射灵敏，眼球运动正常，双眼外侧象限偏盲。左侧鼻唇沟稍浅。咽部稍充血，双侧扁桃体无肿大，伸舌居中。气管居中。胸廓对称，双肺叩诊呈清音，双肺呼吸音稍低，双肺未闻及干湿性啰音。心界无扩大，心率88次/分，律齐，各瓣膜听诊区未闻及杂音。腹部检查（－）。四肢肌力5级，肌张力正常，左侧腱反射略亢进，病理征未引出。

辅助检查：血常规WBC 9.43×10^9/L，RBC 5.39×10^{12}/L，PLT 179×10^9/L，N60.7%。肝肾功能、电解质、心肌酶、血糖、酮体：Ca^{2+} 2.09mmol/L，MG 0.68 mmol/L，血糖（Glu）16.54mmol/L，其余正常。凝血四项＋纤维蛋白降解产物（FDP）+D-二聚体正常。心电图示正常心电图。

【初步诊断】

① 急性脑梗死。

② 高血压病3级（极高危组）。

③ 2 型糖尿病。

④ 急性上呼吸道感染。

【诊断依据】

① 急性脑梗死依据：中年男性，有吸烟、高血压病、糖尿病危险因素，起病急，出现头晕、视物模糊症状，查体双眼外侧象限偏盲，左侧鼻唇沟变浅，左侧腱反射亢进，有局部脑损害表现，结合头颅影像学所示，支持诊断。定位：右侧大脑动脉供血区。定性：脑血栓形成。

② 高血压病 3 级（极高危组）依据：既往有高血压病史十余年，血压最高180/100mmHg，达 3 级，出现脑梗死并发症，为极高危组。下一步行 24h 动态血压、心脏彩超、肾脏彩超或 CT、眼底以了解心脑肾眼底并发症；行颈动脉彩超以了解有无颈动脉狭窄。

③ 2 型糖尿病依据：依据既往史，入院时随机血糖 16.54mmol/L，诊断成立。

④ 急性上呼吸道感染依据：有受凉病史，出现鼻塞流涕、打喷嚏、咽痒症状。查体：咽部稍充血，双侧扁桃体无肿大，双肺（－），支持诊断。

【下一步诊疗计划】

1. 检查计划

① 动态监测凝血四项 +FDP+D- 二聚体、四点血糖。

② 糖化血红蛋白、血栓弹力图。

③ 24h 动态血压、心脏彩超、腹部 B 超、胸片。

④ 视野检查。

2. 治疗计划

① 一般处理：氧疗，卧床休息，生命体征监测，床边心电监护。

② 溶栓：阿替普酶针 5mg+ 生理盐水 5mL，iv，1min；阿替普酶针 45mg+ 生理盐水45mL，iv gtt，60min；阿替普酶针 15mg+ 生理盐水 15mL，iv，1min。

治疗期间进行生命体征监测及神经功能评估 q15min×8 次、q30min×8 次、q60min×8 次。

③ 脱水：20% 甘露醇针 125mL，iv gtt，q8h，3 天后减量 q12h，然后停用。

④ 营养脑神经：神经节苷脂钠针 60mg+ 生理盐水 250mL，iv gtt，qd。

⑤ 清除氧自由基：依达拉奉针 30mg+ 生理盐水 100mL，iv gtt，bid。

⑥ 监测血压，必要时加用抗高血压药。

⑦ 控制血糖：地特胰岛素特充 14U，ih，22:00；门冬胰岛素特充 14U、14U、14U，ih，三餐前 0 ～ 10min；阿卡波糖片 50mg，tid。

⑧ 抗病毒：利巴韦林针 0.3g+ 生理盐水 250mL，iv gtt，qd。

---

12 月 6 日开始使用肠溶阿司匹林片 100mg、qd 抗凝，氯吡格雷片 75mg、qd 抗血小板聚集。12 月 8 日患者无头晕，仍有视物模糊，较前减轻，无鼻塞流涕、打喷嚏、咽痒，偶有咳嗽，咳少量痰，食欲、睡眠可，大小便正常。辅助检查：血脂全项TG 2.38mmol/L，HDL 0.71mmol/L。糖化血红蛋白 10.3%。空腹血糖 10.54 mmol/L；餐后 2h 血糖 14.67mmol/L。四点血糖监测情况：11.0mmol/L，13.2 mmol/L，12.1mmol/L，15.2 mmol/L，5.8 mmol/L。凝血四项正常。血栓弹力图示凝血因子活性轻度升高。胸片示左上肺占位性病变，性质待定（图 11-1）。24h 动态血压：① 高血压；② 血压负荷异

常；③昼夜节律基本正常。心脏彩超示左心室稍肥厚，左心房稍大。腹部彩超示脾大，右肾囊肿。双侧颈部血管示右侧锁骨下动脉及右侧颈总动脉窦部内中膜增厚声像（动脉硬化）；右侧椎动脉变窄并彩流消失改变，提示右侧颈椎动脉硬化闭塞症。视野检查：①双眼右上象限视野缺损（提示视束以上中枢病变）。②视网膜动脉硬化Ⅱ期。

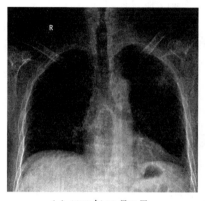

（a）2011 年 12 月 7 日　　　　　（b）对比 2011 年 10 月 23 日

图 11-1　左上肺占位性病变

【补充诊断】

（1）左上肺阴影。

①肺癌？

②肺结核？

③肺部感染？

（2）高脂血症。

【诊断依据】

1.左上肺阴影

①肺癌依据：有长期吸烟史，吸烟指数 >400 年·支，12 月 7 日胸片较 10 月 23 日病灶进展快，考虑肺癌可能性大。下一步行痰脱落细胞学检查、肿瘤十二项、胸部 CT 平扫 + 增强。

②肺结核依据：有糖尿病基础病，平素血糖控制不佳，肺结核病高发，无咳嗽、咯血、气短、体重减轻等肺癌症状，胸片提示肿块影呈圆形，形态规则，边界清楚，病灶内可见密度增高影，结合 10 月 23 日胸片示左上肺密度增高影，肺结核不能除外，下一步行痰找抗酸杆菌、PPD 皮试以进一步排除。

③肺部感染依据：近期有上呼吸道感染病史，现出现咳嗽，咳痰症状，需进一步排除肺部感染可能，下一步行痰培养 + 药敏试验、胸 CT 检查以进一步排除。

2.高脂血症

依据：血脂检查结果。

【下一步诊疗计划】

1.检查计划

①血常规、痰涂片找抗酸杆菌、痰培养 + 药敏试验、痰脱落细胞学检查、肿瘤十二项、

血气分析。

②肺功能。

③胸部 CT 平扫 + 增强、上腹部 CT 平扫 + 增强、骨扫描。

④复查头颅磁共振成像（MRI）+ 磁共振血管成像（MRA）+ 磁共振扩散加权成像（DWI）。

2. 治疗计划

①降脂，稳定粥样斑块：阿托伐他丁钙片 20mg，qd。

②加强抗感染：头孢曲松钠针 2.0g+ 生理盐水 100mL，iv gtt，qd；左氧氟沙星针 0.4g+ 生理盐水 250mL，iv gtt，qd。

> 辅助检查：血常规 WBC 9.10×10^9/L，RBC 4.94×10^{12}/L，PLT 174×10^9/L，N66%。痰涂片找抗酸杆菌 ×3 次均（−）。痰脱落细胞学检查 ×3 次均（−）。肿瘤十二项正常。肺功能检查提示通气功能正常。胸部 CT 平扫 + 增强示左上叶占位性病灶，考虑结核可能性大，建议进一步排除肺癌；左肺上叶、右肺下叶基底段少许感染；双侧胸膜增厚（图 11-2）。上腹部 CT 平扫 + 增强示肝右后叶小囊肿，右肾囊肿；怀疑双侧海绵肾。全身骨显像：①右侧第三前肋骨放射性异常浓聚灶，结合病史，考虑创伤所致可能性大；②右侧第八前肋骨和左眼外眦处轻度异常浓聚，考虑陈旧性良性病变可能性大。头颅 MRI+MRA+DWI 示右侧颞枕叶脑梗死，范围较前稍扩大；双侧放射冠区和右侧基底节区多发性腔隙性脑梗死（慢性期）。

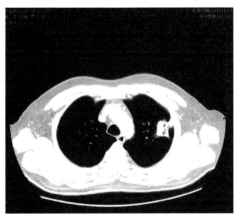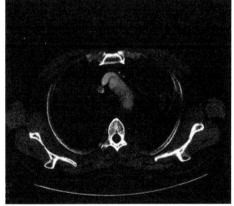

图 11-2　左上叶占位性病灶

【下一步治疗计划】

①转肿瘤外科，予胸腔镜下行左肺上叶楔形切除术。

②做好术前准备，停用抗凝血药及抗血小板聚集药（12 月 9 日开始停用）。

> 12 月 18 日全麻下经胸腔镜行左上叶楔形切除术，组织病理示（左上肺）浸润型肺结核。

【补充诊断】

继发型肺结核（浸润性）左上，涂（−），未治。

【诊断依据】

继发型肺结核（浸润性、结核球）左上，涂（−），未治依据：胸 CT 示左上叶占位性病灶，组织病理明确诊断。

【下一步检查计划】

①动态监测凝血四项。

②复查胸片。

---

12 月 25 日患者视物模糊较前改善，无头晕，无明显咳嗽及咳痰，查体双侧外侧象限偏盲较前好转，双肺未闻及干湿性啰音。辅助检查：12 月 19 日凝血四项正常。12 月 25 日胸片示左上肺肿物切除术后改变；左侧皮下气肿。

【下一步治疗计划】

①转神经内科继续治疗。

②抗凝：肠溶阿司匹林片 100mg，qd（12 月 30 日开始）。

③抗血小板聚集：氯吡格雷片 75mg，qd（12 月 30 日开始）。

2012 年 1 月 29 日患者出现咳嗽、咳痰、痰中带血，量约 5mL，无发热。查体：双肺未闻及干湿性啰音。

【补充诊断】

咯血。

①肺结核？

②手术创面的出血？

③术后牵拉引起支气管扩张继发出血？

【下一步检查计划】

①血常规、凝血四项。

②胸部 CT。

血常规 WBC $8.25×10^9$/L，RBC $4.96×10^{12}$/L，PLT $173×10^9$/L，N64%。凝血四项 Fbg 4.09g/L，其余正常。胸部 CT 示左上肺结核切除术后改变，局部感染及局限性牵拉性支气管扩张（图 11-3）。

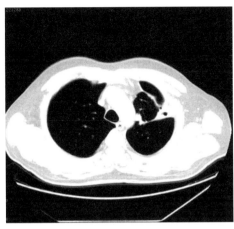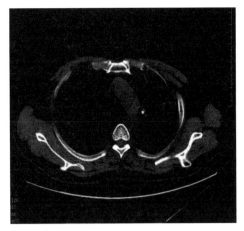

图 11-3　左上肺结核切除术后改变

【下一步治疗计划】

① 暂停抗凝、抗血小板聚集。

② 加用止血药：云南白药 0.5g，q8h；酚磺乙胺针 0.5g＋ 生理盐水 250mL，iv gtt，qd。共 2 天。

③ 抗结核：异烟肼片 0.3g，qd；利福平胶囊 0.3g，qod；吡嗪酰胺片 1.5g，qd；左氧氟沙星针 0.4g，iv gtt，qd。

2012 年 2 月 8 日，患者出现阵发性右侧肢体末端麻木，右侧肢体乏力，伴头晕。查体：右侧鼻唇沟变浅，口角无歪斜，四肢肌力 V 级，肌张力正常，病理征未引出。头颅 CT 示放射冠区及左基底节区多发性腔隙性梗死，考虑新发病灶。

【补充诊断】

急性脑梗死（新发）。

【诊断依据】

急性脑梗死（新发）依据：患者出现阵发性右侧肢体末端麻木，右侧肢体乏力，伴头晕。查体：右侧鼻唇沟变浅，口角无歪斜，四肢肌力 V 级，肌张力正常，结合头颅 CT 诊断成立。

【下一步治疗计划】

① 降低血液黏滞性：右旋糖酐 40 500mL，iv gtt，qd。

② 改善脑循环：疏血通针 6mL＋ 生理盐水 250mL，iv gtt，qd。

③ 抗血小板聚集：氯吡格雷片 75mg，qd。

2012 年 2 月 9 日右侧肢体乏力加重。查体：伸舌左偏，右侧鼻唇沟变浅，口角左歪，右侧肢体轻瘫试验（＋）。凝血四项 FDP+D- 二聚体：Fbg 3.87g/L，FDP（＋），余正常。查头颅 MRI+MRA+DWI 示左侧基底节区多发腔隙性梗死（急性期）。

2012 年 2 月 10 日加用肠溶阿司匹林片 300mg、qd 抗凝。

【下一步治疗计划】

降低纤维蛋白原：巴曲酶针 5BU+ 生理盐水 250mL，iv gtt，qd。

2012 年 2 月 12 日右侧肢体乏力仍在加重，出现右侧肢体肌力下降，右上肢近端肌力 3 级，远端肌力 2 级，右下肢肌力 4⁻ 级，病理征未引出。

【下一步治疗计划】

① 脱水：20% 甘露醇针 125mL，iv gtt，q12h；甘油果糖针 250mL，iv gtt，qd，二药交替使用。

② 改善脑缺血急性期的循环障碍及改善脑缺血时能量代谢异常：奥扎格雷针 80mg+ 生理盐水 250mL，iv gtt，qd。

因病情不稳定，2012 年 2 月 13 日组织院内（神经内科、呼吸内科、肿瘤外科、血液内科、内分泌科、神经外科、泌尿外科、检验科）讨论。

【下一步治疗计划】

① 继续脱水治疗：甘露醇针 125mL，iv gtt，q12h，3 天后停用。

② 抗凝：肠溶阿司匹林片 100mg，qd。

③ 抗血小板聚集：氯吡格雷片 75mg，qd。

④ 清除氧自由基、改善脑缺血急性期的循环障碍及改善脑缺血时能量代谢异常：依达拉奉针 30 mg+ 生理盐水 100mL，iv gtt，bid；奥扎格雷针 80mg+ 生理盐水 250mL，iv gtt，qd。

⑤ 营养神经：神经节苷脂钠针 60mg+ 生理盐水 250ml，iv gtt，qd。

⑥ 功能康复：原则上是待病情稳定后尽早进行。

⑦ 抗结核：异烟肼片 0.3g，qd；利福平胶囊 0.45g，qd；吡嗪酰胺片 0.5g，tid。

⑧ 控制血压：替米沙坦片 40mg，qd。

⑨ 稳定粥样斑块：阿托伐他丁钙片 20mg，qd。

⑩ 控制血糖：地特胰岛素特充 14U，ih，22:00；门冬胰岛素特充 10U、10U、8U，ih，三餐前 0～10min；阿卡波糖片 50mg，tid。

⑪ 戒烟酒，调整生活方式。

2012 年 2 月 29 日患者能自行行走，无头晕，无咳嗽及咳痰，无咯血。查体：口角无歪斜，伸舌居中，双肺未闻及干湿性啰音，右上肢近端肌力 3⁺ 级，远端肌力 2⁺ 级，右下肢肌力 3⁺ 级，病理征未引出。办理出院。

【讨论】

纵观本例患者的诊治过程以及结局，我们认为有可取的一面，但更多的是值得反思的一面。患者因右侧大脑后动脉血栓形成导致大脑后动脉供血区大片脑梗死，依据症状、体征以及头颅 MRI+MRA+DWI，判断脑血栓形成在 3h 以内。研究证明，对于发病 3h 以内的脑血栓形成的溶栓治疗是有效的，可以明显降低患者的死亡率和致残率，且美国食品与药品管理局（FDA）批准重组纤溶酶原激活物（rt-PA）用于脑血栓形成的溶栓治疗，本例患者抓住了溶栓的时机，及时给予了 rt-PA 溶栓治疗。溶栓后续以抗凝及抗血小板聚集治疗。据报道，在急性脑梗死发病后 24h，不论梗死面积大小、梗死部位如何，血小板均发生明显的超微结构改变，血小板被激活，功能增强，血小板胞膜上的磷脂可分解代谢，产生大量的血栓素合成酶（TXA$_2$），故应在 24h 后复查头颅 CT 确定无出血后续以抗血小板聚集以及降低血黏度的抗凝治疗，本例患者开始抗凝及抗血小板聚集的治疗超过了溶栓后 24h。经溶栓、抗凝治疗后患者神经系统症状、体征明显减轻，治疗有效，按急性脑梗死的溶栓治疗方案指南，应续以阿司匹林 100～200mg/d，并持续 3 个月，之后改为维诗量 50～200mg/d，此时患者胸片发现了左上肺占位性病灶，选择手术进一步明确左上肺占位性病灶的性质，于 12 月 9 日即抗凝 3 天后停用抗凝及抗血小板聚集药物，术后 12 天即 12 月 30 日开始恢复抗凝及抗血小板聚集治疗。据孙启岗等报告，脑血栓形成患者选择溶栓治疗按 NIHSS 对溶栓前、溶栓 24h 和 14 天进行评分以判断神经功能缺损的改善情况，结果显示差异均有统计学意义，提示溶栓后续以抗凝治疗患者可以持续获益。本例患者因停止抗凝而终止了持续获益。选择手术又增加了高凝的危险，因为手术中全身麻醉可导致周围静脉扩张，静脉流速减慢，尚可引起高凝状血小板黏聚能力增强，且术后血清前纤维蛋白溶酶活化剂和纤维蛋白溶酶两者的抑制剂水平均有升高，从而使纤维蛋白溶解减少，血栓易于形成，对于急性脑梗死的溶栓的患者来说，更是一个高危的因素，何况术前胸 CT 增强提示肺结核可能性大，术后证实是肺结核，该手术就有操之过急之嫌了。手术证实肺结核，为浸润性，理应给予抗结核治疗却未执行，手术的意义何在？术后 11 天因少量咯血，停用抗凝血药及抗血小板聚集药，加用口服及静滴止血药，同时不规范抗结核，很快出现了新发脑梗死，最后遗留右肢体偏瘫。有三点值得反思：① 术后未及时予以规范抗结核；② 术后出现少量咯血，使用止血药应慎重；③ 咯血停止未监测凝血时间及时恢复抗凝。据我们的经验，出现少量咯血时，首先应先停用肠溶阿司匹林观察 1 天，如咯血停止，复查凝血四项凝血时间无延长，次日即可加用肠溶阿司匹林；如咯血持续，仍为少量，可接着停用氯吡格雷，监测凝血时间，咯血一旦停止，次日即可加用肠溶阿司匹林；如出现大咯血，选择经支气管动脉栓塞可能要比使用止血药更稳妥。

通过治疗本例的体会，一定遵循疾病治疗指南行事，尤其在经验不足的情况下。

【评析】

从本患者一波三折的诊治过程中谈几点体会。

1. 急性脑梗死溶栓续以抗凝过程中予以停用抗凝血药，进行胸腔镜下左上叶楔形切除术，时机是否恰当？

急性脑梗死患者经溶栓后续以抗凝治疗神经功能缺损可以获得持续的改善，因此 1 个月内选择停止抗凝终止持续获益的理由应非常充分，必须是利绝对大于弊时方可考虑。

患者胸片发现了左上肺占位性病灶，其特点为肿块影，呈圆形，形态规则，边界清楚，病灶内可见密度增高影；胸 CT 平扫＋增强提示左上肺尖后段占位性病灶，局部可见毛刺征、胸膜凹陷征、钙化灶，纵隔可见个别淋巴结肿大。结合临床进行分析：① 糖尿病患者，血糖一直控制不理想；② 尖后段为结核好发部位；③ 胸膜凹陷征呈幕状，伴局部胸膜增厚，据报告幕状阴影的表现肺结核与肺癌的发生率相近，普遍认为胸膜凹陷的胸膜增厚粘连多见于炎性病变；④ 肿块内出现钙化灶多见于良性病变；⑤ 纵隔淋巴结直径小于 1cm；⑥ 对比 10 月 23 日胸片，左上肺密度增高影。综上分析左上肺占位性病灶考虑肺结核可能性大，下一步可行血沉、PPD 皮试、胸部 CT 三维重建了解肿块的血供情况以及正电子发射计算机断层显像仪（PET-CT）了解肿块的代谢情况，最后综合判断左上肺肿块的良恶性。如果判断良性可能性大，则可先予以诊断性抗结核治疗，1 个月后急性脑梗死进入恢复期，此时复查胸 CT 如果病灶无变化，则可进行支气管镜检查行刷检 + 灌洗找抗酸杆菌及脱落细胞、经皮肺活检术以明确。因此，当本例患者发现了左上肺阴影，未行 PPD、支气管镜检查、PET-CT 检查之前急行手术治疗，弊大于利，应慎重。

2. 手术组织病理示（左上肺）浸润型肺结核，术后应予以规范抗结核治疗

手术证实浸润型肺结核，结合胸 CT，对比 10 月 23 日胸片示左上肺密度增高影，提示肺结核为活动期，无治疗禁忌，应及时予以抗结核治疗，一是避免结核扩散；二是避免因肺结核引起的咯血；三是当时选择急诊手术切除就更无实际意义了。

3. 术后 1 月余出现咳嗽、咳痰、痰中带血，量约 5mL，停用抗凝血药，加用止血药，是否合适？

根据急性脑梗死的溶栓治疗方案指南，使用溶栓，续以抗凝治疗时，如发生脑出血或全身大出血则停用抗凝血药，轻度皮肤、黏膜出血者停药观察 1 天，并进行血小板和凝血功能检查，若无凝血功能障碍，出血无加重，第 2 天继续服用；胃肠道出血者，待出血停止 1 周后继续应用。本例患者痰中带血，估计出血量为 5mL，为少量出血，应停用抗凝血药观察 1 天，按指南进行，此时止血药的应用就显得草率了，因为酚磺乙胺针能使血管收缩，降低毛细血管通透性，增强血小板聚集性和黏附性，促进血小板释放凝血活性物，势必成为再次脑卒中的高危因素。

（黄华萍　李羲）

参考文献

[1] 孙启岗，刘吉友. 脑血栓形成溶栓治疗 46 例临床分析. 吉林医学，2011, 32(21): 4441.

[2] 刘兵. 急性脑梗死的药物治疗. 保健医学研究与实践，2012, 9(2): 75-78.

[3] 李羲，张劭夫主编. 胸部 X 线征——影像表现与临床意义. 北京：化学工业出版社. 2012.

第 12 章　右下肺腺癌术后化疗后再次出现咯血

【病历资料】

　　一般检查患者，男性，63 岁，海南海口市人，退休干部。住院号 210952。患者 2011 年 9 月初无明显诱因出现咳嗽、咳白色黏液痰，后出现痰中带血，无潮热盗汗，无体重减轻，无胸闷、胸痛，无呼吸困难，饮食、睡眠可，大小便正常。9 月 26 日在海南某医院行胸部 CT 示右肺下叶软组织肿块影（图 12-1）。10 月 12 日前往北京某医院住院治疗。既往无肺结核病史。无烟酒嗜好。

　　查体：T 36.7℃，P 80 次 / 分，R 19 次 / 分，BP 114/74mmHg。神志清楚。全身浅表淋巴结未触及肿大。气管居中。胸廓对称，右下肺触觉语颤减弱，双肺叩诊呈清音，右下肺呼吸音低，双肺未闻及干湿性啰音。心前区无异常隆起，心尖搏动位于第 5 肋间左锁骨中线内侧 0.5cm 处，触诊无震颤，心界无扩大，心率 80 次 / 分，律齐，各瓣膜听诊区未闻及杂音。其他系统检查（－）。

　　辅助检查：血 CEA 36.31µg/L。

【初步诊断】

　　右下肺阴影，肺癌可能性大。

【诊断依据】

　　中年男性，有咳嗽，咳血丝痰，查体右下肺呼吸音低。胸 CT 示右下肺阴影，呈分叶状，有毛刺，周围可见阻塞性肺炎，纵隔淋巴结肿大。血 CEA>20µg/L。考虑肺癌可能性大。

【下一步诊疗计划】

　　1. 检查计划

　　全身 PET-CT。PET-CT 示：右肺下叶肿物，右肺门及纵隔淋巴结肿大并代谢增高，考虑右肺恶性病变。

　　2. 治疗计划

　　转胸外科手术治疗。

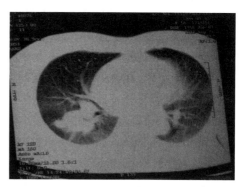

图 12-1　右肺下叶软组织肿块影，呈分叶状，有毛刺，周围可见阻塞性肺炎

11 月 4 日于全麻下行右肺下叶切除、淋巴结清扫术，术后病理示右肺下叶中分化腺癌，肿物大小为 4cm×3.5cm×2.5cm，癌组织未累及胸膜，支气管断端未见癌，肺门及纵隔（第 4 组、第 7 组）淋巴结见癌转移（分别为 1/3、1/2、2/3）。

【最后诊断】

右下肺中分化腺癌Ⅲa 期并肺门、纵隔淋巴结转移。

【诊断依据】

手术后组织病理诊断。

【下一步治疗计划】

① 行表皮生长因子受体（EGFR）基因突变检测。

② 行辅助化学治疗：多西他赛 120mg，第 1 天；联合奈达铂 60mg，第 2 天、第 3 天使用（第一周期化疗，12 月 3 日执行）。

出现腹泻 3 度，一天解大便十余次，持续了 20 余天。12 月 13 日出现右侧胸痛，呈隐痛性质，无放射痛，深呼吸及咳嗽时加重，经休息不能缓解，无咳嗽、咳痰，无呼吸困难，未引起注意。

多西他赛 120mg，第 1 天；联合奈达铂 60mg，第 2 天、第 3 天使用（第二周期化疗，12 月 24 日执行）。

12 月 23 日胸片示右肺下野见大片高密度影，右侧胸腔积液，考虑肺癌术后改变。化疗后于 12 月 28 日出院，2012 年 1 月 3 日患者出现发热，体温最高达 38.8℃，以午后及夜间发热为主，伴咳嗽，纳差，乏力明显，无咯血，无盗汗，无咽痛，无鼻塞流涕，为进一步诊治于 1 月 12 日再次入院。查血常规：WBC $3.14×10^9$/L，N $2.37×10^9$/L，N 75.5%。1 月 13 日胸 CT 示右肺叶实变改变，符合支气管肺泡癌改变。考虑急性上呼吸道感染可能性大，予以头孢替安针（2.0g，iv gtt，bid）抗感染治疗 7 天，体温波动于 36.5 ~ 38.2℃，少许咳嗽，无明显咳痰，无咯血，无盗汗，无体重减轻。考虑肿瘤性发热，予以口服依托考昔 60mg、qd，2 周后体温逐步恢复正常。

多西他赛 100mg，第 1 天；加奈达铂 50mg，第 2 天、第 3 天使用（第三周期化疗，2012 年 1 月 20 日执行）。

出现骨髓抑制 4 级，经对症处理后恢复。2 月 20 日返回北京医院住院，2 月 28 日胸 CT 增强示右下肺癌术后改变，右肺上叶病变较前进展，右肺中叶不张及实变明显，右侧胸腔积液较前增多，右上肺叶可见斑片及结节影，并见多发条索条索影，纵隔未见明显淋巴结。

【下一步检查计划】

行电子支气管镜检查。

> 2月29日行支气管镜下组织病理活检提示：呼吸道上皮黏膜慢性炎及急性炎及出血，部分组织挤压明显，上皮下见个别细胞轻度异型。

【进一步考虑诊断】

右下肺中分化腺癌Ⅳ期并肺内、胸膜转移。

> 经过3周期化疗，疗效评定为进展（PD）。

【下一步治疗计划】

换用二线方案治疗。

①培美曲塞0.8g，第1天，联合顺铂120mg，第1天（第四周期化疗，3月1日执行）。化疗顺利。

②培美曲塞0.8g，第1天，联合顺铂120mg，第1天（第五周期化疗，3月25日执行）。化疗顺利。

> 期间EGFR基因突变检测报告：18号、19号、20号外显子未见突变，21号外显子错义突变（CTG→CGG，L858R）。K-RAS基因突变检测结果：12号、13号、61号密码子未见突变。胸部CT病灶较前无明显变化。

【下一步治疗计划】

酪氨酸酶抑制剂（TKI）维持治疗，入选药物临床试验。埃克替尼片125mg，tid（5月1日开始）。

> 靶向药物治疗期间患者精神、食欲改善，体重增加，偶有咳嗽，咳痰，量少，轻微胸痛，不影响睡眠。
>
> 2013年1月20日患者开始出现咯血，色鲜红，每日量约数毫升，诊断右下肺腺癌并咯血，于外院门诊就诊，予以抗生素及止血治疗，症状改善不明显，2月4日出现咯血增多，总量约50mL，气短，无发热，无胸痛，无盗汗，精神、食欲差，睡眠一般，大小便正常，近期体重无减轻，为进一步治疗而入院。既往无肺结核病史。无烟酒嗜好。
>
> 体格检查：T 37.2℃，P 107次/分，R 23次/分，BP 107/73mmHg。神清，慢性病面容，营养中等，自动体位。全身浅表淋巴结未及肿大。气管居中。胸廓无畸形，右侧胸部可见一长约15cm手术瘢痕，右肺呼吸动度减弱，触觉语颤正常，无胸膜摩擦感，左肺叩诊呈清音，右肺叩诊呈浊音，右肺呼吸音减弱，右肺可闻及湿啰音，双肺未闻

及干啰音。心率 107 次 / 分，律齐，各瓣膜听诊区未闻及杂音。其余检查（−）。

辅助检查：血常规 WBC 6.12×10^9/L，RBC 3.26×10^{12}/L，Hb 97g/L，PLT 226×10^9/L，N 83%。尿常规 PRO（+）。大便常规：大便潜血即 OB（+++）。肝功能 ALT 62.66U/L，AST 55U/L，ALP 137U/L，γ- 谷氨酰转肽酶（γ-GGT）61U/L，尿蛋白（Alb）29.4g/L，Glb 31.1g/L，余正常。肾功能正常。ESR 84mm/h。RCRP 73.67mg/L。乙肝抗体（+）。丙肝抗体（−）。肿瘤十二项铁蛋白 473.74ng/mL，CA125 62.98kU/L，其余正常。痰涂片可见革兰阳性菌。痰培养无致病菌生长。血气分析 pH 7.456，PaO_2 154.8mmHg，$PaCO_2$ 40mmHg，HCO_3^- 27.8mmol/L［吸入氧浓度（FiO_2）29%］。ECG 示窦性心动过速。

【进一步考虑诊断】

①右下肺中分化腺癌Ⅳ期并咯血。

②阻塞性肺炎。

③右下肺腺癌术后。

④肝功能损害。

【诊断依据】

①右下肺中分化腺癌Ⅳ期并咯血依据：中年男性，有咳嗽，咳血丝痰，手术后组织病理明确，中分化腺癌Ⅲa 期并肺门、纵隔淋巴结转移，术后予以 3 周期化疗，复查胸 CT 右肺上叶病变较前进展，右肺中叶不张及实变明显，右侧胸腔积液较前增多，考虑肺内及胸膜转移，故为Ⅳ期。在疾病进展过程中出现咯血，考虑为原发疾病引起的咯血。

②阻塞性肺炎依据：有肺癌基础疾病，出现咳嗽，少许咳痰，查体右肺可闻及湿啰音，血常规示感染血象，临床诊断阻塞性肺炎，建议行胸 CT 检查。

③右下肺腺癌术后依据：病史。

④肝功能损害依据：肝功能检查，肝炎病毒检查（−），考虑与使用化疗药有关。

【下一步诊疗计划】

1. 检查计划

查胸 CT。

2. 治疗计划

①止血：5% 葡萄糖 250mL+ 酚磺乙胺 4.0g+ 氨甲苯酸 0.4g，iv gtt，qd；巴曲酶（立止血）针 1kU，iv，bid。

②抗感染：哌拉西林 - 他唑巴坦 4.5g，iv gtt，bid。

③TKI：埃克替尼片 125mg，tid。

④护肝：多烯磷酯酰胆碱针 465mg，iv gtt，qd。

胸 CT 示右肺叶体积缩小，右肺上叶实变征内含大量空气及团块影，右肺上、中叶可见多发小结节灶，部分互相融合，部分内见空洞，左上叶可见沿支气管分布小结节影，可见树芽征；右侧胸腔积液；纵隔淋巴结肿大（图 12-2）。

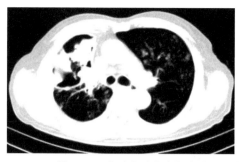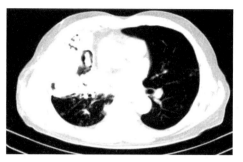

图 12-2 右肺上叶实变征内含大量空气及团块影，左上叶可见沿支气管分布
小结节影，可见树芽征

【进一步考虑诊断】

（1）咯血。

① 肺结核？

② 肺曲霉球？

（2）右下肺腺癌术后。

（3）肝功能损害。

【诊断依据】

① 肺结核依据：中年男性，既往明确诊断右下肺腺癌，经过 18 个月的综合治疗，现精神、食欲较前改善，体重较前增加，查体一般情况可，血 CEA 下降至正常，无再次升高，胸 CT 双肺多发结节影大部分沿着支气管分布不符合肺癌转移的任何一种。考虑肺结核可能。建议下一步多次取痰查找抗酸杆菌。

② 肺曲霉球依据：中年男性，患者 1 年余前曾于外院行右肺下叶切除术，明确诊断右下肺中分化腺癌Ⅲa 期，术后予以辅助化疗 3 个周期，复查胸 CT 右上中叶实变，疗效判定为进展，换用二线方案化疗 2 个周期，胸部病灶无明显变化，给予埃克替尼维持治疗，现出现咯血，胸 CT 可见右肺上、中叶多发小结节灶，部分互相融合，部分内见空洞，纵隔可见多个新发肿大淋巴结，考虑肺癌转移可能性大，右肺上叶实变征内含大量空气及团块影，结合患者有化疗史，骨髓抑制史，免疫力低下，考虑癌性空洞继发曲菌球引起咯血可能。建议下一步多次取痰查找真菌、G 试验、GM 试验和痰脱落细胞学检查。

【下一步检查计划】

① 痰找抗酸杆菌、痰找真菌。

② G 试验。

③ 痰脱落细胞学检查。

痰涂片未见真菌孢子及假菌丝。痰抗酸杆菌（++）。G 试验正常。GM 试验我院未开展。

【最后诊断】

① 肺结核。

②右下肺中分化腺癌Ⅲa期并肺门、纵隔淋巴结转移。

③右下肺腺癌术后。

④肝功能损害。

【下一步治疗计划】

转传染病专科继续治疗。

【讨论】

本例患者，中年男性，因咳嗽、咯血半月入院，既往有右下肺癌手术史，术后病理诊断：右下肺中分化腺癌Ⅲa期并肺门、纵隔淋巴结转移，术后予以5个周期化疗，续以TKI维持靶向治疗史，综合治疗后患者功能状态评分标准（KPS评分）80～90分。入院查体：右肺叩诊呈浊音，右肺呼吸音减弱，可闻及湿啰音。血常规中性粒细胞升高。ESR 84mm/h。血CEA 2.5ng/mL。胸CT示右肺叶体积缩小，右肺上叶实变征内含大量空气及团球影，右肺上、中叶可见多发小结节灶，部分互相融合，部分内见空洞，左上叶可见沿支气管分布小结节影，可见树芽征；右侧胸腔中量积液；纵隔多个新发肿大淋巴结。诊断首先考虑右下肺腺癌合并曲霉球可能。患者1年余前曾于外院行右肺下叶切除术，明确诊断右下肺中分化腺癌Ⅲa期，术后予以辅助化疗3个周期，复查胸CT右上中叶实变，考虑肺内及胸膜转移，疗效判定为进展，换用二线方案化疗2个周期，胸部病灶无明显变化，给予埃克替尼维持治疗，现出现咯血，胸CT可见右肺上、中叶多发小结节灶，部分互相融合，部分内见空洞，纵隔可见多个新发肿大淋巴结，考虑肺癌转移可能性大。上述胸CT的动态演变北京的专家判断为右下肺腺癌并肺内及胸膜转移，此时我们如果直接给患者的诊断画上句号，合情合理，简单易行，但对于患者个体而言，却可能错过治疗可治性疾病的机会，因为如果是肺癌进展引起的咯血，预后不良，如果是其他如结核、曲霉球引起的咯血却是可治的，生存期决然不同。

仔细审阅在病史采集过程中患者的主诉，经过18个月的综合治疗，精神、食欲较前改善，体重较前增加，查体一般情况可，血CEA下降至正常，无再次升高，胸CT双肺多发结节影大部分沿着支气管分布不符合肺腺癌转移的途径。回顾患者诊治的全过程及胸CT的动态演变，患者有右下肺手术辅以化疗史，化疗期间曾出现腹泻3度，持续约1个月，骨髓抑制4度，免疫力低下，为结核病感染易感人群。术后病理诊断中分化腺癌，肿瘤远处转移淋巴结分期（TMN分期）Ⅲa期，癌组织未累及胸膜，在化疗积极干预的过程中短时间依次出现胸痛，右侧胸腔积液，发热，体温最高38.8℃，以午后、夜间发热，咳嗽，咯血为主的临床表现，胸CT首先出现右上中肺叶实变，逐步出现坏死、空洞，继而出现右上中肺叶及左上肺叶小结节沿支气管播散，要考虑肺结核引起咯血的可能，最后患者经痰找抗酸杆菌（++），肺结核诊断成立。

【评析】

分析本例患者肺结核误诊的原因，可能有以下几个方面。

1. 没有正确把握问号与句号

患者因右肺下叶软组织肿块影行右肺下叶切除+根治术，术后组织病理提示中分化腺癌，癌组织未累及胸膜，肺癌TMN分期Ⅲa期。术后第30天予以第一周期化疗，术后第40天患者开始出现右侧胸痛，呈隐痛性质，无放射痛，深呼吸及咳嗽时加重，经休息不能缓解，无咳嗽、咳痰，无呼吸困难，术后第50天查胸片示右肺下野见大片高密度影，右侧胸腔积液，临床医生考虑肺癌术后改变，次日予以第二周期化疗。术后第 61 天患者出现发热，体温最高 38.2℃，以午后、夜间发热为主，伴少许咳嗽，无明显咳痰，乏力明显。查体：右肺呼吸音减弱，双肺未闻及干湿性啰音，白细胞减少。胸 CT 示右中叶实变，累及右上叶，右侧胸腔少量积液，纵隔淋巴结肿大。根据胸 CT 报告符合支气管肺泡癌改变，考虑急性上呼吸道感染，予抗感染治疗 1 周无效，又考虑癌性发热，予以抗炎镇痛类如依托考昔口服，2 周后体温逐步恢复正常。临床医生"肺癌术后改变"和"癌发热"的诊断，将患者术后逐步出现的胸痛、右侧胸腔积液和长达 3 周的中低热系列临床表现直接画上了句号，从而导致之后一系列的错误诊断与错误治疗，包括 3 个周期化疗结束后疗效的判定、更换二线方案以及咯血的诊断与治疗。

2. 没有注意疾病的非典型表现

患者术后第 61 天出现发热，为中低热，以午后、夜间发热为主。胸 CT：右中叶实变，累及右上叶，右侧胸腔少量积液，纵隔淋巴结肿大，考虑右下肺腺癌肺内转移出现的肿瘤性发热。当时肺内转移的解释是存在疑点的：其一，右下肺中分化腺癌Ⅲa 期患者在手术辅以化疗的积极干预下，短短 2 个月的时间内即出现右中叶的转移，进而出现右上叶的转移，转移速度过快；其二，影像表现为斑片实变影，不符合肺癌的直接、血行、淋巴转移的任意一种；其三，与临床症状不符，期间患者除出现化疗后的不良反应如乏力、食欲差外，无咳嗽、咳痰加重，无呼吸困难及恶病质等表现；其四，经治疗复查血 CEA 已下降至正常，无再次升高。其实，大叶性浸润可以是肺结核的非典型表现，此类型病变以渗出为主，病灶周围炎明显。本例患者第一周期化疗后患者出现腹泻 3 度，持续了 20 余天，存在免疫力低下，易感肺结核，接着依次出现胸痛、右侧胸腔积液、发热并以中低热为主的临床表现，胸 CT 首先出现右侧胸腔积液，右中叶实变，右上叶实变，继而坏死空洞形成，双肺出现小结节影沿支气管播散，可见树芽征，这是初始表现为大叶性肺炎，继而出现右上叶、右中叶、左上叶沿支气管播散的不典型肺结核表现。

3. 过细的学科专业化带来的专业思维的分割倾向，限制了专科医生的临床思维

回顾患者诊治的全过程，发现右肺下叶软组织肿块影入住呼吸内科，考虑肺癌可能性大，转胸外科手术治疗，术后于肿瘤内科行化疗及靶向治疗，出现右肺实变考虑为肺内转移，最后因出现咯血入住呼吸内科明确肺癌并发肺结核。专业化倾向是医学发展的总体趋势，非此而不能使专业精深，但是由于专科医生精力所限，对涉及的其他专业问题存在认识不足，缺乏思考，这势必影响临床医生的综合分析能力。本例患者出现肺结核的漏诊就是一实例。

（黄华萍　李羲）

参考文献

[1] 李羲，张劲夫，钱桂生. 努力探索疑难肺部疾病的诊断. 中华肺部疾病杂志，2012, 5(3): 5-6.
[2] 李羲，张劲夫主编. 实用呼吸病学. 北京：化学工业出版社，2010.

第 13 章　胚胎移植后孕妇发热、气促，双肺弥漫性病变

【病历资料】

一般资料：患者女性，29 岁，职业不详。因咳嗽、发热 1 月余，于 2012 年 3 月 1 日入院。2012 年 1 月 23 日左右受凉感冒后出现咳嗽，为单声咳，咳少量白色黏痰；自觉午后、晚上发热，未测体温。无盗汗，无畏寒、寒战，无胸痛、咯血。未予处理。2 月 8 日在当地医院门诊给予氨苄西林 4g、1 次 / 日治疗，但仍反复咳嗽、发热。2 月 15 日因咳嗽、发热并伴有阴道少量流血入当地医院，入院后给予头孢哌酮 - 舒巴坦抗感染，黄体酮、硫酸镁保胎，仍有反复咳嗽，于午后、夜间体温升高，最高体温达 39.7℃，次晨体温下降，伴有畏寒、乏力、头痛。无胸痛、咯血。咳嗽时仍有阴道少量流血。并有肝功能异常。患者 2009 年因"宫外孕"手术治疗。2011 年 8 月份行胚胎移植，现已孕 15⁺ 周，无其他病史。

查体：T 38.6℃，P 90 次 / 分，R 20 次 / 分，BP 110/60mmHg。神志清，精神欠佳，全身浅表淋巴结无肿大，皮肤及巩膜无黄染，瞳孔等大等圆，对光反射灵敏，口唇无发绀，颈静脉无充盈，气管居中，胸部对称，双肺叩诊清音，双肺呼吸音粗，未闻及明显干湿啰音，心界不大，HR 90 次 / 分，律齐，无杂音，腹软，上腹部轻压痛，无反跳痛，肝、脾未扪及，移动性浊音阴性，肠鸣音正常，双肾区无叩击痛，双下肢无水肿，神经系统未引出病理征。

辅助检查：(2012-2-26，外院) 血常规示 WBC 5.5×10⁹/L，N 62.2%，RBC 3.0×10¹²/L，Hb 96.9g/L，PLT 254×10⁹/L。尿常规示尿潜血 ++，红细胞 11/μL，余项正常。肝功能示 ALT 236U/L，AST 206U/L，余项正常。血沉 100.00mm/h，超敏 C 反应蛋白 31.91mg/L。(2012-2-28，我院) 妇科 B 超示胎盘前置状态，宫内妊娠 15⁺ 周，双活胎。

【诊断】

（1）发热查因。

①肺结核？

②肺部感染？

③结缔组织病？

④败血症？

（2）肝功能损害。

①感染中毒？

② 药物？

③ 病毒性肝炎？

（3）孕 15+ 周，双活胎。

【诊断依据】

1. 发热查因

① 肺结核依据：患者青年女性，咳嗽、发热，病程较长。发热多为下午及夜间，普通抗感染治疗疗效欠佳。实验室检查血沉较快。查体：双肺呼吸音粗，未闻及干湿啰音。患者为胚胎移植后，胚胎移植后感染结核多有类似报道。随着人类辅助生殖技术的不断发展，越来越多的不孕症患者通过胚胎移植获得妊娠，但妊娠后由于绒毛膜促性腺激素（HCG）上升，抑制了淋巴细胞的免疫性，同时也降低了抵抗力，使孕妇容易感染结核或使体内陈旧病灶复发。有统计表明，由于生殖器结核导致输卵管不孕的占不孕症总数的 10% 左右，这部分不孕症患者一旦通过辅助生殖技术获得妊娠后，合并发生肺结核的风险较高，故肺结核不排除。但患者已孕 15 周，不能行肺部影像学检查。建议痰中找抗酸杆菌，痰培养 + 药敏试验，PPD 皮试，结核感染 T 淋巴细胞检测（T-SPOT）。

② 肺部感染依据：患者有咳嗽、咳痰，体温高于 38℃，病程较长，非典型病原体感染不排除，建议行痰革兰染色、痰培养等相关检查。

③ 结缔组织病依据：患者青年女性，主要症状为发热，病程较长，抗感染治疗效果差，需排查结缔组织病。建议查风湿全套、狼疮全套 + 间接免疫荧光法检测抗核抗体（ENA），免疫全套。

④ 败血症依据：患者发热，体温超过 39℃，病程长，需排除败血症。检查行血培养 + 药敏试验。

2. 肝功能损害

依据：患者转氨酶明显升高，存在肝功能损害，考虑可能原因为感染或药物损害或病毒性肝炎。建议查肝炎全套及腹部 B 超检查。

3. 孕 15 周+，双活胎

依据：B 超下可见双活胎，诊断明确。

【下一步诊疗计划】

1. 检查计划

① 痰革兰染色、抗酸染色，痰培养 + 药敏试验。

② PPD 皮试。

③ 结核抗体、血沉、CRP，风湿全套、狼疮全套 +ENA，免疫全套。

④ 肝炎全套、腹部 B 超。

2. 治疗计划

① 一般治疗：物理降温，吸氧。

② 抗感染治疗：阿奇霉素针 0.5g，iv gtt，qd；联合哌拉西林 - 他唑巴坦针 4.5g，iv gtt，q8h。

③ 保胎治疗：硫酸镁针 7.5g，iv gtt，bid。

④ 护肝治疗：腺苷蛋氨酸针 0.5g，iv gtt，qd

⑤ 维持水、电解平衡。

　　3天后患者仍有发热，体温最高39.3℃，发热无规律性，体温不能降至正常值，仍有咳嗽，咳出少量白色黏痰。无畏寒、寒战，无胸痛及咯血。

　　查体：T 39.2℃，P 96次/分，R 20次/分，BP 120/70mmHg，神志清，精神、食欲欠佳，全身浅表淋巴结无肿大，双肺呼吸音粗，未闻及干湿啰音。心率96次/分，律齐，心尖区无杂音。无心包摩擦音。腹部平软，无压痛，无反跳痛。双下肢无水肿，双侧病理征未引出。

　　辅助检查：血常规示WBC 5.3×10^9/L，RBC 2.93×10^{12}/L，Hb 90g/L，PLT 226×10^9/L，中性粒细胞百分比78.9%，中性粒细胞计数 4.2×10^9/L。尿常规示：潜血+。粪常规正常。肝功能：白蛋白23.9g/L，球蛋白34.4g/L，谷丙转氨酶50.2U/L，谷草转氨酶41.5U/L，余项正常。凝血常规示：纤维蛋白原5.78g/L，余项正常。血沉71.00mm/h；降钙素原全定量0.08ng/mL 风湿全套、免疫全套、狼疮全套无异常。呼吸道九联检示：支原体阳性。痰找结核杆菌液基夹层杯法（3次）、血结核抗体示阴性。肾功能、HIV、甲肝、乙肝、丙肝全套、CEA示阴性。PPD皮试（-）。T-SPOT阳性。

【进一步考虑诊断】

　　（1）发热查因。

　　①肺结核？

　　②肺部感染？

　　③宫内感染？

　　（2）肝功能损害：感染中毒。

　　（3）孕15⁺周，双活胎。

【诊断依据】

　　1.发热查因

　　①肺结核依据：患者青年女性，发热多为下午及夜间，普通抗感染治疗效果不佳。查体：双肺呼吸音粗，未闻及干湿啰音。实验室检查血沉快，T-SPOT阳性，PPD皮试、结核抗体阴性。T-SPOT、TB试验有较高的灵敏度以及特异度，其在诊断活动性肺结核以及潜伏性结核感染时较传统的皮肤结核菌素实验均有着较大的优势。故不能排除结核，建议查肺部CT。

　　②肺部感染依据：患者仍有咳嗽、咳痰，发热，实验室检查降钙素原定量升高，中性粒细胞百分比升高，呼吸道九联检示支原体抗体阳性。

　　③宫内感依据：患者为胚胎移植，近1个月出现阴道流血，抗感染治疗效果差。需排除宫内感染。

　　2.肝功能损害：感染中毒。

　　依据：患者肝炎全套检查均为阴性，没有服用损害肝功能的药物，护肝治疗，转氨酶明显下降。

　　3.孕15⁺周，双活胎

　　依据同前。

【下一步检查计划】

　　①肺部CT。

②请产科会诊。

　　向患者家属交代病情及行肺部 CT 检查的必要性，患者家属表示先行产科检查，如诊断不明，行肺部 CT 检查。
　　产科会诊并行产科检查不考虑宫内感染。与患者及家属谈话，并签署同意书，行肺部 CT 检查。
　　肺部 CT 示：双肺结核（急性血行播散型）（图 13-1）。

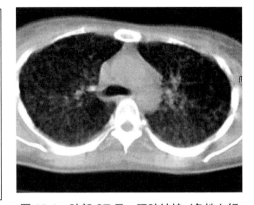

图 13-1　肺部 CT 示：双肺结核（急性血行播散型）

【最后诊断】

①急性血行播散型肺结核。
②感染中毒性肝损害。
③孕 15$^+$ 周，双活胎。

【诊断依据】

①急性血行播散型肺结核依据：患者咳嗽、发热，病程 1 月余，咳痰较少；发热多为午后。查体：肺部未闻及干湿啰音。实验室检查血沉较快。肺部 CT 示双肺见弥漫性均匀性粟粒样结节影。肺结核诊断明确。
②感染中毒性肝损害：依据同前。
③孕 15$^+$ 周，双活胎：依据同前。

【下一步治疗计划】

①抗结核治疗：异烟肼针 0.4g，iv gtt，qd；乙胺丁醇片 0.75g，po，qd，利福喷丁胶囊 0.45g，po，每周 2 次。
　　对明确诊断者应劝其流产。母体和胎儿约在孕 5 周建立血液循环，此时结核杆菌可侵入绒毛组织，破坏血管结构，因此患者常在孕 6 周以后出现持续淋漓出血。结核杆菌通过母体血行播散，损害胎盘绒毛后进入胎儿血循环或污染羊水，最后感染胎儿肝、肺或胃肠道，导致胎儿出现先天性结核。故对正处于血行播散期的肺结核患者，宜在早孕时终止妊娠，做正规抗结核治疗。目前已证实作为一线的抗结核药物异烟肼、利福平可以通过胎盘，尚未发现有肯定的致畸作用。孕妇一旦怀疑有结核杆菌感染，就应该立即开始治疗，因为活动性结核病对胎儿的危害远大于药物不良反应。初始治疗方案可选用异烟胁＋利福平＋乙胺丁醇。
②护肝：葡醛内酯 200mg，po，tid。
　　抗结核治疗 2 周后患者体温逐渐下降，无咳嗽等不适。患者即要求回当地医院，后随访患者，继续抗结核治疗，病情逐渐好转，但无影像学资料。

【讨论】

患者青年女性，2009 年因"宫外孕"手术治疗。2011 年 8 月行胚胎移植。2012 年 1 月 23 日开始出现咳嗽、发热，此时患者已孕 15$^+$ 周。咳嗽多为干咳；发热多在午后，体温最高 39℃，在当地医院抗感染治疗治疗效果不佳，遂来我院。查体：T 38.6℃，P 90 次 / 分，R 20 次 / 分，BP 110/60mmHg。神志清，精神欠佳，全身浅表淋巴结无肿大，皮肤及巩膜无黄染 , 瞳孔等大等圆，对光反射灵敏，口唇无发绀，颈静脉无充盈，气管居中，胸部对称，双肺叩诊清音，双肺呼吸音粗，未闻及明显干湿啰音，心界不大，HR 90 次 / 分，律齐，无杂音，腹软，上腹部轻压痛，无反跳痛，肝、脾未扪及，移动性浊音阴性，肠鸣音正常，双肾区无叩击痛，双下肢无水肿，神经系统未引出病理征。辅助检查：肝功能损害，血沉快，CRP 升高，白细胞及中性粒细胞正常。入院继续抗感染治疗，效果差，在患者及家属知情同意下行肺部 CT 检查，确诊为急性血行播散型肺结核。

对于胚胎移植后出现不明原因发热，普通抗感染无效的患者应排除结核。通过检查痰抗酸杆菌、血沉、结核抗体、T-SPOT，适用于不能明确诊断的患者。但怀疑有肺结核的孕妇应用铅衣遮盖腹部，尽量减少 X 线对胎儿的危害。妊娠合并结核的患者应进行正规抗结核治疗。

【评析】

从该患者的诊治过程我们有以下几点体会。

① 对于 PPD 皮试试验的结果应有正确的认识。本例患者考虑结核杆菌感染，但 PPD 试验阴性。因此对 PPD 试验结果的判断应正确认识。一般来说，对婴幼儿及儿童，若 PPD 试验阴性，表明没有受过结核杆菌的感染，可以除外结核病。但在某些情况下，也不能完全排除结核病，因为 PPD 试验可受许多因素影响，结核杆菌感染后需 4 ～ 8 周才建立充分变态反应，在此之前，PPD 试验可呈阴性；营养不良、HIV 感染、麻疹、水痘、癌症、严重细菌感染包括重症结核病如急性粟粒型肺结核、结核性脑膜炎等和卡介苗接种后，PPD 试验结果则多在 10mm 以内。此时应详细告知患者胸部影像学检查目前仍是诊断肺结核的重要手段，检查时给予遮挡腹部，及早进行胸部影像学检查，以明确诊断。

② 对于早期妊娠即出现的阴道出血伴不明原因发热者，若短期抗生素治疗无效，应该积极尽早进行隐匿性结核的排查，以便及早诊断和治疗，这对于改善患者预后及胚胎的生长发育具有一定积极作用。

③ 在行胚胎移植前应排除潜在结核感染，尤其对于由于输卵管阻塞所致不孕更应排除女性生殖器结核，以减少胚胎移植术后妊娠合并急性粟粒型肺结核感染的机会。

在发展中国家，3% ～ 17% 的不孕症是由于女性生殖器结核导致的，76% 的生殖器结核患者不孕。因此对于需要行胚胎移植的患者应由妇产科医师及呼吸内科医师共同协作排除结核感染可能。在胚胎移植前应做结核筛查，如血沉、PPD 皮试、胸部 X 线片、子宫内膜活检等，了解有无生殖系统及其他部位的结核，从而做到早发现、早治疗，避免结核进一步扩散造成对母儿的严重危害。

④ 胚胎移植后感染结核患者应尽可能早诊断、早治疗。一旦确诊应行正规抗结核治疗。一线抗结核药目前虽然无致畸证据，但仍建议终止妊娠。

（苏晓丽　何俊）

参考文献

[1] 周玉言，袁水桥，王慧玲等 . IVF-ET 后合并急性粟粒性肺结核 2 例分析 . 中国计划生育学杂志，2009，1(159): 46-47.

[2] 监士宁，瞿介明 . T-SPOT、TB 在结核病诊断中的应用价值 . 国际呼吸杂志，2012,32(6):439-440.

［3］ Doucher B, Mosnier E, Rovery C, et a1.Congenital tuberculosis after in vitro fertilization. PediatrInfect Dis, 2008, 27(3)：277-278.

［4］ 魏援，鄂文，赵扬玉等. 体外受精 - 胚胎移植妊娠合并急性粟粒性肺结核五例分析. 中国围产医学杂志，2010, 13(4)：324-326.

［5］ 曾勉，唐朝霞，关开伴等. 人工受精妊娠合并急性粟粒性肺结核一例分析. 中华全科医学杂志，2010,9(2):134-135.

［6］ 乐杰. 妇产科学. 第 6 版. 北京：人民卫生出版社，2006.

第 14 章　肺部阴影伴颌下肿块

【病历资料】

一般资料：患者男性，22岁，纸张抛光工人。住院号287791。因咳嗽、咳痰2月，气短、左侧胸痛半月于2012年3月7日由门诊拟"肺部阴影待查"收入院。患者于2月前无明显诱因下出现咳嗽咳痰，1个月前曾有一过性发热，无寒战（体温未测），自购清肺颗粒服用2周咳嗽无减轻。半月前出现气短、左侧胸痛，且右下颌肿胀。多次于当地医院就诊，按上呼吸道感染、肺炎予以青霉素抗感染、平喘治疗后症状无明显缓解。3月4日我院胸部CT检查发现两肺水肿斑点状模糊以及数个大小不一囊性透亮影、纵隔淋巴结稍肿大，为进一步诊治收我院。起病以来患者有盗汗，体重减轻约2kg，胃纳稍差，精神状态好，两便正常。既往于2010年因胃穿孔行胃修补术。3月前有肛瘘史。

查体：T 36.6℃，P 80次/分，R 16次/分，BP 115/65mmHg，未吸氧时 SpO_2 98%。神志清楚，正常面容，表情自如，自动体位。全身皮肤黏膜无黄染，无肝掌、蜘蛛痣，右颌下触及（2×1.5）cm肿块，有波动感，无红肿，皮温未增高，表面光滑，肿块活动度差，无压痛。浅表淋巴结未触及肿大。颈软、无抵抗，气管居中，颈动脉搏动未见异常，颈静脉无怒张，甲状腺无肿大。胸廓对称，右侧语颤增强，双肺呼吸音粗，未闻及干湿啰音。心前区无异常隆起，心尖搏动位于第5肋间左锁骨中线内侧0.5cm处，触诊无震颤，心界无扩大，心率80次/分，律齐，各瓣膜听诊区未闻及杂音。腹软，无压痛及反跳痛，肝、脾肋下未触及，移动性浊音（-），肠鸣音4次/分，无血管杂音。双下肢对称，无水肿。四肢肌力未见异常。

辅助检查：血常规WBC $6.7×10^9$/L，RBC $4.2×10^{12}$/L，PLT $386×10^9$/L，N 57.2%，E 1.5%。尿常规正常。电解质、肝肾功能、血糖正常。3月4日胸部CT检查发现两肺水肿斑点状模糊以及数个大小不一囊性透亮影、纵隔淋巴结稍肿大（图14-1）。

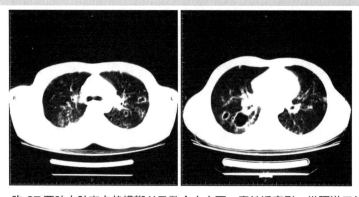

图 14-1　胸CT两肺水肿斑点状模糊以及数个大小不一囊性透亮影、纵隔淋巴结稍肿大

【初步诊断】

（1）肺部阴影。

①细菌感染？

②结核杆菌感染？

③真菌感染？

④非炎症性？

（2）右颌下肿块。

①右颌下脓肿？

②良性囊肿？

【诊断依据】

1.肺部阴影

①细菌感染依据：青年男性，咳嗽，咳痰，发热，胸痛，气促。查体右侧语颤增强，双肺呼吸音粗，未闻及干湿啰音。3月4日我院胸部CT检查发现两肺水肿斑点状模糊以及数个大小不一囊性透亮影、纵隔淋巴结稍肿大。同时存在右颌下肿块，需考虑细菌如金黄色葡萄球菌感染可能，但患者无发热等毒血症症状且抗生素治疗无效，不支持本诊断，建议行痰涂片及痰培养检查。

②结核杆菌感染依据：青年男性，有咳嗽、咳痰、发热、胸痛、气促症状，抗感染治疗无效，有盗汗、消瘦，胸部CT检查发现两肺水肿斑点状模糊以及数个大小不一囊性透亮影，需警惕肺结核可能，进一步行血沉、结核杆菌抗体、结核菌素试验、痰找结核杆菌、痰结核杆菌培养等。

③真菌感染依据：青年男性，从事纸张抛光制造，有吸入真菌病原体可能。有咳嗽、咳痰、发热、胸痛、气促症状，抗感染治疗无效。建议行G试验、GM试验、痰真菌培养等检查。

④非炎症性依据：青年男性，咳嗽，咳痰，发热，胸痛，气促。查体右侧语颤增强，双肺呼吸音粗，未闻及干湿啰音。3月4日我院胸部CT检查发现两肺水肿斑点状模糊以及数个大小不一囊性透亮影、纵隔淋巴结稍肿大。患者无发热，抗生素治疗无效。但患者为青年男性，无多系统损害表现，行自身免疫相关检查。患者目前未发现原发肿瘤病灶，行癌标志物、支气管镜等检查。

2.右颌下肿块

①右颌下脓肿依据：右颌下触及（2×1.5）cm肿块，有波动感，肿块活动度差。但皮肤无红、肿、热、痛的表现，则不支持脓肿诊断。行B超探查，行穿刺检查。

②良性囊肿依据：肿块有波动感，且皮肤无红、肿、热、痛的表现，行穿刺活检等明确。

【下一步诊疗计划】

1.检查计划

①反复痰涂片找细菌，痰找抗酸杆菌，痰培养＋药敏试验，痰结核杆菌培养。

②G试验、GM试验、痰真菌培养。

③自身免疫相关抗原抗体检查、ESR、肿瘤标志物。

④PPD试验。

⑤右颌下肿块B超检查。

2.治疗计划

① 一般处理：休息。

② 完善各项检查。

入院后立即行右颌下肿块 B 超检查，提示右颌下软组织内见数个不均质低回声区，大则（3.6×15）mm，形态不规则，边界欠清，内未见明显血流信号，考虑为脓肿（图14-2）。遂行脓肿穿刺（图14-3），抽出物为脓液，抽出脓液后肿块明显缩小，脓液送细胞学检查、培养。入院因右颌下肿块再次增大后行穿刺，抽出脓液均送检。查体：未有特殊变化。辅助检查：血常规 WBC $6.7×10^9$/L，RBC $4.2×10^{12}$/L，PLT $386×10^9$/L，N 57.2%，E 1.5%，CRP 23mg/L。大便常规正常。肝肾功能正常。结缔组织疾病相关检查如类风湿性因子、ANA、双链 DNA（ds-DNA）、ENA 全套以及抗中性粒细胞抗体、肿瘤标记物等均阴性，HIV 抗体（−），G 试验、GM 试验（−）。ESR 122mm/h。3 次脓液细菌涂片（革兰染色）提示阴性，抗酸染色阴性。5 次痰涂片找到正常菌群，5 次痰找抗酸杆菌 4 次（−），1 次（＋）。PPD（−）。

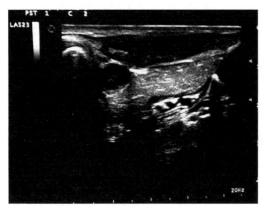

图 14-2　B 超检查提示右颌下软组织内
见数个不均质低回声区

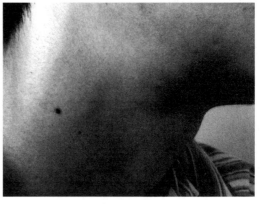

图 14-3　右颌下肿块行脓肿穿刺

【进一步考虑诊断】

（1）肺部阴影。

① 结核杆菌感染？

② 非结核分枝杆菌感染？

（2）右颌下肿块。

① 右颌下冷脓肿？

② 良性囊肿、鳃裂囊肿？

【诊断依据】

1.肺部阴影

① 非结核分枝杆菌感染依据：本病可引起多个组织感染，临床表现和胸部影像学和肺结核类似。患者痰抗酸染色 1 次（＋），一般情况好，与两肺散在病灶相比，临床症状轻，故

须考虑。

②肺结核依据：青年男性，有咳嗽、咳痰、发热、胸痛、气促症状，有盗汗、消瘦，抗感染治疗无效，血沉升高，痰抗酸染色 4 次（一），1 次（＋）。胸部 CT 检查发现两肺水肿斑点状模糊以及数个大小不一囊性透亮影。

2. 右颌下肿块

①右颌下冷脓肿依据：肿块有波动感，且皮肤无红、肿、热、痛的表现，结合呼吸道症状和胸部影像学，脓液细菌涂片检查阴性，需考虑冷脓肿为结核的肺外表现。

②良性囊肿、鳃裂囊肿依据：肿块有波动感，且皮肤无红、肿、热、痛的表现，脓液细菌涂片检查阴性，良性囊肿如鳃裂囊肿需考虑。

【下一步诊疗计划】

1. 检查计划

①行纤维支气管镜检查。

②痰液、脓液等标本行非结核分枝杆菌培养筛选。检查条件许可下，行标本 PCR 检测。

> 3 月 16 日行纤维支气管镜检查，镜下未见异常。3 月 16 日午后出现发热，最高体温 39.1℃，无寒战。予以左氧氟沙星静脉点滴 3 天后体温逐渐恢复至正常。支气管刷检涂片见少量呼吸上皮、巨噬细胞、炎症细胞，支气管肺泡灌洗液特殊细菌涂片（BAL 细菌涂片）阴性。因检查条件限制，未能行标本聚合酶链反应（PCR）检测。

2. 治疗计划

3 月 20 日行诊断性抗非结核分枝杆菌治疗（利福平、异烟肼、异胺丁醇、吡嗪酰胺）。3 月 26 日辅助检查痰培养、脓液培养（3 月 7 日、3 月 13 日、3 月 15 标本）抗酸染色 3 次阳性，进一步行菌种鉴别。3 月 28 日查血尿酸增高停用吡嗪酰胺。3 月 29 日胸部 CT 提示两肺多发囊性空洞稍有好转，右下肺斑点状模糊影较前吸收（图 14-4），故于 3 月 31 日出院后门诊随访。4 月 2 日痰培养、脓液培养明确为结核杆菌。

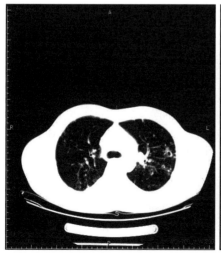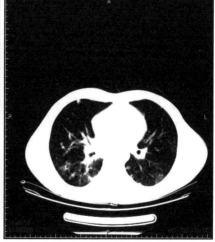

图 14-4　3 月 29 日胸部 CT 提示两肺多发囊性空洞稍有好转

【最后诊断】

肺结核，颌下冷脓肿。

【讨论】

本例患者为青年，因"咳嗽咳痰 2 月，气短、左侧胸痛半月"发病。入院查体：右颌下触及（2×1.5）cm 肿块，有波动感，无红肿，皮温未增高。双肺呼吸音粗，未闻及干湿啰音。胸部 CT 检查发现两肺水肿斑点状模糊以及数个大小不一囊性透亮影、纵隔淋巴结稍肿大。根据上述表现，临床诊断肺部阴影以及颌下肿块。肺部阴影一般考虑常见的感染性因素，如细菌、真菌感染，非典型病原体感染，分枝杆菌感染等，非感染因素为结缔组织相关性肺病、肿瘤等。患者为非免疫功能受损宿主，血象正常，结缔组织疾病相关检查如类风湿因子、ANA、ds-DNA、ENA 全套以及抗中性粒细胞抗体或肿瘤标记物等均正常。患者入院后反复行多次痰涂片、培养检查，并发现抗酸染色（+）1 次。结合青年男性，临床症状较轻，而肺部多个空洞，考虑非结核型分枝杆菌感染可能，治疗上采用传统的抗结核药物。因检查条件限制，未能行标本 PCR 检测，故行一般检查筛选及实验室培养。患者颌下肿块有波动感，且皮肤无红、肿、热、痛的表现，抽出物为脓液，细菌涂片检查阴性，结合呼吸道症状和胸部影像学，考虑冷脓肿可能。经反复痰、脓液培养，证实抗酸染色阳性，并经培养明确为结核杆菌感染而不是非结核分枝杆菌。病程中行纤维支气管镜检查后出现发热，需考虑肺泡灌洗等导致的结核播散。

【评析】

结核性冷脓肿是由结核杆菌引起的肺外结核病，脓肿局部肿胀、呈现干酪样坏死和化脓性的病变。多见于儿童和青壮年，常发生于颈淋巴结核、胸壁结核、腋下淋巴结核、腰椎结核及髋关节结核。临床上原发性冷脓肿少见，多继发于较严重的肺结核或其他器官的结核，通过接触、血行或淋巴途径传播。本例患者经反复痰、脓液培养，证实为抗酸染色阳性，并经培养明确为结核杆菌感染，为少见的颌下冷脓肿。

目前常以抗酸性染色镜检作为初步结核杆菌感染的参考，不过抗酸性染色镜检却不能区别结核杆菌和非结核分枝杆菌，所以结核杆菌一般检查筛选及实验室培养均很难检出，可通过标本 PCR 检测确诊，本例患者最终依靠实验室培养确诊。

（何梅　王岚　吕寒静）

参考文献

［1］辛建保主编. 呼吸疑难问题解析. 南京：江苏科学技术出版社，2009.

［2］Hoefsloot W, Boeree M J, van Ingen J, et al. The rising incidence and clinical relevance of Mycobacterium malmoense: a review of the literature. Int J Tuberc Lung Dis, 2008, 12(9): 987-993.

第15章　发热、气促，乳糜胸

【病历资料】

　　一般资料：患者女性，32岁，农民。患者因间断发热、气促2月于2011年12月29日由门诊以"左侧胸腔积液查因"收入院。患者2月前无明显诱因出现发热、畏寒，多于夜间发热，未测体温，饮水后出汗，后自行好转，并有盗汗、消瘦、乏力、食欲减退，有咳嗽，痰量少，为白色黏痰，无咯血，偶有胸痛。反复于当地医院就诊，先后发现心包积液、左侧胸腔积液，分别行心包穿刺抽液2次，共抽取洗肉水样心包积液600mL，未送检，行胸腔穿刺＋置管术，共引流出洗肉水样液体约2500mL，示渗出液，诊断为"左侧渗出性结核性胸膜炎"，于2011年12月2日始行异烟肼＋利福平＋乙胺丁醇三联抗结核治疗；但仍有胸腔积液。既往患者身体健康，否认结核、肝炎等传染病史。患者有吸烟史1年，每日10支。

　　查体：T 36.5℃，P 70次/分，R 20次/分，BP 120/70mmHg。神志清，精神欠佳，自行步入病房，步态正常，查体合作。全身浅表淋巴结未扪及肿大，双侧瞳孔对光反射灵敏，口唇无发绀，胸廓无畸形，右肺呼吸音清，未闻及明显干湿啰音，左肺呼吸音闻不清。心率70次/分，律稍有不齐，可闻及早搏约3次/分，各瓣膜区未闻及杂音。腹部无异常，双下肢无水肿。

　　辅助检查：暂缺。

【诊断】

　　（1）多浆膜腔积液。

　　① 结核？

　　② 结缔组织病？

　　③ 肿瘤待排？

　　（2）肺部感染？

【诊断依据】

　　1.多浆膜腔积液

　　① 结核依据：患者青年女性，病程2个月，间断发热，多为夜间发热，并有盗汗、乏力、消瘦等结核中毒症状。患者有气促症状，考虑为多浆膜腔积液（左侧胸腔、心包）引起。抽心包积液及胸腔积液为渗出液。患者为青年女性，首先考虑结核性。建议进一步查胸腔积液常规、生化、结核抗体、CEA、病理等。

　　② 结缔组织病依据：患者青年女性，有长程发热、盗汗等症状，并有多浆膜腔积液。

抗结核治疗近 1 个月，但患者仍有多浆膜腔积液，故需考虑结缔组织病可能。建议进一步查风湿全套、免疫全套、狼疮全套 +ENA。

③肿瘤待排依据：患者女性，发热，咳嗽，多浆膜腔积液，心包穿刺液及胸腔穿刺液均为洗肉水样，肿瘤不排除。检查血及胸腔积液 CEA。

2. 肺部感染

依据：患者有发热、咳嗽，咳出少量白色黏痰，建议进一步查血象、胸片。

【下一步诊疗计划】

1. 检查计划

①血、尿、粪常规。

②血沉，结核抗体，降钙素原全定量。

③PPD 皮试。

④胸片、B 超胸腔积液定位，支气管镜检查。

⑤胸腔积液常规、生化、CEA、结核抗体等。

⑥免疫全套、风湿全套、狼疮全套、ENA。

2. 治疗计划

①一般治疗：吸氧，营养支持治疗。

②诊断性抗结核及护肝治疗：异烟肼针 0.3g，iv gtt，qd；利福喷丁胶囊 0.45g，po，每周 2 次；吡嗪酰胺片 0.5g，po，tid；乙胺丁醇片 0.75g，po，qd；葡醛内酯 200mg，po，tid。

③止咳化痰：桉柠蒎软胶囊 0.6g，po，tid；氨溴索针 60mg，iv gtt，q8h。

B 超胸腔积液定位：左侧肩胛线第 7 后肋以下胸腔内探及前后径 66mm 液暗区，内透声好，距体表 15mm。右侧胸腔内无积液声像。抽胸腔积液为乳白色，胸腔积液常规：颜色咖啡色，透明度混浊，比重 1.042，凝固状况无凝块，李凡它试验阳性，细胞总数 68×10^9/L，白细胞数 12×10^9/L，多核细胞 20%，单核细胞 80%。胸腔积液生化：总蛋白 51.7g/L，乳酸脱氢酶 515.4U/L，aHBDH 242.6U/L，腺苷脱氨酶 17.4U/L，胸腔积液乳糜试验阳性。结核抗体、CEA 均阴性。

查体：T 36.9℃，P 78 次/分，R 22 次/分，BP 124/75mmHg。神志清，精神欠佳，全身浅表淋巴结未扪及肿大，双侧瞳孔对光反射灵敏，口唇无发绀，胸廓无畸形，右肺呼吸音清，左肺呼吸音闻低，未闻及明显干湿啰音。心率 78 次/分，律稍有不齐，可闻及早搏约 3 次/分，各瓣膜区未闻及杂音。腹部无异常，双下肢无水肿。

入院后辅助检查：血常规中性粒细胞百分比 76.1%，余项正常。尿、粪常规正常。血沉 27.00mm/h。甲功三项：TSH 5.81μU/mL。肝肾功能 + 冠心病风险因子 + 肝病酶学 + 血清蛋白：白蛋白 34.6g/L，尿素 2.78mmol/L，脂蛋白 a 348.8mg/L，超敏 C 反应蛋白 15.40mg/L，谷氨酰转肽酶 78.4U/L，余项正常。风湿全套：C 反应蛋白 10.60mg/L。狼疮全套 +ENA 测定：抗核抗体 1:80（颗粒型），抗 SS-A 弱阳性。痰革兰染色示革兰阳性球菌较多，革兰阴性杆菌较多，革兰阳性杆菌可见。PPD 皮试（+++）。免疫全套、抗 HIV、DIC 全套、结核抗体、降钙素原定量、乙肝全套、电解质、血清离子、心肌酶、血脂、血糖、CEA、抗酸染色、胸腔积液结核抗体、胸腔积液革兰染色、胸腔积液抗酸染色、胸腔积液 CEA 无明显异常。胸腔积液液基薄层细胞学：涂片中见淋巴细胞、间皮细胞及红细胞，个别细胞轻度核异质。病理细胞学：（左侧胸腔积液）涂片见较多红细胞、间皮细胞、淋巴细胞。心电图：ptf V$_1$ 负值增大，T 波改变，肢导联 QRS 波群低电压倾向。胸片示双肺纹理稍多，右下肺野内带可见斑片状密度增高影，余肺野未见明显主质性病变，主动脉舒展，心影增大，左心室弓左延，心胸比值约为 0.6，双膈面光整，左侧肋膈角变钝，左侧胸腔见引流管影（图 15-1）。

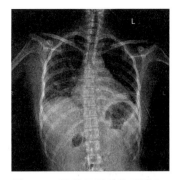

图 15-1 胸片示双肺纹理稍多，右下肺野内带可见

【进一步考虑诊断】

（1）多浆膜腔积液。

① 肿瘤？

② 结核？

③ 结缔组织病？

（2）肺部感染。

【诊断依据】

1. 多浆膜腔积液

① 肿瘤依据：患者青年女性，主要临床表现为发热，多浆膜腔积液，抗结核治疗 20 余日后左侧胸腔仍有多量胸腔积液。外院心包积液及胸腔积液为洗肉水样，来我院检查左侧胸腔积液为乳糜胸。胸腔积液生化示乳酸脱氢酶明显升高。胸腔积液细胞学检查示：涂片中见淋巴细胞、间皮细胞及红细胞，个别细胞轻度核异质。建议多次送检胸腔积液找肿瘤细胞，必要时行内科胸腔镜检查。

② 结核依据：患者青年女性，有午后低热、盗汗、乏力、消瘦等结核中毒症状。PPD 皮试（+++），血沉稍快。有多浆膜腔积液，胸腔积液虽为乳糜胸，但结核性渗出性胸膜炎亦可表现为乳糜胸。故结核不能排除。可行胸腔镜检查进一步明确诊断。

③ 结缔组织病依据：患者青年女性，有发热、多浆膜腔积液。狼疮全套 +ENA 测定：抗核抗体 1∶80（颗粒型）；抗 SS-A 弱阳性。结缔组织病不能排除，但患者无关节、肌肉疼痛等症状，可再次复查。

2. 肺部感染

依据：患者有发热、咳嗽、咳痰症状。血象示中性粒细胞百分比升高。胸片可见右下肺斑片状影。考虑肺部感染存在。

【下一步检查计划】

1. 检查计划

① 多次送胸腔积液找肿瘤细胞。

② 内科胸腔镜检查。

2. 治疗计划

① 抗感染治疗：左氧氟沙星针 0.5g，iv gtt，qd。

② 其余治疗同前。

> 多次送胸腔积液检查肿瘤细胞均为阴性。在患者及家属知情同意下行内科胸腔镜检查。左侧胸膜病变：结核？癌？病理诊断（左侧胸膜）：肉芽肿性炎，倾向结核（图15-2）。

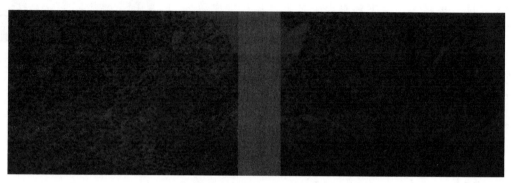

图 15-2　胸腔积液镜检：肉芽肿性炎，倾向结核

【最后诊断】

① 结核性多浆膜腔积液（乳糜胸，左侧胸腔、心包腔）。

② 肺部感染。

【诊断依据】

① 结核性多浆膜腔积液（乳糜胸，左侧胸腔、心包腔）依据：患者青年女性，有午后低热、盗汗、乏力等结核中毒症状，并有咳嗽。心包及左侧胸膜腔均有积液，经内科胸腔镜检查病理检查结果倾向结核。

② 肺部感染依据：患者有发热、咳嗽、咳痰等呼吸道症状，血象示中性粒细胞百分比升高，胸片可见右下肺斑片状阴影。肺部感染存在。

【下一步诊疗计划】

1. 检查计划

① 肝功能。

② 肾功能。

2. 治疗计划

① 继续四联抗结核治疗。

② 左氧氟沙星针继续抗感染治疗。

> 患者出院后继续随访1年，目前患者症状及体征消失。

【讨论】

本例患者，青年女性，既往无结核病史及其接触史，有吸烟史。间断发热、气促2个月，发热多为午后低热，并有盗汗、乏力、消瘦。咳嗽，多为干咳。就诊于当地医院，发现多浆膜腔积液（心包、左侧胸腔），外院考虑结核性多浆膜腔积液，予以抗结核治疗 20 余天，但患者仍有低热、咳嗽，检查发现左侧胸腔仍有多量积液。查体：体温 36.5℃，脉搏 70 次 / 分，呼吸 20 次 / 分，血压 120/70mmHg。神清合作，全身浅表淋巴未扪及肿大，双侧瞳孔对光反射灵敏，口唇无发绀，胸廓无畸形，右肺呼吸音清，未闻及明显干湿啰音，左肺呼吸音闻不清。心率 70 次 / 分，律稍有不齐，可闻及早搏约 3 次 / 分，各瓣膜区未闻及杂音。腹部无异常，双下肢无水肿。辅助检查：缺。入院后予以 B 超胸腔积液定位，并抽左侧胸腔积液，呈乳白色，乳糜实验阳性。胸腔积液常规及生化提示渗出液，乳酸脱氢酶明显升高。胸腔积液细胞学示：涂片中见淋巴细胞、间皮细胞及红细胞，个别细胞轻度核异质。考虑肿瘤。行内科胸腔镜检查示：左侧胸膜病变，结核？癌？病理诊断（左侧胸膜）：肉芽肿性炎，倾向结核。出院后继续予以抗结核治疗 1 年，随访患者无不适。

　　本例患者为乳糜胸，经内科胸腔镜检查倾向结核，经抗结核治疗后患者痊愈。乳糜胸是临床少见的疾病，约占所有胸腔积液的 2%，当胸导管引流障碍，乳糜液即淋巴液溢入胸腔造成乳糜性胸腔积液。可由外科手术和外伤损伤胸导管可引起；也可由肿瘤、胸膜炎、淋巴结肿大、结核病等引起。乳糜胸因大量营养成分和淋巴细胞丢失，病情呈进行性恶化，病死率可高达 50%。结核引起胸腔积液临床上较多见，但引起乳糜胸临床上少见。本病通常是由结核杆菌感染肺、胸膜、纵隔、腹腔淋巴结等引起，肺部结核病灶可造成胸导管受压牵拉、扭曲、破裂和梗阻使乳糜液溢出；纵隔淋巴结的炎症破溃可致胸导管受损，或为结核炎症侵蚀胸导管所致。恶性肿瘤是引起乳糜胸的主要原因，占所有病例的 50%。对于不明原因的乳糜胸患者应首先排除继发于肿瘤的可能性。本例患者经胸腔检查去病检证实为结核感染而非肿瘤。故对于乳糜胸患者应取得病检排除肿瘤可能。

【评析】

　　从以上乳糜胸患者 1 例的诊治过程中，我们有以下体会。

　　① 乳糜胸的诊治应首先排除肿瘤可能。乳糜胸可有创伤、手术引起，也可因肿瘤、结核等疾病引起，但最常见的为肿瘤，故应先排除肿瘤。

　　② 乳糜胸的诊治困难时可行内科胸腔镜取病检明确诊断。本例患者胸腔积液为乳糜胸，胸腔积液主要原因有结核，肿瘤。最终行胸腔积液病检证实为结核感染。

　　③ 良性疾病亦可引起乳糜胸，但较少见。结核胸膜炎引起乳糜胸在临床上较少见，诊断时应排除恶性疾病。

（苏晓丽　何俊）

参考文献

[1] 周世明. 结核性多浆膜腔乳糜积液 2 例. 中华医学会结核病学分会 2009 年学术会议论文汇编，311-312.

[2] 周世明. 结核性乳糜胸三例. 海南医学，2012, 23 (24): 147-148.

[3] 倪磊，李庆云等. 乳糜胸 10 例诊治分析. 临床肺科杂志. 2008, 13(10): 1264-1265.

第16章 头痛、发热、意识障碍

【病历资料】

一般资料：青年男性，战士，急性起病。因头痛19天、发热17天、意识障碍5天于2006年10月24日入院。患者2006年10月5日出现全头持续性跳痛，当时无发热，无恶心、呕吐，未予以特殊处理。10月7日出现发热，头痛加剧，在外院行头颅CT检查，未见明显异常，以"上呼吸道感染"予以对症治疗，症状无改善，并出现恶心、呕吐。10月13日行腰椎穿刺检查，结果显示脑脊液压力360cmH₂O、糖2.17mmol/L、氯化物正常、蛋白0.55g/L。以颅内感染予以脱水等治疗（具体不详），10月19日患者出现昏迷，为进一步诊治来我院。

查体：T 38.3℃，浅昏迷，颈项强直，双眼向下凝视，双侧瞳孔直径约2mm，对光反射灵敏，玩偶征（+），痛性刺激四肢可见逃避动作，双侧肱二头肌、肱三头肌腱反射（++），双侧膝腱、跟腱反射（++），双侧巴宾斯基征（+）；心、肺、腹查体无特殊。

辅助检查：10月25日腰椎穿刺示压力240mmH₂O，白细胞3.6×10⁷/L；红细胞3.80×10⁸/L，氯114mmol/L，糖正常，蛋白质0.92g/L；涂片未找到隐球菌及抗酸杆菌。血常规：白细胞10.22×10⁹/L，中性粒细胞9.31×10⁹/L。颅脑MRI示：双侧基底节区、放射冠区及半卵圆中心可见稍长T1长T2信号影，以双侧尾状核头部、豆状核等核团为著，弥散成像（B=1000）呈高信号，增强扫描未见明显异常强化影，余脑实质未见明显异常信号影，脑室系统未见明显扩大，脑沟、裂、池未见明显增宽，中线结构居中，余未见明显异常。胸片示心、肺未见明显异常（图16-1）。

【初步诊断】

病毒性脑膜脑炎。

神经内科给予糖皮质激素冲击治疗（10月25日始予以甲泼尼龙1000mg/d，每周减半量，直至4mg/d维持），并予以抗病毒、脱水、神经营养、高压氧及对症治疗，患者体温恢复正常，生命体征稳定，仍睁眼昏迷，但未出现新发神经系统症状及体征，复查腰穿脑脊液恢复正常。11月22日患者再次出现发热，体温38.0~39.0℃，无明显咳嗽、咳痰、腹泻等。查体：右下肺呼吸音较低，左肺可闻及少许细湿啰音。胸片检查提示：双肺渗出病灶（图16-2）。血常规：白细胞22.2×10⁹/L；中性粒细胞百分比93%。痰培养提示鲍曼不动杆菌、铜绿假单胞菌，中段尿培养提示大肠埃希菌，考虑并发肺部感染、泌尿系感染，先后予以头孢哌酮-舒巴坦、阿米卡星、头孢噻肟、多西环

素（强力霉素）、左氧氟沙星、百炎净、氟康唑等抗感染治疗，患者仍反复发热，遂转入呼吸内科。

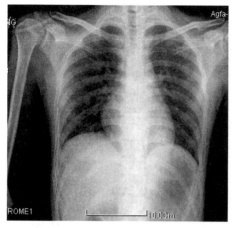
图 16-1　入院时胸片示心肺未见明显异常

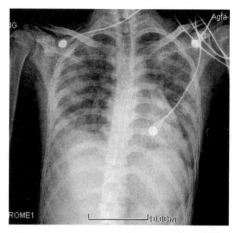
图 16-2　11 月 22 日胸片示双肺渗出病灶

【转入诊断】

①肺部感染。

②泌尿系感染。

③病毒性脑膜脑炎。

【诊断依据】

① 患者为青年男性，急性起病，出现头痛、发热、意识障碍。② 腰椎穿刺检查提示颅内压增高，头颅 MR 检查提示双侧基底节区、放射冠区及半卵圆中心（以双侧尾状核头部、豆状核等核团为著）异常信号。③ 予以糖皮质激素冲击治疗后，神经系统病情稳定。④ 住院期间再次出现发热、血常规白细胞升高、胸片检查提示肺部新发渗出性病灶，肺部查体可闻及湿性啰音。⑤ 多次痰培养、中段尿培养提示鲍曼不动杆菌、铜绿假单胞菌、大肠埃希菌等阳性。

【下一步诊疗计划】

入科后主要处理：

① 加强营养支持治疗。② 加强基础护理，及时翻身拍背吸痰。③ 予以亚胺培南 - 西司他丁（泰能）+ 万古霉素抗感染治疗。

主任查房意见：患者转入呼吸科后予以亚胺培南 - 西司他丁（泰能）、万古霉素抗感染治疗，仍反复发热，最高体温达 40℃。患者住院期间出现高热，同时双肺出现新发病灶，血常规白细胞升高，首先应考虑为肺部感染。但先后予以多种抗生素治疗，对革兰阳性菌、革兰阴性菌、念珠菌等均广泛覆盖，患者仍反复发热，应考虑其他特殊感染可能。胸部 CT 示双上、中、下肺可见多发团块，斑片渗出影（图 16-3），从病变分布，不符合结核感染特点。患者由于治疗神经系统原发疾病，使用了大剂量糖皮质激素，同时也使用多种广谱抗生素，存在真菌感染的高风险，侵袭肺部的真菌感染最常见的病原体是曲霉，患者肺部病灶呈多发团块样改变，多延周边及胸膜下分布，在常规抗感染治疗无效的情况下，应考虑侵袭性肺曲霉病。建议完善经皮穿刺肺活检、曲霉抗原等检查。

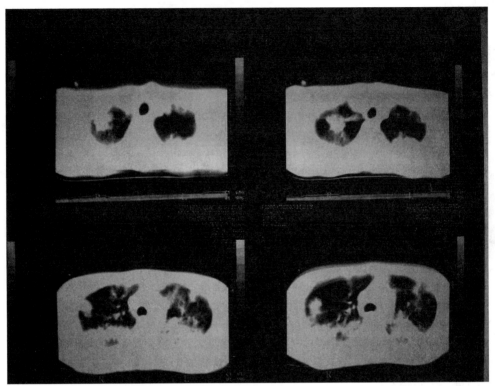

图16-3　胸部CT示双上、中、下肺可见多发团块、斑片渗出影

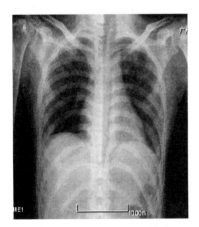

图16-4　心肺未见明显异常

检查结果：CT引导下行经皮穿刺肺活检，由于取材较少，仅送组织行真菌培养，提示烟曲霉生长。患者血清曲霉抗原阳性。

治疗转归：患者侵袭性肺曲霉病诊断明确，从小剂量开始予以两性霉素B治疗，患者仍反复发热，但发热时间缩短，且发热与注射两性霉素B相关，考虑可能存在注射相关不良反应，予以异丙嗪等对症处理，10天后患者体温完全恢复正常，继续予以两性霉素B治疗，总剂量3g后改为伊曲康唑口服。复查胸片肺部病变逐渐吸收，2007年6月复查胸片心肺未见明显异常（图16-4）。

【最后诊断】

　　① 侵袭性肺曲霉病。

　　② 泌尿系感染。

　　③ 病毒性脑膜脑炎。

【讨论】

曲霉是广泛存在于自然界的腐生的机会致病真菌，也是导致侵袭性肺真菌病最常见的病原菌。引起人类曲霉病的曲霉主要有烟曲霉、黑曲霉、黄曲霉、土曲霉、构巢曲霉、米曲霉、棒曲霉、杂色曲霉、萨氏曲霉及灰绿曲霉等，其中以烟曲霉最为常见。侵袭性肺曲霉病的易感人群主要是免疫功能低下者，包括接受高剂量免疫抑制药治疗、中性粒细胞减少症、造血干细胞移植（HSCT）术后、实体器官移植术后、艾滋病患者等。值得注意的是，侵袭性曲霉病也可发生在免疫功能正常者，如慢性坏死性肺曲霉病常发生在存在结构性肺病（如肺结核及肺脓肿等）的患者或轻度免疫功能低下的患者（如糖尿病、营养不良及慢性阻塞性肺疾病等），免疫正常宿主长期大剂量使用糖皮质激素将显著增加曲霉感染的风险。

侵袭性曲霉病的诊断较为困难。确诊病例需要组织病理学依据或自正常无菌部位标本曲霉培养呈阳性。拟诊病例需有宿主因素（如发生于中性粒细胞减少症、移植及接受免疫抑制治疗者等）、临床依据（症状、体征和影像学特征）和微生物学证据。确诊和拟诊病例诊断的共同点均为需检出病原菌，而拟诊病例的诊断还有以下两种特殊情况：①组织病理学显示与曲霉种高度一致的菌丝，但培养阴性；②非培养替代指标阳性，包括半乳甘露聚糖试验及 $1,3-\beta-D-$ 葡聚糖试验阳性，以及 CT 显示晕征和空气新月征。需要注意的是，晕征、空气新月征等主要出现在中性粒细胞减少的患者，免疫正常宿主侵袭性肺曲霉病缺失上述典型的 CT 表现，多以多发的结节、实变、团块样病变为主。由于临床曲霉培养阳性率较低，所以必要时可以基于抗原检测的实验室检查代替。

目前用于治疗侵袭性肺曲霉病的药物有：两性霉素 B 脱氧胆酸盐及其含脂制剂（包括两性霉素 B 脂质复合体、两性霉素 B 脂质体和两性霉素 B 胶质分散体）、伊曲康唑、伏立康唑、泊沙康唑和卡泊芬净。其中，接受伏立康唑初始治疗的患者存活率和有效率明显高于两性霉素 B 脱氧胆酸盐（分别为 71% 对 58%，53% 对 32%），故初始治疗方案目前并不推荐两性霉素 B 脱氧胆酸盐，伏立康唑现已成为侵袭性曲霉病初始治疗的标准用药。但对于经济条件有限的患者，也可选择两性霉素 B 治疗。

【评析】

从该病例的诊治经过，我们有以下体会。

1. 医院获得性肺炎的诊治

医院获得性肺炎（HAP）常见的致病菌包括铜绿假单胞菌、大肠埃希菌、肺炎克雷伯菌和不动杆菌，金黄色葡萄球菌感染常在糖尿病、头部创伤和住 ICU 的患者发生。HAP 的病原种类及耐药情况受多种因素影响，不同的地区、不同的医院、不同的基础疾病可能常见病原菌有所不同，因此要熟悉所在医疗机构的病原学变化情况，选择合适的治疗。当经验性治疗失败时，要积极完善病原学检查，并评估治疗失败的原因。常见治疗失败的原因有：①是否为少见致病菌，如分枝杆菌、真菌等；②目前病原菌是否可能耐药，是否需要升级治疗；③是否有机械性因素，如气道阻塞造成的抗感染不利情况；④是否忽视了应该引流的播散病灶，如肺脓肿、脑脓肿、脾脓肿、心内膜炎等；⑤是否存在药物热可能。

2. 侵袭性肺曲霉病

曲霉感染是免疫功能低下患者致命性感染的一个重要病因。此类患者包括持续中性粒细胞减少症、晚期 HIV 感染、遗传性免疫缺陷症以及异基因造血干细胞移植和器官移植的患者。但是大剂量使用糖皮质激素（累计剂量大于 700mg 泼尼松），将增加免疫正常宿主曲霉感染的风险。病变部位组织的病理检查及培养是确诊的必要条件，但是血清学检查对临床的诊断价值也逐渐被认可。CT 检查中特征性的影像学征象，如晕轮征、空气新月征等多见于中性粒细胞减少的患者，对于免疫正常宿主及其他免疫功能低下的患者可能缺乏特征性的影像学表现。因此，结合患者的临床情况具体分析十分重要。

3. 两性霉素 B 的使用

两性霉素 B 对大多数曲霉具有抗菌活性，由于其可引起急性输液反应和剂量限制性肾毒性，临床使用不十分广泛，但对于基础肾功能正常、经济条件有限的患者，两性霉素 B 是个很好的选择。输液相关的不良反应主要有发热、寒战、肌痛、关节痛、恶心、呕吐、头痛和支气管痉挛等，使用时注意从小剂量开始，在用药初期可同时使用糖皮质激素，以减少不良反应，大多数患者能逐渐耐受治疗。

（徐虹　黄文杰）

参考文献

［1］ Segal B H. Aspergillosis. N Engl J Med, 2009, 360(18):1870-1884.

［2］ Segal B H, Walsh T J. Current approaches to diagnosis and treatment of invasive aspergillosis. Am J Respir Crit Care Med, 2006, 173(7): 707-717.

［3］ De Pauw B, Walsh T J, Donnelly J P, et al. Revised defi nitions of invasive fungal disease from the European Organization for Research and Treatment of Cancer/Invasive Fungal Infections Cooperative Group and the National Institute of Allergy and Infectious Diseases Mycoses Study Group (EORTC/MSG) Consensus Group. Clin Infect Dis, 2008, 46(12): 1813-1821.

［4］ Walsh T J, Anaissie E J, Denning D W, et al. Treatment of aspergillosis: Clinical Practice Guidelines of the Infectious Diseases Society of America. Clin Infect Dis, 2008, 46(3): 327-360.

第 17 章　咳嗽、咳痰、畏寒、发热 2 月

【病历资料】

一般资料：患者女，20 岁，因"咳嗽、咳痰、畏寒、发热 2 月"于 2005 年 10 月 4 日入院。患者自 2005 年 8 月中旬始无明显诱因出现畏寒、发热，当时以午后发热为主，伴少许咳嗽、咳痰，为白色黏痰，最高体温可达 40℃，无皮疹、咽痛、关节疼痛等，予以退热药后体温能恢复正常，9 月 2 日在 ×× 市慢性病防治站诊断为"肺结核"，予以"异烟肼、利福平、乙胺丁醇、吡嗪酰胺"抗结核治疗，效果欠佳，仍反复高热，9 月 16 日住 ×× 市人民医院，仍以"肺结核"加用"左氧氟沙星"及"头孢匹胺"抗感染治疗，患者出现寒战、高热，9 月 28 日始予以"氯喹、伯氨喹"抗疟疾治疗，仍反复高热，为进一步治疗来我院。发病以来精神差，食欲一般，夜间睡眠尚可，大小便正常，体重减轻 3kg。患者为药店职工。

查体：体温 39.5℃，脉搏 120 次 / 分，呼吸 24 次 / 分，血压 100/60mmHg。皮肤色泽正常，无黄染、皮疹及皮下出血。全身浅表淋巴结无肿大。胸廓对称无畸形，双肺呼吸运动对称，呼吸运动和呼吸频率正常，双肺语颤和语音传导正常，无胸膜摩擦感，胸壁和肋骨无压痛，胸骨无叩痛，双肺叩诊清音，听诊呼吸音清晰，右下肺可闻及少许湿啰音，无胸膜摩擦音。心脏相对浊音界正常，心率 120 次 / 分，心律齐，各瓣膜区未闻及心脏杂音。腹部平坦，腹式呼吸存在，无腹壁静脉曲张，未见肠型及蠕动波，无压痛及反跳痛，未触及包块。肝、脾肋下未触及。神经系统查体无阳性体征。

辅助检查：血常规示白细胞 $4.57×10^9$/L，中性粒细胞 $2.60×10^9$/L，淋巴细胞 $1.10×10^9$/L，单核细胞 $0.73×10^9$/L，嗜酸粒细胞 $0.12×10^9$/L，红细胞 $3.13×10^{12}$/L，血红蛋白 90g/L，血小板计数 $220×10^9$/L。

血气分析：PaO_2 66mmHg（8.82kPa），$SaO_2$95.4%。

C 反应蛋白 65mg/L，血沉 70mm/h，免疫示结核抗体 IgM（阳性）；结核抗体 IgG（阳性）。总 IgE 检测与 66.80 U/mL；ENA 谱、肥达反应、抗中性粒细胞胞浆抗体、HIV 抗体、血清肿瘤标记均阴性。

体液及细胞免疫功能正常。

痰、血、骨髓反复细菌培养均阴性。

骨髓穿刺提示感染性骨髓象。

痰涂片镜检未找到抗酸杆菌。

胸片示双肺野见大量斑片状、斑点状模糊阴影，边缘模糊不清，肺纹理增多、粗乱，考虑肺部感染，以结核可能性大（图 17-1）。

胸部 CT 示双肺满布斑点状、斑片状密度增高阴影，边缘模糊，以双侧中、上肺为主，内可见多个大小不等类圆形透亮密度影，可见纵隔及肺门淋巴结肿大，双侧胸腔可见少量积液，考虑为亚急性或慢性血行播散型肺结核可能性大（图 17-2）。

PPD（－）。

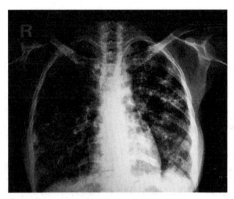

图 17-1　胸片：双肺野见大量斑片状斑点状模糊阴影，边缘模糊不清，外缘见钙化影。肺纹理增多、粗乱。双侧肺门不重，纵隔不宽，心影不大，双侧膈面光滑，肋膈角锐利。考虑肺部感染，以结核可能性大

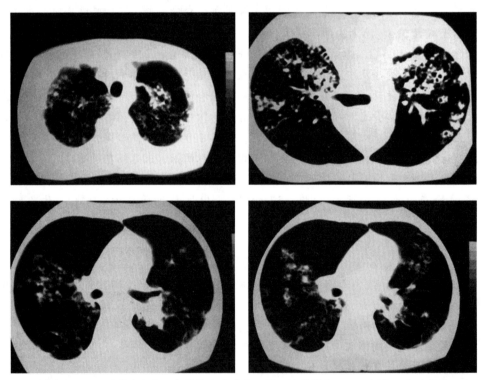

图 17-2　胸部 CT：双肺满布点状、斑片状密度增高阴影，边缘模糊，以双侧中、上肺为著，内可见多个大小不等类圆形透亮密度影，最大者约为 4.5cm×2.5cm。两侧胸廓对称，所见骨质未见异常征象。纵隔窗示纵隔结构清楚，气管、支气管无狭窄，未见占位病变，双侧胸腔可见少量积液。所见脾脏增大，肝脏未见明显异常。考虑为亚急性或慢性血行播散型肺结核可能性大

【初步诊断】

肺部弥漫性病变性质待查。

【诊断及鉴别诊断分析】

（1）粟粒型肺结核　支持点：① 该患者为青年女性，急性起病，以"咳嗽、咳痰、畏寒、发热"为主要表现；② 胸片及 CT 检查提示双肺多发斑片、斑点状阴影，以中上肺为主。不支持点：①正规抗结核治疗无效；②PPD 阴性；③ 多次痰抗酸杆菌阴性。

（2）结缔组织疾病合并间质病变　患者为青年女性，是结缔组织疾病高发人群，双肺弥漫性病变经抗感染治疗无效，需考虑结缔组织疾病的可能，但患者自身抗体检查均阴性，结缔组织疾病可排除。

（3）坏死性肉芽肿血管炎　表现为上呼吸道、肺和肾的病变，该患者无肺外其他系统受累表现，且血浆抗中性粒细胞胞浆抗体阴性，坏死性肉芽肿血管炎可排除。

（4）过敏性肺炎　可以表现为发热、咳嗽、呼吸困难等，胸部 CT 双肺多呈弥漫性毛玻璃样改变，多发斑片、斑点样病变的表现并不多见，且患者无明显过敏原接触史，辗转多地住院治疗，持续高热，过敏性肺炎可能性不大。

（5）结节病　结节病可累及全身各系统，临床表现复杂多样，急性发病者可出现结节红斑、双侧肺门淋巴结肿大、多发性关节疼痛等，可伴有发热。该患者持续高热，无关节炎等症状，建议完善病理检查，进一步排查结节病。

（6）肺癌　肺癌可表现为双肺弥漫斑点状阴影，患者以咳嗽、咳痰、呼吸困难为主要症状，该患者以持续高热为主要表现，血清肿瘤标记物正常，且为青年患者，肺癌可排除。

（7）其他感染性疾病　该患者临床存在发热、咳嗽、咳痰，影像学检查存在肺病病变，仍然需考虑感染性疾病，患者发病后予以抗结核治疗，同时使用左氧氟沙星、头孢匹胺抗感染，效果欠佳，如的确为感染性疾病导致目前临床改变，应考虑耐药病原菌、非结核分枝杆菌、真菌等其他特殊病原菌感染可能，建议完善经皮穿刺肺活检，以明确诊断。

【下一步诊疗计划】

处理：暂停抗结核治疗，予以百炎净口服，并予以对症支持治疗，发热明显时临时予以地塞米松静脉注射，发热无改善。家属及患者拒绝行经皮穿刺肺活检，同意完善纤维支气管镜（简称纤支镜）检查。镜下见气道黏膜充血，未见明显新生物（图 17-3）。气管黏膜病理活检：镜下见少量支气管黏膜及纤维结缔组织，符合慢性炎症改变，未见真菌感染（图 17-4）。

主任查房意见：患者入院后予以百炎净抗感染治疗，效果欠佳，卡氏肺孢子菌、奴卡菌等感染可排除，同时患者对糖皮质激素反应欠佳，自身免疫性疾病、过敏性疾病、结节病等均可基本排除。反复追问病史，患者在药店工作期间曾多次晒发霉中药，且未采取任何防范措施，应高度怀疑真菌感染可能，患者及家属坚决拒绝行经皮穿刺肺活检，建议完善血清真菌抗原、抗体检查。结果回报：隐球菌抗原、抗体均阳性。

【治疗】

予以两性霉素 B 治疗，起始剂量 0.1mg/（kg·d），逐渐加量，维持剂量 0.3mg/（kg·d），总剂量 400mg，同时口服氟康唑 300mg/d，抗真菌治疗 2 个月后复查胸片，肺病阴影明显吸收。

【最后诊断】

肺隐球菌病。

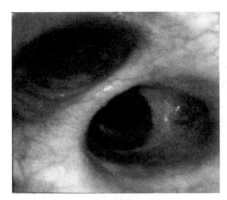

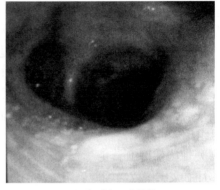

(a) 右支中叶：正常　　　　　　　　　　(b) 左下支：分泌物

图 17-3　纤维支气管镜检查：气道黏膜充血，未见明显新生物

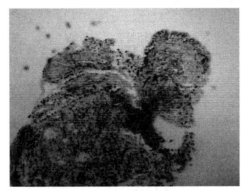

图 17-4　气管黏膜病理活检：镜下见少量支气管黏膜及纤维结缔组织，
符合慢性炎症改变，未见真菌感染

【讨论】

本例患者为青年女性，既往身体健康，以反复发热、咳嗽、咳痰为主要症状，胸部 CT 示双肺满布斑点状、斑片状密度增高阴影，被误诊为粟粒型肺结核 2 月，最后诊断为肺隐球菌病（PC）。新型隐球菌在自然界广泛分布，可随尘埃吸入呼吸道。对于免疫功能正常患者，隐球菌感染后，菌落聚集呈凝胶样，周围组织炎症反应轻，并逐渐发展成肉芽肿，病变局限形成团块。临床表现可无任何症状或症状轻微，仅有低热、轻微咳嗽、咳痰，影像检查多以肺内病变以单侧、孤立及多发结节为主。对于机体免疫功能低下或长期接受免疫抑制治疗者，由于病理显示病变周围炎症反应明显，病灶内充满黏性物质，肺泡腔内充满隐球菌孢子，缺乏炎性细胞浸润，病变不易形成肉芽肿，因此，影像学显示以双肺弥漫性肺病为主。本例患者无免疫抑制等基础疾病，表现为双肺弥漫性病变临床罕见。该病的确诊需肺活组织检查，当组织活检困难时，免疫学检查有助于临床诊断，常用的是抗原检查，血清、脑脊液、肺泡灌洗液抗原滴度的检测都可以作为诊断的间接依据，也可用于评估治疗反应。PC 的治疗目标是控制肺隐球菌感染的症状和体征，防止全身播散及复发。由于 PC 全身播散和复发的风险与患者的免疫状态相关，因此必须首先依据患者机体的免疫状态和有无全身播散

进行评估，然后再根据呼吸系统症状的轻重程度进行分级治疗。据 2010 年美国感染病学会最新的隐球菌感染诊治指南推荐对于免疫缺陷患者，无症状或症状轻至中度患者，首选氟康唑至少 400mg/d 口服治疗 6 ～ 12 个月，也可选用伊曲康唑治疗，重症怀疑或已证实中枢感染者则按隐球菌脑膜炎治疗，对于免疫功能正常患者，可口服氟康唑 400mg/d 治疗 3 ～ 6 个月，也可选择伊曲康唑、伏立康唑或泊沙康唑。PC 的主要治疗方法包括抗真菌药物治疗、手术治疗及联合治疗。抗隐球菌药物主要有两性霉素 B、两性霉素 B 脂质体、氟胞嘧啶、氟康唑、伊曲康唑、泊沙康唑及伏立康唑等。两性霉素 B 由于不良反应大，目前已较少单独应用，取而代之的是效果好、不良反应小的氟康唑。该患者由于经济原因选择了两性霉素 B，未出现明显不良反应，对于年轻患者、基础脏器功能正常者，两性霉素 B 的应用还是安全的。

【评析】

从这例原发性肺隐球菌病的诊治过程，我们有以下体会。

① 根据临床疗效修正诊断：该患者首诊考虑粟粒型肺结核是有一定依据的，但在正规抗结核治疗后，患者临床情况逐渐加重，应考虑到诊断是否存在错误，特别是这位患者并没有找到结核感染的病原学依据，PPD 试验也是阴性的，应更早考虑其他疾病的可能。

② 病史采集很重要：对该患者最初的病史采集中，没有收集到接触发霉中药的病史，主任查房才询问出特殊的接触史，一定程度上影响了临床判断，完整的病史采集对诊断非常重要。

③ 免疫正常宿主肺隐球菌病也可以出现双肺弥漫性病变：免疫功能正常患者 PC 一般症状轻微，X 线表现以孤立性肿块影多见，常误诊为肿瘤，本例发生于青年健康女性，临床症状重，表现为双肺弥漫性病变，无中枢神经系统受累，此类病例临床罕见。

（徐虹　黄文杰）

参考文献

［1］Perfect J R, Dismukes W E, Dromer F, et al. Clinical practice guidelines for the management of cryptococcal disease: 2010 update by the infectious diseases society of America. Clin Infect Dis, 2010, 50(3): 291-322.

［2］Chang W C, T zao C, H su H H, et al. l Pu l m on ary Cryptococcosis Co mparison of Clinical and Radiographic Characteristics in Immunocompetent and Immunocompromised Patients. Chest, 2006, 129: 333-340 .

［3］赖国祥，张玉华，林庆安. 国内 22 年肺隐球菌病回顾性分析. 中国实用内科杂志，2005, 25: 176-178.

第18章　不明原因阻塞性肺炎并一过性中心支气管扩张

【病历资料】

一般资料：患者女性，57岁，因咳嗽、咳痰4月，加重1周，于2011年8月18日由门诊拟"肺炎"收住院。患者自述2011年4月感冒后出现咳嗽、咳痰，咳嗽呈阵发性伴咳痰，痰为黄色脓痰，可咳出。无咳铁锈色痰，无咳血丝痰或咯血，无活动后气喘。无畏寒，无寒战，无咽痒、咽痛，无头晕头痛，无流涕，无恶心呕吐，无腹痛腹泻等不适。曾于8月3日至门诊，查胸片示右膈角胸膜粘连。肺CT考虑右下肺前基底段炎症，不排除肺结核。患者拒绝住院治疗。门诊予左氧氟沙星等抗感染及止咳、化痰等对症治疗，病情时好时坏。患者1周前症状加重，口服药物不能缓解症状。8月18日门诊查肺部CT示右肺下叶阻塞性肺炎，前基底段肺不张，建议纤支镜检查。与8月3日CT片比较，右肺下叶病灶增多，支气管狭窄闭塞。痰培养未培养出真菌、细菌。为进一步诊治而入院。自起病以来，患者精神、食欲、睡眠尚可，大小便正常，体重未见明显减轻。既往体健，否认有心脏病、高血压病病史，否认肝炎、结核等传染病史，否认重大外伤、输血史，否认药物过敏史，预防接种史不详。

查体：T 37.1℃，P 80次/分，R 20次/分，BP 125/70mmHg，营养中等，发育正常，神志清，全身皮肤无黄染，双眼睑无水肿，结膜无充血，巩膜无黄染，口唇无发绀，口腔黏膜无溃疡及出血，伸舌居中，咽部充血，双侧扁桃体无肿大。颈软，双侧对称，双侧颈静脉无怒张，气管居中，甲状腺无肿大，双肺呼吸音粗，右下肺闻及少至中等量湿啰音。心界无扩大，心率80次/分，律齐，未闻明显病理性杂音。腹平软，无压痛及反跳痛。肝、脾未触及，肝肾区无叩痛，无移动性浊音，肠鸣音正常。生理反射存在，病理反射未引出。

辅助检查（门诊）：8月18日门诊肺部CT示右肺下叶阻塞性肺炎，前基底段肺不张，支气管狭窄闭塞，建议纤支镜检查（图18-1）。

【初步诊断】

（1）右肺阻塞性肺炎。

（2）右肺支气管狭窄闭塞原因待查。

① 炎症？

② 肿瘤？

③ 结核？

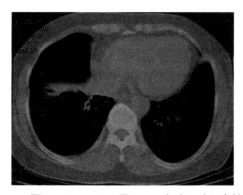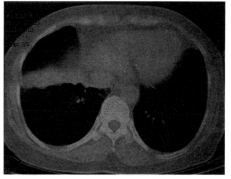

图 18-1　8 月 18 日 CT 示右肺下叶阻塞性肺炎，前基底段肺不张，支气管狭窄闭塞

【诊断依据】

1. 右肺阻塞性肺炎

依据：中年女性，咳嗽、咳痰 4 个月，加重 1 周。查体：双肺呼吸音粗，右下肺闻及湿性啰音。8 月 18 日门诊行 CT 示右肺下叶阻塞性肺炎，前基底段肺不张。与 8 月 3 日 CT 片比较，右肺下叶病灶增多，支气管狭窄闭塞。建议行支气管镜检查，痰涂片及痰、肺泡灌洗液培养检查。

2. 右肺支气管狭窄闭塞原因待查

① 炎症依据：中年女性，有咳嗽、咳痰症状 4 个月。查体：双肺呼吸音粗，右下肺闻及少 - 中等量湿性啰音。肺部 CT 示右肺下叶阻塞性肺炎，前基底段肺不张，支气管狭窄闭塞。建议行支气管镜检查，痰涂片及痰、肺泡灌洗液培养检查。

② 肿瘤依据：中年女性，有咳嗽、咳痰症状 4 个月，抗感染等治疗疗效欠佳。肺部 CT 示右肺下叶阻塞性肺炎，前基底段肺不张，支气管狭窄闭塞。建议行支气管镜检查，肺泡灌洗液、支气管黏膜刷检行细胞学检查，肺支气管组织活检行病理学检查。

③ 结核依据：中年女性，有咳嗽、咳痰症状 4 个月，抗感染等治疗疗效欠佳。肺部 CT 示右肺下叶阻塞性肺炎，前基底段肺不张，支气管狭窄闭塞。建议行支气管镜检查，痰涂片及肺泡灌洗液找抗酸杆菌，肺支气管组织活检，查 ESR 及 PPD 试验。

【下一步诊疗计划】

1. 检查计划

① 完善检查：如尿常规、粪常规、急诊生化、血培养、肺炎支原体、肝功能、血脂全套、心电图等检查。

② 痰涂片找细菌，痰找抗酸杆菌，痰培养 + 药敏试验。

③ 支气管镜检查，深部吸痰找抗酸杆菌，行痰培养 + 药敏试验，肺泡灌洗液、支气管黏膜刷检行细胞学，肺支气管黏膜活检行病理学检查。

2. 治疗计划

① 一般处理：氧疗，雾化吸入，卧床休息。

② 抗感染：阿奇霉素针 0.5g，iv gtt，qd；联合头孢哌酮 - 舒巴坦 4.0g，iv gtt，bid。

③ 止咳、化痰等对症治疗。

④ 维持水、电解质平衡。

⑤复查肺 CT。

　　7天后，患者主诉咳嗽、咳痰无明显好转，痰黏稠不易咳出，时有活动后气促，无发热，食欲、睡眠差，大小便正常。

　　查体：T 36.7℃，P 86次/分，R 20次/分，BP 95/70mmHg。神志清楚。口唇、肢端无发绀。双肺呼吸音粗，右下肺闻及少量湿啰音，偶可闻及少量干啰音。心率86次/分，律齐，各瓣膜听诊区未闻及杂音。双下肢无水肿。其余检查（－）。

　　辅助检查：血常规示白细胞计数（WBC）$6.27×10^9$/L，中性粒细胞百分比（N）39.0%，中性粒细胞绝对值$2.45×10^9$/L，红细胞计数（RBC）$4.05×10^{12}$/L，嗜酸性粒细胞$6.45×10^9$/L，血红蛋白（Hb）130g/L，血小板计数（PLT）$218×10^9$/L。血生化示肌酸激酶-MB同工酶（CK-MB）29U/L，乳酸脱氢酶（LDH）249U/L，钙测定（Ca^{2+}）2.00mmol/L。尿常规、粪常规、凝血未见明显异常。类风湿因子（RF）11.9U/L，C反应蛋白（CRP）3.1mg/L。心电图示窦性心律，ST段改变。肺功能检查：舒张实验结果阴性，FVC中度损伤，MVV中度损伤，FEV_1中度损伤，一秒率正常，肺通气功能中度损伤。高密度脂蛋白胆固醇（HDL-C）1.28mmol/L，低密度脂蛋白胆固醇（LDL-C）3.14mmol/L，载脂蛋白A1（ApoA1）1.19g/L，血清脂蛋白a（LPa）70.10mg/dL，类风湿因子（RF）11.9U/L。红细胞沉降率（ESR）26mm/h。细菌抗体测定：细菌抗体测定（结核杆菌）（TB-Ab）弱阳性（±）。癌胚抗原（CEA）6.7ng/mL，糖类抗原19-9 86.30U/mL。血脂、血播四项、未见异常。

　　支气管镜检：右下支气管黏膜炎症改变，右下支气管可见大量棕黄色黏稠性分泌物完全堵塞支气管管腔，支气管镜取痰、肺泡灌洗液行痰培养＋药敏试验，找抗酸杆菌。并行脱落学细胞检查，支气管黏膜活检行病理学检查。并予阿米卡星注射液0.4g注药。痰培养结果回报：①普通培养无细菌生长；②培养出曲霉。

　　复查肺CT示右肺下叶肺炎较前增多，余未见改变（图18-2）。

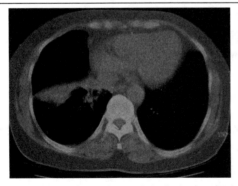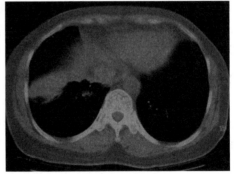

图18-2　复查肺CT：右肺下叶肺炎较前增多，余未见改变

【进一步考虑诊断】

　　侵袭性肺曲霉病。

【诊断依据】

　　侵袭性肺曲霉病依据：患者为中年女性，有咳嗽、咳痰症状，无发热、咯血症状．查体：双肺呼吸音粗，右下肺闻及湿性啰音。肺部CT示：右肺下叶肺炎，前基底段肺不张，

支气管狭窄闭塞。一般抗感染治疗 1 个月，症状无明显改善，复查 CT 肺部病灶增加。支气管镜检：患者纤维支气管镜下可见大量棕黄色黏稠性分泌物并把管腔完全堵塞。纤维支气管镜取痰鉴定结果回报：① 普通培养无细菌生长；② 培养出曲霉。

【下一步诊疗计划】

1. 检查计划

① 查血常规、血清 G 试验，痰涂片找真菌、一般细菌，痰培养 + 药敏试验。

② 复查胸部 CT。

③ 复查支气管镜。

2. 治疗计划

① 抗真菌治疗：伊曲康唑 200mg 静脉滴注 bid（第 1 天），第 2 天始予伊曲康唑 200mg 静脉滴注 qd,7 天后改伊曲康唑胶囊 0.2g，qd.

② 继续行支气管镜吸痰注药 (两性霉素 B 50 毫克 / 次)。

③ 继续予盐酸氨溴索化痰等对症支持治疗。

辅助检查如下。

① 血清 G 试验 2 次阳性。血常规示白细胞计数（WBC）7.25×10^9/L，中性粒细胞百分比（N）40.0%，嗜酸粒细胞 5.75×10^9/L。

②（2011-8-28）支气管镜检查：左肺、右上、中肺 1 ~ 4 级各级支气管通畅，黏膜充血，表面光滑，未见明显新生物。右下肺支气管可见较多黏稠分泌物，黏膜充血、水肿，无溃疡及糜烂。处理：a. 取少量分泌物涂片送病原（涂片找抗酸杆菌、普通细菌、真菌）检查。b. 左上支气管、右下支气管背段咬检两小块组织送检。c. 右侧下叶各肺段用生理盐水灌、注药两性霉素 B 50mg。

③ 血细菌涂片未找到。一般细菌涂片检查未找到真菌、细菌、抗酸杆菌。

④ 支气管肺病变组织病理镜下示：黏膜结缔组织，组织有嗜酸粒细胞、中性粒细胞和淋巴细胞浸润，上皮轻度增生，部分区域鳞状上皮化生，检查所见符合黏膜慢性炎症。

以上治疗方案治疗 24 天后患者咳嗽、咳痰好转。查体：T 36.5℃，P 78 次 / 分，R 20 次 / 分，双肺呼吸音粗，双下肺可闻及少量干啰音，较前减少，以右边较甚。纤维支气管镜示肺内分泌物经灌洗后明显减少。复查回报：白细胞计数（WBC）6.98×10^9/L，肝功能未见异常。

支气管镜检查：声门、气管、隆突未见异常；左支气管近左上肢气管开口黏膜可见一小溃疡，触之易出血。右下支气管黏膜充血、水肿，未见溃疡或糜烂。管腔内可见黏稠分泌物（以背段为甚）但较前明显减少。

患者住院 28 天后病情好转出院。出院带药：伊曲康唑 0.2g，qd；氨溴索口服液 30mg，tid。

2011 年 12 月 17 日复查肺 CT，与 2011 年 8 月 18 日片对比，右肺下叶前基底段复张，肺炎较前吸收，支气管未见狭窄闭塞（图 18-3）。

患者出院后口服伊曲康唑 4 月余后自行停用，停药后 1 月余，患者再发出现咳嗽、咳痰，为棕黄色脓痰，间断咳出较多长条样或树枝样痰栓，伴气喘，时有喉鸣；感双手指指端麻木不适，遂再次就诊，第二次收入住院。

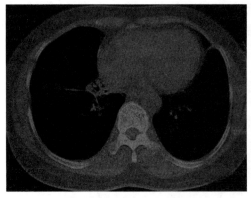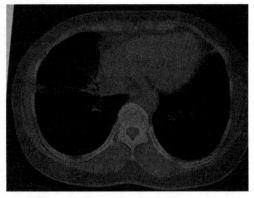

图 18-3　复查 CT 与 2011 年 8 月 18 日片对比，右肺下叶前基底段复张，
肺炎较前吸收，支气管未见狭窄闭塞

【再入院诊断】

① 侵袭性肺曲霉病？

② 支气管哮喘？

③ 变应性支气管肺曲霉病？

【诊断依据】

1. 侵袭性肺曲霉病

依据：中年女性，反复有咳嗽、咳痰症状。查体：双肺呼吸音粗，右下肺闻及干湿性啰音。既往肺部 CT 示：右肺下叶肺炎，前基底段肺不张，支气管狭窄闭塞。支气管镜检：患者纤维支气管镜下可见大量胶冻样黏稠性分泌物并把管腔完全堵塞，纤维支气管镜取痰培养出曲霉。一般抗感染治疗无效，抗真菌治疗有效。

2. 支气管哮喘

依据：中年女性，反复有咳嗽、咳痰症状，近期出现气喘、喉鸣。查体：双肺呼吸音粗，右下肺闻及干湿性啰音。

3. 变应性支气管肺曲霉病

依据：中年女性，反复有咳嗽、咳痰症状，为棕黄色脓痰，间断咳出较多长条样或树枝样痰栓，伴气喘，时有喉鸣；有双手指指端麻木不适。追问病史患者系水果店个体户，有霉烂水果接触史。查体：双肺呼吸音粗，右下肺闻及中等哮鸣音及少量湿性啰音。既往肺部 CT 示：右肺下叶前基底段肺不张，支气管狭窄。支气管镜检：患者纤维支气管镜下可见大量棕黄色黏稠性分泌物并把管腔完全堵塞，纤维支气管镜取痰培养出曲霉菌。一般抗感染治疗无效。

【下一步诊疗计划】

1. 检查计划

① 查血、尿、粪常规，血清 G 试验、IgE，肝肾功能等。

② 痰涂片找真菌、一般细菌，痰培养＋药敏试验。

③ 复查肺部 CT。

④ 复查支气管镜。

2. 治疗计划

① 两性霉素 B 5mg/d 始，每日增加 5mg，至 25mg/d，14 天后停用。改伊曲康唑 200mg，qd。

② 泼尼松片 30mg，qd。

③ 解痉、止咳、化痰等对症、支持治疗。

辅助检查如下。

① 血常规：白细胞计数（WBC)5.24×10⁹/L，中性粒细胞百分比（N)39.0%，中性粒细胞绝对值 3.45×10⁹/L，红细胞计数（RBC）3.95×10¹²/L，嗜酸粒细胞 9.65×10⁹/L，血红蛋白（Hb）127g/L，血小板计数（PLT）118×10⁹/L。

② 血清 G 试验阳性。

③ 血清 IgE 1100mg/L。

④ 肺部 CT：右上叶、下肺前基底段炎症；右肺下叶前基底段支气管扩张（图 18-4）。

⑤ 支气管镜检：右中叶支气管、基底干黏膜炎症改变，右中下支气管可见大量棕黄色黏稠性分泌物堵塞支气管管腔，支气管镜取痰、肺泡灌洗液行痰培养 + 药敏试验，找抗酸杆菌。

⑥ 支气管镜取痰培养结果回报：a. 普通培养无细菌生长；b. 培养出曲霉。抗酸杆菌阴性。

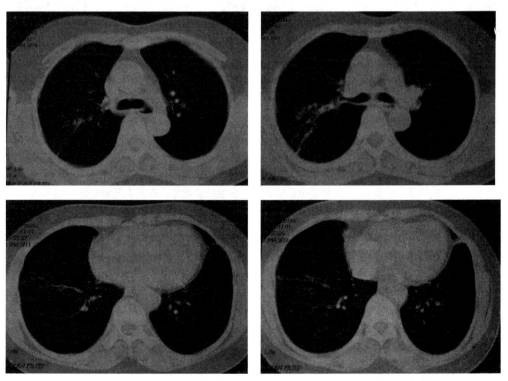

图 18-4　肺部 CT：右上叶、下肺前基底段炎症；右肺下叶前基底段支气管扩张

　　以上治疗 28 天，患者咳嗽、咳痰明显好转。查体：双肺呼吸音粗，原肺部啰音消失。复查肺部 CT：原右中肺炎症基本吸收，右肺中心支气管扩张。

　　出院带药：伊曲康唑 200mg，qd；泼尼松片 30mg，qd。

　　伊曲康唑治疗 6 月、泼尼松治疗 3 月后，无咳嗽、气喘，随访 6 个月，复查肺部 CT 示原肺部炎症吸收，见少量纤维增生，未见支气管扩张（图 18-5）。予停药，半年后随访无复发。

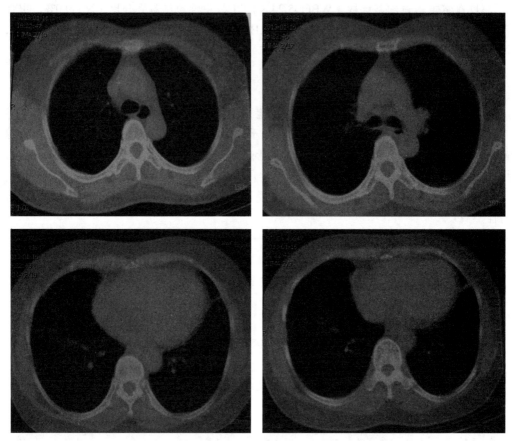

图 18-5　肺部 CT：原肺部炎症吸收，见少量纤维增生，未见支气管扩张

【最后诊断】

　　变应性支气管肺曲霉病。

【诊断依据】

　　① 中年女性，反复有咳嗽、咳痰症状，为棕黄色脓痰，间断咳出较多长条样或树枝样痰栓，伴气喘，时有喉鸣；有双手指指端麻木不适。

　　② 患者有霉烂水果接触史。

　　③ 查体：双肺呼吸音粗，右下肺闻及中等量哮鸣音及少量湿啰音。

　　④ 多次肺部 CT 示：先后出现右肺下叶前基底段肺不张，右下叶阻塞性肺炎，右中叶肺炎（呈游走性）；支气管狭窄；中心支气管扩张。

⑤ 支气管镜检：患者纤维支气管镜下可见大量胶冻样黏稠性分泌物并堵塞管腔，纤维支气管镜取痰培养出曲霉。

⑥ 一般抗感染治疗无效。

⑦ 多次查周围血象示嗜酸粒细胞增高。

⑧ IgE 增高。

⑨ 血清 G 实验阳性。

⑩ 肺组织病理示：组织有嗜酸粒细胞、中性粒细胞和淋巴细胞浸润。

⑪ 抗真菌治疗、激素治疗有效。

【讨论】

本例患者，中年女性，慢性病程，有咳嗽、咳痰症状，为棕黄色脓痰，患者既往体健，无基础疾病。查体：T 37.1℃，P 80 次 / 分，R 20 次 / 分，BP 125/70mmHg，营养中等，发育正常，神志清，全身皮肤无黄染，双眼睑无水肿，结膜无充血，巩膜无黄染，口唇无发绀，口腔黏膜无溃疡及出血，伸舌居中，咽部充血，双侧扁桃体无肿大。颈软，双侧对称，双侧颈静脉无怒张，气管居中，甲状腺无肿大，双肺呼吸音粗，右下肺闻及少至中等量湿啰音。心界无扩大，心率 80 次 / 分，律齐，未闻明显病理性杂音。腹平软，无压痛及反跳痛。肝、脾未触及。第一次入院辅助检查：血常规示白细胞计数（WBC）6.27×10^9/L，中性粒细胞百分比（N）39.0%，中性粒细胞绝对值 2.45×10^9/L，红细胞计数（RBC）4.05×10^{12}/L，嗜酸粒细胞 6.45×10^9/L，血红蛋白（Hb）130g/L，血小板计数（PLT）218×10^9/L。肺部 CT 示：右肺下叶阻塞性肺炎，前基底段肺不张，右下叶支气管狭窄闭塞。支气管镜检：右下支气管黏膜炎症改变，右下支气管可见大量胶冻样棕黄色黏稠性分泌物完全堵塞支气管管腔，支气管镜取痰、肺泡灌洗液行痰培养 + 药敏试验，找抗酸杆菌。并行脱落学细胞检查，支气管黏膜活检行病理学检查。两次痰培养结果回报：① 普通培养无细菌生长；② 培养出曲霉。支气管肺组织病理：组织有嗜酸粒细胞、中性粒细胞和淋巴细胞浸润，上皮轻度增生，部分区域鳞状上皮化生，检查所见符合黏膜慢性炎症。诊断为侵袭性肺曲霉病。经伊曲康唑抗真菌治疗 4 个月，症状改善，复查肺部 CT 原炎症吸收。停抗真菌药 1 月余，病情再发，除咳嗽、咳棕黄色脓痰外，并出现间断咳出较多长条样或树枝样痰栓，伴气喘，时有喉鸣；有双手指指端麻木不适。查体：右肺闻及哮鸣音和湿啰音。以上新出现的症状、体征，结合患者有霉烂水果接触史，无基础疾病史的特点，考虑变异性支气管肺曲霉病。逐复查肺部 CT 示：右中叶肺炎；右下叶支气管扩张。支气管镜检：右中、下叶支气管可见大量胶冻样棕黄色黏稠性分泌物并堵塞管腔，纤维支气管镜取痰培养出曲霉。查周围血象示嗜酸粒细胞增高。IgE增高，血清 G 实验阳性。以上症状、体征、游走性肺部阴影、支气管扩张及实验室检查结果进一步证实变异性支气管肺曲霉病诊断。予抗真菌治疗、糖皮质激素等治疗 6 月，症状控制，复查肺部 CT 肺部炎症吸收、支气管扩张消失，治疗有效。

【评析】

从变异性支气管肺曲霉病的诊治过程，我们有以下几点体会。

① 有咳嗽、咳棕黄色脓痰，咳长条样或树枝样痰栓，伴喘息等呼吸道症状，胸部影像学有游走性肺内阴影，外周血嗜酸粒细胞增加，一般抗感染治疗效果欠佳时，应考虑变异性支气管肺曲霉病。

② 有霉烂物接触史，中心支气管扩张、IgE 增高、血清 G 实验阳性，支气管镜检查

BAL（支气管肺泡灌洗）、痰培养有助于诊断变异性支气管肺曲霉病。

③ 变异性支气管肺曲霉病始发症状可能表现为咳嗽、咳痰，影像学可表现为阻塞性肺炎、支气管狭窄，易误诊为普通肺炎、肿瘤，痰培养出曲霉又易误诊为侵袭性肺曲霉病。

④ 变异性支气管肺曲霉病可呈进行性发展，先出现咳嗽、咳痰，继而出现气喘，体查出现哮鸣音；肺部影像学可出现游走性阴影，支气管狭窄，随病情发展出现一过性支气管扩张，治疗后可消失，此特点可与支气管扩张症相鉴别。

⑤ 诊断变异性支气管肺曲霉病后应进行全面评价，寻找可能的诱因，如寄生虫感染、霉烂物接触等，以去除诱因。

⑥ 抗真菌联合糖皮质激素治疗有效，注意长疗程，防止复发。

（向永红　邝良鉴）

第19章 发热、双肺结节影

【病历资料】

一般资料：患者女性，16岁，学生，以"咳嗽、发热十余天"为主诉于2012年10月19日入院。入院前十余天无明显诱因出现阵发性咳嗽，咳黄白痰，量为2～3口／日，痰无臭味，伴发热，体温最高达40℃，无明显热型，感畏冷、乏力，无盗汗，无咯血，无胸痛、心悸，无恶心、呕吐，无头痛、头晕。就诊外院摄胸片示双肺斑片影，考虑双肺炎症，以右下肺为主。予头孢哌酮-舒巴坦抗感染治疗1周后仍反复低热，体温波动于38℃左右，午后为主，感乏力。就诊当地县医院摄胸部CT示双肺多发结节影。转诊我院拟双肺阴影收入院。既往5年前因卵黄囊瘤于外院行子宫、双附件切除术，术后化疗4个疗程。4月前于外院诊断为特发性血小板减少性紫癜，予激素等治疗至今。

查体：体温37.1℃，脉搏96次／分，呼吸21次／分，血压118/85mmHg。神志清楚，满月脸，全身皮肤见多发暗红色瘀斑，腹壁及下肢见紫纹，全身浅表淋巴结未触及肿大。颈软，双肺呼吸音稍弱，双肺未闻及干湿性啰音。心率96次／分，律齐，未闻及杂音。腹中线上可见一长约10cm纵行手术瘢痕，腹膨隆，腹肌软，无压痛、反跳痛。生理反射存在，病理反射未引出，脑膜刺激征阴性。

辅助检查：胸片（2012-10-10，外院）示双肺纹理增多，增粗，双侧肺野见斑片状模糊影，以右下肺为主，双肺门影未见明显增大。胸部CT（2012-10-17，当地县医院）（图19-1）示双肺散在粟粒型结节影，大小不等，双侧对称，双肺门增浓。血常规（2012-10-15，当地县医院）示白细胞数（WBC）21.46×10^9/L，中性粒细胞比例（N）90.64%，血小板数（PLT）100×10^9/L。

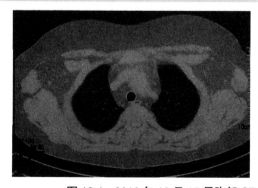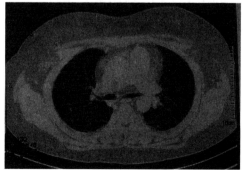

图19-1 2012年10月17日胸部CT，见双肺散在大小不等粟粒型结节影

【初步诊断】

（1）双肺多发结节性质待查。

① 血行播散型肺结核？

② 转移癌？

③ 肺真菌病？

（2）特发性血小板减少性紫癜。

（3）卵黄囊瘤伴子宫、双附件切除术后。

【诊断依据】

1. 双肺多发结节性质待查

① 血行播散型肺结核依据：年轻女性因血小板减少性紫癜，口服糖皮质激素治疗4月余，咳嗽、发热十余天，起初为高热，抗感染后出现午后低热，伴乏力。查体：双肺呼吸音稍减弱。辅助检查：胸部CT见双肺散在粟粒型结节影，大小、密度、分布均不等。

② 转移癌依据：年轻女性，5年前有卵黄囊瘤史，曾于外院行子宫、卵巢切除术，术后化疗4个疗程；卵黄囊瘤又名内胚窦瘤，恶性程度高，多见于儿童及年轻妇女，生长迅速，易早期转移，预后差，5年生存率不足10%，瘤细胞可产生甲胎蛋白（AFP），且AFP浓度与肿瘤消长相关，是诊断及治疗监测时的重要标志物。查体：腹中线上可见一长约10cm纵行手术瘢痕，腹膨隆，腹肌软，无压痛、反跳痛。辅助检查：胸部CT示双肺散在粟粒型结节影，大小不等，双侧对称，双肺门增浓。

③ 肺真菌病依据：因卵黄囊瘤术后并长期使用糖皮质激素，目前咳嗽、反复发热，胸部CT见双肺散在粟粒型结节影，大小不等，双侧对称，双肺门增浓。因肺真菌病的临床症状、体征及影像学表现大多缺少特异性，更无诊断特异性。且继发性肺真菌病其临床表现往往被严重的基础疾病或治疗药物如免疫抑制药、糖皮质激素等所掩盖，应注意排除肺真菌病。

2. 特发性血小板减少性紫癜

依据：4月前因反复全身皮肤出现瘀点、瘀斑就诊外院，多次查血小板计数减少，并行骨穿等检查后诊断为特发性血小板减少性紫癜，予糖皮质激素（甲泼尼龙20mg，bid）等治疗至今。

3. 卵黄囊瘤伴子宫、双附件切除术后

依据：既往5年前因"卵黄囊瘤"于外院行子宫、卵巢切除术，术后病理证实为卵黄囊瘤，并予CISCA方案［顺铂20mg（第1天至第5天）＋环磷酰胺600mg（第1天）＋多柔比星25mg（第4天至第5天）］化疗4个疗程。

【下一步诊疗计划】

1. 检查计划

① 痰结核菌涂片、痰TB-DNA、血TB-Ab、PPD、痰致病菌培养、痰液基找瘤细胞。

② 血常规、血沉、全程C反应蛋白（CRP）、凝血功能、肿瘤指标检测、人类免疫缺陷病毒（HIV）。

③ 妇科彩超、上腹部彩超、纤维支气管镜检查。

2. 治疗计划

① 一般治疗：卧床休息。

② 继续予甲泼尼龙（20mg，bid）、达那唑（0.2g，tid）治疗血小板减少性紫癜。

③化痰、对症、支持等治疗。

入院后第 4 天行纤维支气管镜检查，镜下双侧支气管未见明显异常。术后当天出现发热，体温达 39℃左右，午后为主，伴乏力，偶咳嗽，少痰，无气促、头痛等不适。查体同前。

辅助检查：血常规 WBC 13.67×10⁹/L，N 89.9%。血沉 3mm/h。超敏 C 反应蛋白（hsCRP）3.27mg/L。HIV 阴性。免疫全套：TB-Ab 阳性，癌胚抗原（CEA）、AFP、CA125、CA153、神经元特异性烯醇化酶（NSE）等均正常。痰找抗酸杆菌阴性，纤刷、灌洗液检抗酸杆菌阴性。PPD（0×0）mm，灌洗液 TB-DNA 阳性（1.89E+003 拷贝），痰 TB-DNA 阴性，灌洗液 TB-Ab 阴性，痰真菌涂片阳性。灌洗液真菌涂片阴性，灌洗液培养无细菌生长。痰培养见正常菌群生长，痰液基涂片未见瘤细胞，肺泡灌洗液液基涂片未见瘤细胞，纤支镜刷检液基涂片未见瘤细胞。妇科彩超：①子宫及双侧卵巢未探及（术后改变？）；②膀胱及盆腔未见明显异常。上腹部彩超：①脂肪肝；②左肾强回声，考虑结石；③胆、胰、脾、右肾未见明显异常。

【进一步考虑诊断】
（1）双肺多发结节性质待查。
①血行播散型肺结核？
②转移癌？
③肺真菌病？
（2）特发性血小板减少性紫癜。
（3）卵黄囊瘤伴子宫、双附件切除术后。

【诊断依据】
1. 双肺多发结节性质待查
①血行播散型肺结核依据：患者仍反复发热，多于午后出现，且气管镜检查后体温较前升高，查血 TB-Ab 阳性、灌洗液 TB-DNA 阳性，PPD 虽阴性，考虑与患者免疫功能低下相关，该患者为免疫功能低下者，为结核感染的高危人群，结合胸部 CT 等，考虑肺结核可能大。
②转移癌依据：查 AFP 等肿瘤标志物均正常，痰液基涂片未见瘤细胞，肺泡灌洗液液基涂片未见瘤细胞，纤维支气管镜刷检液基涂片未见瘤细胞，但患者既往有卵黄囊瘤史，摄胸部 CT 见双肺多发结节影，考虑卵黄囊瘤肺转移仍不能排除。
③肺真菌病依据：查痰真菌涂片阳性，但灌洗液真菌涂片阴性，灌洗液培养无细菌生长。痰培养见正常菌群生长，在不能排除口腔定植菌污染的情况下，痰真菌涂片阳性无诊断性意义，结合病史及影像学改变，仍不能排除肺真菌病可能。
2. 特发性血小板减少性紫癜
依据同前。
3. 卵黄囊瘤伴子宫、双附件切除术后
依据：妇科彩超提示子宫及双侧卵巢未探及（术后改变？），结合病史及术后病理考虑为卵黄囊瘤术后。

【下一步诊疗计划】

1. 检查计划

① 再次行痰结核菌涂片、痰真菌涂片、痰真菌培养及鉴定、痰液基找瘤细胞检查。

② 血气分析，复查胸部 CT。

③ 行腰椎穿刺术了解有无中枢神经系统感染。

2. 治疗计划

继续对症、支持治疗。

入院后第 10 天（2012-10-29）即行胸部 CT 平扫及腰椎穿刺术，并测得颅内压为 160mmH$_2$O。

辅助检查：血气分析回报 pH 7.466，PaO$_2$ 70.1mmHg，PaCO$_2$ 35.3mmHg，HCO$_3^-$ 24.9mmol/L，SO$_2$ 95%，FIO$_2$ 0.21，氧合指数 333。复查血常规：WBC 10.15×10^9/L，N 88.8%，Hb 130g/L，PLT 81×10^9/L。复查胸部 CT（图 19-2）示：双肺弥漫性病变，多数病灶内可见透亮影，结合病史，考虑感染性病变？转移瘤？结核？脂肪肝，肝右叶斑点状钙化灶可能，脾大。

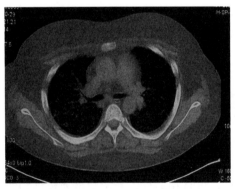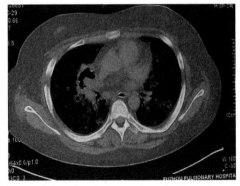

图 19-2　2012 年 10 月 29 日胸部 CT 示双肺病灶增多增大，多数病灶内见透亮影

【进一步考虑诊断】

（1）双肺弥漫性病变待查。

① 肺炎？（金黄色葡萄球菌？奴卡菌？隐球菌？）

② 肺结核？

③ 结缔组织疾病肺受累？

④ 转移癌？

（2）低氧血症。

（3）特发性血小板减少性紫癜。

（4）卵黄囊瘤伴子宫、双附件切除术后。

【诊断依据】

1. 双肺弥漫性病变待查

① 肺炎（金黄色葡萄球菌？奴卡菌？隐球菌？）依据：患者反复发热，查血常规见血象高，复查胸部 CT 较旧片（2012 年 10 月 17 日）对比仍见双肺病灶，病灶增多增大，多数病灶内新增空洞影，考虑血源性化脓性感染如金黄色葡萄球菌可能性大，奴卡菌等特殊病原体不能排除。因患者为恶性度高的卵黄囊瘤术后及特发性血小板减少性紫癜长期服用激素，存在免疫功能异常，并双肺多发粟粒样结节，短期内多数病灶内新增空洞影，血行播散性隐球菌病可能需排除。

② 肺结核依据：患者仍反复午后发热，复查胸部 CT 见双肺原结节影内新增空洞影，因患者为免疫功能低下者，考虑肺结核病变不典型改变所致。

③ 结缔组织疾病肺受累依据：结缔组织病属自身免疫病，病变可累及多个系统。该患者反复发热，伴乏力，胸部 CT 见肺部结节影，且合并血小板减少，注意排除结缔组织病累及肺部引起的病变。

④ 转移癌依据：有 4% ～ 9% 肺转移癌肺部病灶可形成空洞，尤以上叶多见，其中以鳞癌最多，其次为女性生殖系统癌。且一般小于 2cm，同时发生的转移病灶，其大小可以相似，但该患者仅 12 天时间出现肺部新增空洞影，结合病史考虑转移癌可能性小。

2. 低氧血症

依据：低氧血症是指血液中含氧不足，动脉血氧分压（PaO_2）低于同龄人的正常下限，主要表现为血氧分压与血氧饱和度下降。成人正常动脉血氧分压（PaO_2）83 ～ 108mmHg。计算公式为 PaO_2=（100−0.3× 年龄）±5mmHg。该患者 16 岁，据公式推算正常 PaO_2 介于 90 ～ 100mmHg，但查血气分析示血氧分压仅 70.1mmHg，考虑为低氧血症诊断明确。

3. 特发性血小板减少性紫癜

依据同前。

4. 卵黄囊瘤切除术后

依据同前。

【下一步诊疗计划】

1. 检查计划

① 痰致病菌培养、痰涂片革兰染色、血培养及鉴定。

② 复查血常规、全程 CRP、血沉，查弓形虫等病原体（TORCH）、自身免疫抗体［抗中性粒细胞胞浆抗体（ANCA）、抗核抗体谱（ANA）、双链 DNA（ds-DNA）、类风湿因子(RF)、抗链球菌溶血素"O"（ASO）、抗磷脂抗体、抗核抗体谱］、真菌葡聚糖试验（GM 试验）、降钙素原。

③ 颅脑增强 CT。

④ 请血液科会诊，协助治疗血小板减少性紫癜。

2. 治疗计划

① 上心电监护，吸氧。

② 予利奈唑胺、复方磺胺甲噁唑抗感染。

入院后第 11 天（2012-10-30）患者仍反复发热，体温波动于 39℃左右，午后为主，伴乏力，偶咳嗽，痰少，无盗汗，无咯血、气促、胸痛，食欲、睡眠尚可，大小便正常。

辅助检查：血常规 WBC $10.15×10^9/L$，N 88.8%，Hb 130g/L，PLT $81×10^9/L$；全程 CRP>5.0mg/L，超敏 CRP 55.87mg/L；血沉 25mm/h。痰培养见正常菌群生长。血气分析：pH 7.411，PaO_2 65.4mmHg，$PaCO_2$ 44.5mmHg，HCO_3^- 27.6mmol/L，SO_2 92.9%，FiO_2 0.21；氧合指数 311；痰液基涂片 2 次均未见瘤细胞；痰找抗酸杆菌阴性。外院查巨细胞病毒 DNA 测定 <1000U/mL，EB 病毒 DNA 测定 19500U/mL；巨细胞病毒 IgG 20.6U/mL（参考值 ≥ 0.6U/mL 阳性），巨细胞病毒 IgM<8U/mL（阴性），风疹病毒 IgM<10AU/mL（阴性），单纯疱疹 1/2IgG>30（参考值阳性 >1.1），单纯疱疹 <0.5（阴性）；ANCA、抗心磷脂抗体、ASO、类风湿因子、ds-DNA、抗核抗体谱阴性，EB 病毒 IgA 抗体阴性；降钙素原 0.12ng/mL（参考值 <0.1ng/mL）；CRP 43.3mg/L；真菌 1,3-β-D 葡聚糖 <10pg/mL（阴性）。脑脊液常规组合：无色，清，WBC $32×10^6/L$，RBC $50×10^6/L$，潘氏球蛋白定性阴性，葡萄糖 3.11mmol/L，蛋白 458.3mg/L，氯化物 115.39mmol/L，抗酸染色、革兰染色阴性，新型隐球菌检查阳性；脑脊液细胞学（图 19-3）示异常脑脊液细胞学反应，以淋巴细胞为主的混合性细胞学反应（中性粒细胞比例明显增高），脑脊液离心涂片检出较多隐球菌，并发现 2% 处于分裂状态，拟隐球菌性脑膜炎（隐脑）。脑脊液 TB-DNA 阴性。

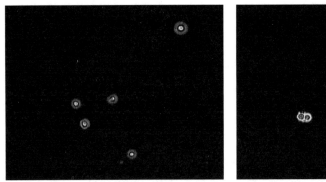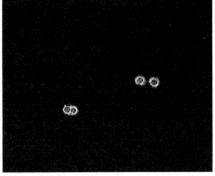

图 19-3　脑脊液离心涂片墨汁染色，镜检见有带有宽厚荚膜的较圆的菌体，初步判定为新型隐球菌

血液科会诊意见：①骨髓穿刺涂片及骨髓血培养致病菌＋药敏试验；②请神经内科会诊协助治疗隐脑；③在减少糖皮质激素用量，密切观察血常规，必要时可予静脉丙种球蛋白治疗。

【进一步考虑诊断】

①隐球菌性脑膜炎并隐球菌性肺炎（播散性？）。

②低氧血症。

③ 特发性血小板减少性紫癜。

④ 卵黄囊瘤切除术后。

【诊断依据】

1. 隐球菌性脑膜炎

依据：患者年轻女性，既往有卵黄囊瘤史，曾行子宫、双附件切除术，另有血小板减少性紫癜，长期口服激素，此次因咳嗽、发热十余天入院。查体：颈软，双肺呼吸音稍减弱，未闻及干湿性啰音。脑膜刺激征阴性。辅助检查：胸部 CT 示双肺多发结节影，并有空腔形成。脑脊液常规见细胞数稍高，氯化物低，糖、蛋白数正常，脑脊液墨汁染色涂片阳性。

2. 隐球菌性肺炎

依据：患者反复发热，入院后查痰找真菌阳性，灌洗液真菌涂片阴性，痰及灌洗液培养菌未见致病菌生长，但查脑脊液检出隐球菌，结合胸部 CT 临床上可诊断为隐球菌性肺炎。

3. 低氧血症

依据同前。

4. 特发性血小板减少性紫癜

依据同前。

5. 卵黄囊瘤切除术后

依据同前。

【下一步诊疗计划】

1. 检查计划

骨穿行骨髓穿刺涂片及骨髓血培养致病菌 + 药敏试验；血清隐球菌荚膜多糖抗原乳胶凝集试验 (因本地未开展此检查未做)。

2. 治疗计划

① 考虑患者合并血液系统疾病基础病，两性霉素 B 对血液系统影响较大，暂不用。给予氟康唑 400mg/d（首剂加量）、氟胞嘧啶 1.5g qid 抗真菌治疗。

② 保肝、甘露醇脱水降颅压。

③ 请神经内科会诊协助治疗隐脑。

于 2012 年 10 月 31 日行骨髓穿刺术，术中因血液稀释行涂片时未见骨髓小粒，仅行骨髓培养致病菌。

入院第 13 天（即联合抗真菌治疗 2 天后）患者体温降至正常，无头痛、呕吐，无咯血、气促等不适。查体：神志清楚，颈软，双肺呼吸音稍弱，双肺未闻及干湿性啰音。左侧巴氏征可疑阳性，右侧巴氏征阳性，双侧克氏征、布氏征阴性。

辅助检查：颅脑增强 CT 回报右侧外侧裂池较对侧稍窄，诸脑沟稍变浅。全血培养 2 次均见新型隐球菌 ++++；骨髓血培养见新型隐球菌 ++++。神经内科会诊意见：目前病情复杂，病情重，如果使用两性霉素对血液系统有一定不良反应，使用氟康唑（大扶康）1 周后复查脑脊液再决定新的治疗方案。

抗真菌治疗后 1 周后复查腰穿，脑脊液 1.0mL 离心涂片检出隐球菌 31 个 / 片，复查胸部 CT 见部分空洞较前增大，复查血培养仍示新型隐球菌 ++++。

【最后诊断】

① 播散性隐球菌病（肺、血、脑、骨髓）。

② 低氧血症。

③ 特发性血小板减少性紫癜。

④ 卵黄囊瘤切除术后。

⑤ 脂肪肝。

【下一步治疗计划】

加两性霉素 B 脂质体加强抗真菌治疗，定期复查腰穿、肝肾功能、电解质、血培养等。

抗真菌治疗 12 天起出现顽固性低钾血症，予 10% 氯化钾、氯化钾缓释片纠正低钾血症。抗真菌治疗 3 周后出现肾功能异常，查血尿素氮 10.12mmol/L，肌酐 173.7μmol/L，予左卡尼汀、尿毒清颗粒改善肾功能及复方 α- 酮酸补充氨基酸，低蛋白饮食等处理后肾功能逐渐恢复正常。

抗真菌治疗约 6 周时因严重胃肠道反应自行停用氟胞嘧啶。

经抗真菌治疗约 2 月后患者无发热、头痛等不适，复查胸部 CT（图 19-4）见病灶较前吸收，部分空洞较前缩小，复查腰穿见脑脊液 1.2mL 离心涂片检出隐球菌 3 个 / 片，脑脊液及血培养多次均未见致病菌生长，病情好转出院。

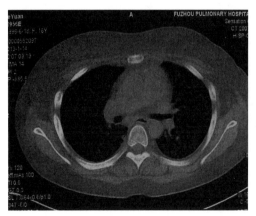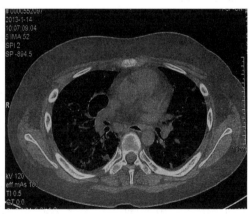

图 19-4　2013 年 1 月 14 日胸部 CT：病灶较前吸收，部分空洞较前缩小

【讨论】

隐球菌病是由新型隐球菌所致的深部霉菌病，主要侵犯中枢神经系统，也可发生在肺、皮肤、淋巴结、骨及其他脏器，引起的慢性或亚急性组织损伤的病理过程，出现相应的症状及体征。若新型隐球菌经血行播散导致多器官感染，则称为播散性隐球菌病（disseminated cryptococcosis）。播散性隐球菌病起病隐匿，病程较长，临床表现无特异性，早期不易发现，误诊率很高，治疗困难，预后较差，死亡率高。新型隐球菌属酵母样菌，是条件致病菌，广泛分布于自然界中，尤其是鸽粪更易污染，鸽粪中带菌阳性率可达 70%。新型隐球菌可经呼吸道或破损的皮肤、黏膜侵入人体。当机体免疫功能障碍时，新型隐球菌利用其致病性机

制，如表达硅酸和荚膜多聚糖、黑素合成以及分泌甘露醇、磷脂酶和超氧化物歧化酶可以逃逸机体的防御反应，引起局部感染或播散性隐球菌病。

本病例患者有"卵黄囊瘤"及"血小板减少性紫癜"基础疾病并长期服激素易感因素，MCDONELL 等根据尸解病理认为因免疫力低下者引起新型隐球菌肺炎表现为毛细血管或间质内感染及肺组织实变型。国内赖国祥等报道肺隐球菌病胸部 CT 表现约 7.46% 为弥漫性粟粒影，易误诊为粟粒型肺结核。根据患者免疫功能和疾病所处的不同时期，肺隐球菌病影像学表现为：① 孤立或多发结节影或块影；② 单发或多发斑片影；③ 斑片影与结节影并存；④ 弥漫粟粒影。其中单发或多发结节影或块影是最常见的肺部表现，病变多发生在胸膜下，大小不一，边缘光整，也可表现为模糊或小毛刺。常有空洞形成，洞壁比较光滑，早期可在呈现结节性密度影中有均匀一致、非常规整的低密度区。结节或伴光整的低密度坏死或空洞对肺隐球菌病友重要的诊断参考价值。本病例入院时胸部 CT 示双肺弥漫结节考虑血行播散型肺结核可能，入院后支气管镜检查灌洗液 TB-DNA 阳性，血 TB-Ab 阳性，后复查 CT 示双肺结节出现空腔，考虑存在血源性金黄色葡萄球菌肺炎或奴卡菌肺炎可能；因此肺隐球菌病较难与其他疾病鉴别，最后通过脑脊液墨汁染色隐球菌及脑脊液、骨髓液、血培养新生隐球菌阳性明确播散性隐球菌病。

临床上有下列表现应考虑本病：① 患免疫功能低下的各种疾病及长期使用广谱抗生素和糖皮质激素的患者；② 不明原因的长期发热伴血沉增快，C 反应蛋白增高；③ 咳嗽、咳痰、胸痛、气促等呼吸系统症状；④ 肝脾大及肝功能损害；⑤ 淋巴结肿大，以腹腔淋巴结肿大为主；⑥ 不明原因的骨关节疼痛和肿胀；⑦ 不明的骨关节疼痛和肿胀；⑧ 有明显颅内压增高、视力障碍、脑脊液糖量很低者；⑨ 皮肤隐球菌感染的皮损多种多样，最常见的为传染性软疣样带有脐凹的损害，还可以表现为溃疡、结节、脓疱、红斑、坏死以及蜂窝织炎等多种损害。本病的确诊需病原学检查（其中墨汁染色最简便可靠）及脑脊液、骨髓液、血培养，淋巴结活检病理组织等明确；还需与结核性脑膜炎、败血症和淋巴瘤等鉴别。

治疗上，两性霉素 B（AmBd）[0.7 ～ 1.0mg /（kg·d），静脉滴注] 联合氟胞嘧啶 [100mg /（kg·d），分 4 次口服] 至少诱导治疗 4 周。AmBd 的不良反应大，可以由两性霉素 B 脂质体（LFAmB）替代。然后开始氟康唑（400mg/d）巩固治疗 8 周。如果患者无法耐受 AmBd，用 AmB 脂质体 [3 ～ 4mg /（kg·d），静脉滴注] 或两性霉素 B 脂质体复合物（ABLC）[5 mg /（kg·d），静脉滴注]。治疗过程中需注意顽固性低钾血症、肾功能不全等不良反应。

本病例可提示：① 长期发热患者除外一些疾病及免疫力低下、激素治疗等情况，要想到真菌感染；② 做真菌培养、抗原检测、墨汁染色等各种体液联合检查，反复多次以提高检出率；③ 凡遇不明原因较长时间发热，胸部影像变化疑似结核病变，经抗炎、抗结核治疗无效，应想到新型隐球菌病的可能。

【评析】

隐球菌病起病隐袭，病程较长，临床表现无特异性，容易误诊、漏诊。近年来由于抗生素、免疫抑制药、激素的广泛应用，致使条件致病菌的感染机会增多。机体免疫功能低下时，新型隐球菌经血传播感染全身多器官，最常见隐球菌性脑膜炎，而全身播散性隐球菌病少见，对 HIV 阳性、患血液系统疾病、恶性肿瘤、器官移植术后等高危因素，需警惕此病可能。因感染部位不同而表现各异。痰液、胸腔积液、脑脊液等体液在早期检查时墨汁染色可能为阴性，容易造成误诊，所以考虑本病时应反复检查病原体，血培养物阳性发现时应适当延长血培养时间。隐球菌病的血清学检查方法敏感性低，病原学检查检出率也较低，组织病理学检查是其主要的确诊手段，因此条件允许时应尽早行肺穿刺活检等协助诊断。播散性隐球菌病病死亡率高，伴中枢系统感染时后遗症高，争取早期诊断和治疗，提高治愈率，减少致残率。

（陈晓红　方素芳　刘建清　陈雨燕）

参考文献

[1] 吴绍熙，郭宁如，刘维达等. 新生隐球菌的生态学、流行病学、分子生物学及临床研究. 真菌学报，1996, 15(2): 114-120.

[2] 郭秀军，廖万清. 新生隐球菌的致病机制和宿主的防御反应研究进展. 医学综述，2003, 9 (6): 346-348.

[3] Mcdonell J M, Hut chins G M. Pulmonary crypt ococcosis. Hum Pathol, 1985, 16: 121-128.

[4] 赖国祥，张玉华等. 国内 22 年肺隐球菌病回顾性分析. 中国实用内科学杂志，2005, 25, (2): 176-178.

[5] 蒲蓉，李为民. 健康人群隐球菌肺病临床特征探讨. 西部医学，2009, 21(9).

[6] Neuville S，Dromer F, Morin O, et al. Primary cutaneous cryptacoccosis: a distinct chnical entity. Clin Infect Dis, 2003, 36 (3): 337-347.

[7] 周颖杰，李光辉. 隐球菌病处理临床实践指南：2010 年美国感染病学会更新. 中国感染与化疗杂志，2010，10 (3): 161-166.

第 20 章　肺部多发结节样肿块——肿瘤？真菌？

【病历资料】

一般资料：患者女性，45岁，农民。因咳嗽、胸痛11天于2010年9月22日由门诊以双肺肿块查因收入我院。患者于2010年9月11日无明显诱因出现刺激性阵发性咳嗽，干咳无痰。伴右侧胸背部疼痛，以咳嗽后为甚。活动后稍感气促。偶有盗汗，乏力。自认为感冒于当地诊所行输液治疗（具体用药不详）后。症状稍好转。9月18日在当地医院胸片检查示右肺结节影，考虑肺多发转移瘤并阻塞性炎症。自起病以来，患者无畏寒、发热，无胸闷、咯血，无呼吸困难。无腹痛、腹泻，无皮疹，无肌肉关节疼痛，无尿频、尿急。

查体：T 36.6℃，P 75次/分，R 20次/分，BP 120/80mmHg。发育正常，营养良好，神志清楚，自主体位，全身浅表淋巴结无肿大，气管位置居中，双肺叩诊清音，左肺呼吸音清晰，右肺呼吸音稍减弱。无明显干湿性啰音。心率75次/分，律齐，无杂音，腹部平坦，无压痛，无反跳痛，肝、脾未触及，腹部未扪及包块，移动性浊音阴性，双侧肾区无叩痛，肠鸣音正常，4次/分，无气过水声。脊柱、四肢无畸形，双下肢不肿，病理反射未引出。

辅助检查：（我院 2010-9-20）血常规示 WBC 10.2×10^9/L，N 67.4%，L 24.6%，RBC 3.83×10^{12}/L，Hb 119g/L，PLT 168×10^9/L。肝功能示 ALB 48.3g/L，GLO 34.1g/L，TBIL 14.7μmol/L，DBIL 5.4μmol/L，ALT 42.7U/L，AST 39.9U/L。血沉 66mm/h。PPD 皮试（-）。癌胚抗原正常。肺部 CT 示双肺结节样肿块，性质待定，真菌感染？结核？（图20-1）。

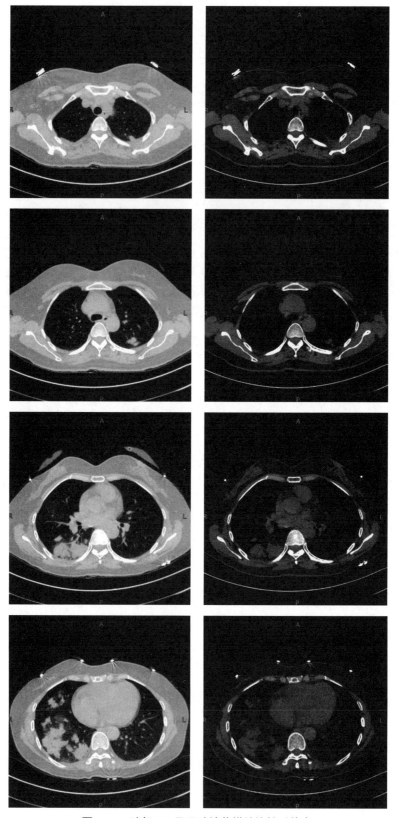

图 20-1　肺部 CT 示双肺结节样肿块性质待定

【初步诊断】

双肺肿块查因。

① 结核并感染？

② 真菌感染？

③ 肿瘤待排。

【诊断依据】

① 结核并感染依据：患者为中年女性，病程 11 天，主要临床表现为刺激性阵发性干咳，右侧胸痛，气促，乏力，盗汗。查体：左肺呼吸音清，右肺呼吸音减低。无明显干湿性啰音。肝功能示：球蛋白升高，血沉示增快，肺部 CT 可见双肺多发肿块影，边界清晰，左上肺及右下肺背段可见肿块影。但患者病程较短，PPD 皮试（−）、无明显发热，暂不支持。患者有咳嗽症状，实验室检查白细胞计数升高，肺部 CT 可见右中叶渗出病灶，考虑存在肺部感染。需完善结核抗体、痰抗酸染色、痰培养、纤维支气管镜检查等相关检查明确诊断。

② 真菌感染依据：患者无明显诱因出现刺激性阵发性干咳，右侧胸痛，气促，乏力，盗汗等症状。查体：左肺呼吸音清，右肺呼吸音减低。无明显干湿性啰音。肺部 CT 可见双肺多发团片状阴影，考虑为真菌感染，待完善痰培养及 G 实验、GM 实验等相关检查有助诊断。

③ 肿瘤待排依据：患者中年女性，临床表现为刺激性干咳、胸痛，肺部 CT 可见双肺多发肿块影，肺部肿瘤不排除，检查行支气管镜检查。

【下一步诊疗计划】

1. 检查计划

① 痰涂片，痰抗酸染色、痰培养 + 药敏试验。

② 结核抗体、G 实验、GM 实验。

③ 支气管镜检查。

2. 治疗计划

① 止咳化痰：复方甲氧那明胶囊 2 粒，po，tid。

② 抗感染治疗：头孢孟多酯钠针 2g，iv gtt，q12h。

抗感染治疗 5 天后患者自觉咳嗽、胸痛症状减轻。无发热，无咯血。一般情况可。

查体：T 36.5℃，P 72 次/分，R 20 次/分，BP 110/70mmHg。发育正常，营养良好，神志清楚，自主体位，全身浅表淋巴结无肿大，气管位置居中，双肺叩诊清音，听诊左肺呼吸音清，右肺呼吸音低，未闻及明显干湿啰音。心率 72 次/分，律齐，无杂音，腹部平坦，无压痛，无反跳痛，肝、脾未触及，腹部未扪及包块，移动性浊音阴性，双侧肾区无叩痛，肠鸣音正常，4 次/分，无气过水声。脊柱、四肢无畸形，双下肢不肿，病理反射未引出。

辅助检查：血常规无明显异常；粪常规正常；尿常规示白细胞（+），潜血（+），比重 1.010，余无异常。凝血功能正常；C12 正常；血沉 48mm/h，CRP 9.5mg/L；G 实验、GM 实验阴性。肝功能基本正常；肾功能基本正常；电解质正常；肝病酶学：AKP 138.3U/L，其余大致正常；HIV 抗体（−）。痰抗酸杆菌液基夹层杯法（−）；肝炎全套

（－）；血清结核抗体（－）；支气管分泌物培养为无真菌生长；痰培养无真菌生长。肺部
CT 示与老片相比较右中肺病灶较前进展，右下肺后基底段部分病灶有吸收（图 20-2）。

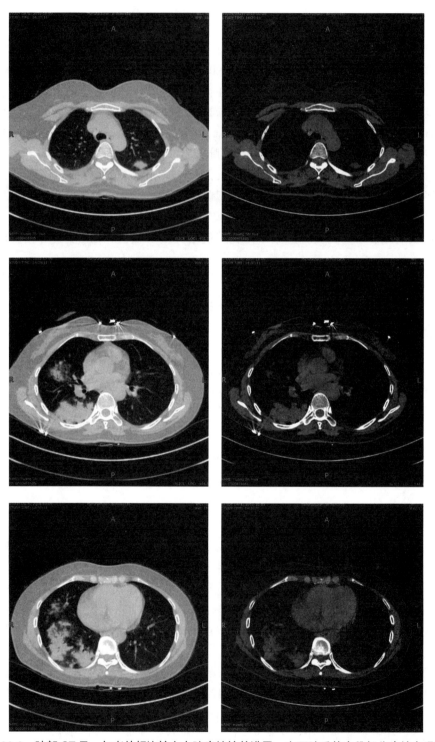

图 20-2　肺部 CT 示：与老片相比较右中肺病灶较前进展，右下肺后基底段部分病灶有吸收

【下一步考虑诊断】

双肺肿块查因。

①肺部真菌合并细菌感染。

②肿瘤待排。

【诊断依据】

双肺肿块查因

①肺部真菌合并细菌感染依据：患者咳嗽，为干咳，肺部 CT 可见团片状阴影，查体肺部未闻及明显干湿啰音。抗细菌治疗后患者症状较前稍有减轻，但肺部 CT 所示团片状阴影有所进展。考虑真菌感染。建议行肺穿刺活检。

②肿瘤待排依据：患者中年女性，无明显诱因出现咳嗽、胸痛，肺部 CT 可见双肺多发肿块，肿瘤不排除，肺穿刺活检可明确诊断。

【下一步检查计划】

CT 引导下肺穿刺活检。肺穿刺病检示：（右肺）肉芽肿性炎，特殊染色可见隐球菌感染。特染：抗酸染色（-），PAS（+），消化 PAS（+）（图 20-3）。

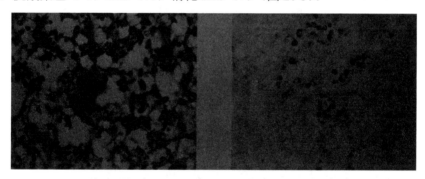

图 20-3　肺穿刺病检

【最后诊断】

肺隐球菌病依据：患者无明显诱因出现咳嗽，为干咳并有胸痛，抗细菌治疗效果欠佳，经肺穿刺活检病理证实为肺隐球菌病，诊断明确。

【下一步治疗计划】

氟康唑 0.4g，iv gtt，qd。予以氟康唑抗真菌治疗后患者无咳嗽，胸痛症状明显减轻，出院。出院后继续氟康唑抗真菌治疗半年，现已治愈。复查肺部 CT 病灶吸收（图 20-4）。

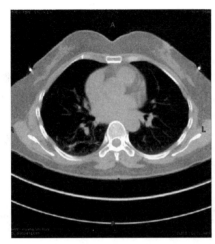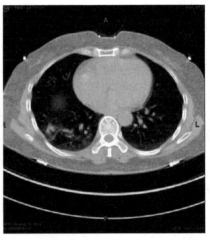

图 20-4　复查肺部 CT 病灶吸收

【讨论】

本例患者，中年女性，于 2010 年 9 月 11 日无明显诱因出现刺激性阵发性咳嗽，干咳无痰。伴右侧胸背部疼痛，并有盗汗、乏力等症状，在当地医院治疗后症状减轻，但 9 月 18 日在当地行医院胸片检查示右肺结节影，考虑肺多发转移瘤并阻塞性炎症。无畏寒、发热，无胸闷、咯血，无呼吸困难。无腹痛、腹泻，无皮疹，无肌肉、关节疼痛，无尿频、尿急。入院后查体：T 36.6℃，P 75 次 / 分，R 20 次 / 分，BP 120/80mmHg。全身浅表淋巴结无肿大，气管位置居中，双肺叩诊清音，左肺呼吸音清晰，右肺呼吸音稍减弱。无明显干湿性啰音。心率 75 次 / 分，律齐，无杂音，腹部平坦，无压痛，无反跳痛，肝、脾未触及，腹部未扪及包块，移动性浊音阴性，双侧肾区无叩痛，肠鸣音正常，4 次 / 分，无气过水声。脊柱、四肢无畸形，双下肢不肿，病理反射未引出。辅助检查：白细胞稍升高，肝功能轻度损害，血沉快，PPD 皮试阴性。肺部 CT 示双肺结节样肿块。 予以抗感染治疗复查肺部 CT 部分病灶较前进展。在 CT 引导下经皮肺穿刺活检病检回报为隐球菌感染。予以氟康唑抗真菌治疗后痊愈。

肺隐球菌病在临床表现上无特异性，症状多样、轻重不一。多数患者有咳嗽、咳黏液痰、胸痛、低热、乏力及体重减轻等表现，这些症状与肺癌、肺炎及肺结核等呼吸系统其他疾病的表现相似，临床极易误诊。本例患者即表现干咳、胸痛、盗汗、乏力，血沉增快，有结核中毒症状，故最初考虑结核不排除。双肺可见结节样肿块，肿瘤亦不能排除。最后行肺穿刺活检诊断隐球菌感染。故隐球菌的诊断需取病检。肺隐球菌病患者的临床表现有时无特异性，症状轻重不一。可表现为无任何症状，仅在影像学上发现，也可如上述病例的表现，也可表现为急性下呼吸道感染症状，如高热、气促。真菌的诊断从宿主因素、微生物、临床特征及病理学着手。真菌感染患者多有免疫抑制，但隐球菌感染患者可无免疫抑制。故确诊需病检。

肺隐球菌病系急性、亚急性或慢性感染，且通常无临床表现，故病变的大小与患者就诊时间有关，可为直径 1.0 ～ 10cm 的肿块。肺隐球菌病不同的发展阶段有不同的病理改变，导致影像学表现多样性。免疫功能正常者，肺隐球菌感染主要表现为肺单发病灶，并以肺野周边为主，显示为结节或肿块，而呈肺实变者较少，多发病灶者极为罕见；免疫缺陷患者则表现为多种异常阴影，如多发结节肺部的肿块或实变等，且常伴随纵隔肺门淋巴结肿大和胸腔积液。

对于肺隐球菌病的治疗目前尚缺乏前瞻性的研究，治疗方案来源于无对照的病例报告以及小样本患者的研究。只有轻至中度肺部症状的无肺外播散的免疫功能正常患者通常给予氟康唑（400mg/d）治疗，疗程 6 ～ 12 个月，如果患者不能耐受氟康唑，可选用伊曲康唑（200 ～ 400mg/d）治疗，疗程 6 ～ 12 个月。新的药物如泊沙康唑与伏立康唑也可应用，但尚需临床研究进一步证实其疗效。可视病情，将氟康唑改为口服。

【评析】

从以上 1 例肺隐球菌病患者的诊治过程中，我们有以下体会。

① 肺隐球菌病的临床及影像学表现均无明显特异性，易误诊。诊断主要依靠穿刺或病理检查。

本例患者咳嗽、胸痛，有盗汗、乏力，血沉快，与结核相似，经肺穿刺活检后才明确诊断。

② 肺隐球菌病影像学上可表现为双肺结节样肿块，注意与肺癌相鉴别。肺隐球菌病肺部 CT 可表现单发或多发结节样肿块阴影，甚至边缘不清，有毛刺，与肺癌相像，应注意鉴别。一般肺癌有相应的症状，进展快，可行肺穿刺活检明确诊断。

③ 深部真菌感染大部分为易感人群（免疫功能降低者）或能找到危险因素（大量接触含霉菌的物品或空气），但肺隐球菌病患者往往很难找到易感及危险因素，且临床特征缺乏特异性，容易误诊。

（苏晓丽　何俊）

参考文献

［1］李平，温海. 隐球菌病的诊治进展. 中国真菌学杂志，2011, 6(3): 186-187.

［2］Fox D L, Müller N L. Pulmonary cryptococcosis in immune-competent patients: CT findings in 12 patients. AJR, 2005, 185(3): 622-626.

第 21 章 肾移植术后 6 年，胸痛、气促 1 月

【病历资料】

一般资料：患者男性，55 岁，汉族。主诉：反复胸痛、气促 1 月余。患者 1 月前无诱因出现左胸背部钝痛，活动、深呼吸及平卧位时明显，伴气促。无畏寒、发热，无咳嗽、咳痰、咯血等。患者 7 年前诊断为尿毒症，间断行血透，6 年前行肾移植术，术后长期服用骁悉、泼尼松、环孢素、西罗莫司等抗排斥药物。

查体：神清，全身皮肤巩膜中度黄染。左侧呼吸运动减弱，左下肺触觉语颤减弱，左下肺叩诊呈浊音，左下肺呼吸音低，未闻及干湿性啰音。心率 90 次 / 分，心律齐。腹平软，无压痛。

辅助检查：肾功能、血糖正常。肝功能异常：丙氨酸氨基转移酶 23U/L，总胆红素 73.4μmol/L，白蛋白 31g/L，转肽酶 150U/L。血常规：白细胞 13.6×10^9/L，血小板 71×10^9/L，血红蛋白 123g/L。胸部 X 线透视提示双肺炎、胸腔积液。

【初步诊断】

肺炎。

①侵袭性肺真菌病？

②肺结核？

【诊断依据】

① 侵袭性肺真菌病依据：患者为肾移植术后患者，长期服用细胞免疫抑制药，属于免疫损害宿主，机会病原体致病的可能性大大增加，此类患者肺部感染症状常常不典型。因此根据胸部 X 线透视所示肺部浸润影及白细胞升高的表现，患者初步诊断仍重点考虑为肺感染性疾病。

② 肺结核依据：免疫损害宿主中肺结核的病例目前也较多见，该患者虽然胸部 X 线透视提示肺炎、胸腔积液。但缺乏发热、咳嗽、咳痰等典型症状，因此需要考虑到结核的可能。

【下一步诊疗计划】

1.检查计划

①完善 CT 检查。

②完善病原学检验、检查。

③完善结核、肿瘤等相关检验、检查。

2. 治疗计划

先按免疫缺陷宿主的社区获得性肺炎处理，予以抗感染治疗。同时予以保肝、保肾、退黄等处理。

入院后查胸部 CT 示双肺肿块伴空洞样改变，左侧胸腔积液［图 21-1（a）］。根据影像学检查，肺部病灶考虑为肺感染性疾病，而风湿免疫性疾病肺部侵犯以及肺部恶性肿瘤不完全除外。为明确诊断于入院第 2 日行 CT 引导下肺穿刺活检。治疗方面，鉴于患者为免疫抑制患者（ICH），在常规抗感染治疗之外加用氟康唑。查免疫全套均为阴性，血 CEA 在正常范围内。3 日后病理回报为肺组织间质慢性炎细胞浸润，纤维组织增生。根据入院后以上辅助检查，风湿免疫性疾病肺部侵犯以及肺部恶性肿瘤可能性较小，重点考虑肺部感染性疾病。继续予以上述抗感染治疗，入院第 10 日复查胸部 CT 见原双肺实变影范围较前无明显改变，内部空洞范围较前增大［图 21-1（b）］。考虑患者经过治疗，肺部病变改善不明显，必须设法获取病理诊断。于是于入院第 10 日再次行 CT 引导下肺穿刺活检。3 日后，病理回报为坏死组织中见少量真菌，形态学符合毛霉。

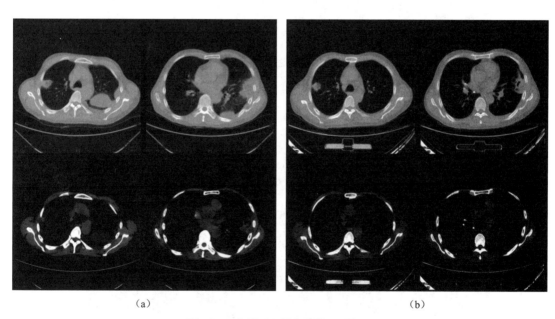

(a)　　　　　　(b)

图 21-1　入院 CT 及入院第 10 日 CT

（a）CT 示双肺肿块影及左侧胸腔积液，肿块内部有空洞改变；（b）入院第 10 日复查 CT 仍示双肺肿块影，内部空洞增大

【最后诊断】

肺毛霉病。

治疗及转归：明确诊断后，由于患者拒绝使用两性霉素 B 治疗，根据经验予以伊曲康唑治疗。明确诊断后 1 个月、2 个月及 5 个月后复查胸部 CT，见图 21-2。

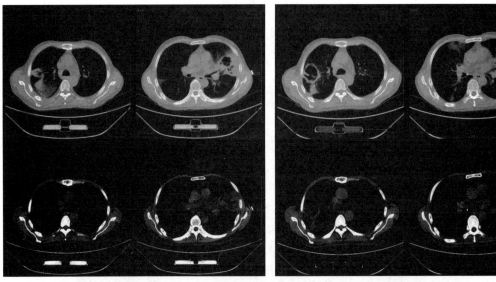

(a) 1 个月　　　　　　　　　　　　　　(b) 2 个月

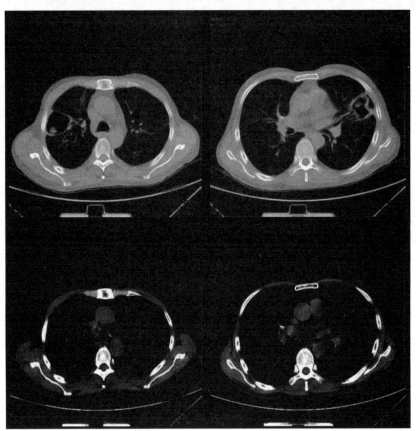

（c）5 个月

图 21-2　双肺空洞进一步形成及发展，空洞内有球形内容物

【讨论】

回顾分析，本例患者病情主要有两个特点：一是患者为肾移植术后长期服用免疫抑制

药，为 ICH；二是患者缺乏一般肺部感染性疾病的咳嗽、咳痰、发热表现，以胸痛为主要症状。ICH 患者易出现各种机会病原体的致病，因此诊疗过程的重点也是围绕病原体的明确而展开，与此同时予以经验性抗感染治疗。回顾本病例的诊疗过程，我们仍存在以下问题：① 虽然入院后我们在最短的时间内进行了胸腔穿刺、CT 引导下肺穿刺等有创操作，以求尽快明确病原体，但未能获得阳性结果，抱着试试看的心理，没有立即考虑再次行穿刺活检，直到再次复查胸部 CT 发现病灶未见吸收时才下决心再次行 CT 引导下肺穿刺活检，诊断方得明确，所幸并未延误太长时间。② 由于条件所限，未能在第一时间送检 GM 实验、G 实验。③ 治疗方面，初始的经验性抗真菌治疗使用了氟康唑，未能完全覆盖肾移植术后肺炎最常见的病原体即念珠菌、曲霉。

　　免疫抑制宿主按免疫机制可分为特异性免疫低下与非特异性免疫低下。特异性免疫低下又可分为细胞免疫受损与体液免疫受损两种类型。临床常见的细胞免疫受损情况主要有中性粒细胞数量减少或功能异常、补体缺乏以及人体物理屏障破坏（如体内留置导管、气管插管、气管切开等）。肾移植术后患者是临床常见的免疫抑制宿主类型之一，随着肾移植术在我国的广泛开展以及新型强效细胞免疫抑制药的问世与应用，临床医师将越来越多的面对肾移植术后肺部感染的患者。肾移植术后肺部真菌感染占其深部真菌感染的首位，其感染病原体以假丝酵母菌属和曲霉属最为常见，占 80% 以上，但近年来在实体脏器移植术后患者中，假丝酵母菌属感染的比例逐渐下降，曲霉属及其他少见的真菌如毛霉属、镰刀菌属等比例有所上升，可能与三唑类抗生素广泛应用于此类患者的预防性抗真菌治疗有关，在假丝酵母菌属感染中，非白假丝酵母菌感染的比例也逐渐上升。在肾移植术后患者中，侵袭性真菌感染常发生于器官移植早期，但也有报道在移植后期发生的侵袭性真菌感染的比例日益增多，本例患者肺部毛霉感染发生肾移植术后 6 年，这可能与强效免疫抑制药的应用有关。肾移植术后真菌感染的临床表现有赖于患者的免疫状态，发病多较隐匿，常缺乏特征性临床表现，但某些重症患者病情进展迅速，可出现坏死性支气管肺炎、空洞形成以及出血性梗死等。治疗的成功与否与能否早期诊断并及时合理治疗有关，但由于临床表现缺乏特异性，早期快速诊断肺部真菌感染通常较困难。目前临床常用的真菌感染定性诊断的方法包括痰涂片、咽拭子培养、痰培养、血培养、血清学试验及组织病理检查等。涂片及细菌培养的阳性率较低。使用纤维支气管镜留取支气管肺泡灌洗液送检培养可增加阳性率达 75% 以上。肺部真菌感染不一定伴有真菌血症，而咽拭子、痰、支气管肺泡灌洗液标本可能受到体内定植菌的影响呈假阳性结果，因而即使培养阳性也不能作为确诊的可靠依据。而临床常难以区分定植与感染，阳性的培养结果必须结合患者的其他情况包括危险因素等综合判断。1,3-β-D- 葡聚糖（1,3-β-D-glucan, BDG）试验（G 试验）及半乳甘露聚糖试验（glactomannan, GM）试验（GM 试验）是近年来出现的真菌感染定性诊断的新手段。BDG 是真菌细胞壁组分之一，广泛存在于各种真菌细胞壁，而人体细胞内无 BDG 成分。发生侵袭性感染时 BDG 可进入血液，而定植状态下的真菌较少释放 BDG 入血，因而 G 试验检测有助于鉴别真菌侵袭与定植。但 G 试验存在多种情况下可能出现假阳性结果，如应用头孢菌素类、碳青霉烯类抗生素，输注白蛋白、球蛋白，标本中存在脂多糖等，其应用价值受到一定的限制。GM 分布于多种曲霉的细胞壁中，曲霉侵袭生长时可释放入血，有助于鉴别曲霉的侵袭与定植。但 GM 试验在实体脏器移植后患者中的敏感性仅为 22%，特异性为 84%，远低于血液系统恶性肿瘤及造血干细胞移植患者，使其在此类患者中的应用价值大大降低。而使用哌拉西林 - 他唑巴坦以及青霉菌类真菌可能造成 GM 试验的假阳性结果。真菌感染的确诊有赖于发现菌丝侵袭组织以及无菌组织中的培养结果，因此在条件允许的情况下，此类患者应当尽快获取病变组织，明确病理诊断，并行组织培养。

【评析】

肺毛霉病又称肺接合菌病，是由真菌界接合菌门毛霉目中的一些致病性真菌所引起的严重肺部感染。相对于念珠菌及曲霉感染，肺毛霉病发病率低，但其死亡率较高，可达60%以上。毛霉广泛分布于环境中，可寄生于正常人的鼻腔、咽喉、粪便中，当宿主免疫力降低时可以致病。

毛霉感染的主要危险因素包括粒细胞减少、血清游离铁含量增加、糖尿病（尤其是合并酮症酸中毒时）。毛霉进入机体后能否致病主要取决于以下三个因素：① 是否存在足够的游离铁离子供其生长繁殖所用；② 能否避开机体巨噬细胞及多核粒细胞的吞噬作用；③ 能否进入血管并引起播散。粒细胞减少或缺乏直接导致机体对毛霉的主动防御能力下降。游离铁离子可增强毛霉的生长、繁殖能力，在其致病过程中起重要作用。研究也发现使用螯合铁制剂的患者发生毛霉感染的风险相对较高。糖尿病患者中性粒细胞趋化作用减弱，合并酮症酸中毒时，酸中毒导致血清游离铁增加，利于毛霉生长繁殖。

毛霉有侵犯血管的倾向，其感染的主要病理生理学改变为侵犯血管壁，引起血管栓塞、出血以及组织坏死。常侵犯鼻、眼、脑、肺、皮肤、胃肠道，并可出现血行播散性感染。根据危险因素的不同，其常见侵犯部位也有所不同。糖尿病患者，尤其是合并酮症酸中毒的患者多出现鼻、眼及颅内毛霉感染。而使用螯合铁制剂的患者多出现播散性毛霉感染。而粒细胞减少的患者多出现肺部毛霉感染。肺毛霉感染可由病原体直接吸入或经血流、淋巴路播散所致。其临床表现无特异性，常见症状包括气促、咳嗽、胸痛及发热。由于毛霉易侵犯血管内膜，引起血栓形成、栓塞及出血，侵犯小动脉时可出现致命性的大咯血。

肺毛霉病影像学表现变化多样，可表现为肺叶实变、肿块、结节影、空洞以及楔形的梗死灶等，多无明显特异性。胸腔积液相对少见。最常见的影像学表现为进行性单个或多个肺叶或肺段实变，亦可表现为单发或多发肺部结节影或肿块影，以上叶多见。实变、结节或肿块内可出现空洞，并可出现空气新月征。空气新月征的出现提示可能出现大咯血。也有人提出反晕轮征可提示毛霉感染的存在。

肺毛霉病诊断较难明确，痰液、支气管肺泡灌洗液培养的阳性率低，而且毛霉在周围环境中分布广泛，并可能污染实验室标本或定植于机体黏膜表面，造成一定比例的假阳性培养结果。依据痰液、支气管肺泡灌洗液培养的阳性结果、危险因素以及影像学表现，可确立临床诊断，而确诊需要通过病理活检方能明确诊断，可通过纤维支气管镜下活检及经皮细针穿刺活检来获取病变组织。此外留取无菌组织进行组织培养时，应将组织切片后置于培养皿中央，而不能用常规碾磨的方法，因为碾磨过程中部分毛霉会被杀灭，从而导致培养阳性率下降。

毛霉病的治疗关键在于迅速确立诊断、逆转和控制危险因素、及时外科手术以及合理应用抗真菌药物治疗。目前唯一证实有效的抗真菌药物为两性霉素B及其脂质体制剂。伏立康唑、伊曲康唑在体外对其无抗菌活性，伊曲康唑在动物实验中发现有较低的体内抗菌作用；泊沙康唑在体外有抗菌活性，但体内抗菌活性低；棘白霉素类抗生素对其有轻微抗菌作用。目前唯一推荐应用予临床治疗毛霉病的药物仍是两性霉素B及其脂质体制剂。其他药物如泊沙康唑以及联合抗真菌治疗对于毛霉病的疗效仍有待进一步观察。

（叶嘉　赖国祥）

参考文献

［1］ Singh N. Fungal infections in the recipients of solid organ transplantation. Infect Dis Clin North Am, 2003, 17(1):113-134.

［2］ Gavalda J, Len O, San Juan R, et al. Risk factors for invasive aspergillosis in solid-organ transplant recipients: a case-control study. Clin Infect Dis, 2005, 41(1): 52-59.

［3］ Husain S, Tollemar J, Dominguez E A, et al. Changes in the spectrum and risk factors for invasive candidiasis in liver transplant recipients: prospective, multicenter, case-controlled study. Transplantation, 2003, 75(12):2023-2029.

［4］ Garrido R S, Aguado J M, Díaz-Pedroche C, et al. A review of critical periods for opportunistic infection in the new transplantation era. Transplantation, 2006, 82(11): 1457-1462.

［5］ Koselji-Kajtna M, Kandus A, Rott T, et al. Aspergillus infection in immunocompromised patients. Transplant Proc, 2001, 33(3): 2176-2178.

［6］ Kalra V, Agarwal S K, Khilnani G C, et al. Spectrum of pulmonary infections in renal transplant recipients in the tropics: a single center study. Int Urol Nephrol, 2005, 37(3): 551-559.

［7］ Pound M W, Drew R H, Perfect J R. Recent advances in the epidemiology, prevention, diagnosis, and treatment of fungal pneumonia. Curr Opin Infect Dis, 2002, 15 (2): 183-194.

［8］ Kedzierska A, Kochan P, Pietrzyk A, et al. Current status of fungal cell wall components in the immunodiagnostics of invasive fungal infections in humans: galactomannan, mannan and (1, 3) -beta-D-glucan antigens. Eur J Clin Microbiol Infect Dis, 2007, 26(11): 755-766.

［9］ Pfeiffer C D, Fine J P, Safdar N. Diagnosis of invasive aspergillosis using a galactomannan assay: a meta-analysis. Clin Infect Dis, 2006, 42 (10): 1417-1427.

［10］ Spellberg B, Edwards J Jr, Ibrahim A. Novel perspectives on mucormycosis: pathophysiology, presentation, and management. Clin Microbiol Rev, 2005, 18 (3): 556-569.

［11］ Quan C, Spellberg B. Mucormycosis, pseudallescheriasis, and other uncommon mold infections. Proc Am Thorac Soc, 2010, 7 (3): 210-215.

第22章　干咳20天

【病历资料】

一般资料：患者女，63岁，因干咳20天入院。患者于20天前开始出现刺激性干咳，不伴发热，在外院行胸部X线透视后考虑为右肺肺炎，为明确诊治而转入我院。既往有2型糖尿病病史20余年，平日血糖水平控制不理想。患者于发病初期曾有过右侧胸痛，但近1周胸痛缓解。

查体：右下肺可闻及散在的中小湿啰音。

辅助检查：胸部CT检查示右肺中下叶片状密度增高影，右肺中叶实变，左下肺可见斑片状密度增高影见图22-1（a），白细胞总数为 8.25×10^9/L，淋巴细胞分类为0.42；空腹血糖为8.7mmol/L，午餐后血糖为16.8mmol/L；尿糖（++），尿酮体阴性；血沉为50mm/h。

【初步诊断】

（1）咳嗽待查。

① 社区获得性肺炎？

② 肺结核？

（2）2型糖尿病。

【诊断依据】

1. 咳嗽待查

① 肺炎依据：患者为老年女性，咳嗽20天。查体：右下肺可闻及散在的中小湿啰音。结合胸部CT示右肺中下叶片状密度增高影，右肺中叶实变，左下肺可见斑片状密度增高影，故肺炎的诊断成立，需进一步查找致病菌。

② 肺结核依据：患者为老年女性，以干咳为主要症状，无发热。既往有糖尿病病史，胸部CT见右肺中下叶片状密度增高影，右肺中叶实变，左下肺可见斑片状密度增高影。血沉为50mm/h。需警惕肺结核的可能，需进一步反复查痰结核杆菌、结核抗体。

2. 2型糖尿病

依据：患者既往有2型糖尿病病史20余年，平日血糖水平控制不理想。空腹血糖为8.7mmol/L，午餐后血糖为16.8mmol/L；尿糖（++）。

【下一步诊疗计划】

1. 检查计划

对于该患者肺部炎症可以明确诊断，需要进一步查找致病菌。糖尿病患者容易合并肺部感染，尤其容易发生耐药菌感染、真菌感染或结核菌感染，应采取一切可以明确诊断的相关检查。

①痰的检查：痰培养。痰涂片查抗酸杆菌。该患者无痰，必要时可采取痰诱导方法取痰。

②支原体、衣原体抗体。

③G 试验或 GM 试验。

④纤维支气管镜检查。

2. 治疗计划

①抗感染、祛痰、对症支持治疗。

②应用胰岛素控制血糖。

入院后因患者无痰，所以未能行痰培养检查，给予莫西沙星治疗 1 周，咳嗽无好转，同时进行胰岛素治疗，血糖水平有所控制。因患者有糖尿病病史，且血糖控制不好，所以考虑患者可能存在耐药菌感染或真菌感染，因此将莫西沙星改为美罗培南，且及时行纤维支气管镜检查明确病变性质。

症状：咳嗽症状无明显缓解。

查体：右下肺可闻及散在的中小湿啰音。

辅助检查：支原体、衣原体抗体阴性。纤维支气管镜下见右肺中下叶支气管管腔黏膜明显充血水肿，呈轻度狭窄见图 22-1（b），于右肺下叶基底段行经支气管肺活检（TBLB）检查并取活检，病理结果显示送检组织内可见大量粗大的菌丝，分支较少，角度呈直角，病变形态符合毛霉感染见图 22-1（c）。

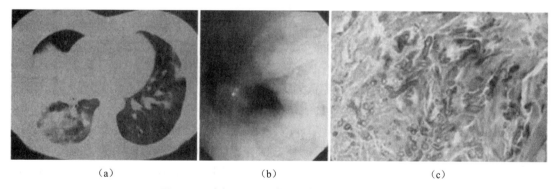

（a）　　　　　　　　　　（b）　　　　　　　　　　（c）

图 22-1　胸部 CT、纤维支气管镜下及病理表现

（a）胸部 CT 示右肺中下叶片状密度增高影，右肺中叶呈实变，左下肺可见斑片状密度增高影；（b）支气管镜下可见右肺中下叶支气管管腔黏膜明显充血水肿，管腔轻度狭窄；（c）支气管镜下于右肺下叶基底段行 TBLB，病理（HE 中倍放大）检查示组织内有大量菌丝，菌丝呈 90° 角分支

【最后诊断】

肺毛霉病。

【诊断依据】

依据：老年女性，咳嗽 20 天。查体：右下肺可闻及散在的中小湿啰音。结合胸部 CT

示右肺中下叶片状密度增高影，右肺中叶实变，左下肺可见斑片状密度增高影。支气管镜下可见右肺中下叶支气管管腔黏膜明显充血水肿，管腔轻度狭窄。病理（HE×200 放大）检查示组织内有大量菌丝，菌丝呈 90° 角分支。

【下一步治疗计划】

采用两性霉素 B 脂质体治疗，起始剂量为 0.1mg/（kg·d），第 2 天剂量为 0.25mg/（kg·d），以后剂量逐日递增至 1mg/（kg·d），总剂量为 1g。

　　于我院治疗 1 周后咳嗽症状有所好转，转入当地医院继续治疗，通过电话随访得知患者预后良好，影像学显示病灶明显吸收。

【讨论】

毛霉病是由毛霉属感染引起的肺部罕见的机会性感染，是继曲霉和念珠菌之后引起侵袭性真菌感染的第三大病原菌，常见于严重免疫功能低下的患者。目前我国糖尿病发病率明显升高，糖尿病患者的机会性感染越来越得到人们的重视。Roden 等回顾性分析了 1855 年后英文期刊文献报道的 929 例毛霉感染病例，其中肺毛霉病 224 例，在新增加的 12 例肺毛霉病例中，9 例伴糖尿病，尤其是糖尿病患者合并酮症酸中毒是肺部毛霉病最重要的易患因素。文献报道，糖尿病酮症酸中毒的患者由于体内 pH 值较低，孢子易发芽，同时巨噬细胞的吞噬功能降低，转铁蛋白铁结合能力发生紊乱，从而降低机体对真菌的防御能力。此外，在毛霉中还存在酮还原酶，使糖尿病酮症酸中毒患者对毛霉的易感性增加。该患者伴有糖尿病，体内已存在潜在的酸性环境、巨噬细胞吞噬功能下降和铁代谢紊乱等易患因素。故治疗糖尿病合并肺毛霉病患者的过程中血糖水平的控制尤为重要。

肺部毛霉感染的病死率可高达 80%，许多病例经尸检确诊，因此应重视早期诊断。肺毛霉病影像学表现缺乏特异性，发病初期除发热、咳嗽、咳脓痰及胸痛等类似肺炎的症状外，无特征性临床表现，因此容易误诊。肺毛霉病痰培养假阳性率高，培养出毛霉并不代表感染，同时 G 试验和 GM 试验无法为毛霉的诊断提供可靠证据，因此组织活检中找到特征性的致病菌应为诊断的金标准。毛霉生长依靠菌丝和弹力酶样蛋白水解酶侵袭动脉壁，因此感染后易引起血栓、组织坏死和坏疽等病理改变。在组织活检时容易出现大咯血，导致死亡。胸部影像学出现空洞的患者肺组织活检时需要权衡利弊。该患者首诊被误诊为社区获得性肺炎，因未考虑肺毛霉病，故在行 TBLB 术后出现大咯血，咯血量约 500mL，经抢救后脱离危险。根据北京大学第一医院对 3 例毛霉病的活检经验显示，当大量坏死物质阻塞管腔且影像学上出现空洞改变时，可仅对阻塞物进行活检，如有必要可结合肺泡灌洗术，以降低患者在活检术中出现大咯血的风险性。

糖尿病合并肺毛霉病的治疗包括手术和抗真菌药物治疗。Tedder 等对 255 例肺毛霉病病例进行回顾性分析，结果显示手术治疗组的病死率为 11%，明显低于单用药物治疗组的 68%（$P<0.01$），因此，对于局限性病灶主张手术联合药物治疗，糖尿病患者彻底清创尤为重要，可显著提高生存率。目前两性霉素 B 是唯一有确切疗效而被广泛应用的药物，考虑到糖尿病患者常合并肾功能损害，建议应用两性霉素 B 脂质体以降低肾毒性。

【评析】

　　此例患者因干咳入院，无发热症状。入院查体：右下肺可闻及散在的中小湿啰音。结合胸部 CT 示右肺中下叶片状密度增高影，右肺中叶实变。考虑肺炎的诊断成立，初步诊断为社区获得性肺炎，入院后给予经过经验性抗感染治疗，但疗效不佳。因患者有糖尿病病史多年，血糖控制不好，因此考虑到机会致病菌感染的可能，包括多耐药菌感染、真菌感染或结核菌感染。经过抗感染治疗后患者症状未见明显好转，而该患者因为无痰所以不能进行痰培养检查，对病原菌的诊断造成了一定的困难，通过对该患者进行纤维支气管镜组织活检，最终在肺组织中找到特征性的致病菌毛霉，明确了肺毛霉病的诊断。对于此例糖尿病合并肺毛霉病患者的治疗，采用了内科药物治疗，应用两性霉素 B 脂质体治疗，并积极控制血糖水平，取得了较好的效果。

（任锦　徐伟）

参考文献

［1］ Li W F, He C, Liu X F, et al.A diagnosis neglected for 6 years: report of a misdiagnosed case of pulmonary mucormycosis and review of the literature.Chin Med J (Engl), 2010 Sep, 123(17):2480-2482.

［2］ Serio B, Rosamilio R, Giudice V, et al.Successful management of pulmonary mucormycosis with liposomal amphotericin B and surgery treatment: a case report.Infez Med, 2012, 20 Suppl 2:43-47.

［3］ Erbey F, Kocabas E, Bayram i, et al. Pediatric invasive mucormycosis cured with high dose liposomal amphotericin B. Tuberk Toraks. 2012, 60(4): 375-379.

［4］ Sharma A,Gupta V,Singh R S, et al. Angioinvasive pulmonary mucormycosis presenting as multiple bilateral pulmonary nodules in a patient without obvious predisposing factors. Singapore Medical Journal, 2008 Oct, 49(10): e269-271.

［5］ Tedder M,Spratt J A, Anstadt M P, et al. Pulmonary mucormycosis:results of medical and surgical therapy. Annals of Thoracic Surgery, 1994 Apr, 57(4): 1044-1050.

［6］ 牟向东，王广发，刁小莉. 肺毛霉菌病 3 例临床分析. 中华结核和呼吸杂志，2007, 11: 835-838.

第23章 呼吸困难1月、发热4天

【病例资料】

一般资料：患者，男，30岁，因"进行性呼吸困难1月余，加重伴发热4天"于2011年11月6日入院。患者于2011年国庆节期间，无明显诱因出现轻微活动后呼吸困难，经休息症状可缓解，伴头晕、乏力、牙龈肿痛，当时无发热、咳嗽、咳痰、胸闷、胸痛等。曾以牙龈炎在当地医院抗感染治疗（具体不详），牙龈肿痛及呼吸困难无改善。10月31日在衡阳市第三人民医院行CT检查提示双肺弥漫性病变，予以糖皮质激素及抗感染治疗（具体不详），呼吸困难仍逐渐加重，并出现畏寒、发热、咳嗽，最高体温39℃，为进一步治疗来我院。既往体健，办公室文职人员，无粉尘等接触史，无特殊不良嗜好。

查体：神志清楚，口唇轻度发绀，体温38.5℃，呼吸30次/分，脉搏120次/分，血压127/89mmHg。全身浅表淋巴结无肿大，左下颌唇侧牙龈糜烂肿胀（图23-1），触之易出血，双肺呼吸音清晰，未闻及明显干湿性啰音，心率120次/分，律齐，无杂音，腹部、泌尿生殖系统及神经系统等检查无特殊。

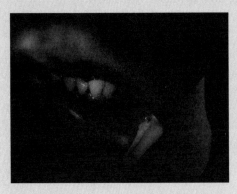

图23-1 牙龈红肿破溃

辅助检查：血气分析（未吸氧）pH 7.49，$PaCO_2$ 33mmHg，PaO_2 60mmHg，SaO_2 91%。血常规 WBC $7.27×10^9$/L，N 72%，L 22%，嗜酸粒细胞1.9%，血红蛋白145g/L，血小板$123×10^9$/L。C反应蛋白88.1mg/L。血沉24mm/h；免疫球蛋白IgE 403U/mL；谷丙转氨酶98U/L；尿常规示尿蛋白（+），红细胞4.1/HP；HIV阴性；其他肝肾功能项目、血管炎四项、ENA谱、T细胞亚群、免疫五项、呼吸道病原体九项、TORCH、类风湿因子、抗"O"、电解质等均正常。胸部CT示双肺弥漫性间质性肺炎（图23-2）。

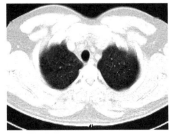
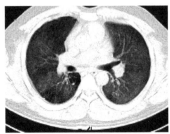
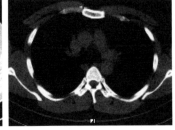

图23-2 胸部CT检查提示双肺毛玻璃样改变

【初步诊断】

间质性肺炎。

【诊断及鉴别诊断】

该患者为青年男性，亚急性病程，以呼吸困难为主要表现，症状进行性加重并出现发热；胸部CT检查提示双肺呈磨玻璃样改变，血气分析检查提示低氧血症，实际上是间质性肺疾病的诊断与鉴别诊断问题。该患者的影像学表现以磨玻璃样病变为主，磨玻璃样改变是指均匀薄雾状的透光减低区，在此区域内的血管和支气管纹理并不被掩盖。磨玻璃样改变体现的是肺泡间隔的增厚或气腔的部分充盈，其原因可能是炎症细胞浸润，也可能为间质纤维化导致。急性弥漫性肺性肺病变时，磨玻璃样改变提示过敏性肺炎、肺水肿、肺出血、药物所致的肺部病变、肺孢子菌感染、病毒感染等。具体到该患者，发病前无特殊用药史，药物所致肺部病变可基本排除；患者为免疫正常宿主，不存在体液、细胞免疫功能障碍，肺孢子菌感染可能性不大；患者无毒物吸入、心血管疾病等，肺水肿可排除；患者无咯血、贫血等，肺出血可排除；虽然患者无过敏史，仍可能存在隐性的过敏原接触，过敏性肺炎不能完全排除，此外病毒感染亦不能排除。

【处理及病情变化】

予以甲泼尼龙40mg，静脉注射，2次/日，并予以对症支持治疗。患者呼吸困难及发热有所改善，可在室内自由活动，但诉牙龈肿痛明显，不能进食。请口腔科会诊考虑左下颌4、5牙龈疱疹性龈炎，予表皮生长因子外喷。甲泼尼龙应用3天后，患者呼吸困难加重，再次出现发热，体温39℃，因牙龈肿痛拒绝进食。主任医师查房，总结病例特点，分析病史后指出：患者牙龈肿痛与呼吸困难几乎同时发生，以牙龈炎治疗1月余症状无改善，应注意牙龈病变可能与肺部病变有关，患者自身免疫性疾病可排除，应用糖皮质激素后症状反复，过敏性疾病也可基本排除，仍应注意感染性疾病，建议行口腔黏膜活检及培养，以明确诊断。

立即行牙龈拭子涂片，并请口腔科行牙龈软组织活检。涂片找到孢子，牙龈活检，病理提示真菌感染性病变，PAS（+）、六胺银染色（+），形态倾向组织胞浆菌病（图23-3）。

 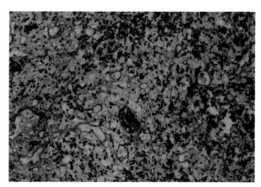

（a）PAS 染色 ×400　　　　　　　（b）嗜银染色 ×400

图23-3　牙龈活检 PAS（+）、六胺银染色（+），形态倾向组织胞浆菌

【最后诊断】

播散性组织胞浆菌病。

【讨论】

组织胞浆菌病是由双相型组织胞浆菌所引起的广泛分布于全球的真菌病，其病原菌包括荚膜组织胞浆菌、荚膜组织胞浆菌杜氏变种及马皮疽荚膜组织胞浆菌。该病主要流行于美洲(特别是北美大陆)、非洲及亚洲等地区，欧洲少见，我国大陆的相关报道近期呈上升趋势。禽类是本病的主要传染源，吸入被鸟类或蝙蝠粪便污染的泥土或尘埃中的真菌孢子可致本病发生。

初次感染荚膜组织胞浆菌后引起的病征取决于暴露的强度、宿主的免疫状态及其肺功能。急性暴露会导致从无症状感染到重症肺炎等一系列病症。潜伏期一般为 3 ～ 21 天，约95% 的患者为无症状型，无需治疗即可在 1 月内自愈。急性肺组织胞浆菌病的临床表现无特异性，主要依据组织胞浆菌素皮肤试验阳性以及胸部 X 线检查提示肺部多处钙化而确诊，临床易误诊为普通的病毒性或细菌性肺炎。疑似细菌性肺炎病例通常可给予抗菌药物经验性治疗，当抗菌药物疗程结束时，组织胞浆菌病的自然病程可能也刚好结束。存在肺部基础疾病或免疫缺陷患者，可能出现播散性感染、中枢神经系统感染或发展为慢性空洞型肺部感染。根据美国传染病学会 2007 年版组织胞浆菌病治疗指南，组织胞浆菌病按临床症状和疗效可分为 3 类：①适应证明确，已证明治疗有效或可能有效，包括急性肺组织胞浆菌病、慢性空洞性肺部感染、进行性播散性感染及中枢神经系统感染；②症状不明确，疗效未明，包括纵隔淋巴结炎及纵隔肉芽肿；③不推荐治疗，疗效未知或无效，包括纵隔纤维变性、肺结节及支气管结石。该患者存在口腔黏膜及肺损害，为播散性感染，应予以治疗。

已经证明对组织胞浆菌病有效并可作为治疗该病的首选药物包括两性霉素 B 及其脂质体、两性霉素 B 脂质复合体、伊曲康唑。没有推荐使用棘球白素治疗该病的证据。通常在治疗初始阶段使用两性霉素 B，直到患者产生良好的应答并可以口服抗真菌药为止；之后，用伊曲康唑作为后续疗程的维持用药。伊曲康唑可作为轻度和中度组织胞浆菌病患者的首选口服用药，也可作为剂量递减疗法。氟康唑已经被成功地用于治疗组织胞浆菌病，但是其疗效不如伊曲康唑。较新的唑类药物——泊沙康唑和伏立康唑在体外也具有抗荚膜组织胞浆菌的活性，并被成功地用于少数不同种类组织胞浆菌感染者的治疗。不同的疾病及严重程度所需的疗程不同，急性肺组织胞浆菌病疗程为 12 周，而慢性空洞性肺组织胞浆菌病疗程大于12 个月。

【评析】

从该病例的诊治经过，我们有以下体会。

1. 免疫正常宿主组织胞浆菌感染

临床报道组织胞浆菌病多发生在 HIV 阳性及其他免疫受损宿主，实际上人群普遍对该菌易感，我国组织胞浆菌病并不少见，只是大多数人表现为隐性感染，因而容易被忽视。这就要求医护人员对该病要引起足够的重视，要做到早期发现、及时治疗。对于临床中遇到的皮肤结节、长期发热、肝脾大、口腔溃疡且抗生素治疗无效时，要考虑患者有感染组织胞浆菌病的可能，及时完善相关检查。

2. 组织病理活检的重要性

临床对于诊断不明的患者，要详细询问病史并体检，抓住每一个可疑的线索，并从一元论出发，对患者进行整体分析，积极完善组织活检等检查。该患者起病时有牙龈疼痛，且持续不能缓解，虽然口腔科检查后未提出建设性意见，仍应考虑到此处改变可能与肺部情况是同一原因导致，且该处取活检方便，通过简单的操作，对诊断提供了极大的帮助。

（徐虹　黄文杰）

参考文献

［1］吴鄂生，孙翔道，赵蓓蕾等. 中南邵阳、华东南京、西南成都组织胞浆菌感染流行病学调查. 中国现代医学杂志，2002 ,12 (24) : 501.

［2］Wheat J, Sarosi G, McKinsey D, et al. Practice guidelines for the management of patients with histoplasmosis. Clin Infect Dis, 2000, 30:688.

［3］Wheat L J, Conces D, Allen S D, et al. Pulmonary histoplasmosis syndromes: recognition, diagnosis, and management. Semin Respir Crit Care Med, 2004, 25:129.

［4］Perfect J R. Treatment of non-Aspergillus moulds in immunocompromised patients, with amphotericin B lipid complex. Clin Infect Dis, 2005, 40(Suppl 6):S401.

第24章 发热伴干咳1月

【病历资料】

一般资料：患者，男，47岁。该患者于入院前1月受凉后出现咳嗽，无明显的咳痰，同时伴有发热，体温在39.0℃以上，发冷、寒战。在社区门诊应用青霉素注射液治疗10余天，病情未见好转。遂在某市级医院行肺CT检查，发现左上肺斑片影，怀疑肺结核并转到结核病院进一步诊治。在结核病医院系统抗结核治疗5天，上述症状进行性加重，伴呼吸困难，结核病院除外肺结核后来我院就诊。病程中有乏力，体重明显减轻（5kg）；无咯血、胸痛。既往史：5年前行肛周脓肿切除术。个人史：从事染发行业18年。未去过疫区。否认性病及冶游史。

查体：体温39.0℃，呼吸25次/分，脉搏98次/分，血压110/60mmHg；一般状态欠佳，急性病容，推入病房。营养偏差，神志清楚，语言流利，少言语。卧位，查体合作。颈部对称，无颈项强直，颈静脉无充盈，气管居中，甲状腺不大，未闻及血管杂音。呼吸急促，频率25次/分。胸廓对称，双肺触觉语颤略增强，肺肝界右侧第6肋间，叩诊双上肺呈清音，听诊双上肺呼吸音粗，可闻及细小湿啰音及喘鸣音，未闻及胸膜摩擦音。心前区无隆起，心尖搏动点位于锁骨中线第五肋间内0.5cm，心音有力，心率98次/分，律整，各瓣膜听诊区未闻及病理性杂音，未闻及心包摩擦音。余查体未见明显异常。

辅助检查：自带肺CT（2011-4-26，××市传染病院）示双肺心缘旁可见大量毛玻璃样模糊影。血常规示白细胞总数$6.7×10^9$/L，中性粒细胞百分比0.754，淋巴细胞百分比0.148，嗜酸粒细胞百分比0.067。免疫常规示抗-HIV阴性，乙肝表面抗原、前S1抗原、梅毒抗体、丙肝抗体均阴性。

【诊断】

（1）双肺肺炎。

① 病毒性肺炎？

② 非典型病原体所致肺炎（支原体、衣原体、军团菌）？

③ 肺结核？

④ 间质性肺炎？

（2）呼吸衰竭？

【诊断依据】

1.双肺肺炎

① 病毒性肺炎依据：以发热、咳嗽、呼吸困难为主诉。入院前有受凉病史。急性起病，

病程 1 个月。病程中曾考虑肺结核杆菌感染，在结核病医院治疗后无明显好转，结核病院 2 次胸 CT 病情进展较快。查体：一般状态欠佳，急性病容，听诊双上肺呼吸音粗，可闻及细小湿啰音及喘鸣音，未闻及胸膜摩擦音。辅助检查：自带肺 CT（2011-4-26，×× 市传染病院）示双肺心缘旁可见大量毛玻璃样模糊影。

② 非典型病原体所致肺炎（支原体、衣原体、军团菌）依据：患者持续性发热，伴咳嗽、呼吸困难，且抗生素治疗、抗结核治疗效果欠佳，需警惕不典型致病菌等的可能性。

③ 肺结核依据：患者发热、咳嗽、呼吸困难，伴有寒战，虽曾就诊于结核病医院，系统抗结核治疗 5 天，上述症状进行性加重，但不排除耐药结核菌。

④ 间质性肺炎依据：以发热、咳嗽、呼吸困难为主诉。个人史：从事染发行业 18 年。自带肺 CT（2011-4-26，×× 市传染病院）：双肺心缘旁可见大量毛玻璃样模糊影。警惕吸入性肺泡炎、胶原血管 / 结缔组织病致间质性肺炎等。

2. 呼吸衰竭依据：患者以呼吸困难为主诉。肺 CT 示双肺心缘旁可见大量毛玻璃样模糊影。考虑存在呼吸衰竭。

【下一步诊疗计划】

1. 检查计划

① 常规检查：血常规、尿常规、生化、B 型尿钠肽 (BNP)，复查肺部 CT、心电图。

② 痰培养 + 药敏试验、血培养。

③ 病毒抗体。

④ 支原体抗体、衣原体抗体。

⑤ 痰抗酸杆菌、结核菌素试验（TST）等。

⑥ 提检抗核抗体系列（ANA）、抗中性粒细胞胞浆抗体（ANCA）、C 反应蛋白、类风湿因子等。

⑦ 动脉血气分析。

2. 治疗计划

① 抗病毒（喜炎平）。

② 抗炎（哌拉西林 - 他唑巴坦）。

③ 吸氧及对症治疗。

按上述诊疗后，患者原有症状、体征、辅助检查的变化以及出现的新情况如下。

症状：患者病情在经过上述治疗后未见明显好转。咳嗽重，无明显的咳痰，仍有发热，体温在 39.0℃ 以上，发冷、寒战。呼吸困难加重。

查体：体温最高可达 39.2℃，呼吸 24 次 / 分，脉搏 94 次 / 分，血压 110/70mmHg；口腔黏膜内见多处棉絮样改变。听诊双肺呼吸音粗，可闻及细小湿啰音及喘鸣音，未闻及胸膜摩擦音。

辅助检查：血常规示白细胞总数 $7.1×10^9$/L，中性粒细胞百分比 0.746，淋巴细胞百分比 0.129，嗜酸粒细胞百分比 0.068。尿常规正常。肝功能示谷丙转氨酶 55U/L，谷草转氨酶 44U/L，白蛋白 30.2g/L。心肌酶示乳酸脱氢酶 346U/L，α- 羟丁酸脱氢酶 244U/L。肾功能正常。血离子示钠 135.0mmol/L。病毒抗体、支原体抗体、衣原体抗体均阴性。凝血常规示纤维蛋白原测定 5.53g/L。风湿三项示抗"O"412.0U/mL，C 反应蛋白 2.04mg/dL。BNP、ANCA、ANA 均正常。痰抗酸杆菌未找到抗酸杆菌。TST（+）（6mm）。动脉血气分析（吸氧中）示 pH 7.49，$PaCO_2$ 34mmHg，PaO_2 69mmHg，HCO_3^- 25.9mmol/L，TCO_2 26.9mmol/L，BE +2.7mmol/L。复查胸部 CT（胸部 CT2011-5-3，图 24-1）可见弥漫性间质性改变未见明显吸收。

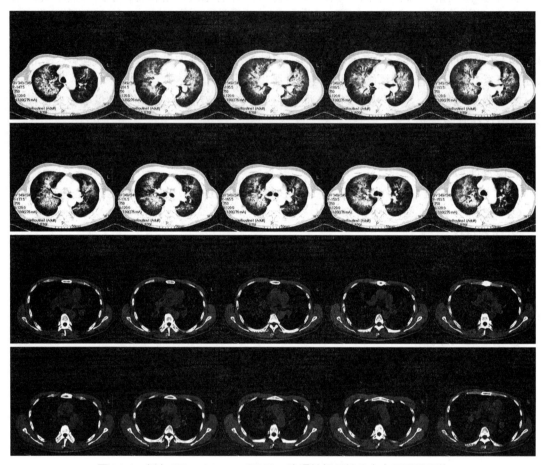

图 24-1　复查 CT，2011-5-3 CT 示：弥漫性间质性改变未见明显吸收

【诊断】

（1）双肺重症肺炎。

① 耐药菌感染？

② 金葡菌性肺炎？

③ 军团菌肺炎？

④ 真菌性肺炎？

⑤ 其他病原体所致肺炎（立克次体、弓形虫、寄生虫）？

（2）Ⅰ型呼吸衰竭。

【诊断依据】

1. 双肺重症肺炎

① 耐药菌感染依据：患者发病后持续性发热，且伴有咳嗽及呼吸困难等呼吸道症状，查体双肺呼吸音粗，可闻及细小湿啰音及喘鸣音。复查胸部 CT（2011-5-3，图 24-1）可见弥漫性间质性改变未见明显吸收。血常规示白细胞总数 7.1×10^9/L，中性粒细胞百分比 0.746，淋巴细胞百分比 0.129，嗜酸粒细胞百分比 0.068。常规抗生素治疗以及抗结核治疗效果欠佳，需警惕耐药菌感染的可能性。

② 金葡菌性肺炎依据：发病急骤，病情发展迅速，寒战、高热。查体：一般状态欠佳，急性病容，听诊双肺呼吸音粗，可闻及细小湿啰音及喘鸣音，未闻及胸膜摩擦音。辅助检查：肺 CT（2011-5-3，图 24-1）示双肺心缘旁可见大量毛玻璃样模糊影。常规抗感染治疗无效。

③ 军团菌肺炎依据：起病初期感乏力、肌痛、头痛，其后反复寒战、高热，有呼吸困难甚至呼吸衰竭。急性病容，呼吸急促。肺部有啰音和实变体征。肺 CT 示双肺大片状毛玻璃影，融合成片。常规抗感染治疗无效。

④ 真菌性肺炎依据：患者应用抗菌素近 1 个月。查体：口腔黏膜内见多处棉絮样改变。警惕菌群失调，考虑不排除真菌感染。

⑤ 其他病原体所致肺炎（立克次体、弓形虫、寄生虫等）依据：肺部 CT 广泛分布的磨玻璃样阴影，趋向于向心性分布。多位于肺门周围的中心肺区，阴影外可见相对肺野透光度低。警惕艾滋病合并 PCP。

2. Ⅰ型呼吸衰竭

依据：以发热、咳嗽、呼吸困难为主诉。查体：一般状态欠佳，急性病容，听诊双肺呼吸音粗，可闻及细小湿啰音及喘鸣音，未闻及胸膜摩擦音。辅助检查：肺 CT（2011-5-3，图 24-1）：双肺心缘旁可见大量毛玻璃样模糊影。动脉血气分析（中流量鼻导管吸氧中）：pH 7.49，PaO_2 69mmHg，$PaCO_2$ 34mmHg，HCO_3^- 25.9mmol/L，TCO_2 26.9mmol/L，BE +2.7mmol/L。

【下一步诊疗计划】

1. 检查计划

① 痰培养 + 药敏试验、血培养。

② 肥达反应、布氏杆菌抗体、军团菌抗体。

③ 真菌 D- 葡聚糖。

④ 复查免疫常规。

2. 治疗计划

① 抗炎（哌拉西林 - 他唑巴坦调整为美罗培南）。

② 抗真菌（氟康唑）。

③ 吸氧及对症治疗。

按上述诊疗后，患者原有症状、体征、辅助检查的变化以及出现的新情况如下。

症状：患者病情在经过上述治疗后略好转，体温较前略有下降。咳嗽重，无明显的咳痰，仍有发热，体温在 38.5℃以上，仍伴有发冷、寒战。呼吸困难较前未见明显变化。

查体：体温 38.7℃，呼吸 28 次 / 分，脉搏 102 次 / 分，血压 110/60mmHg；口腔黏膜内见多处棉絮样改变。听诊双肺呼吸音粗，可闻及细小湿啰音及喘鸣音，未闻及胸膜摩擦音。

辅助检查：痰培养 + 药敏试验、血培养未培出致病菌及真菌。肥达反应、布氏杆菌抗体、军团菌抗体阴性。真菌 D- 葡聚糖 14pg/mL。免疫常规：抗 -HIV 可疑阳性。血常规示中性粒细胞百分比 0.729，淋巴细胞百分比 0.157，淋巴细胞计数 0.5×10^9/L。

【诊断】

①获得性免疫缺陷综合征（艾滋病）？

②重症肺炎，卡氏肺孢子菌肺炎？

③Ⅰ型呼吸衰竭。

【诊断依据】

①获得性免疫缺陷综合征（艾滋病）依据：以发热、咳嗽、呼吸困难为主诉。免疫常规示抗 -HIV 可疑阳性。

②重症肺炎，卡氏肺孢子菌肺炎依据：以发热、咳嗽、呼吸困难为主诉。查体：一般状态欠佳，急性病容，听诊双上肺呼吸音粗，可闻及细小湿啰音及喘鸣音，未闻及胸膜摩擦音。辅助检查：复查胸部 CT（2011-5-3）示双肺心缘旁可见大量毛玻璃样模糊影。可见弥漫性间质性改变，未见明显吸收。血气分析（中流量鼻导管吸氧中）示 pH 7.49，$PaCO_2$ 34mmHg，PaO_2 69mmHg，HCO_3^- 25.9mmol/L，TCO_2 26.9mmol/L，BE +2.7mmol/L。免疫常规回报抗 -HIV 可疑阳性，结合患者肺部 CT 广泛分布的磨玻璃样阴影，趋向于向心性分布。多位于肺门周围的中心肺区，阴影外可见相对肺野透光度低。常规抗感染治疗无效。

③Ⅰ型呼吸衰竭依据：以发热、咳嗽、呼吸困难为主诉。查体：一般状态欠佳，急性病容，听诊双肺呼吸音粗，可闻及细小湿啰音及喘鸣音，未闻及胸膜摩擦音。辅助检查：肺 CT（2011-5-3，图 24-1）示双肺心缘旁可见大量毛玻璃样模糊影。动脉血气分析（中流量鼻导管吸氧中）示 pH 7.49，$PaCO_2$ 34mmHg，PaO_2 69mmHg，HCO_3^- 25.9mmol/L，TCO_2 26.9mmol/L，BE +2.7mmol/L。

【下一步诊疗计划】

1. 检查计划

①提检 HIV 抗体送疾控中心。

②定期复查肺部 CT。

2. 治疗计划

①抗炎（美罗培南联合复方磺胺甲噁唑强化抗感染）。

②抗真菌（氟康唑）。

③吸氧及对症治疗。

按上述诊疗后，患者原有症状、体征、辅助检查的变化以及出现的新情况如下。

症状：患者一般状态好转，温度逐渐降低，咳嗽减轻，治疗 1 周后呼吸困难明显缓解。

查体：一般状态尚可，听诊双下肺呼吸音粗，偶可闻及细小湿啰音，未闻及胸膜摩擦音。

辅助检查：肺部影像学改变明显好转（胸部 CT，2011-5-13，图 24-2）；疾控中心报告为 HIV-1 抗体阳性。

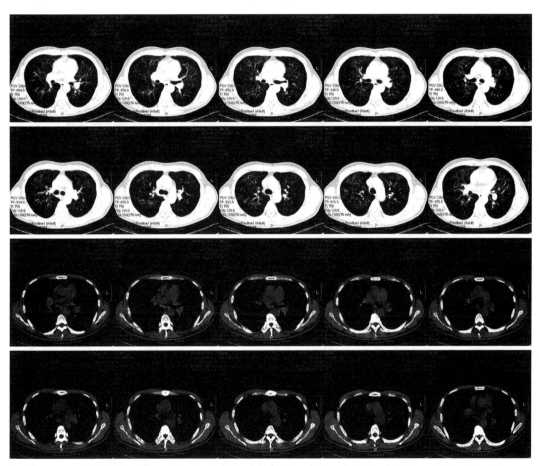

图 24-2　胸部影像学改变明显好转（2011-5-13）

【最后诊断】

艾滋病（AIDS）合并卡氏肺孢子菌肺炎（PCP）。

【诊断依据】

AIDS 合并 PCP 依据：以发热、咳嗽、呼吸困难为主诉。查体：听诊双上肺呼吸音粗，可闻及细小湿啰音及喘鸣音，未闻及胸膜摩擦音。辅助检查：疾控中心报告为 HIV 抗体筛查阳性；肺部 CT 示广泛分布的磨玻璃样阴影，趋向于向心性分布，多位于肺门周围的中心肺区，阴影外可见相对肺野透光度低。复方磺胺甲噁唑治疗效果良好。

【讨论】

本例患者为中年男性，主要症状为发热、咳嗽及进行性加重的呼吸困难，影像学表现变化迅速，在 5 天时间内由左上肺小片状阴影发展成双肺弥漫性间质性炎症；广谱抗生素、抗病毒、抗真菌治疗均无明显效果。患者淋巴细胞减少，绝对值仅为 $0.5 \times 10^9/L$，表明免疫系统功能低下，患者无其他慢性基础疾病，应考虑是否有 HIV 感染的可能。在 AIDS 进展期时，免疫功能逐渐低下，常合并有各种机会性感染，卡氏肺孢子菌肺炎（PCP）是最常见的并发症之一，占 57.3%，同时其发病率随着 AIDS 病程的增长和 CD_4^+ 淋巴细胞数目的下降而增加。另有报道约 85% 的晚期 AIDS 患者合并 PCP；同时 PCP 作为部分 AIDS 患者的首要表现，也是诊断 AIDS 的重要线索。

PCP 有以下特点：① 三大主征即发热、非刺激性干咳、进行性加重的呼吸困难，易发展为低氧血症、呼吸衰竭。② 病程进展快（如本例），可在 1 个月内发展为呼吸衰竭，胸部影像学由最初小片状渗出、磨玻璃样改变向双肺散在斑片状及弥漫实变过渡，并有小叶间隔增厚。

PCP 的诊断困难，确诊需在肺组织或纤维支气管镜肺泡灌洗液或痰液中发现肺孢子菌包囊、滋养体或囊内小体。但 PCP 患者多无痰，且病情严重时 PaO_2 低，一般状况差，常常无法进行纤维支气管镜检查，若合并其他细菌感染，则使确诊更为困难。PCP 典型胸部 CT 表现为急剧进展的双肺弥漫性病变（以靠近肺门为主），呈磨玻璃样或融合成粗网状，非典型改变有上叶局部结节性浸润、肺不张、肿块影和肺门纵隔淋巴结肿大。有 10%～20% 患者胸部 X 线无异常改变，因此，X 线胸片正常不能除外 PCP。1990 年，Wakefield 等最早采用 PCR 方法进行 PCP 检测，检测标本包括肺组织、肺泡灌洗液、痰液、血清、全血等。后有多位学者研究证实诱导痰 PCR 检测的敏感性及特异性均较高，临床价值优于形态学检查。另外，由于 PCP 患者血乳酸脱氢酶（LDH）明显增高，虽然 LDH 无特异性，但可作为 PCP 的筛选检查，当患者血 LDH 水平正常时诊断 PCP 的可能性非常小。对已进展为发热、双肺呈弥漫性病变伴有呼吸衰竭者，多误诊为重症肺炎而予抗生素抗感染处理。误诊率和病死率均高。故对抗感染、抗炎、抗病毒治疗无效的双肺弥漫性感染性病变（如本例患者），应警惕 AIDS 合并 PCP 的发生，注意取血查 HIV 抗体。

【评析】

艾滋病为免疫缺陷性疾病，艾滋病患者极容易感染，也常常因感染而被发现和诊断，呼吸系统是最常受损的器官，其中以人肺孢子菌感染的最为多见，但是病原学的确诊率不高，耗时较长。因其临床表现凶猛、变化迅速、死亡率极高；所以在临床工作中特别是呼吸科接收到不明原因的发热、咳嗽、少痰、呼吸困难的患者，特别是患者肺部 CT 弥漫性毛玻璃影，伴或不伴网格、囊样、实变改变时，经抗感染、抗炎、抗病毒治疗后症状好转不明显者，我们应该在尽量取得病原学的诊断的同时及时、及早地给予临床试验性抗 PCP 治疗。此外，混合性细菌感染也是 HIV 患者常见并发症，临床不容忽视。

（张庆华　尹金植）

参考文献

[1] 李宏军. 艾滋病临床与影像诊断. 北京：中国医药科技出版社，2007.

[2] Gatell J M，Marrades R，EI-Ebiary M, et al.Severe Pulmonary Infection in AIDS Patients. Seminars in Respiratory Infections, 1996, 11: 119-126.

［3］Fisk D T，Meshnick S, Kazanjian P H.Pneumocystis caarinii pneumonia in patients in the developing world who have acquired immunodeficiency syndrome. Clin Infect Dis, 2003,36:70-78.

［4］王季午，戴自英，彭文学. 传染病学. 第 3 版. 上海：上海科学技术出版社，1998.

［5］Wilkin A, Feinberg J. Pneumocystis carinii pneumonia: a clinical review. AmFamPhysician, 1999, 60(6): 1699-1708.

［6］陆普选. 艾滋病合并肺孢子菌肺炎的影像学表现特征及分型. 放射学实践，2009, 24(9): 948-951.

［7］中华医学会感染病学分会艾滋病学组. 艾滋病诊疗指南. 中华传染病杂志，2006, 24(2): 133-144.

［8］Tasaka S, Tokuda H, Sakai F, et al. Comparison of clinical and radiological features of pneumocystis pneumonia between malignance cases and acquired immunodeficiency syndrome cases: a multicenter study. Intern Med, 2010, 49(4): 273-281.

［9］Wakefield A E, Pixley F J, Banerji S, et al.Detection of Pneumocystis carinii with DNA amplification. Lancet, 1990, 25: 451-453.

［10］张可，马大庆，徐斌等. 艾滋病合并卡氏肺子虫肺炎的临床特点及诊断方法. 中华结核和呼吸杂志，2002, 23: 475-477.

第25章 咳嗽、咳痰2月，右肺阴影

【病历资料】

一般资料：患者吴××，男，58岁，农民。以"反复咳嗽、咳痰2个月"为主诉入院住呼吸内科。入院前2个月始出现反复咳嗽，咳白色泡沫痰，尚易咳出。就诊于当地诊所，给予抗感染（具体不详）等治疗，咳嗽、咳痰无减轻。2天前求诊我院。行胸部CT平扫示右肺阴影。为进一步诊治，遂拟"右肺阴影待查"收入院。既往有吸烟史，每日约1包，未戒烟；食管癌手术史。

查体：体温36.5℃；脉搏78次/分；呼吸20次/分；血压128/70mmHg。神志清楚，精神疲乏，口唇略发绀。双肺呼吸音粗糙，右肺可闻及少许湿性啰音，左肺未闻及干湿性啰音。心率78次/分，律齐，各瓣膜听诊区未闻及杂音。腹平软，无压痛，肝、脾肋下未触及。双下肢无水肿。

辅助检查：肺部CT见右肺阴影（图25-1）。

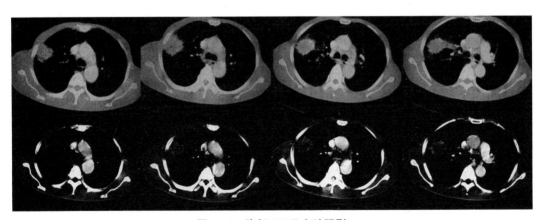

图25-1 胸部CT见右肺阴影

【初步诊断】

（1）右肺阴影性质待查。

①肺癌？

②炎性假瘤？

③结核球？

④肺炎？

（2）食管癌术后。

【诊断依据】

1. 右肺阴影性质待查

① 肺癌依据：患者"反复咳嗽、咳痰 2 个月"，在外院抗感染治疗无效，我院门诊胸部 CT 平扫提示右肺阴影，结合患者有长期吸烟史，且既往有食管癌病史，首先考虑本病，可行肺穿刺活检或气管镜等检查进一步明确。

② 炎性假瘤依据：患者反复咳嗽、咳痰，就诊前已经抗感染治疗，炎症病灶吸收后可形成炎性假瘤，待排除。

③ 结核球依据：患者有反复咳嗽、咳痰症状，但患者无午后低热、盗汗、疲乏、消瘦等结核中毒症状，且结核好发肺尖部，考虑本病可能性较小，可行 PPD 实验、痰找抗酸杆菌等检查进一步明确。

④ 肺炎依据：患者反复咳嗽、咳痰 2 个月，反复使用抗生素抗感染治疗，效果不佳，考虑不典型病原体、细菌等少见病原体感染引起，待进一步检查明确。

2. 食管癌术后

依据：既往病史可诊断。

【下一步诊疗计划】

1. 检查计划

① 血常规、血沉、C 反应蛋白、降钙素原、痰涂片找细菌，痰找抗酸杆菌，PPD 实验、痰培养 + 药敏试验、心电图、血清肿瘤指标等。

② 必要时行 CT 引导下肺穿刺活检，必要时行支气管镜检查。

2. 治疗计划

① 一般处理：低流量吸氧，卧床休息。

② 氨溴索化痰、左氧氟沙星抗感染、复方甘草口服液止咳。

③ 维持水、电解质平衡。

按上述诊疗后，患者仍反复出现咳嗽、咳痰，症状无明显减轻，病情无好转。

检查结果回报提示：血常规示白细胞 $9.7×10^9$/L，中性粒细胞 75.50%。尿常规正常。粪常规正常。血沉 48mm/h。血生化大致正常。C 反应蛋白 55.0mg/L。癌胚抗原 20ng/mL。我院门诊胸部 CT 平扫示右肺阴影，与入院时无明显改变，建议治疗后复查。3 次痰检查均未检出抗酸杆菌。

【进一步考虑诊断】

（1）右肺阴影性质待查。

① 肺部感染？

② 肺癌？

③ 炎性假瘤？

（2）食管癌术后。

【诊断依据】

1. 右肺阴影性质待查

① 肺部感染依据：患者反复咳嗽、咳痰，入院后予抗感染治疗后，症状无缓解，入院后查炎症指标 CRP、中性粒细胞百分比、血沉等升高，故本病仍首先考虑，患者症状无缓解，目前使用抗生素未覆盖病原菌，予加强抗感染治疗。

②肺癌依据：胸部 CT 结果提示右肺阴影，抽血查肿瘤指标 CEA 稍升高，既往有食管癌术后病史，本病不能排除，行肺穿刺活检进一步明确。

③ 炎性假瘤依据：患者反复咳嗽、咳痰，就诊前已经抗感染治疗，炎症病灶吸收后可形成炎性假瘤，待排除。

2. 食管癌术后

依据：既往病史可诊断。

【下一步诊疗计划】

1. 检查计划

呼吸内科肺穿刺活检后进一步明确诊断。

2. 治疗计划

① 一般处理：低流量吸氧，卧床休息

② 停用左氧氟沙星，改氨曲南联合克林霉素抗感染、氨溴索化痰、复方甘草口服液止咳。

③ 维持水、电解质平衡。

根据病理结果进一步明确，必要时手术治疗。

病理结果回报：放线菌病。

【最后诊断】

肺放线菌病。

【诊断依据】

根据病理结果。

【下一步诊疗计划】

1. 检查计划

监测血象、生化情况，治疗过程中注意复查肺部 CT。

2. 治疗计划

给予青霉素钠静滴治疗。

治疗后患者症状改善。查体：体温 36.4℃；脉搏 72 次 / 分；呼吸 18 次 / 分；血压 125/70mmHg。神志清楚，精神疲乏，口唇略发绀。双肺呼吸音粗糙，双肺未闻及干湿性啰音。心率 72 次 / 分，律齐，各瓣膜听诊区未闻及杂音。腹平软，无压痛，肝、脾肋下未触及。双下肢无水肿。

随访：治疗后外院复查肺部 CT 病灶逐渐吸收好转（图 25-2）。

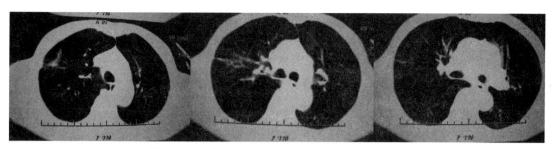

图 25-2　予青霉素治疗后复查，肺部病灶明显吸收

【讨论】

本例患者，中老年男性，反复咳嗽、咳痰 2 个月。门诊查肺部 CT 提示右肺阴影。查体：体温 36.5℃；脉搏 78 次 / 分；呼吸 20 次 / 分；血压 128/70mmHg。神志清楚，精神疲乏，口唇略发绀。双肺呼吸音粗糙，右肺可闻及少许湿性啰音，左肺未闻及干湿性啰音。心率 78 次 / 分，律齐，各瓣膜听诊区未闻及杂音。腹平软，无压痛，肝、脾肋下未触及。双下肢无水肿。入院后查指标：白细胞 9.7×10^9/L，粒细胞分类 75.50%；尿常规正常；粪常规正常；血沉 48mm/h；血生化大致正常；C 反应蛋白 55.0mg/L；癌胚抗原 20ng/mL。我院门诊胸部 CT 平扫提示右肺阴影，与入院时无明显改变，建议治疗后复查。3 次痰检查均未检出抗酸杆菌。经肺穿刺活检后明确诊断为肺放线菌病，给予青霉素钠静滴后，症状改善，复查肺部 CT 病灶吸收好转。

本例患者曾接受肺部 CT 检查提示右肺阴影。对于此类患者诊断做如下考虑：① 周围型肺癌多见于右肺上叶近胸膜段肺叶处，病灶大多清楚，有分叶或毛刺。结节内部密度基本均匀，可见空泡征、血管集束征或支气管征。② 炎性假瘤表现与肺癌相似，但密度较低，毛刺粗长模糊。③ 结核瘤多位于肺上叶尖后段或下叶背段。结核瘤一般密度较高，内部密度常不均匀，可见钙化，呈弧形、斑片状或多层环形钙化。结节边缘锐利，但不整齐，偶尔成浅脐征或分叶征。结节周围肺内有卫星病灶。④ 球形肺炎多位于肺下叶，病灶边缘光滑，无分叶及钙化。多数病灶中心密度较高，边缘密度较淡，病灶内可见空气支气管征。⑤ 转移瘤多位于两肺下叶的外围部位即近胸膜处。病灶密度多数较均匀呈棉絮样改变，边缘光滑，无毛刺，与胸膜无粘连，其他处有原发病灶。⑥ 错构瘤以两肺下叶外围多见，病灶内部密度不均匀，可见到脂肪组织或斑点状钙化，典型者呈爆米花样。病灶边缘多数光滑清楚。

【评析】

本例患者最终诊断为肺放线菌病。通过本例患者的诊治，有一些体会。

本病是放线菌引起的肺部慢性化脓性肉芽肿性疾病，引起人类致病的为以色列放线菌，属革兰阳性厌氧菌，常寄生于人口腔、龋齿、扁桃体隐窝内。从流行病学调查看，放线菌好侵袭颈面部，极少侵犯肺和消化道，且早期症状隐匿、不典型，影像学表现多为多发结节，单发结节少见。这给早期诊断带来了难度，甚至导致误诊误治。

本病确诊主要依靠：① 收集下呼吸道分泌物、脓液。若分泌物中发现硫磺颗粒、革兰阳性菌丝可诊断。但该方法诊断阳性率较低。② 痰培养分离出以色列放线菌可确诊。但该菌为厌氧菌，培养难度大，且患者在接受痰培养检查前多已使用抗生素，培养阳性率不高。③ 在晚近的报道中，大多使用了经皮肺穿刺活检技术进行诊断，取得了良好的效果。组织标本应置于无氧环境下，原代培养至分裂增殖需 2 ～ 4 周，半选择培养基可加快其分裂增殖的速率。免疫荧光可以分辨出经福尔马林固定的组织标本中所含的硫黄颗粒。

　　本病治疗首选大剂量青霉素，也可选用林可霉素、红霉素、磺胺类抗生素，疗程一般需要半年。如有脓肿形成，应手术切开排脓，可收到控制炎症的效果。

（戴文森）

参考文献

何敬，杨连发，雷亿成，黄伟. 肺部 CT 孤立性结节的诊断与鉴别诊断. 现代中西医结合杂志，2011, 20: 1647-1648.

第26章 反复咳嗽咳痰2年

【病历资料】

一般资料：患者陈××，男，49岁，个体户，以"反复咳嗽，咳痰2年，再发伴加剧半月。"为主诉入院。患者于2年前无明显诱因，痰量中、色白为主，无咯血、气促、发热等，就诊我院，查胸部CT示"①右肺病灶，考虑炎症，肿瘤待排；②右肺支气管壁增厚，部分支气管分支阻塞，管腔欠通畅；③左肺支气管扩张"，诊断"右肺炎，左侧支气管扩张症并感染"，予"阿莫西林-舒巴坦、氨溴索"等治疗，好转出院。出院后病情反复发作，于当地治疗后可暂时好转（具体用药不详），未进一步检查。5月前，上述症状反复，就诊当地医院查胸部CT示"右上肺及左肺见斑点、斑片阴影，及左肺支气管扩张"，考虑"双肺炎，左侧支气管扩张症"，予"抗炎、化痰止咳"等治疗（具体不详），好转，未复查胸部CT。半月前，症状再次发作并加剧，偶咳黄棕褐色痰块，无咯血、气喘、发热，复查胸部CT大致同前，考虑"支气管扩张症并感染，继发型肺结核？"于当地医院治疗（不详），无好转，转诊我院。既往史：5年前，因咳嗽、咳痰就诊福建省某"三甲"医院，查胸部CT示"右肺阴影"，行"右肺中下叶切除术"，术后病理示"肉芽性病变伴小灶性坏死"，考虑"结核"，诊断"继发型肺结核"，予规则抗结核9个月，治愈。

查体：右胸壁见手术瘢痕，双肺呼吸音粗，双下肺闻及少许湿性啰音。

辅助检查：胸部CT（2011-12-16）示右肺上叶后段及左肺上叶舌段、下叶背段及基底段均见斑片、斑点状及索条状高密度影，密度不均，部分边界不清，并见树芽征；左肺野内见多发大小不等的囊状病变，呈蜂窝状，未见明显液平面。胸部CT（2012-4-1）示大致同前（2011-12-16）所见。CT考虑双肺继发型肺结核，左肺支气管扩张症。

【初步诊断】

①左侧支气管扩张症并感染。

②双肺阴影待查，继发型肺结核复发？

③右肺中下叶切除术后。

【诊断依据】

1. 左侧支气管扩张症并感染

依据：①反复咳嗽，咳痰2年，再发伴加剧半月。②查体双肺呼吸音粗，双下肺闻及少许湿性啰音。③辅助检查2011年12月16日及2012年4月1日胸部CT均示左肺野内见多发大小不等的囊状病变，呈蜂窝状。

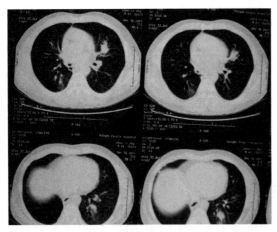

图 26-1　右上叶后段及左肺上叶舌段、下叶背段及基底段均见斑片、斑点状及索条状高密度影，密度不均，部分边界不清，见树芽征；左肺支气管扩张

2. 双肺阴影待查，继发型肺结核复发

依据：① 反复咳嗽、咳痰 2 年，再发伴加剧半月。结合 5 年前，行"右肺中下叶切除术"，术后病理考虑"结核"，诊断"继发型肺结核"，给予规则抗结核 9 个月治愈。② 查体双肺呼吸音粗，双下肺闻及少许湿性啰音。③ 辅助检查 2011 年 12 月 16 日及 2012 年 4 月 1 日胸部 CT 示右肺上叶后段及左肺上叶舌段、下叶背段及基底段均见斑片、斑点状及索条状高密度影，密度不均，部分边界不清，及见树芽征（图 26-1）。

3. 右肺中下叶切除术后

依据：由病史提供。

【下一步诊疗计划】

1. 检查计划

① 血常规，全程 CRP，血沉，血结核抗体，PPD 试验。

② 痰涂片检革兰染色菌、结核菌、真菌，痰 TB-DNA，痰培养致病菌、结核杆菌培养、真菌及药敏试验。

③ 准备支气管镜检查以进一步组织病理学和致病病原菌诊断。

2. 治疗计划

① 抗感染：阿莫西林 - 舒巴坦。

② 化痰止咳：氨溴索。

十余天后，患者原有症状、体征、辅助检查的变化以及出现的新情况如下。

症状：患者咳嗽，咳痰好转，但诉夜间及晨起时感胸闷，呼吸不畅，伴气促。

查体：双肺呼吸音粗，闻及散在干性啰音，双下肺湿性啰音消失。

辅助检查：血常规示 WBC 10.11×10^9/L，N 49.6%，E11.6%，嗜酸粒细胞计数 1.17×10^9/L。超敏 CRP>5mg/L。血沉 10mm/h。结核抗体阴性。PPD（5×6）mm。痰革兰染色见革兰阴性球菌及革兰阴性杆菌。痰致病菌、真菌培养及痰涂片检抗酸杆菌、痰 TB-DNA 均阴性。痰结核杆菌培养未报。

支气管镜检查：右上叶后段口见黄色坏死物阻塞，左侧舌段口见较多白色分泌物。右上叶后段支气管黏膜活检病理报告：支气管黏膜内见较多量淋巴细胞、浆细胞、嗜酸粒细胞浸润。

胸部 CT（2012 年 4 月 26 日）示：右肺中下叶支气管远端分支未见显示，右肺上叶及左肺可见支气管扩张影，周围可见斑点、斑片状密度增高影，部分支气管腔内见结节状及柱状密度增高影。考虑：① 右肺上叶及左肺支气管扩张症并感染，部分支气管黏液栓形成。② 右肺中下叶切除术后。与外院（2011 年 12 月 16 日）胸部 CT 对比，右上肺病灶增加并支气管扩张，余大致同前（图 26-2）。

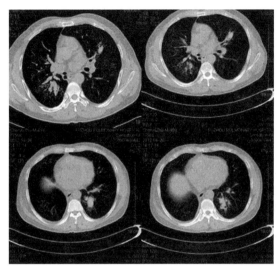

图 26-2　右肺上叶及左肺支气管扩张症，部分支气管黏液栓形成

【进一步考虑诊断】

① 变应性支气管肺曲霉病？

② 支气管哮喘？

③ 肺结核复发待排？

【诊断依据】

1. 变应性支气管肺曲霉病

依据：反复咳嗽、咳痰 2 年，再发伴加剧半月。偶有棕褐色痰块咳出，入院后夜间、清晨呼吸不畅，胸闷，气喘。查体：双肺呼吸音粗，双肺闻及干性啰音。血常规示嗜酸粒细胞增多。胸部 CT 示右上叶及左侧肺中心性支气管扩张并黏液栓形成，双肺见斑点、斑片及树芽征。支气管镜下右上叶后段口见黄色坏死物阻塞，左侧舌段口见较多白色分泌物。右上叶后段支气管活检病理检查示支气管黏膜内见较多量淋巴细胞、浆细胞、嗜酸粒细胞浸润。

2. 支气管哮喘

依据：患者虽无家族史及无幼年时哮喘病史，此次发病初期无明显气促，支气管哮喘的可能性小，但反复咳嗽、咳痰 2 年，且以白色痰为主，入院后出现呼吸不畅，胸闷，气喘。查体：双肺呼吸音粗，双肺闻及干性啰音。血常规示嗜酸粒细胞增多。需进一步检查以排除此病。

3. 肺结核复发

依据：反复咳嗽、咳痰病史，曾行"右中下叶切除术"，术后病理示"肉芽性病变伴小灶性坏死"，诊断"继发型肺结核"，行规则抗结核 9 个月。胸部 CT 示双肺见斑点、斑片、树芽征，病灶呈多部位、多形性改变，但 PPD 阴性，血结核抗体阴性，血沉正常，痰多次涂片未见抗酸杆菌，痰 TB-DNA 阴性，此病待排。

【下一步诊疗计划】

1. 检查计划

① 曲霉抗原皮试，痰找嗜酸粒细胞，复查血常规、肺功能、血寄生虫抗体检测。

② 血清总 IgE 抗体，血清 1, 3-β-D 葡聚糖检测（G 试验），念珠菌及曲霉抗原检测。

③ 复查支气管镜，支气管镜下灌洗液致病菌、真菌培养及找嗜酸粒细胞。支气管镜下活检。

④ 肺功能及支气管舒张试验。

2. 治疗计划

继续氨溴索化痰止咳，多索茶碱平喘，布地奈德及复方异丙托溴铵局部雾化吸入抗炎平喘；停用阿莫西林 - 舒巴坦。

曲霉抗原皮试（皮肤点刺试验）阳性。查肺功能示弥散功能减退，轻度混合性通气功能障碍。支气管舒张试验阴性。复查血常规 WBC $5.78×10^9$/L，N 48.8%，E 10.6%，嗜酸粒细胞计数 $0.61×10^9$/L。痰培养白色假丝酵母菌 20CFU。痰找嗜酸粒细胞阳性。真菌 1, 3-B-D 葡聚糖 <5pg/mL。念珠菌及曲霉抗原均阴性。血清总 IgE>2500U/mL。血清流行性出血热 IgG、钩端螺旋体病抗体、肺吸虫病抗体、华支睾吸虫病抗体均阴性。灌洗液培养示曲霉生长。复查支气管镜见右中下支气管见盲端，右上叶支气管后段见白色痰栓阻塞（图 26-3）。右上叶支气管黏膜活检病理见：支气管黏膜及见淋巴细胞、中性粒细胞、嗜酸粒细胞浸润伴微脓肿形成，并其旁见大片状坏死，并其内可见夏克－雷登晶体（图 26-4、图 26-5）。

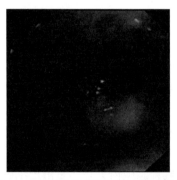

图 26-3 右上叶支气管后段见白色痰栓阻塞

图 26-4 支气管黏膜见嗜酸粒细胞浸润

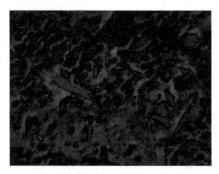

图 26-5 支气管黏膜内可见夏克 - 雷登晶体

【最后诊断】

变应性支气管肺曲霉病（ABPA-CB）。

【下一步治疗计划】

① 激素治疗：根据泼尼松 0.5mg/（kg·d），始予每日 30mg 口服，治疗 2 周后改为 30mg，隔日 1 次，疗程 6 ～ 8 周，然后根据病情试行减量，每 2 周减量 5 ～ 10mg，直至停药，治疗中每 6 ～ 8 周复查血清总 IgE 抗体水平和胸部影像学。

② 抗真菌：口服伊曲康唑 200mg，2 次 / 日，共 16 周。

治疗 1 周后。

症状：咳嗽、咳痰明显好转，无气喘、胸闷。

查体：双肺呼吸音粗，双肺无干湿性啰音。

辅助检查：血常规示嗜酸粒细胞正常。

治疗 6 周后。

症状：咳嗽、咳痰明显好转，无气喘、胸闷。

查体：双肺呼吸音粗，双肺无干湿性啰音。

辅助检查：胸部 CT（2012 年 6 月 15 日）示右上肺及左肺见支气管扩张，双肺见少许斑点、斑片状阴影，与前（2012 年 4 月 26 日）相比，病灶明显吸收，支气管扩张内黏液栓消失（图 26-6）。复查血清总 IgE 1600 U/mL。

【讨论】

变应性支气管肺曲霉病（allergic brong-illosis，ABPA）是人体对寄生于支气管内曲霉抗原发生变态反应所引起的一种肺部疾病，临床常表现为慢性支气管哮喘、复发性肺部浸润和支气管扩张等。1952 年英国学者 Hinson 等最先对该病进行了详细描述。目前全球普通人群中 ABPA 患病率尚不明确，但美国报道的患病率为 1%。在慢性持续性支气管哮喘患者中，ABPA 的患病率为 1% ～ 12.9%，而入住 ICU 的重症支气管哮喘患者中 ABPA 的患病率高达 38.6%。2010 年我国马艳良等报道在 200 例的支气管哮喘患者中患病率为 2.5%。在肺囊性纤维化的患者中，ABPA 的患病率为 2% ～ 15%。

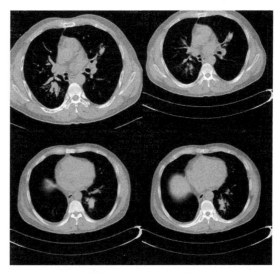

图 26-6　右肺上叶及左肺支气管扩张症，部分支气管黏液栓形成

（1）曲霉是引起 ABPA 的主要病原菌　尤以烟曲霉最多见，其他还有黄曲霉、黑曲霉、构巢曲霉等。ABPA 的发病机制是机体对曲霉产生过敏反应，曲霉抗原刺激机体产生 IgE 和 IgG 抗体，引起 I 型、Ⅲ型变态反应和细胞介导的Ⅳ型变态反应。曲菌特异性抗体使肥大细胞活化，产生并释放细胞因子，从而导致免疫损伤，同时淋巴细胞和嗜酸粒细胞的激活也

参与了这一损伤过程。致敏肥大细胞释放的炎性递质引起支气管痉挛、水肿和嗜酸粒细胞聚集，免疫复合物形成后与补体结合，进一步导致炎性递质释放，强烈的炎症反应可以使支气管破坏、支气管扩张，产生肺间质炎症以及肺纤维化。临床症状有发作性气喘、咳嗽、咳痰、发热、咯血、胸痛等。目前推荐将 ABPA 分为两种类型，即变态反应性支气管肺曲霉病——血清 IgE 增高型（allergic bronchopulmonary aspergilosis—seropositive, ABPA-S）和变态反应性支气管肺曲霉病——中心支气管扩张型（allergic bronchopulmonary aspergilosis—central bronchiectasis, ABPA-CB）。2008 年美国感染学会制定的曲霉病诊治指南中提出诊断 ABPA 的标准中 7 条主要标准为：① 发作性哮喘；② 外周血嗜酸粒细胞增多；③ 曲霉抗原皮试呈速发阳性反应；④ 血清曲霉变应原沉淀抗体阳性；⑤ 血清总 IgE 抗体水平升高；⑥ 游走性或固定性的肺部浸润影；⑦ 中心性支气管扩张。4 条次要标准为：① 多次痰涂片或培养曲霉阳性；② 咳褐色痰栓；③ 血清曲霉特异性 IgE 抗体增高；④ 曲霉变应原迟发性皮肤反应阳性。治疗主要目标是控制急性发作症状，抑制机体对曲霉的变态反应，尽可能清除气道内曲霉，防止支气管肺组织出现不可逆性损害。

（2）治疗原则　① 首选激素治疗，抗真菌药物作为辅助治疗，两者需要联合应用；② 根据分期决定治疗方案；③ 应避免暴露于高浓度曲霉环境；④ 治疗伴随的其他疾病，如变应性鼻炎及胃食管反流疾病等。

① 激素治疗：首选口服激素。但目前尚无统一的治疗剂量及疗程。目前有两种治疗方案：a. 泼尼松 0.5mg/（kg·d），治疗 2 周后改为 0.5 mg/（kg·d）隔日 1 次，疗程 6 ～ 8 周，然后根据病情试行减量，每 2 周减量 5 ～ 10mg 直至停药，应每 6 ～ 8 周复查血清总 IgE 抗体水平和胸部影像学。b. 泼尼松 0.75mg/（kg·d），持续 6 周，然后 0.5mg/（kg·d）持续 6 周，之后每隔 6 周减量 5mg，持续治疗总疗程至少 6 ～ 12 个月，每 6 ～ 8 周复查 1 次血清总 IgE 抗体水平并持续 1 年；Ⅰ、Ⅱ 及 Ⅲ 期 ABPA 不主张长期使用激素，但 Ⅳ 和 Ⅴ 期患者可能需长期口服小剂量激素改善症状。

② 抗真菌治疗：常选用伊曲康唑，口服伊曲康唑 200mg，2 次 / 日，共 16 周。伊曲康唑与激素联合使用可减轻临床症状，减少激素用量，可使血清总 IgE 及血清曲霉特异性 IgG 抗体水平降低，改善患者的运动耐力和肺功能。文献报道伏立康唑对囊性纤维化合并 ABPA 有效，可减少激素用量并降低 IgE 抗体水平，但肺功能改善不明显。伏立康唑可作为治疗 ABPA 的二线抗真菌药物。

③ 其他治疗：最近文献报道采用重组抗 IgE 抗体 omalizumab 治疗 ABPA 可获得良好效果。

（3）随访　对 ABPA 患者定期随访非常重要，ABPA 患者接受治疗中，应每 6 周随访 1 次，进行临床症状及体征评估并检总 IgE 抗体水平和胸部影像学。血清总 IgE 抗体水平下降说明激素治疗有效，如治疗后患者血清总 IgE 抗体较治疗前降低 35% ～ 50%，预示临床症状及胸部影像学效好。当血清总 IgE 抗体水平升高到基础值的 2 倍时提示 ABPA 复发加重。在影像学检查证实最初的肺部浸润之后，应每 6 个月复查 1 次胸部影像学及血清总 IgE 水平，再随诊 2 年。无复发者每年复查 1 次。治疗过程需监测激素和抗真菌药物的不良反应。

【评析】
由于临床医生对 ABPA 的认识不足，常被误诊为肺结核、支气管哮喘及支气管扩张症等疾病；随着血清学检验技术的临床广泛应用、临床影像学的进展和临床医生警惕性提高，

ABPA 近年的例数增加。ABPA 患者如果能早期诊断和治疗则预后较好，可预防发生肺纤维化、不可逆性肺功能损害及呼吸衰竭。鉴于曲霉致敏性哮喘及难治性哮喘患者中 ABPA 的患病率较高；因此，在诊治支气管哮喘患者，特别是难治性支气管哮喘时应高度警惕 ABPA 的可能，建议对支气管哮喘者进行曲霉皮肤试验筛查，必要时进行血清总 IgE 抗体及胸部影像学检查。

（方素芳　陈晓红　李学玲　王鸿翔　刘威）

参考文献

［1］ Hinson K F, Moon A J, PIumnler N S. Broncho pulmonaff aspergillosis: a review and a report of eight new cases. Thorax, 1952, 7: 317-333.

［2］ Novery H S. Epidemiology of allergic bronchopumonary aspwegillosis.Immunol Alleergy Clin North Am, 1998, 18: 641-653.

［3］ Greenberger PA. Allergic bronchopulmonary aspergillosis. J Allergy Clin lmmunol, 2002, 110: 685-692.

［4］ Agarwal R, Aggarwal A N, Gupta D, et a1. Aspergillus hypersensitivity and allergic bronchopulmonary aspergillosis in patients with bronchial asthma: a systematic review and metanalysis. Int J Tuberc bJng Dis，2009, 13: 936-944.

［5］ Agarwal R，Nath A, Aggarwai A N. et al. Aspergilhs hypersemitivity and allergic hronchopulmonary mpergillosis in patients with acute severe asthma in a respiratory ICU in North India. Mycoses, 2010, 53: 138-143.

［6］ 马艳良，张为兵，余兵等. 支气管哮喘患者中变应性支气管肺曲霉病的检出及临床特点初步调查。中华结核和呼吸杂志，2011, 34: 909-913。

［7］ Mastella G, Bainisio M，Harms H K, et al. Allergic bronchopulmonary aspergillosis in cystic fibrosis. Eur Respir J, 2000, 16: 464-471.

［8］ Whest L J, Goldman M. Sarosi G. State of the art, review of pulmonary fungal infections. Semin Respir Infect, 2002, 17: 158-181.

［9］ Walsh T J, Anaissie F J, Denning D W, et al Treatment of aspergillosis: clinical practice guidelines of the Infectious Diseases Society of America. Clin Infect Dis, 2008, 46: 327-360.

［10］ Lin R Y, Sethi S, Bhargave G A. Measured immunoglobulin E in allergic bronchopulmonary aspergillosis treated With omalizunmab. J Asthma, 2010, 47: 942-945.

［11］ Van der Ent C K, Hoekstra H, Rijkers G T. Successful treatment of aIlergic bronehopulmonary aspergillosis With recombinant anti-IgE antibody. Thorax, 2007, 62: 276-277.

第 27 章　伴嗜酸粒细胞增高的肺疾病 1 例

【病历资料】

一般资料：患者，男，51 岁。因"咳嗽、咳痰伴进行性气促 1 月"于 2011 年 8 月 12 日由门诊收住院。患者 1 月前淋雨后出现咳嗽、咳痰，咳嗽为阵发性，活动及吸入冷空气后诱发，痰为少量白黏痰，当时无明显气促，当地医院给予头孢呋辛抗感染治疗 3 天症状无好转，并出现活动后气促，遂来我院就诊。门诊胸片提示"两肺纹理增多"，肺功能检查因配合不佳未完成，经地塞米松、二羟丙茶碱等药物治疗无效，气促渐行性加重，稍动即感气促，伴明显咳嗽，痰量增多，以棕色黏痰为主，为进一步诊治收入院。患者自发病以来精神状态一般，胃纳欠佳，体重下降 7kg，大小便正常。既往史：1983 年患"肺结核"，经正规治疗后痊愈。否认肝炎等其他传染性病史，亦无冠心病、糖尿病、脑血管疾病，手术、外伤和输血、食物和药物过敏史，预防接种史不详。个人史：生于福建，久居上海，从事木材生意，无粉尘及毒物接触史，吸烟史 20 余年，每天 20 ~ 30 支，已戒烟 10 年。饮白酒 100 克 / 天 ×30 余年，戒酒 1 月。婚育史、家族史无特殊。

查体：T 36.6℃，P 90 次 / 分，R 18 次 / 分，BP 130/80mmHg。神志清，营养良好，发育正常。全身皮肤黏膜无黄染，浅表淋巴结未及肿大。双侧瞳孔等大等圆，对光反射正常。鼻中隔无偏曲，唇无发绀，咽无充血，双侧扁桃体未见肿大。颈软，颈静脉无怒张，气管居中，甲状腺未及肿大。胸廓无畸形，双肺叩诊清音，双肺呼吸音清，两肺可闻及双相中调干啰音。心浊音界未见异常，心率 90 次 / 分，律齐，未闻及病理性杂音。腹软，无压痛及反跳痛，肝、脾肋下未及，移动性浊音阴性。脊柱、四肢无畸形，双下肢无水肿。病理反射未引出。

辅助检查：胸片提示两肺纹理增多。

【初步诊断】

支气管哮喘急性发作（中度）。

【诊断依据】

支气管哮喘急性发作（中度）依据：患者男，51 岁，因"咳嗽、咳痰伴进行性气促 1 月"就诊，受凉后出现咳嗽、咳痰伴气促，稍动即感气促，气促渐行性加重。查体：两肺可闻及双相中调干啰音，心率 90 次 / 分，律齐。胸片检查无异常，抗生素治疗效果不佳，故目前考虑该诊断。

【下一步诊疗计划】

1. 检查计划

① 及时行肺功能 + 支气管舒张试验以明确支气管哮喘诊断。

② 患者病程中咳嗽加重，痰量增加，以棕色黏痰为主，进一步查胸部平扫 CT 以排除并发"社区获得性肺炎"等疾病。

2. 治疗计划

① 目前考虑为支气管哮喘，继续予以糖皮质激素治疗。

② 同时给予选择性 β_2 受体激动剂、抗胆碱类药物等舒张支气管治疗。

③ 结合患者病程中咳嗽加重，痰量增加，以棕色黏痰为主，予以左氧氟沙星等广谱抗生素抗感染治疗。

给予糖皮质激素抗炎，选择性 β_2 受体激动剂、抗胆碱类药物舒张支气管及左氧氟沙星等抗感染治疗后，患者症状无明显改善，气促进行性加重，咳嗽加重，痰量进一步增多，仍以棕色黏痰为主。

查体：T 36.8℃，P 96 次 / 分，R 18 次 / 分，BP 120/80mmHg。神志清，全身皮肤黏膜无黄染，浅表淋巴结未及肿大。唇无发绀，咽无充血，双侧扁桃体未见肿大。颈软，颈静脉无怒张，气管居中。双肺呼吸音粗，两肺可闻及双相中调干啰音。心率 96 次 / 分，律齐，未闻及病理性杂音。腹软，无压痛及反跳痛，肝、脾肋下未及。双下肢无水肿。

辅助检查：再次肺功能检查示 FEV$_1$/FVC 55.30%，FEV$_{1实/预}$ 40.2%，支气管舒张试验阳性；胸部 CT 示两肺散在斑片状、结节状密度增高影，考虑炎性病变；血常规示 WBC 9.8×10^9/L，E 29%，嗜酸粒细胞计数 2.9×10^9/L。

【进一步考虑诊断】

双肺炎症性改变性质待查。

① 肺结核？

② 变态反应性支气管肺曲霉病？

③ 变应性肉芽肿血管炎？

④ 其他原因导致的嗜酸粒细胞肺炎？

⑤ 难治性支气管哮喘伴社区获得性肺炎？

⑥ 支气管扩张症？

【诊断依据】

① 肺结核依据：患者男，51 岁，受凉后出现咳嗽、咳痰伴气促。病程中患者伴全身酸痛及乏力感。查体双肺呼吸音清，两肺可闻及干啰音。使用糖皮质激素后胸部 CT 示两肺散在斑片状、结节状密度增高影，抗生素治疗效果差，故需警惕该疾病。不支持点为患者无明显结核中毒症状。

② 变态反应性支气管肺曲霉病依据：患者从事木材生意，咳痰以棕色黏痰为主，有顽固性喘息，类似哮喘发作，两肺可闻及干啰音，外周血嗜酸粒细胞明显增高，胸部 CT 示两肺散在斑片状、结节状密度增高影，需高度警惕该疾病，可进一步行 G 试验（1, 3-β-

D- 葡聚糖抗原检测）、GM 试验（曲霉菌半乳甘露聚糖抗原检测）及痰曲霉培养等检查明确。

③ 变应性肉芽肿血管炎依据：患者有顽固性喘息，类似哮喘发作，两肺可闻及干啰音，外周血嗜酸粒细胞明显增高，结合胸部 CT 需高度警惕该疾病，不支持点为患者无鼻窦炎等病史，可进一步行 ANCA 等自身免疫性抗体等检查及动态观察影像学是否存在游走性或一过性肺浸润以鉴别。

④ 其他原因导致的嗜酸粒细胞肺炎依据：结合患者病史需警惕其他原因导致的嗜酸粒细胞肺炎，如肺寄生虫病、慢性嗜酸粒细胞性肺炎等，可进一步行血液寄生虫检查、纤维支气管镜、肺活检等检查以排除。前者不支持点为无相关生食海鲜等病史，后者暂无明显不支持点，但肺寄生虫病通常肺部病变有游走，而 CEP 常无游走改变。

⑤ 难治性支气管哮喘伴社区获得性肺炎依据：患者男，51 岁，表现为气促为主，两肺可闻及干啰音，基础肺功能差，支气管舒张试验阳性。故仍需考虑"支气管哮喘"诊断，经不规则用药后症状及体征未缓解，故需考虑哮喘难治为并发社区获得性肺炎所致可能。不支持点为在使用多种抗生素基础上出现双肺多发炎症可能性小。

⑥ 支气管扩张症依据：根据患者症状、体征及影像学改变需考虑，不支持点为患者平素无长期咳嗽、咳痰病史，且初始就诊时胸片无异常发现，故目前依据不足。

【下一步诊疗计划】

1. 检查计划

① 行 G 试验、GM 试验、曲霉抗原皮内试验快速反应及痰曲霉培养等检查以明确 ABPA 诊断。

② 行 5U-PPD 试验、痰抗酸杆菌涂片 + 培养等检查以排除肺结核诊断。

③ 行 ANCA 等自身免疫性抗体等检查以排除肉芽肿类等疾病，行血液寄生虫检查排除肺寄生虫病。

④ 尽快行纤维支气管镜明确诊断，必要时建议行经皮肺活检等检查。

2. 治疗计划

① 继续给予选择性 β_2 受体激动剂、抗胆碱类药物舒张支气管等对症支持治疗，目前肺结核不能排除，暂停糖皮质激素治疗。

② 及时明确诊断以制订下一步诊疗方案。

继续抗哮喘治疗 5 天后患者咳嗽、咳痰无缓解，仍气促明显。

查体：T 36.6℃，P 92 次 / 分，R 18 次 / 分，BP 120/70mmHg。神志清，全身皮肤黏膜无黄染，浅表淋巴结未及肿大。双肺呼吸音粗，两肺可闻及双相中调干啰音。心率 92 次 / 分，律齐，未闻及病理性杂音。腹软，无压痛及反跳痛，肝、脾肋下未及。双下肢无水肿。

辅助检查：血气分析（未吸氧）示 pH 7.36，PaO_2 69mmHg，$PaCO_2$ 46mmHg，BE 0.6mmol/L。血常规示 Hb 121g/L，WBC $8.4×10^9$/L，PLT $245×10^9$/L，N 53.8%，E 18.9%；嗜酸粒细胞计数 $1320×10^6$/L。CRP 41mg/L。血沉 89mm/h。D- 二聚体正常。肝肾功能、电解质均无明显异常。肺炎支原体抗体阴性。肺部肿瘤标志物（CEA、CA211、NSE、SCC）正常、G 试验 48.2pg/mL（阳性）。GM 试验 0.61（阳性）。

体液免疫示 IgE 24000U/mL，余指标（IgA、IgG、IgM、C3、C4、抗 O、RF）正常。自身免疫 ANA 阳性，余指标（ANCA、ss-DNA、ds-DNA、抗 SS-A、抗 SS-B、抗 RNP、抗 Sm、抗 Scl-70、抗 Jo-1、抗 PM-1）阴性。曲霉菌抗原皮内试验快速反应（+++）。5U-PPD 试验阴性。血液寄生虫检查阴性。痰真菌涂片阴性，培养为曲霉。痰涂片找抗酸杆菌阴性。支气管检查示声带活动对称，气管通畅，软骨环清晰可见，黏膜光整，未见新生物，隆突锐利，左侧支气管及各亚段开口通畅，黏膜光滑无水肿，腔内未见新生物。左上肺上叶舌段及下叶基底段见白色黏痰涌出。右侧支气管及各亚段开口通畅，黏膜光滑无水肿，腔内未见新生物。支气管肺泡灌洗液（BALF）液基细胞学检查见较多中性粒细胞，中等量组织细胞，个别嗜酸粒细胞，另见少量真菌菌丝，未见恶性细胞。经支气管镜肺活检（TBLB）病理示左肺上叶舌段支气管黏膜下和肺组织内散在嗜酸粒细胞浸润，请结合临床考虑嗜酸粒细胞增多相关疾病。

【进一步考虑诊断】

变态反应性支气管肺曲霉病。

【诊断依据】

变态反应性支气管肺曲霉病依据：患者有职业高危因素（霉变的木材常含有大量的曲霉及其孢子），有顽固性喘息，类似哮喘发作，两肺可闻及干啰音。外周血嗜酸粒细胞明显增高，血清总 IgE 水平明显增高，曲霉菌抗原皮内试验快速反应阳性，G 试验及 GM 试验阳性，痰曲霉菌培养阳性，BALF 可见少量真菌菌丝。胸部 CT 可见特异性影像学改变——中央型支气管扩张。在同时排除其他鉴别诊断后目前考虑该诊断明确。

【下一步治疗计划】

①口服糖皮质激素：泼尼松 0.5mg/kg，每日 1 次，共 2 周；继以 0.5mg/（kg·d），隔日 1 次，共 6 ～ 8 周；然后试行减量，每 2 周减 5 ～ 10mg，直至停药。

②联合口服伊曲康唑治疗，每日 200mg，共 16 周。

症状：3 个月后患者咳嗽明显减轻，咳少量白痰、不黏，无明显气促。

查体：T 36.7℃，P 78 次 / 分，R 18 次 / 分，BP 120/70mmHg。神志清，双肺呼吸音清，两肺未闻及干湿啰音。心率 78 次 / 分，律齐，未闻及病理性杂音。腹软，无压痛及反跳痛，肝、脾肋下未及。双下肢无水肿。

辅助检查：胸部 CT 显示双侧支气管扩张，以右上肺为主，伴黏液嵌塞［图 27-1（a）］。治疗后明显吸收，仅遗留支气管扩张［图 27-1（b）］。

【最后诊断】

变态反应性支气管肺曲霉病。

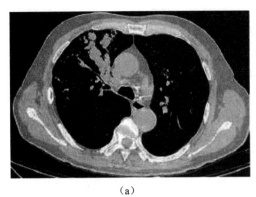
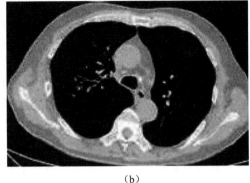

（a）　　　　　　　　　　　　　　　　　　（b）

图 27-1　肺 CT

（a）治疗前 CT 示双侧支气管扩张，以右上肺为主伴黏液嵌塞；（b）治疗 3 个月后 CT 示病变明显吸收，
显示支气管扩张征象

【讨论】

本例患者为中年男性，因"咳嗽、咳痰伴进行性气促 1 月"就诊，入院查体两肺可闻及双相中调干啰音，入院前胸片未见异常，按常见病的诊疗思路首先考虑"支气管哮喘"，但针对哮喘治疗无效。后结合患者有职业高危因素（霉变的木材常含有大量的曲霉及其孢子），有顽固性喘息，两肺可闻及干啰音，外周血嗜酸粒细胞明显增高，血清总 IgE 水平明显增高，入院后胸部 CT 可见中央型支气管扩张，此病例经全科讨论，考虑变态反应性支气管肺曲霉病可能性极大。后辅助检查回报：G 试验及 GM 试验阳性，曲霉抗原皮内试验快速反应阳性，痰曲霉培养阳性。联合糖皮质激素和伊曲康唑治疗后患者症状缓解，肺部病灶明显吸收，验证了临床诊断。

变态反应性支气管肺曲霉病 (ABPA) 是肺曲霉病的一种，1952 年由 Hinson 等首次在哮喘患者中发现，是一种非感染性、炎症性肺部疾病，以机体对寄生于支气管内的曲霉大多是烟曲霉发生变态反应为特点。Agarwal 等报道约 28% 的哮喘患者对曲霉过敏，ABPA 在哮喘患者中发病率为 3.7% ～ 11%，在囊性纤维化患者中发病率为 2% ～ 15%。

2008 年美国感染病学会临床实践指南对 ABPA 的主要诊断标准 7 项：① 哮喘病史；② 外周血嗜酸粒细胞增多；③ 曲霉抗原皮内试验快速反应阳性；④ 血清曲霉变应原沉淀抗体阳性；⑤ 血清总 IgE 增高（>0.471U/L）；⑥ 肺浸润（固定或游走性病变）病史；⑦ 中心性支气管扩张。4 项次要诊断标准：① 染色和（或）培养法在痰标本中数次检出曲霉；② 咳痰栓病史；③ 抗曲霉抗原特异性 IgE 抗体增高；④ 曲霉抗原迟发型皮试阳性。本例患者符合 6 项主要诊断标准和 2 项次要诊断标准，诊断依据充足。

ABPA 主要治疗目的是保护气道和肺正常结构及功能，控制急性症状，抑制机体对曲霉抗原的变态反应。急性期最有效的治疗方法为口服糖皮质激素，建议剂量为泼尼松 0.5mg/kg，每日 1 次，连续 2 周，6 ～ 8 周内逐渐减量，不建议长期使用。目前推荐联合口服伊曲康唑治疗，该药可抑制曲霉增生，限制气道炎症，建议剂量为每日 200mg，共 16 周。本例患者按照此原则治疗后症状缓解，肺部干啰音消失，病灶明显吸收，取得了较满意的疗效。

【评析】

从误诊为支气管哮喘的变态反应性支气管肺曲霉病 1 例的诊治过程,我们有以下几点体会。

1. 胸部 CT 在诊断 ABPA 过程中很重要

在诊断 ABPA 过程中,对病程较长患者,应注意对比胸部 CT 动态变化。近年来高分辨 CT(HRCT) 在临床的普遍使用,对 ABPA 的诊断有很重要的意义。中心性支气管扩张和支气管黏液栓等 CT 征象强烈提示 ABPA,是较具特征性的影像表现,这些改变均能在 HRCT 上有较好的体现。

2. 诊断 ABPA 时不可仅根据舒张或激发试验断定哮喘诊断

ABPA 患者肺功能主要表现为阻塞性通气功能障碍,诊断 ABPA 时,切不可仅根据舒张或激发试验断定哮喘诊断,发作性喘息症状更有诊断价值,对高度怀疑 ABPA 者,条件允许时应行支气管镜诊治。

3. ABPA 患者治疗过程中应定期随访

对 ABPA 患者定期随访很重要,在影像学检查证实最初的肺部浸润影消失后,每 3 个月复查影像学检查 1 次,并随诊 2 年,后改为每 6 个月复查 1 次,再随诊 2 年。如无复发改为每年复查 1 次。从治疗开始每月复查 1 次血清总 IgE,其浓度应在治疗后 1～2 月开始降低,6 月后渐趋平稳。如 IgE 水平明显升高多提示疾病复发,应立刻进行胸部影像学检查,如发现浸润阴影应给予激素治疗。每年复查 1 次肺功能并随诊 2 年。

(徐镶怀 侯静静 邱忠民)

参考文献

[1] Hinson K F, Moon A J, Plummer N S. Broncho-pulmonary aspergillosis; a review and a report of eight new cases. Thorax, 1952, 7(4): 317-333.

[2] Tillie-Leblond I, Tonnel A B. Allergic bronchopulmonary aspergillosis. Allergy, 2005, 60(8): 1004-1013.

[3] Agarwal R, Aggarwal A N, Gupta D, et al. Aspergillus hypersensitivity and allergic bronchopulmonary aspergillosis in patients with bronchial asthma: systematic review and meta-analysis. Int J Tuberc Lung Dis, 2009, 13(8): 936-944.

[4] Kumar R. Mild, moderate, and severe forms of allergic bronchopulmonary aspergillosis: a clinical and serologic evaluation. Chest, 2003, 124(3): 890-892.

[5] Agarwal R. Allergic bronchopulmonary aspergillosis. Chest, 2009, 135(3): 805-826.

[6] Greenberger P A. Allergic bronchopulmonary aspergillosis. J Allergy Clin Immunol, 2002, 110(5): 685-692.

[7] Stevens D A, Moss R B, Kurup V P, et al. Allergic bronchopulmonary aspergillosis in cystic fibrosis-state of the art: Cystic Fibrosis Foundation Consensus Conference. Clin Infect Dis, 2003, 37(Suppl 3): S225-264.

[8] Kurup V P. Aspergillus antigens: which are important? Med Mycol, 2005, 43(Suppl 1): S189-196.

第28章 咳嗽、喘息，嗜酸粒细胞增高

【病历资料】

一般资料：患者男性，22岁，无职业。患者因咳嗽、气促1月余于2011年12月22日入我院。患者母亲诉患者1余月前感冒后出现咳嗽，咳嗽剧烈时伴胸痛、气促，无咳痰，无发热，偶有盗汗，无咯血，于当地医院就诊，考虑"肺结核"，予以口服乙胺吡嗪利副异烟片抗结核及葡醛内酯护肝治疗1月后仍有咳嗽，晨起较多，多为白色黏痰，气促加重。为求进一步诊治，遂于我院就诊，考虑"支气管扩张症并感染？组织胞浆菌病？"，于急诊科予以伊曲康唑、氨曲南静滴1次后收住我科。既往体质较差，否认肝炎、结核等慢性传染病史，无手术史、外伤史、输血史，对头孢西丁过敏。

查体：T 36.5℃，P 64次/分，R 20次/分，BP 120/70mmHg。神清合作，自主体位，全身皮肤黏膜无出血点及皮疹，全身浅表淋巴结未扪及肿大，双侧瞳孔等大等圆，双侧对光反射灵敏，口唇无发绀，颈软无抵抗，未见颈静脉曲张，气管位置居中，甲状腺不大，胸廓无畸形，双肺可闻及大量哮鸣音。心率64次/分，律齐，各瓣膜区未闻及杂音。腹软，腹部无压痛，无反跳痛，肝、脾未扪及，移动性浊音阴性，肠鸣音正常，双肾区无叩击痛，双下肢无水肿，神经系统未引出病理症。

辅助检查：肺部CT（外院2011-10-30）示左肺及右肺下叶条索状影及结节灶，考虑结核可能性大。胸片（外院2011-12-16）示：① 双上中肺结核；② 肺门区结节灶不排除占位性病变。肺部CT（我院2011-12-18）示双肺支气管扩张并感染可能性大（图28-1）。

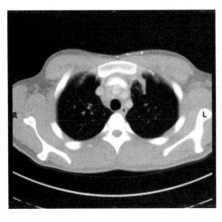
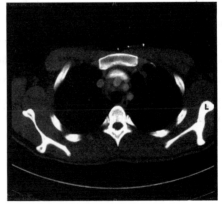

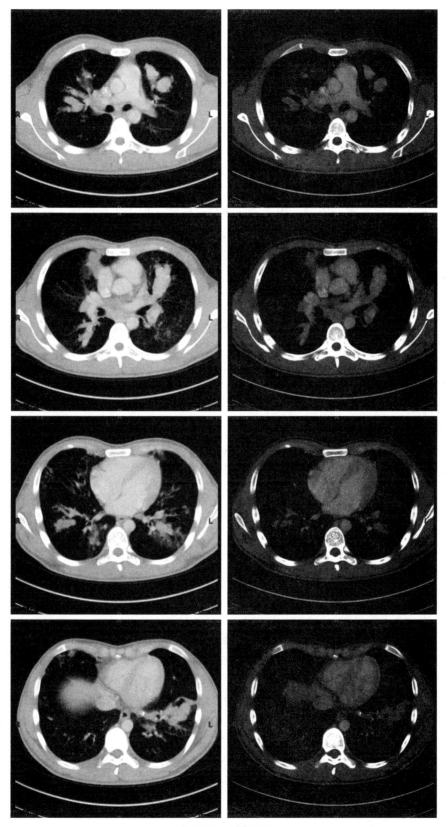

图 28-1　肺部 CT

【初步诊断】

双肺病变。

①肺结核？

②支气管扩张症并感染？

【诊断依据】

①肺结核依据：患者青年男性，咳嗽、胸痛，偶有盗汗，病程1月，外院肺部CT示左肺及右肺下叶条索状影及结节病灶。1月余后我院CT可见双肺支气管扩张。考虑肺结核引起。但患者抗结核治疗1月症状无好转。建议进一步查PPD皮试，血沉，结核抗体，痰涂片，痰革兰染色，痰培养＋药敏试验。

②支气管扩张症并感染依据：患者青年男性，咳嗽，但无大量脓痰，肺部CT可见囊状及柱状支气管扩张。患者有咳嗽、咳痰，肺部CT可见片状、斑点状、磨玻璃状阴影。建议查高分辨CT，痰革兰染色、痰培养＋药敏试验。

【下一步诊疗计划】

1. 检查计划

①痰涂片、痰革兰染色、痰抗酸染色、痰培养＋药敏试验。

②PPD皮试。

③血沉、结核抗体、降钙素原全定量。

④肺部高分辨CT。

2. 治疗计划

①一般治疗：吸氧，翻身拍背协助排痰。

②化痰、抗感染：桉柠蒎软胶囊0.6g，po，tid；氨溴索针30mg，iv，q8h；左氧氟沙星针0.3g，iv gtt，qd；联合头孢哌酮 - 舒巴坦针3g，iv gtt，qd。

入院第三天患者夜间剧烈咳嗽，并有喘息、喉鸣。晨起痰量较多，为黄绿色脓痰，呈豆腐渣样。无痰中带血丝，无发热、盗汗，食欲可，一般状况尚可。

查体：T 36.8℃，P 94次/分，R 21次/分，BP 110/75mmHg。神志清楚，精神欠佳。口唇无发绀。双肺呼吸音粗，双肺可闻及散在吸气相哮鸣音，未闻及明显湿性啰音，心界不大，心率66次/分，律齐，心音可，未闻及明显杂音及心包摩擦音，腹部触诊无异常，双下肢不肿。

实验室检查结果回报：血常规示白细胞计数 $11.5×10^9$/L，血小板计数 $347×10^9$/L，嗜酸粒细胞计数 $3.6×10^9$/L，单核细胞计数 $1.0×10^9$/L，中性粒细胞百分比39.7%，淋巴细胞百分比19.8%，嗜酸粒细胞百分比31.4%，单核细胞百分比8.5%。PPD皮试（＋＋）。血沉27.00mm/h。肝功能示球蛋白34.6g/L，白球比值1.1，余项正常。血清离子示阴离子间隙18.1mmol/L，余项正常。血清蛋白示前白蛋白242.80mg/L，Alb带51.45%，γ带25.02%。革兰染色示少量革兰阳性球菌，可见革兰阴性杆菌，少量革兰阳性杆菌。痰革兰染色（第2次）示革兰阳性杆菌偶见。大小便常规、降钙素原定量、结核抗体、肾功能、血糖、电解质、心肌酶、抗酸染色均正常。心电图示窦性心动过速。腹部B超示右肝内钙化灶。肺功能示中度限制性通气功能障碍，重度阻塞性通气功能障碍，支气管舒张试验阳性。

【进一步考虑诊断】

（1）双肺病变。

① 变应性支气管肺曲霉病？

② 肺结核？

（2）支气管扩张症并感染。

【诊断依据】

1. 双肺病变

① 变应性支气管肺曲霉病依据：患者青年男性，咳嗽并喘息、气急，咳出黄绿色脓痰，呈豆腐渣样。查体：双肺可闻及干湿啰音。实验室检查患者嗜酸粒细胞计数明显增高。肺部 CT 可见近端支气管扩张。考虑变应性支气管肺曲霉菌。建议进一步行支气管镜检查、G 实验、GM 实验、血清总 IgE 抗体、烟曲霉特异性抗体、烟曲霉抗原皮试试验。

② 肺结核依据：患者有咳嗽、胸痛并有盗汗，普通抗感染治疗效果欠佳。实验室检查血沉稍快。肺部 CT 示中上肺可见多发结节状、斑点状及磨玻璃阴影等多形性改变，结核不能排除。

2. 支气管扩张症并感染

依据：患者有咳嗽、咳出黄绿色脓痰，肺部 CT 可见支气管呈柱状、囊状扩张，并可见肺部渗出病灶。支气管扩张症并感染诊断明确。

【下一步检查计划】

① 烟曲霉抗原皮试试验。

② GM 试验、G 试验，血清总 IgE 抗体、烟曲霉特异性抗体。

③ 支气管镜检查并留取深部痰标本。

烟曲霉皮试试验阳性，GM/G 试验阴性。血清总 IgE 抗体 1680U/mL，烟曲霉特异性抗体阳性。支气管镜检查（第 1 次）：支气管化脓性炎症，（右肺）右中叶、右下叶可见大量脓性分泌物及痰栓，远端支气管扩张；（左肺）左下叶可见大量脓性分泌物及痰栓，远端支气管扩张；并抽取痰液行支气管分泌物送细菌培养＋药敏试验、真菌培养、抗酸染色找结核杆菌及行细胞学检查排除肿瘤及明确痰中嗜酸粒细胞是否有增多。痰抗酸染色、支气管分泌物细菌培养、抗酸染色阴性。支气管分泌真菌培养示曲霉。支气管镜检查（第 2 次）：左右肺支气管各支均见大量脓性分泌物及痰栓，冲洗清除后仍有部分亚分支为痰栓阻塞，未见新生物及活动性出血。

【最后诊断】

① 变应性支气管肺曲霉病。

② 支气管扩张症并感染。

【诊断依据】

1. 变应性支气管肺曲霉病

依据：患者青年男性，咳嗽、夜间喘息并喉鸣，感呼吸困难。咳出黄绿色脓痰，抗感染、抗结核效果差。实验室检查嗜酸粒细胞计数明显升高，总 IgE 抗体升高、烟曲霉特异性抗体阳性。烟曲霉皮试试验阳性。肺部 CT 可见中心性支气管扩张。支气管镜下取痰标本培养出曲霉菌。2008 年美国感染学会制定的曲霉病诊治指南中变应性支气管肺曲霉病（ABPA）的诊断有 7 条主要标准：① 发作性支气管哮喘；② 外周血嗜酸粒细胞增多；③ 曲霉抗原皮内试验呈速发阳性反应；④ 血清曲霉变应原沉淀抗体阳性；⑤ 血清总 IgE 水平升高；⑥ 肺部浸润影（游走性或固定渗出）；⑦ 中心型支气管扩张。次要诊断标准包括：① 多次痰涂片或曲霉培养阳性；② 咳褐色痰。主要条件和次要条件各符合条以上就可作出诊断。故支气管肺曲霉病可诊断。

2. 支气管扩张症并感染

依据同前。

【下一步治疗计划】

治疗目标：控制急性发作的症状，抑制机体对烟曲霉抗原变态反应，尽可能清除气道内寄生的曲霉，防止支气管及肺组织出现不可逆性损害。

治疗原则：首选激素治疗，抗真菌药作为辅助治疗，两者需联合使用。

1. 激素治疗

急性期应用泼尼松 40 ～ 60mg/d，症状与影像学表现改善后减量至 0.5mg/kg，每日一次，维持 3 个月，并在 3 个月内逐渐减量（每 2 周减 5mg），并逐渐终止用药。对传统治疗反应差的患者可短期内静脉使用甲泼尼龙。

2. 抗真菌

ABPA 的发生与气道内真菌持续存在有关，虽无真菌播散的病例报道，但使用激素的同时加用抗菌药物可清除支气管内真菌，减轻炎症反应，降低激素的用量及改善肺功能，目前推荐口服伊曲康唑 200mg、q12h，持续使用 16 周。伏立康唑和泊沙康唑可作为二线的抗真菌药物。

3. 随访与检测

血清总 IgE 水平通常在接受糖皮质激素治疗后下降，在 ABPA 缓解期仍可高于正常，但在复发前或复发时则明显升高，因此规律监测血清总 IgE 水平，可使临床医生了解不同患者特异的血清总 E 底线水平从而相应调整糖皮质激素用药。

【讨论】

本例患者，青年男性，既往体质差，有头孢西丁过敏史。患者起病咳嗽并有胸痛、盗汗，病程 1 月余，在当地医院肺部 CT 可见左肺及右肺下叶条索状影及结节灶，考虑肺结核，予以抗结核治疗患者近 1 月症状无明显好转，遂来我院。入院查体：T 36.5℃，P 64 次 / 分，R 20 次 / 分，BP 120/70mmHg，神清合作，自主体位，全身皮肤黏膜无出血点及皮疹，全身浅表淋巴结未扪及肿大，双侧瞳孔等大等圆，双侧对光反射灵敏，口唇无发绀，颈软无抵抗，未见颈静脉曲张，气管位置居中，甲状腺不大，胸廓无畸形，双肺呼吸音清，双肺可闻及大量哮鸣音。心率 64 次 / 分，律齐，各瓣膜区未闻及杂音。腹软，腹部无压痛，无反跳痛，肝、脾未扪及，移动性浊音阴性，肠鸣音正常，双肾区无叩击痛，双下肢无水肿，神经系统未引出病理征。辅助检查：外院肺部 CT 及胸片可见左肺及右下肺条索影及结节状病灶。我院肺部 CT 可见双肺支气管扩张。入院予以抗感染、化痰治疗。3 天后患者出现夜间咳嗽、喘息、气急，并咳出黄绿色脓痰，呈豆腐渣样。血常规嗜酸粒细胞计数明显升高，继续完善肺功能及总 IgE 抗体、烟曲霉皮试试验阳性，烟曲霉特异性抗体。支气管镜下去分泌物培养出曲霉菌。予以激素及抗真菌治疗后患者咳嗽、喘息症状好转后出院。

支气管肺曲霉病（allergic bronchopulmonary aspergillosis，ABAP）是人体对曲霉发生超敏反应而引起的一种疾病，气道出现慢性炎症及损害，导致曲霉的持续定植及气道的敏感性增高。ABAP 多表现为反复发作性喘息、发热、咳嗽、咳痰（约 50% 患者可咳棕色痰栓）、咯血，喘息样发作为其突出的临床表现。ABPA 的影像学改变包括游走或固定的肺部浸润影、痰栓及肺不张。浸润影多呈淡薄的片影，多发、散在，吸收较快，可反复出现。ABPA 的支气管扩张主要由于支气管腔内黏液栓充填、阻塞引起，除非到晚期，一般无管壁破坏、纤维组织增生，扩张的支气管可基本恢复正常。ABAP 在临床是一种少见病，容易误诊为肺结核、过敏性肺炎、哮喘等，特别是不典型病例。ABAP 需与以下疾病鉴别。① 肺结核：患者咳嗽、咳痰，咯血，病程较长，并有午后低热、盗汗、乏力等结核中毒症状。痰涂片抗酸杆菌阳性，抗结核治疗有效。ABPA 临床症状与其相似，但肺部病灶呈游走性、反复性改变，抗结核治疗无效或疗效差。ABPA 多可见中心性支气管扩张，结核亦可引起支气管扩张。结核性支气管扩张也好发于上叶，结核性支气管扩张多因支气管壁平滑肌、弹性纤维被破坏，周围瘢痕组织牵拉等因素造成，所以扩张的支气管周围可见纤维条索等卫星病灶，且管腔内少见黏液栓形成。② 过敏性哮喘：轻到中度支气管扩张胸片容易漏诊，ABPA 易误诊为过敏性哮喘，此时 HRCT 可有效检出支气管扩张。③ 支气管扩张症合并感染：患者两肺纹理增多紊乱，可见不规则囊、柱状透亮影，病变往往以两下肺多见，常发生于远端支气管。ABPA 则显示中心性支气管扩张，而远端支气管正常，病变以两上叶多见，有时可见钙化。④ 肺动静脉瘘：约 1/3 该病为多发性，多位于肺门附近内带，表现为圆形或轻度分叶的致密影，增强扫描后明显强化，这点可与 ABPA 鉴别。⑤ ABPA 的肺内浸润：可表现为斑片状或团块状，易误诊为肺炎或肺癌，其游走性特点有助于鉴别诊断。

【评析】

从以上慢性咳嗽、喘息并有支气管扩张误诊为肺结核的病例诊治过程中我们有以下体会。

① 游走性肺内浸润和中心型支气管扩张是 ABPA 的典型影像学表现。根据影像学表现易将其误诊为单纯的支气管扩张症合并感染。我们应提高对 ABPA 的认识，对于影像学表现为中心型支气管扩张患者应结合其他临床资料，做出正确判断，避免发生误诊、漏诊。

② 反复发作性喘息、发热、咳嗽、咳痰，查体两肺布满哮鸣音，症状及体征类似支气管哮喘，但常规行常规哮喘治疗效果不佳时，应尽早行烟曲霉皮试试验。如出现肺上叶多发的中心性支气管扩张，管径增宽较明显，支气管腔内黏液栓形成，可以提示 ABPA 的诊断。

③ 对中心型支气管扩张伴有明显喘鸣、不能用单纯支气管扩张症或支气管哮喘解释的患者，应考虑 ABPA 可能，应及时行支气管镜检查取下呼吸道分泌物行细菌、真菌培养，或肺组织活检行病理学检查及组织培养。

④ 对于临床疑诊肺结核但无病原学诊断依据时，均应行胸部 CT 和 TBLB 检查，注意与 ABPA 鉴别。

⑤ 对于中心性支气管扩张应想到 ABPA 的可能，HRCT 是最佳诊断方法。

（苏晓丽　何俊）

参考文献

［1］Walsh T J, Anaissie E J, Denning D W, et al. Treatmemt of aspergillosis：clinical Practice guidelines of the Infectious Diseases Society of America. Clin infect Dis, 2008, 46: 327-360.

［2］Wark P A, Hensley M J, Saltos N, et al. Anti-inflammatory effect of itraconazole in stable allergic bronchopulmonary aspergillosis:a randomized controlledl. Allergy Clin Immunol, 2003, 111: 952-957.

［3］陈广源，陈汉威，邓宇等. 变应性支气管肺曲霉菌病的 HRCT 表现. 中国 CT 和 MRI 杂志，2009, 7(1): 32-34.

［4］Tillie-Leblond I, Tonnel A B. Allergic bronchopulmonary aspergillosis. Allergy, 2005, 60: 1004-1013.

［5］刘莉，关玉宝，曾庆思等. 变态反应性支气管肺曲霉病的影像学表现. 放射学实践，2008, 23(4): 396-399.

第 29 章　肺部阴影并外周血嗜酸粒细胞增高

【病历资料】

一般资料：患者朴××，男，64 岁，因"咳嗽 9 月，伴胸痛 7 月"于 2012 年 11 月 12 日入院。患者于 9 个月前（2012 年 2 月）无明显诱因出现干咳，伴低热，于当地医院以"肺部感染"给予抗炎、化痰治疗，体温恢复正常，咳嗽无改善；7 个月前予口服中药治疗，咳嗽减轻，但出现胸持续性钝痛，以前胸明显，吸气时为著，停药后胸痛症状好转；2 个月前行胸部 CT 可见"肺部磨玻璃影及空洞"，1 个月前出现咳痰，痰为白色黏痰，偶有痰中带血丝，稍有胸痛，给予莫西沙星抗感染等治疗，症状略好转，于 ×× 胸科医院就诊考虑"肺结核"。诊断证据不足，以"肺部阴影待查"收入住院。发病以来，患者精神、饮食、睡眠可，大小便正常，体重减轻约 5kg。既往体健，2011 年 7 月因"胆囊结石、胆管梗阻"行腹腔镜下胆囊切除术。

查体：T 36.1℃，P 60 次/分，R 21 次/分，BP 120/80mmHg。神清，精神可，口唇无发绀，胸廓对称，双侧呼吸运动对称，呼吸节律规整，双肺叩呈清音，双肺呼吸音清，无明显干湿啰音，左侧可闻及胸膜摩擦音。心、腹查体无异常，双下肢无水肿。

辅助检查：血常规（2012-10-11，×× 胸科医院）示 WBC $6.60×10^9$/L，N 63.1%，E 8.1%，嗜酸粒细胞计数 $0.5×10^9$/L，RBC $4.97×10^{12}$/L，Hb 145g/L，PLT $221×10^9$/L。过敏及免疫指标（2012-10-16，北京协和医院）示过敏原总 IgE>5000kU/L，烟曲霉 1.30（2 级）kUA/L，黑曲霉 0.18（0 级）kUA/L。SLA、ANA-IF、SMA、AMA、PCA、LKM、HRA、AMA-M2、ACA 阴性。Sm、RNP、SS-A、SS-B 阴性（双扩散法），抗 Sm、抗 RNP、抗 SS-A、抗 SS-B、抗 Scl-70、抗 Jo-1、rRNP 阴性（印记法）。ANCA 阴性。补体 C3、C4、IgG、IgA、IgM 均正常。DNA-IF、ds-DNA IgG、ANA 阴性。RF、ASO 阴性。ACE 44.4U。血沉 36mm/h。CRP 8.46mg/L。肺炎支原体、衣原体 IgG 阳性。结核抗体阴性。T-SPOT 阴性。G 试验 38.68pg/mL。肿瘤标记物示 CEA、NSE、pro-GRP、SCC、CYFRA21-1 阴性。肺功能（2012-10-29，北京朝阳医院）示 FEV_1/FVC 75.08%，FEV_1 占预计值 102.1，RV/TLC 72.4%，DLCO/SB 56.7%，DLCO/VA 70.6%，提示小气道功能障碍，弥散量降低。呼吸阻抗正常。乙酰甲胆碱激发试验强阳性。腹部 B 超示肝弥漫性病变，胆囊切除术后，双肾大小形态尚可，包膜欠光滑，结构显示尚可，内各见一囊肿，大者（1.4×1.2）cm，胰脾未见明显异常。胸部 CT（2012-9-10，外院）示双下肺有胸膜下肥厚倾向，有可疑磨玻璃样阴影，双肺可见胸膜下结节影，左侧胸膜下可见空洞（图 29-1）。

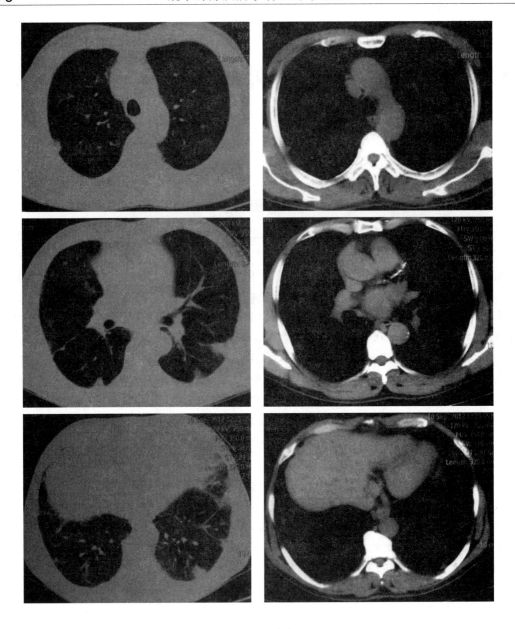

图 29-1　胸 CT 示双下肺有胸膜下肥厚倾向，有可疑磨玻璃样阴影，双肺可见胸膜下结节影，左侧胸膜下可见空洞

胸部 CT（2012-10-12，××胸科医院）示双肺感染性病变可能性大，双肺间质改变（图 29-2）。支气管镜病理（2012-10-19，××胸科医院）示双侧支气管未见明显异常。支气管黏膜活检病理示破碎支气管黏膜及少许肺组织慢性炎，可见灶性肺纤维化。

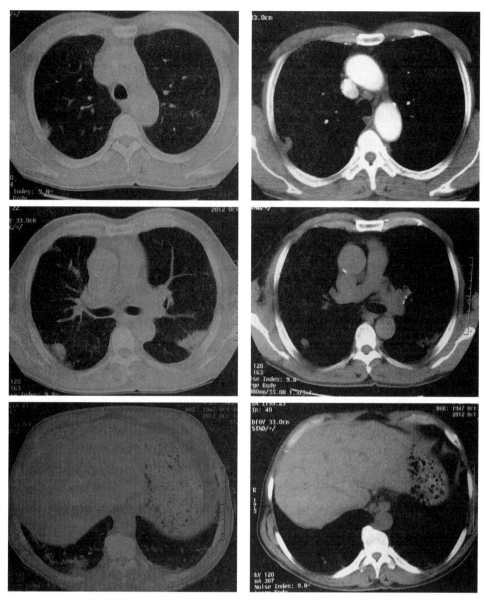

图 29-2　胸 CT 示双肺感染性病变可能性大，双肺间质改变

【初步诊断】

肺部阴影性质待查。

① 慢性嗜酸粒细胞肺炎？

② 变应性支气管肺曲霉病？

③ 变应性肉芽肿性血管炎？

【诊断依据】

① 慢性嗜酸粒细胞肺炎依据：患者病程呈亚慢性，外周血嗜酸粒细胞明显增多，血沉增快，CT 可见肺部阴影以肺野外带为著，外院支气管黏膜活检提示肺组织慢性炎，需要考虑慢性嗜酸粒细胞肺炎的可能性，但其肺组织活检多提示嗜酸粒细胞浸润，BALF 中嗜酸粒

细胞也显著增高，该诊断尚需完善 BALF 及肺组织病理学检查。

　　② 变应性支气管肺曲霉病依据：咳嗽 9 个月，伴胸痛 7 个月，外周血嗜酸粒细胞明显增多，过敏原总 IgE＞5000kU/L，烟曲霉特异性 IgE 抗体 1.30（2 级）kUA/L，G 试验 38.68pg/mL，CT 提示肺部浸润，肺功能提示小气道功能障碍，乙酰甲胆碱激发试验强阳性。从上述资料需考虑变应性支气管肺曲霉病的可能，但临床观察患者无喘息症状，烟曲霉特异性 IgE 抗体略升高提示中度敏感，G 试验轻度升高，肺功能未提示哮喘诊断，可继续完善 GM 试验，并同时排除其他继发性因素。

　　③ 变应性肉芽肿性血管炎依据：患者肺部见浸润影，肺功能提示气道高反应性，外周血嗜酸粒细胞增高，血清总 IgE 水平显著增高，需注意排除变应性肉芽肿性血管炎的可能性，但其嗜酸粒细胞增高 <10%，ANCA 为阴性，多项自身抗体为阴性，肺部阴影无游走性或一过性特点。可合并鼻窦病变。需完善鼻窦检查及支气管肺泡活检。

【下一步诊疗计划】

　　1. 检查计划

　　① 查 G 试验、GM 试验，烟曲菌特异性 Ig E、IgM 抗体。

　　② 气管镜检查，行肺活检、BALF 检查。

　　③ 行鼻窦 CT。

　　2. 治疗计划

　　① 完善常规、鉴别诊断相关检查。

　　② 监测血气分析，必要时氧疗。

　　③ 必要的对症、支持治疗。

　　　症状：无特殊变化。

　　　查体：无明显变化。

　　　辅助检查：血常规示 WBC $6.37×10^9$/L，N 59.4%，E 14.1%，RBC $4.52×10^{12}$/L，Hb 132g/L，PLT $189×10^9$/L。白细胞手工分类示中性杆状核粒细胞（nSt）6%，中性分叶核粒细胞（nS）60%，嗜酸粒细胞（E）18%，淋巴细胞（L）7%，单核细胞（Mo）2%，异型淋巴细胞 7%。尿常规示 RBC 10/μL。生化全项示 ALB 30.8g/L，GLB 32.0g/L，AST 19U/L，ALT 17U/L，ALP 151U/L，GGT 103U/L，BUN 6.17mmol/L，CREA 118.10μmol/L，URIC 489.48μmol/L。胸部 CT 示双肺异常密度灶，考虑双肺间质性肺炎；双肺多发类结节灶，考虑炎性结节，建议随访；纵隔及双侧肺门多发小淋巴结显示，左侧肺门部分淋巴结钙化；主动脉及冠状动脉硬化；双侧胸膜肥厚（图 29-3）。

　　　支气管镜诊断：支气管镜下未见明显异常。支气管肺泡灌洗液：细胞总数 $0.42×10^6$/L，细胞活性 92%。细胞分类示巨噬细胞 52%，淋巴细胞 3%，中性粒细胞 44.5%，嗜酸粒细胞 0.5%。支气管刷片病理：查见柱状上皮细胞、吞噬细胞及中性粒细胞。肺泡灌洗液涂片查见吞噬细胞、上皮细胞及中性粒细胞。支气管黏膜活检病理：送检少量支气管黏膜，大部分上皮脱落，基底膜轻度增厚，管壁见少量淋巴细胞浸润，灶性平滑肌增生，未见明显嗜酸粒细胞浸润。

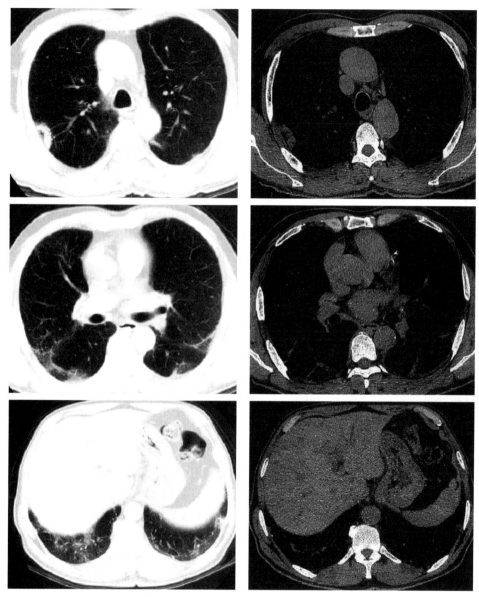

图 29-3　双肺异常密度灶，考虑双肺间质性肺炎；双肺多发类结节灶，考虑炎性
结节；纵隔及双侧肺门多发小淋巴结显示，左侧肺门部分淋巴结钙化；主动脉及
冠状动脉硬化；双侧胸膜肥厚

　　右下基底段 TBLB 病理：送检少量 TBLB 组织，大部分组织挤压明显，肺泡结构不清，影响观察。少量可观察部分支气管黏膜上皮未见异常，间质及平滑肌间见较多淋巴细胞浸润。肺组织结构不清，间质见较多淋巴细胞浸润，见少量嗜酸粒细胞浸润。ESR 11mm/h。CRP 0.91mg/dL。PCT 0.05ng/mL。G 试验阴性。痰、灌洗液、刷片病原学均阴性。ANCA 阴性。过敏原总 IgE>5000kU/L，ECP 48.6μg/L。皮肤点刺：蟑螂、早春树木、葎草、艾蒿均为（+），粉尘螨、白色念珠菌、多价草花粉 2 级阳性，葎草花粉 1 级阳性。腹部 B 超示胆囊切除术后，肝内胆管扩张，肝实质回声增粗，双肾实质回声稍增强伴多发囊肿，脾稍大。心脏彩超未见明显异常。

【进一步考虑诊断】

肺部阴影性质待查。

① 肺寄生虫病？

② 变应性肉芽肿性血管炎？

③ 慢性嗜酸粒细胞肺炎待除外。

④ 变应性支气管肺曲霉病待除外。

【诊断依据】

① 肺寄生虫病依据：入院后复查外周血嗜酸粒细胞显著升高，过敏原总IgE ＞ 5000kU/L，ECP 48.6μg/L。支气管肺泡灌洗液示细胞总数 $0.42×10^6$/L，细胞活性 92%。细胞分类示巨噬细胞 52%，淋巴细胞 3%，中性粒细胞 44.5%，嗜酸粒细胞 0.5%。追问病史问及患者为朝鲜族，有生食鱼虾的习惯，需考虑肺寄生虫感染的可能性。

② 变应性肉芽肿性血管炎依据：患者肺部见浸润影，肺功能提示气道高反应性，复查外周血嗜酸粒细胞、血清总IgE水平显著增高，且尿常规中检见红细胞提示可能有肾脏累及，需注意变应性肉芽肿性血管炎的可能性。

③ 慢性嗜酸粒细胞肺炎待除外依据：患者外周血中嗜酸粒细胞虽增高，但肺泡灌洗液中嗜酸粒细胞并不增高，支气管黏膜活检及透壁活检组织病理也未见提示嗜酸粒细胞浸润。

④ 变应性支气管肺曲霉病待除外依据：患者肺功能并不哮喘改变，复查G试验阴性，曾查烟曲霉特异性IgE抗体1.30（2级）kUA/L提示中度敏感。目前证据不足以诊断变应性支气管肺曲霉病。

【下一步诊疗计划】

1. 检查计划

① 大便找虫卵，寄生虫相关抗体检测。

② 复查尿常规，必要时镜检尿红细胞形态，甚至肾穿刺取病理活检。

③ 经气管镜取材可能存在一定的盲目性，必要时行CT引导下肺活检。

2. 治疗计划

① 完善诊断相关检查。

② 必要的对症、支持治疗。

症状及体征无变化。

辅助检查：复查尿常规正常。GM试验及相关抗体检测阴性。寄生虫相关检查：肺吸虫IgG抗体阳性，肝吸虫IgG抗体阴性，粪中未找到虫卵。

根据以上结果考虑诊断"肺吸虫病可能性大"，但其抗体阳性并不能与肺内病变相联系，继而进行了痰中找虫卵，找到大量虫卵（图29-4），从而确立了肺吸虫病的诊断。

【最后诊断】

肺吸虫病。

图 29-4　碘染法痰找虫卵：镜检见大量虫卵

【讨论】

肺吸虫病又名并殖吸虫病，是由并殖吸虫导致的一种人兽共患疾病，肺部是其主要侵犯器官。肺并殖吸虫的第一中间宿主为淡水螺，第二中间宿主为多种淡水蟹及蝲蛄等甲壳类动物，人是其重要的终末宿主。人通过食入活囊蚴而感染，当肺吸虫囊蚴被吞食后，于上段小肠内在消化液作用下脱囊发育为尾蚴，穿过肠壁于腹腔为幼虫后进入腹壁肌肉，1 周后再次入腹腔，经横膈到达胸腔，并最终侵入肺实质，在肺内定居发育、排卵。早期虫体肺内移行主要引起急性气管炎、肺间质水肿、出血和淤血，继而于虫体周围可见片状肺炎及以嗜酸粒细胞和中性粒细胞为主的微小脓肿，随着病程的延长逐渐形成由类上皮细胞、巨噬细胞、嗜酸粒细胞和浆细胞形成肉芽肿，最终形成局灶性纤维化。该患者有生食鱼虾的习惯，具备罹患肺吸虫病的流行病学背景。

临床起病多缓慢，感染肺吸虫后多数并无症状，潜伏期多在 5 个月左右，临床症状一方面是由肺吸虫导致的直接损伤而引起，如胸痛、咳嗽、咳铁锈色痰、呼吸困难等，另一方面由机体的炎症反应所致，如荨麻疹、发热、全身不适、盗汗等。X 线胸片可表现为片状圆形棉絮状密度增高影、胸腔积液、空洞形成等，在感染时间长的患者还可发现钙化影。CT 扫描于早期可见浸润性和支气管周围炎样改变，继而出现囊状阴影或脓肿，消退期多见附壁结节空洞及纤维瘢痕，胸腔积液可单独存在或伴随肺部病变出现。其诊断根据流行病学、相关临床症状、影像学表现，并结合血嗜酸粒细胞增高，痰找虫卵阳性等资料。从该患者资料也可以看出肺吸虫的影像学并无特异性，其最后确诊即主要是通过结合流行病学资料、痰找虫卵及肺吸虫抗体综合判断而来。

【评析】

该患者距其诊断达 9 个月，临床仅见肺部炎症的一般表现，辗转于多家医院而未获确诊，回顾其资料有两点对其最后确诊有提示价值，即病史中有生食鱼虾的习惯以及外周血的嗜酸粒细胞异常增高。然而在其就诊过程中，并没有被问及饮食特点这一情况；外周血嗜酸粒细胞增高则让接诊医生考虑更多的是常见的过敏因素，比如花粉、尘螨等，结合其支气管激发试验阳性，多数医生诊断停留于哮喘、嗜酸粒细胞肺炎等，而忽视了排查相关原因。

随着物质生活的丰富，人们饮食方式日渐多元化，当临床发现可能与饮食相关的肺部疾病时，特别是出现嗜酸粒细胞增多而常规治疗无效时，追问相关病史并积极搜索相关的辅助检查依据十分必要，可有效减少临床肺部寄生虫病的误诊、漏诊。

（万钧）

参考文献

［1］Bennett Plum 主编. 白永权主译. 西塞尔内科学（下卷）. 第 20 版. 西安：世界图书出版西安公司. 1999.

［2］蔡柏蔷，李龙芸. 协和呼吸病学. 北京：中国协和医科大学出版社，2005.

第 30 章　慢性阻塞性肺疾病患者反复哮喘样发作 1 月

【病历资料】

一般资料：患者男性，68 岁，退休职工。住院号：621003。慢性咳嗽、咳痰病史 30 余年，常于冬季发病，近 5 年出现活动后气短，长期吸入舒利迭 500μg/d。入院前 1 月受凉后咳嗽加重，痰量增多，白色黏稠，感胸闷、气短；伴发热，体温 37.7 ～ 38.5℃，午后明显。无咯血，无体重减轻，食欲欠佳，大小便正常。曾予以抗生素治疗，症状无明显改善，反复气喘，于 2010 年 12 月 29 日收入病房。吸烟史 30 余年，20 支 / 日，已戒烟 3 年。糖尿病病史 2 年，间断应用降糖药二甲双胍，血糖控制欠佳。无家族遗传病史。

查体：T 37.7℃，P 98 次 / 分，R 16 次 / 分，BP 120/70mmHg。神清，自动体位，口唇无发绀，未见皮疹、出血点。桶状胸，双肺语音震颤减弱，叩诊过清音，双肺布满哮鸣音及湿性啰音。心率 98 次 / 分，心律齐，未闻及杂音。腹平软，肝、脾未及，墨菲征（－），肠鸣音正常。双下肢无水肿。神经系统未见异常。

辅助检查：血气分析示 pH 7.455，PaO_2 82.9.mmHg，$PaCO_2$ 28.8mmHg，SaO_2 96.6%。血常规示 WBC $9.89×10^9$/L，N 91.8%，Hb 132g/L，PLT $113×10^9$/L。尿常规:RBC10/μL，GLU 1000mg/dL。ESR 11mm/h；CRP 9.65mg/dL。生化指标示 ALB 27.8g/L，GLB 23.8g，BUN 2.18mmol/L，GLU 9.28mmol。肺功能示 FEV_1% 42.3%，FEV_1/FVC 45.1%。舒张试验阴性，RV/TLC 65.5%。

【初步诊断】

① 慢性阻塞性肺疾病急性加重期。

② 糖尿病。

③ 低蛋白血症。

【诊断依据】

① 慢性阻塞性肺疾病急性加重期依据：慢性咳嗽、咳痰病史 30 余年，常于冬季发病，近 5 年出现活动后气短。桶状胸，双肺语音震颤减弱，叩诊过清音，双肺布满哮鸣音及湿性啰音。肺功能示 FEV_1% 42.3%，FEV_1/FVC 45.1%，RV/TLC 65.5%。

② 糖尿病依据：既往明确糖尿病病史。

③ 低蛋白血症依据：生化检查示 ALB 27.8g/L。

【下一步诊疗计划】

1. 检查计划

① 痰涂片，痰培养及药敏试验；监测血气分析。

② 胸部影像（X 线及 CT）。

③ 必要时支气管镜检查。

2. 治疗计划

① 控制性氧疗，无创机械辅助通气。

② 平喘祛痰；静脉点滴糖皮质激素抗炎。

③ 抗生素抗感染。

④ 保持水、电解质平衡。

⑤ 静脉胰岛素控制血糖。

选用头孢吡肟 2.0g iv gtt 联用莫西沙星 0.4g iv gtt qd 抗感染。二羟丙茶碱 0.25g bid 平喘。盐酸氨溴索 90mg qd 化痰。因长期应用激素，给予碳酸氢钙 0.75g，tid。应用沙丁胺醇气雾剂 1mL、异丙托溴铵 1mL、布地奈德 2mL 雾化吸入。治疗 5 天后，血糖控制在正常范围；咳嗽、咳痰稍缓解，但喘息症状未见好转。仍有发热，出现双足背水肿。多次痰涂片见菌丝、白色念珠菌。尿检见念珠菌管型。影像学示双肺多发薄壁、无壁囊状透亮影，散在结节状及斑片状渗出影，右肺叶薄壁囊腔内见片状模糊影（图 30-1）。

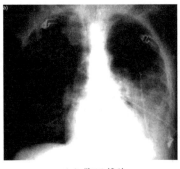 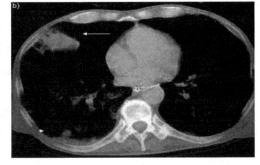

（a）胸 X 线片　　　　　　　　　（b）胸 CT

图 30-1　影像学示双肺多发薄壁、无壁囊状透亮影，散在结节状及斑片状渗出影，右肺叶薄壁囊腔内见片
状模糊影

【进一步考虑诊断】

① 肺真菌病。

② 慢性阻塞性肺疾病急性加重期。

③ 糖尿病。

④ 低蛋白血症。

【诊断依据】

① 肺真菌病依据：发热，咳嗽，白色黏痰。危险因素有低蛋白血症、糖尿病史、长期口服糖皮质激素。痰涂片见菌丝、白色念珠菌。尿检见念珠菌管型。

②慢性阻塞性肺疾病急性加重期依据：慢性咳嗽、咳痰病史；桶状胸，双肺语音震颤减弱，叩诊过清音，双肺布满哮鸣音及湿性啰音。肺功能示 FEV_1% 42.3%，FEV_1/FVC 45.1%，RV/TLC 65.5%，诊断明确。

③糖尿病依据：病史明确，诊断成立。

④低蛋白血症依据：慢性消耗性病史，生化检查示 ALB 27.8g/L ↓，GLB 23.8g ↓，诊断成立。

【下一步诊疗计划】

1. 检查计划

①血培养；再次痰涂片查真菌及细菌。

②G 试验及 GM 试验。

③支气管镜检及下呼吸道相关的标本多次培养。

2. 治疗计划

①氢氯噻嗪口服 25mg，tid。

②氟康唑 400mg，1 次 / 日，静脉滴注。

治疗 8 天后，双足背水肿基本消退，体温 37.7 ～ 38.5℃，仍间有气喘。支气管镜检示气管支气管溃疡、结节、假膜、斑点或结痂（图 30-2）。镜下取痰 3 次真菌及细菌痰涂片均为白色念珠菌，痰真菌培养为白色念珠菌。1,3-β-D- 葡聚糖抗原（G）试验（＋）；半乳甘露聚糖（GM）试验（－）。

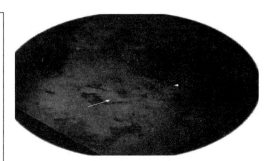

图 30-2　支气管镜检

【进一步考虑诊断】

肺白色念珠菌病。

【诊断依据】

依据：长期吸入舒利迭 500μg/d；糖尿病史；镜下取痰 3 次真菌及细菌痰涂片均为白色念珠菌，痰真菌培养为白色念珠菌。1,3-β-D- 葡聚糖抗原（G）试验（＋）。

【下一步诊疗计划】

1. 检查计划

①复查肺部 CT。

②必要时肺组织活检病理诊断。

2. 治疗计划

改用伊曲康唑前两日 0.2g，iv gtt，bid；以后 0.2g，iv gtt，qd。

抗真菌感染 14 天，体温降至正常。

【最后诊断】

慢性阻塞性肺疾病急性加重期并支气管-肺白色念珠菌病。

【诊断依据】

依据：慢性咳嗽、咳痰病史；桶状胸，双肺语音震颤减弱，叩诊过清音，双肺布满哮鸣音及湿性啰音。肺功能示 $FEV_1\%$ 42.3%，FEV_1/FVC 45.1%，RV/TLC 65.5%。

危险因素：低蛋白血症、糖尿病史、长期口服糖皮质激素。痰涂片见菌丝、白色念珠菌。尿检见念珠菌管型。镜下取痰 3 次真菌及细菌痰涂片均为白色念珠菌，痰真菌培养为白色念珠菌。1,3-β-D- 葡聚糖抗原（G）试验（+）。

【讨论】

肺念珠菌病是一种由珠菌属引起的肺部感染性疾病，主要包括肺和支气管的念珠菌感染所致的相关病变，如支气管炎、支气管肺炎、肺炎、肺脓肿以及过敏性肺病变等，但不包括真菌定植。肺念珠菌感染可以是由病原菌直接侵袭导致的肺部原发感染，也可以是由念珠菌血症血行播散至肺部导致的肺内继发性感染，后者是侵袭性念珠菌病（invasive candidiasis，IC）在肺内的表现。致病菌主要为白色念珠菌（*C.albicalls*），其次为热带念珠菌（*C.tropicalis*）及克柔念珠菌（*C.Krusei*）。当出现原发或继发防御功能减退或失调，或在支气管、肺原有病变的基础上，口腔及上呼吸道的念珠菌可侵入呼吸系统而导致感染。

肺念珠菌病患者通常都存在危险因素，涉及面广泛，最常见的高危因素可以分为两大类，宿主因素和医源性因素。宿主因素包括高龄、以往念珠菌定植（>1 个部位）、烧伤或严重创伤、合并恶性肿瘤、糖尿病等基础疾病、重症胰腺炎、病情重如急性生理和慢性健康评分（APACHE Ⅱ 评分）>10、营养不良、胃酸抑制、中性粒细胞缺乏、既往曾发生过 IC 等；医源性因素包括入住 ICU、长期大量使用广谱抗生素、中心静脉导管等各种留置导管的使用、胃肠外营养治疗、机械通气（>48h）、腹部外科或心脏外科手术、假体植入以及接受免疫抑制药治疗（包括糖皮质激素、化疗药物和免疫调节药等）等。

肺念珠菌病根据病变部位分为：① 支气管炎型，病变累及支气管及周围组织，但未侵犯肺实质，影像学检查显示肺纹理增多、增粗、模糊。② 肺炎型，念珠菌入侵肺泡，引起肺实质急性、亚急性或慢性炎症改变，影像学显示支气管肺炎或叶段肺炎的征象。根据感染途径分为：① 原发（吸入）性念珠菌肺炎，指发生并局限于肺部的侵袭性念珠菌感染；部分患者亦可发生血性播散。② 继发性念珠菌肺炎，指念珠菌血流感染血行播散引起的肺部病变。③ 其他类型，如过敏性、肺念珠菌球和念珠菌肺空洞等特殊类型。

肺念珠菌病的临床表现无特异性。念珠菌病的影像表现多种多样，无特异性。

但在临床上，如果患者存在明显的高危因素，有肺部感染的临床表现又不能用其他病原菌感染解释，血清真菌感染标志物（如 G 试验）阳性，此时痰培养念珠菌为唯一病原体且为反复培养阳性或为纯培养，可以作为针对念珠菌诊断性或经验性治疗的依据，至少提醒临床医师应提高警惕，特别是除肺外还有其他部位也分离到念珠菌时。此外，怀疑念珠菌肺炎的患者在呼吸道标本检测的同时应做血液真菌培养，如血培养分离出念珠菌，且与呼吸道分泌物培养结果相一致，有助于念珠菌血症继发肺念珠菌病或肺炎合并念珠菌血症的诊断。所以对呼吸道分泌物念珠菌培养结果要结合临床综合评价。

组织病理学检查是诊断肺念珠菌病的金标准。但在临床实际工作中，由于与肺曲霉病、毛霉病等相比较，肺念珠菌病的临床表现可能相对较轻，病程相对较短，有部分病例可能仅表现为支气管肺炎，可选择的有效治疗药物较多，所需疗程也较短。在这种情况下，临床医师多选择经验性抗真菌治疗，而较少采用有创伤的手段进行活检来确定诊断，以上因素可能是导致肺念珠菌病确诊率低的主要原因。

深部真菌感染者血清 1,3-β-D- 葡聚糖检测阳性率高于真菌培养和抗体检测，可以作为早期临床诊断肺部真菌感染的微生物学依据，这是目前临床实际可以应用的与念珠菌感染相关的血清学指标。

2007 年中华医学会呼吸病学分会制定的肺真菌病诊断与治疗专家共识，将肺念珠菌病诊断分为 3 个级别，即确诊、临床诊断及拟诊。

（1）确诊（proven）　必须具备以下三项之一。① 肺组织病理检查，病变组织内可见念珠菌孢子和菌丝，菌丝可侵入组织深层及血管。病变周围有急慢性炎症细胞浸润。② 血念珠菌培养阳性同时出现新的肺部炎症表现，临床上不能用细菌性肺炎等其他感染解释，痰或支气管分泌物多次连续培养出与血培养相同种属的念珠菌。③ 经支气管镜黏膜活检见组织内有念珠菌孢子和菌丝，周围有急慢性炎症细胞浸润。

（2）临床诊断（probable）　至少符合 1 项前述宿主因素，同时有肺部感染的症状和体征，影像学出现新的肺部浸润影，经积极的正规抗菌治疗无效。血液标本真菌细胞壁成分 1,3-β-D- 葡聚糖抗原连续 2 次阳性。3 次以上痰或气道分泌物培养出同一种念珠菌。

（3）拟诊（possible）肺念珠菌病　至少符合 1 项前述宿主因素，同时有肺部感染的症状和体征，影像学出现新的肺部浸润影，经积极的抗菌治疗无效。

对于确诊肺念珠菌病的患者应尽快进行抗真菌治疗；对于存在肺念珠菌病危险因素，临床有不明原因发热和肺部出现新的浸润阴影的重症患者，无论有无病原学依据，应考虑经验性抗真菌治疗，特别是合并血流动力学不稳定者更应采取积极的抗真菌治疗。何时开始治疗取决于对危险因素的临床评价、IC 的血清标志物检测和非无菌部位真菌培养结果等综合分析，分别按照确诊（靶向治疗）、临床诊断（先发治疗）和拟诊（经验性治疗）采取不同等级的治疗措施。

根据 2009 年美国感染病学会（IDSA）念珠菌病临床治疗实践指南，肺念珠菌病的疗程尚不明确，通常认为一旦培养和（或）血清学检查结果转阴时应停止治疗。我国 2007 年中华医学会呼吸病学分会制定的肺真菌病诊断与治疗专家共识标准，抗真菌治疗疗程应持续至症状消失，或支气管分泌物真菌培养连续 2 次阴性，或者肺部病灶大部分吸收、空洞闭合。不同肺念珠菌病的抗真菌药物选择不同。慢性、孤立性肺念珠菌球形病变往往应用抗真菌药物治疗效果不佳，如全身状况能耐受手术者，可考虑手术治疗。

【评析】

本例患者肺部念珠菌感染为临床诊断，经先发治疗，临床好转。临床实践中，肺念珠菌病的诊断非常困难，因为区分呼吸道的念珠菌定植和感染是困难的。呼吸道分泌物（包括痰和支气管盥洗液）念珠菌培养阳性不能作为念珠菌侵袭性肺部感染的证据。肺念珠菌病都是在院内获得的，社区获得性肺念珠菌病未见报道。国内医学界一直把"3 次痰念珠菌培养阳性"作为"支气管 - 肺念珠菌病"临床诊断（或者拟诊）的标准，但是，目前，无论欧洲癌症治疗研究组织 / 美国国家过敏症与传染病研究所霉菌病研究组（EORTC/MSG）还是我国"IPFI 草案"都不再承认该诊断标准。因此，念珠菌肺病的早期准确诊断是目前亟待解决的问题。

　　最近，由刘又宁教授牵头进行的我国第一项大规模的多中心研究结果显示，依据目前国内外公认的侵袭性真菌感染的确诊和临床诊断标准，在非血液恶性疾病患者中最终确定的位于前7位的肺真菌病依次为肺曲霉病180例（37.9%），肺念珠菌病162例（34.2%），肺隐球菌病74例（15.6%），肺孢子菌病23例（4.8%），肺毛霉病10例（2.1%），肺马内菲青霉病4例，组织胞浆菌病2例。最近美国1000多家医疗机构对11881例侵袭性真菌感染患者的统计结果也显示，最易发生侵袭性真菌感染的基础疾病患病群体中，慢性阻塞性肺疾病（COPD）占第1位（22.2%），其次是糖尿病（21.7%），第3位才是恶性血液病（9.6%）。实际上，在临床工作中也越来越多的发现COPD并发肺真菌病的患者，尤其在COPD患者较长时间全身应用较大剂量糖皮质激素时，但在应用吸入性皮质激素治疗的患者是否也易并发肺真菌病，目前尚缺乏循证医学证据。

（李建斌）

参考文献

[1] 钟南山，王辰. 呼吸内科学. 北京：人民卫生出版社，2008.

[2] Chen K Y, Ko S C, Hsueh P R, et al. Pulmonary fungal infection:emphasis on microbiological spectra, patient outcome, and prongostic factors. Chest, 2001, 120: 177-184.

[3] 刘又宁，佘丹阳等. 近十年临床确诊肺真菌病的多中心回顾性调查. 中华结核和呼吸杂志，2011, 34(2): 82-90.

[4] 中华内科杂志编辑委员会. 侵袭性肺部真菌感染的诊断标准与治疗原则（草案）. 中华内科杂志，2006, 45: 697-700.

[5] 中华医学会呼吸病学分会感染学组，中华结核和呼吸杂志编辑委员会. 肺部真菌病诊断和治疗专家共识. 中华结核和呼吸杂志，2007, 11: 821-834.

[6] 赵蓓蕾，施毅. 血清半乳甘露聚糖检测诊断侵袭性肺曲霉病的实验研究. 中华结核和呼吸杂志，2007, 45(8): 839-843.

[7] 中华医学会重症医学分会. 重症患者侵袭性真菌感染诊断于治疗指南（2007）. 中华内科志，2007, 46: 960-966.

[8] 施毅，刘又宁. 肺念珠菌病. 中国感染与化疗杂志，2011, 11(2): 114.

第31章　胸闷1周，双肺弥漫性病变，降钙素原升高

【病历资料】

一般资料：患者男性，37岁，工人，因"胸闷1周，发现双肺弥漫性病灶1天"于2010年11月15日入院。患者1周前无明显诱因出现胸闷，伴有心前区压榨感，昼夜无明显差别；咳嗽，咳少量白黏痰，不易咳出，偶见痰中带血；腹泻，为黄色不成形稀便，每日2次；无腹痛，无呼吸困难、胸痛、心悸，未予重视及诊治。一天前因"低血糖昏迷"入住我院急诊，经升血糖、补液等治疗神志好转，后查胸部CT提示"双肺病变，考虑肺炎可能，肺泡性肺水肿待排，右侧胸腔积液，心影扩大"，为进一步诊治拟"双肺弥漫性病灶查因"收入我科。病程中，患者无头晕、头痛、流涕、咽痛、反酸、嗳气、恶心、呕吐，无尿频、尿急、尿痛。平素糖尿病饮食，食纳一般，睡眠可，近期体重无明显减轻。既往有1型糖尿病病史15年，规律使用"优泌林70/30"控制血糖，血糖控制不佳，近期常出现低血糖。有白癜风病史20年。否认高血压、冠心病、肾脏病等慢性病史，否认肝炎、结核、伤寒等传染病史，否认手术及重大外伤史，否认输血史，否认药物及食物过敏史，否认烟酒等不良嗜好。其父死于1型糖尿病。

查体：体温37.4℃，脉搏94次/分，呼吸20次/分，血压138/76mmHg。神志清，精神欠佳，发育正常，步入病房，查体合作，问答切题。面部及四肢可见多发散在白斑，全身皮肤黏膜无黄染，无皮疹、出血点、瘀斑，全身浅表淋巴结未触及肿大。头颅无畸形，巩膜无黄染，角膜无云翳，双侧瞳孔等大等圆，对光反射灵敏，耳鼻未见明显异常。口唇无发绀，颈软，气管居中，无颈静脉怒张，甲状腺未及肿大。胸廓无畸形，双侧呼吸与运动度对称，叩诊清音，双肺呼吸音粗，听诊未及明显干湿性啰音。心率94次/分，律齐，各瓣膜听诊区未及杂音。腹平软，无压痛及反跳痛，肝、脾肋下未及，无移动性浊音，肝肾区无叩击痛，肠鸣音不亢进。双下肢轻度凹陷性水肿。肛门及外生殖器未查，脊柱及四肢未见明显异常。

辅助检查（2010-11-15，我院）：血常规示白细胞计数 2.62×10^9/L，红细胞计数 3.47×10^{12}/L，血红蛋白 65g/L。血气分析示 pH 7.317，$PaCO_2$ 26.6mmHg，PaO_2 62.2mmHg，SaO_2 89.6%，PaO_2/FIO_2 297.5mmHg。肌钙蛋白 I 0.02ng/mL。肾功能电解质示钾 4.49mmol/L，钠 140mmol/L，氯 122mmol/L，葡萄糖 1.58mmol/L，尿素氮 10.7mmol/L，肌酐 183μmol/L，二氧化碳 10.0mmol/L，钙 1.74mmol/L。胸部CT示双肺病变，考虑肺炎可能，肺泡性肺水肿待排，右侧胸腔积液，心腔扩大，右叶甲状腺内低密度影（图31-1）。

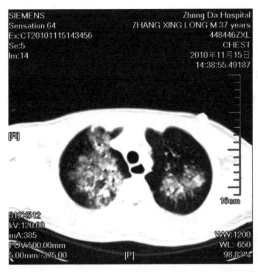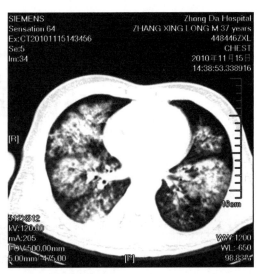

图 31-1　胸部 CT 双肺病变，右叶甲状腺内低密度影

【诊断】

（1）双肺弥漫性病灶原因待查。

① 双肺社区获得性肺炎？

② 心功能不全？

③ 侵袭性肺曲霉病？

（2）1 型糖尿病。

（3）中度贫血。

（4）肾功能不全。

（5）白癜风。

【诊断依据】

1. 双肺弥漫性病灶原因待查

① 双肺社区获得性肺炎依据：患者急性起病，有新近出现的咳嗽，伴咳痰，胸部 CT 可见双肺大片渗出影。

② 心功能不全依据：患者以胸闷症状为主，双下肢轻度水肿，胸部 CT 提示肺泡性肺水肿待排，右侧胸腔积液，心腔扩大。

③ 侵袭性肺曲霉病依据：患者急性起病，伴低氧血症，PaO_2/FIO_2 297.5mmHg，胸部 CT 见双肺弥漫、多发的絮状渗出影。有 1 型糖尿病病史多年，血糖控制欠佳。

2. 1 型糖尿病、中度贫血、肾功能不全、白癜风

依据：患者既往有明确 1 型糖尿病、白癜风病史。血常规及肾功能提示中度贫血、肾功能不全。

【下一步诊疗计划】

1. 检查计划

① 复查血常规，完善超敏 C 反应蛋白、红细胞沉降率、降钙素原（procalcitonin，PCT）等炎症指标。

② 完善 B 型脑钠肽（B-type natriuretic peptide，BNP）、心电图、心脏超声等检查，明确

心功能状况。

③抗感染治疗后复查 CT，查看病灶变化情况。

2. 治疗计划

①莫西沙星 400mg，iv，1 次 / 日。

②呋塞米（速尿）20mg，iv，1 次 / 日；螺内酯（安体舒通）40mg，iv，1 次 / 日。

按上述诊疗后 3 天，患者体温下降，热峰由 38.3℃降至 37.3℃，胸闷、气喘略好转，心前区不适有所好转，咳嗽不明显，咳少量白色泡沫痰，痰中带血，无腹泻，粪便软，每日 1 次，无腹痛，无呼吸困难、胸痛、心悸，双下肢水肿较前好转。

查体：体温 36.9℃，脉搏 92 次 / 分，呼吸 16 次 / 分。神志清，精神可，全身浅表淋巴结未触及肿大，面部及四肢可见多发散在白斑，口唇无发绀，双肺呼吸音清，听诊未及明显干湿性啰音，心脏及腹部查体未见明显异常。双下肢未见水肿。

辅助检查（2010-11-16 我院）：血常规示白细胞计数 $11.21×10^9$/L，红细胞计数 $2.88×10^{12}$/L，血红蛋白 54g/L，中性粒细胞比率 79.6%，淋巴细胞比率 16.7%；超敏 C 反应蛋白 148mg/L；红细胞沉降率 14mm/h；降钙素原 74.84ng/mL；甲状腺功能示游离三碘甲状腺氨酸 1.09pg/mL，游离甲状腺素 0.645ng/mL，促甲状腺素（TSH）28.06μU/mL；非小细胞肺癌相关抗原 3.57ng/mL，癌胚抗原、甲胎蛋白、糖类抗原 199、前列腺特异性抗原、神经元特异性烯醇化酶均在正常范围；肝功能示总蛋白 46g/L，白蛋白 16g/L，余在正常范围。肾功能示尿素氮 16.5mmol/L，肌酐 231μmol/L。B 型脑钠肽 560ng/L。心脏彩超示左心房略扩大、二尖瓣轻度反流、三尖瓣轻度反流、主动脉瓣轻微反流、肺动脉脉轻微反流、少量心包积液，肺动脉压轻度增高。

治疗 5 天后，患者体温恢复正常，无胸闷、咳嗽、咳痰，无双下肢水肿。复查（2010-11-19，我院）血常规示白细胞计数 $6.86×10^9$/L，红细胞计数 $3.70×10^{12}$/L，血红蛋白 73g/L，中性粒细胞比率 53.8%，淋巴细胞比率 35.6%；超敏 C 反应蛋白 15.6mg/L；降钙素原 8.16ng/mL；复查胸部 CT（2010-11-19，我院）示双肺病灶较前明显吸收（图 31-2）。抗生素由莫西沙星降级为左氧氟沙星 0.4g，iv，1 次 / 日，于 2010 年 11 月 23 日痊愈出院。

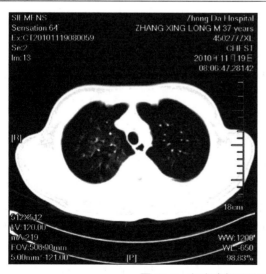 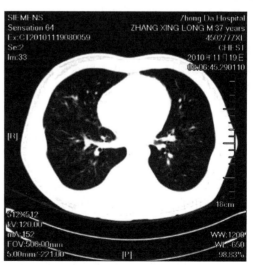

图 31-2　复查胸部 CT 示双肺病灶较前明显吸收

【诊断】

① 心功能不全，心功能Ⅲ级。

② 双肺社区获得性肺炎。

③ 1型糖尿病。

④ 中度贫血。

⑤ 肾功能不全。

⑥ 白癜风。

【讨论】

本例患者因低血糖昏迷急诊入院，胸部CT检查发现双肺弥漫性病灶，追问病史近1周有胸闷、咳嗽、少许咳痰及偶见痰中带血丝。患者既往身体健康状况一般，有1型糖尿病史，血糖控制不佳，并通过实验室检查发现贫血、低蛋白血症。临床接诊此类患者时，常因病灶累及多个肺叶以及迅速出现的低氧血症甚至呼吸衰竭而误诊为重症肺炎或侵袭性肺曲霉病。

入院后查血常规白细胞计数11.21×10^9/L；超敏C反应蛋白148mg/L；红细胞沉降率14mm/h；降钙素原74.84ng/mL。临床实践中，降钙素原升高，大于0.5ng/mL时，表示细菌感染可能非常大，强烈建议使用抗生素，因而本例患者双肺病变首先考虑肺部感染可能，并经验性应用社区获得性肺炎一线抗生素莫西沙星。经治疗5天后复查PCT迅速下降，肺部病灶明显吸收，推测除感染外，PCT的升高与心功能不全、应激也有关。

同时查B型脑钠肽560ng/L，仅为轻度升高，且患者既往并没有明确的心脏基础病史，诊断心功能不全依据似乎并不充分，但仔细阅读其胸部CT，发现其影像学表现有肺泡性肺水肿的特点。肺泡性肺水肿主要有以下特点：① 肺泡实变阴影，早期呈结节状阴影，边缘模糊，很快融合成斑片或大片状阴影，有含气支气管影像磨玻璃影。② 分布和形态呈多样性，可呈中央型、弥漫型和局限型。中央型表现为两肺中内带对称分布的磨玻璃影。肺门区密度较高，形如蝶翼称为蝶翼征；弥漫型主要表现为磨玻璃影分布为中、下肺外带，且从上至下、从前至后密度逐渐高；局限型可见于一侧或一叶磨玻璃，多见于右侧。③ 动态变化：肺水肿最初发生在肺下部、内侧及后部。很快向肺上部、外侧及前部发展，病变常在数小时内有显著变化。④ 胸腔积液：较常见，多为右侧，也可左侧及双侧积液。⑤ 心影增大及心包积液。⑥ 肺血管增粗、心影增大或大血管增粗表现。此例患者的胸部CT主要表现为中央型肺泡性肺水肿，同时伴有胸腔积液、心腔扩大，故在抗感染同时给予利尿治疗，治疗第二天胸闷症状即明显好转，双下肢水肿消退，治疗第五天复查胸部CT病灶即明显吸收，疗效显著。

【评析】

降钙素原（PCT）是20世纪90年代发现的一种新型炎性标志物，最初应用于辅助诊断脓毒血症引起的全身系统性感染以及病情严重程度的判断。随着研究的深入，目前已在临床的许多领域中得到应用。PCT在呼吸系统疾病中的作用主要体现在其对病情预后的判断以及对抗生素使用的指导作用（图31-3）。但是降钙素原增高并非绝对提示细菌感染，非细菌感染所致的降钙素原升高常见于以下情况：① 强烈的应激（包括严重的创伤、外科手术）呈中等程度的升高，随着应激的去除，PCT水平可快速下降。② 心脏骤停后低体温患者，PCT浓度升高不依赖于感染；心肺复苏患者，心肺复苏的时间越长，PCT的水平越高。③ 心功能不全者，PCT 可有轻度升高。因此 PCT 升高，不应片面地考虑感染导致，更不能盲目升级抗生素。

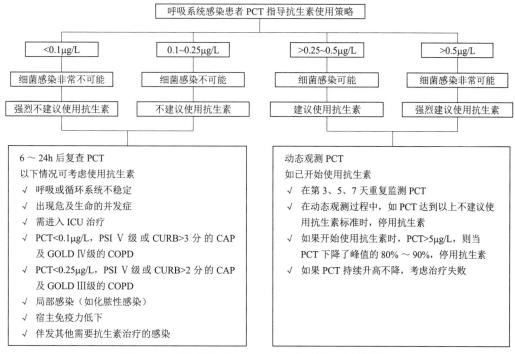

图 31-3　呼吸系统感染患者 PCT 指导抗生素使用策略

CAP 指社区获得性肺炎

影像学检查是协助呼吸科医师诊断疾病的重要工具。影像学的表现是建立在病理解剖的基础上，相同的疾病组织病理学基础不同，影像学表现有差异；而不同的疾病，如有相似的病理学表现，则可能出现类似的影像改变，因此临床实践中结合患者症状、体征并阅读影像摄片可以大大提高诊断的正确性，减少误诊的机会。

该病案提示临床医师在医疗工作中应注重问诊、查体等基本技能以及阅片能力，注意综合分析检查结果，掌握一些常见疾病的特殊表现以及检验指标假阳性、假阴性的意义。

（徐婷　张蕾　林勇）

参考文献

[1] 张立，林勇．降钙素原在呼吸系统感染性疾病诊断及治疗中的作用．东南大学学报（医学版），2011，30(4)：643-648.

[2] Hunziker S, Hugle T, Schuchardt K, et al. The value of serum procalcitonin level for differentiation of infectious from noninfectious causes of fever after orthopaedic surgery. Bone Joint Surg, 2010, 92 (1): 138-148.

[3] Schuetz P, Affolter B, Hunziker S, et al. Procalcitonin, CRP and white blood cell levels following hypothermia after cardiac arrest. Eur J Clin Invest, 2010, 40 (4): 376-381.

[4] Alan Ml, Sean-Xavier N, Judd La, et al. Use of procalcitonin for the diagnosis of pneumonia in patients presenting with a chief complaint of dyspnoea: results from the BACH (Biomarkers in Acute Heart Failure) trial. European Journal of Heart Failure, 2012, 14 (3): 278–286.

［5］Margaret I, Timothy R, Nelson L, et al. Value of serum procalcitonin, neopterin, and Creactive protein in differentiating bacterial from viral etiologies in patients presenting with lower respiratory tract infections. Diagnostic Microbiology and Infectious Disease, 2007, 59(2): 131-136.

［6］Marta A, Corsino R, Andres C, et al. Acute-phase reactants after paediatric cadiac arrest. Procalcitonin as marker of immediate outcome. BMC Prediatr, 2008, 8:18.

［7］Maruna P, Frasko R, Gurlich R. Plasma procalcitonin in patients with ileus. Relations to other inflammatory parameters. Physiol Res, 2008, 57(3):481-486.

第 32 章　肾病综合征患者发热肺部阴影应用亚胺培南等药治疗效果欠佳

【病历资料】

一般资料：患者林××，男，36岁。反复水肿7年余，发热、气促1周。于2012年11月9日入院。7年前无明显诱因出现全身水肿，颜面、下肢为主，当地医院查尿蛋白（+++）、潜血（++），诊断为肾病综合征，服中药治疗。血压恢复正常，尿蛋白转阴。4月前查肌酐升高，外院住院，诊断肾病综合征、急性肾损伤、双肾小囊肿。口服甲泼尼龙，后改为泼尼松片20mg/d治疗。10天前开始口服环孢素片治疗。1周前受凉后开始发热、气促、乏力、胸闷，精神、食欲差，睡眠不佳，有尿痛，无尿频、尿急。既往史：1月前及十余天前消化道大出血，胃镜示慢性浅表型胃炎、胃角息肉、后胃角溃疡、直肠溃疡。

查体：T 39.5℃、P 39次/分、R 30次/分、BP 160/90mmHg。神志清楚，呼吸急促，贫血外貌，双下肺呼吸音减弱，未闻及啰音。心率139次/分，律齐，未闻及杂音，肝、脾未触及，双下肢轻度水肿。

辅助检查：WBC $5.67×10^9$/L，N 91%，RBC $2.35×10^{12}$/L，Hb 61g/L。血气分析示pH 7.430，$PaCO_2$ 28.65mmHg（3.82kPa），PaO_2 62.25mmHg（8.7kPa）。（FiO_2 40%）。氧合指数155mmHg。G试验75.39 pg/mL（11月10日）。BNP 104.5pg/mL。

胸部X线检查示双肺渗出性阴影（图32-1）。

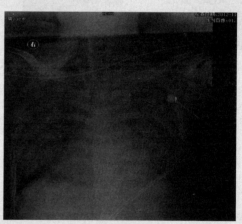

图32-1　胸部X线（2012-11-10）示双肺弥漫性渗出性阴影

【初步诊断】

① 慢性肾衰竭，失代偿期。

② 肾病综合征。

③ 贫血。

④ 肺部感染。

　　⑤ 呼吸衰竭。

【诊断依据】

　　① 慢性肾衰竭失代偿期依据：4 月前查肌酐升高。

　　② 肾病综合征依据：7 年前无明显诱因出现全身水肿，以颜面、下肢为主，当地医院查尿蛋白（+++）、潜血（++）。

　　③ 贫血依据：贫血外貌，RBC $2.35×10^{12}/L$，Hb 61g/L。

　　④ 肺部感染依据：1 周前受凉后开始发热、气促。胸部 X 线检查示双肺渗出性阴影。

　　⑤ 呼吸衰竭依据：R 30 次 / 分。血气分析示 pH 7.430，$PaCO_2$ 28.65mmHg（3.82kPa），PaO_2 62.25mmHg（8.7kPa）。氧合指数 155mmHg。

【下一步诊疗计划】

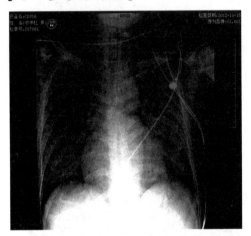

图 32-2　（2012-11-15）　肺部胸片示阴影对比前片无明显变化

1. 检查计划

　　① 复查胸部 X 线片。

　　② 复查 G 试验。

　　③ 复查血气分析。

　　④ 查淋巴细胞亚群。

2. 治疗计划

　　① 抗感染治疗：亚胺培南 1.0g，q6h（11-10 ～ 11-13）；万古霉素 0.5g，q8h（11-10 ～ 11-15）；氟康唑 0.2g，qd（11-10 ～ 11-15）。

　　② 气管插管，机械通气。

　　肺部阴影对比前片无明显变化（图 32-2）。继续按原方案治疗。

　　患者仍发热，体温最高 38.9℃。11 月 15 日 G 试验 57.42pg/mL。血气分析示 pH 7.494，$PaCO_2$ 36.25mmHg（4.07kPa），PaO_2 60.45mmHg（8.06kPa）、HCO_3^- 23.0mmol/L（FiO_2 45%）。氧合指数 134mmHg。G 试验 290.4pg/mL（11 月 20 日）淋巴细胞亚群示 Ts 48%，Th 24%。

【进一步考虑诊断】

　　① 慢性肾衰竭，失代偿期。

　　② 肾病综合征。

　　③ 贫血。

　　④ 肺部感染，肺孢子菌肺炎。

　　⑤ 呼吸衰竭。

【诊断依据】

　　① 慢性肾衰竭，失代偿期依据同前。

　　② 肾病综合征依据同前。

③ 贫血依据同前。

④ 肺部感染依据同前。

肺孢子菌肺炎依据：患肾病综合征患者，长期应用肾上腺皮质激素治疗，10 天前加用了环孢素，免疫功能受损，加之气管插管、机械通气，存在肺部真菌感染的危险因素，应用亚胺培南、万古霉素等抗菌药物 5 天后仍发热，体温高达 39℃。10 天前加用了环孢素，免疫功能受损，加之气管插管、机械通气，高度怀疑是否为肺孢子菌肺炎。

⑤ 呼吸衰竭依据同前。

【下一步诊疗计划】

1. 检查计划

① 复查胸部 X 线片。必要时复查胸部 CT。

② 复查 G 试验。

③ 复查血气分析。

2. 治疗计划

停用亚胺培南 1.0g，q6h。停用万古霉素 0.5g，q8h。停用氟康唑 0.2g，qd。

改用复方磺胺甲噁唑 3 片，q6h。卡泊芬净 70mg，静脉点滴，第一天；以后每天 50mg，静脉点滴。哌拉西林 - 他唑巴坦 4.5g，静脉点滴，bid。

继续机械通气。

胸部 X 线片显示，双肺野渗出性病变较前有所减少（11 月 19 日）。G 试验 290.4 pg/mL（11 月 20 日）。11 月 22 日 CT 显示双肺弥漫性病变，结合病史，考虑重症感染性病变，伴渗出、实变，心包少量积液，双侧胸腔少量积液（图 32-3）。

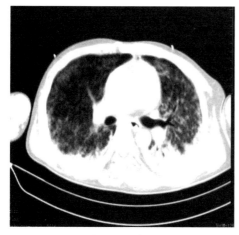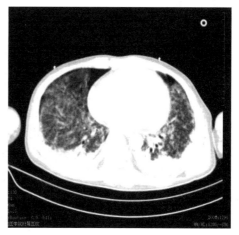

图 32-3　胸 CT（2012-11-22）示双肺野渗出性病变较前有所减少

---

11 月 25 日血气分析示 pH 7.435，$PaCO_2$ 28.13mmHg（3.75kPa），PaO_2 84.83mmHg（11.31kPa）、HCO_3^- 18.5mmol/L（FiO_2 40%）。氧合指数 212mmHg。

患者 25 日以后体温降至 38℃以下。27 日停止机械通气，改为鼻导管吸氧。11 月

28 日血气分析示 pH 7.425，$PaCO_2$ 30.98mmHg（4.13kPa），PaO_2 83.55mmHg（11.14kPa）、HCO_3^- 19.9mmol/L（FiO_2 33%）。氧合指数 253mmHg。28 日以后一般情况好转，体温在 37℃ 上下波动。2012 年 11 月 29 日 CT 示双肺弥漫性病变较前有所好转，心包少量积液有所吸收，双侧胸腔少量积液有所吸收（图 32-4）。

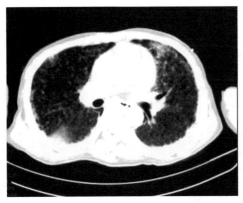 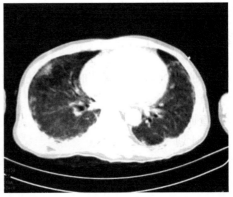

图 32-4　（2012-11-29）双肺弥漫性病变较前有所好转，心包少量积液有所吸收，
双侧胸腔积液减少

11 月 30 日拔除气管导管，转呼吸内科继续治疗。患者肺部阴影明显减少但 12 月 7 日又出现发热，体温最高 38℃，伴上腹部不适。

【下一步检查计划】
　　① 肝胆 B 超检查
　　② 复查胸部 CT。

B 超发现胆囊炎。

【进一步考虑诊断】
　　胆道感染。

【诊断依据】
　　胆道感染依据：患者肺部感染治疗好转，但再次出现发热，伴上腹部不适、右上腹压痛。

【下一步治疗计划】
　　停哌拉西林 - 他唑巴坦，换美罗培南 0.5g，iv gtt，q8h。继续应用卡泊芬净治疗。

经上述治疗后 2 天后体温正常。

12 月 8 日胸部 CT 显示，双肺弥漫性间质型病变较前有所吸收好转，心包少量积液有所吸收，双侧胸腔少量积液有所吸收（图 32-5）。

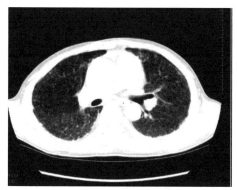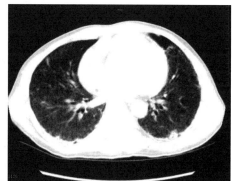

图 32-5　（2012-12-8）胸部 CT

患者 12 月 8 日后体温正常，精神、食欲好。无呼吸困难。查体：双肺未闻及啰音。2012 年 12 月 15 日停用卡泊芬净。

2012 年 12 月 15 日胸部 CT 显示肺部病灶基本吸收（图 32-6）。

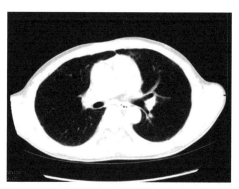

图 32-6　（2012-12-25）双肺部弥漫性渗出性病灶基本吸收

患者活动自如、食欲正常后痊愈出院。

【最后诊断】

①肺孢子菌肺炎。

②急性呼吸衰竭。

③肾病综合征并慢性肾衰竭（失代偿期）。

④胆囊炎。

【讨论】

肺孢子菌以往称为肺孢子虫，属真菌。临床上，患者真菌感染的危险因素有多种，包括高龄、应用广谱抗生素、应用皮质类固醇、应用化疗、血液或实体肿瘤、中心静脉插管、粒细胞减少、大手术或大面积烧伤、机械通气、入住 ICU、血液透析等。每个患者的危险因素可能不同。近年来，随着器官移植免疫抑制药的使用、癌症放疗化疗的增多以及留置静脉导管等介入性操作增多，广谱抗菌药物的滥用和艾滋病的流行，免疫功能低下者不断增多，深部真菌感染作为一种并发病，感染率越来越高，当前已进入快速上升期。有资料显示，院内真菌感染的发生率高达 40%，肺部真菌感染占内脏真菌感染的首位，占 50% ～ 60%。本例系肾病综合征患者，长期应用肾上腺皮质激素治疗，Ts 细胞明显增加，Th 细胞明显降低，存在免疫功能受损，是为患者肺部真菌感染的主要危险因素。

由于肺部真菌感染的复杂性、病原学检查的不可靠性、病理检查的困难性及临床表现的非特异性等问题使临床诊断困难，治疗难度加大，且感染患者多为年老体弱、基础条件差、病情重者，因此，病死率高，成为日益严重的临床问题。据报道，延迟治疗，病死率明显增加。因此，临床上，根据真菌感染的诊断级别，及早进行抗真菌治疗，是成功的关键所在。本例患者有真菌感染的危险因素，尤其是在应用亚胺培南等药物猛击治疗效果不佳的情况下，及时转变了病因诊断思路，考虑肺孢子菌肺炎，及时给予复方磺胺甲噁唑及卡泊芬净治疗，才使得患者病情逐渐好转，肺部阴影逐渐吸收。

患者在应用抗肺孢子菌治疗后，体温下降、肺部病灶明显吸收的情况下，再次出现发热，根据临床上患者有上腹不适、右上腹压痛，B 超检查提示胆囊炎。及时调整抗生素进行针对性治疗后病情好转。

【评析】

1. 有肺孢子菌感染危险因素患者临床要倍加注意

患者患肾病综合征 7 年，长期应用肾上腺皮质激素治疗，10 天前加用了环孢素，无疑免疫功能受损，加之气管插管机械通气，存在肺孢子菌感染的危险因素。临床要倍加注意患者是否存在肺孢子菌感染，不能一味应用其他抗菌药物，忽略肺孢子菌感染，而使患者失去治疗时机。

2. 及时转变治疗方案是本例治疗成功的关键

患者因发热、呼吸困难入院，入院后胸部 X 线表现为双肺野布满渗出性阴影，应用亚胺培南、万古霉素等抗菌药物 5 天后仍发热体温高达 39℃。此时，及时调整了治疗方案，加强抗肺孢子菌治疗。经过治疗后，患者病情逐渐好转，最后痊愈出院。治疗中及时调整到以抗真菌为主的治疗方案，是使患者转危为安的关键。

3. 抗肺孢子菌治疗疗程问题

抗真菌治疗疗程不能一概而论，应个体化，具体情况具体分析，何时由静脉给药改为口服给药，应根据临床情况判断。本例应用卡泊芬净 30 天，患者一般情况尚好，体温正常，肺部阴影大部分吸收。随访患者情况良好，无复发。表明用药疗程是合理的。

4. 合并用药问题

本例在应用抗真菌治疗的同时，也应用了 β- 内酰胺类抗生素，主要原因是不能排除混合感染。因患者呼吸衰竭，生命垂危，恐单用抗孢子菌药物如果病情不能好转，则会使患者失去治疗时机。

　　总之，通过本例诊断治疗及预后分析，笔者有比较深的体会。供同道参考及与同道共勉。然由于实验检查所限，未能查找肺孢子菌，只是临床诊断。

（李羲　黄华萍）

参考文献

[1] 李羲，张劭夫主编. 实用呼吸病学. 北京：化学工业出版社，2010.

[2] 中华医学会编著. 临床诊疗指南　呼吸病学分册. 北京：人民卫生出版社，2009.

第33章 慢性阻塞性肺疾病并肺间质病变

【病历资料】

一般资料：患者男性，76 岁，工人。患者因咳嗽咳痰十余年，加重并呼吸困难 20 余天于 2012 年 2 月 29 日入我院。患者既往有慢性咳嗽咳痰病史十余年，多于冬春季发作，每年发作 3 个月左右。2011 年 8 月于感冒后出现咳嗽，为阵发性咳嗽，白天及夜间均咳，晨起较多。咳嗽有痰，痰为白色或黄色脓性，痰量每天约 10mL。无畏寒、发热及盗汗，无胸痛、咯血及呼吸困难，自服"感冒药"及"阿莫西林"，症状好转，但仍有反复发作。2012 年 2 月 11 日受凉感冒后出现畏寒，发热，最高体温 39℃；咳嗽，咳痰，痰为黄色脓性，每天约 30mL；呼吸困难，活动时加重，休息时缓解，渐至不能下床活动，走 10min 即感明显呼吸困难；伴头痛、乏力，无胸痛，无盗汗。在当地医院门诊给予"地塞米松"退热及抗炎治疗，体温下降，但仍反复发热。2012 年 2 月 16 日咳嗽、呼吸困难加重，CT 示双肺间质病变，考虑感染，给予头孢哌酮 - 舒巴坦、左氧氟沙星抗感染，氨溴索祛痰，多索茶碱平喘，患者体温下降至正常，咳嗽、咳痰症状稍减轻，但痰仍为黄色脓性，呼吸困难无明显改善。复查 CT 与前比较病灶无明显改变。2001 年右足纤维瘤切除术，2009 年发现高血压，血压最高 160/100mmHg，服用尼群地平，血压控制在 140/90mmHg 以下。

查体：T 36.9℃，P 84 次 / 分，R 20 次 / 分，BP 120/75mmHg。神志清，精神欠佳，全身浅表淋巴结无肿大，皮肤及巩膜无黄染，瞳孔等大等圆，对光反射灵敏，口唇无发绀，颈静脉无充盈，气管居中，胸部对称，双肺叩诊过清音，双肺呼吸音减弱，双下肺可闻及细湿啰音，心界不大，HR 84 次 / 分，律齐，无杂音，腹软，无压痛，无反跳痛，肝、脾未扪及，移动性浊音阴性，肠鸣音正常，双肾区无叩击痛，双下肢无水肿，神经系统未引出病理征。

辅助检查：（2012 年 2 月 17 日，外院）WBC $16.60 \times 10^9/L$，N 96.4%，Hb 130g/L；胸部 CT 示右中上叶及左肺见斑片状密度增高影，边缘模糊，其内见支气管及蜂窝状影，双侧胸腔见少量积液。考虑化脓性炎伴双胸腔积液。腹部彩超示左肾囊肿。心脏彩超示：① 室壁运动欠协调；② 三尖瓣反流（中度）；③ 主动脉退行性变并反流（轻度）；④ 心动过速；⑤ 左心收缩功能测值正常范围。血管彩超示双侧颈动脉硬化。心电图示窦性心动过速。血沉 81mm/h。胸部 CT 示右中上叶及左肺见斑片状密度增高影，边缘模糊。其内可见含气支气管及蜂窝状影，双侧见积液征，与 17 日 CT 比较无明显变化。（2012 年 2 月 29 日，本院）血气分析示 pH 7.435，$PaCO_2$ 39.5mmHg，PaO_2 64mmHg（氧浓度 32%）。

【初步诊断】

　　（1）双肺间质病变查因。

　　① 肺部感染？

　　② 结核？

　　③ 肿瘤？

　　④ 特发性肺间质纤维化？

　　（2）慢性阻塞性肺疾病（COPD）？

　　（3）高血压病 2 级，高危组。

【诊断依据】

　　1. 双肺间质病变查因

　　① 肺部感染依据：患者老年男性，咳嗽，咳黄色脓痰，体温大于 38.0℃，听诊肺部可闻及细湿啰音，实验室检查白细胞升高、中性粒细胞升高。胸部 CT 示肺部可见右中上叶及左肺斑片状阴影，左下肺可见支气管含气征。考虑存在肺部感染，建议查痰涂片、痰培养。

　　② 结核依据：患者咳嗽、咳痰，病程较长，抗感染效果欠佳，影像学变化不明显。实验室检查血沉快。肺部 CT 双肺病变以中上肺为主。建议进一步痰中找抗酸杆菌，查 PPD 皮试，结核抗体。

　　③ 肿瘤依据：患者咳嗽、呼吸困难，病程较长，双肺可见磨玻璃样改变。抗感染治疗后患者咳嗽、咳痰症状减轻，但仍有呼吸困难。肿瘤不排除。建议查 CEA。

　　④ 特发性肺间质纤维化依据：患者老年男性，主要临床表现呼吸困难，双肺可见右中上肺及左肺网格样及磨玻璃样改变。建议查肺功能、肺部高分辨 CT。

　　2. 慢性阻塞性肺疾病

　　依据：患者老年男性，既往有慢性咳嗽、咳痰病史，多于冬春季发作，每年发作 3 个月左右，查体：肺部叩诊过清音，听诊双肺呼吸音低，考虑慢性阻塞性肺疾病，建议查肺功能。

　　3. 高血压病 2 级高危组

　　依据：患者既往有高血压病史，血压最高时达 160/100mmHg，服用尼群地平，血压控制在 140/90mmHg 以下。

【下一步诊疗计划】

　　1. 检查计划

　　① 痰涂片，痰抗酸染色，痰培养 + 药敏试验。

　　② PPD 皮试，结核抗体。

　　③ 肺功能、肺高分辨 CT。

　　2. 治疗计划

　　① 卧床休息、吸氧。

　　② 化痰、抗感染：乙酰半胱氨酸片 0.6g，po，tid。头孢他啶针 2.0g，iv gtt，q8h；联合阿奇霉素针 0.5g，iv gtt，qd。

　　③ 控制血压：硝苯地平控释片 30mg，po，qd。

抗感染治疗 5 天后患者一般情况好转，咳嗽、咳痰及呼吸困难减轻，但出现痰中带血丝。无发热，无盗汗，无胸痛。饮食睡眠及大小便正常。

查体：T 36.6℃，P 79 次 / 分，R 20 次 / 分，BP 126/70mmHg。神志清，精神可，口唇无发绀，咽不红，扁桃体无肿大。胸廓对称，双肺叩诊过清音，双肺呼吸音减弱，未闻及干湿啰音，心界不大，HR 79 次 / 分，律齐，无杂音。脊柱、四肢无畸形，双下肢无水肿。

辅助检查：血常规示 WBC 7.9×10^9/L，N 65.2%，L 23.1%，RBC 3.86×10^{12}/L，Hb 126g/L，PLT 224×10^9/L。尿、粪常规正常。肝功能示白蛋白 24.4g/L，球蛋白 32.2g/L，谷丙转氨酶 44.1U/L，谷草转氨酶 56.8U/L，余项正常。肾功能示血尿酸 133.2μmol/L，余项正常。血 CEA、血糖、E7A 正常。PPD 皮试（＋）。凝血常规示凝血酶时间 22.10s，纤维蛋白原 4.88g/L，余项正常。血沉示 62.00mm/h。痰培养示正常咽喉菌生长，革兰染色示多量革兰阳性球菌及少量阴性杆菌，真菌培养示克柔念珠菌，结核杆菌液基夹层杯法、结核抗体、乙肝全套、抗 HIV 阴性。呼吸道九联检示嗜肺军团菌、支原体阳性。CT 肺平扫增强三维成像,CT 肺 HRCT(螺旋)：右上肺、右中肺及双下肺背段仍见磨玻璃样改变和弥漫性网络状、蜂窝状、斑点状密度增高灶；气管支气管通畅；纵隔内未见明显肿大淋巴结；右侧胸腔积液较前减少（图 33-1）。肺功能示轻度阻塞性通气功能障碍及限制性通气功能障碍。

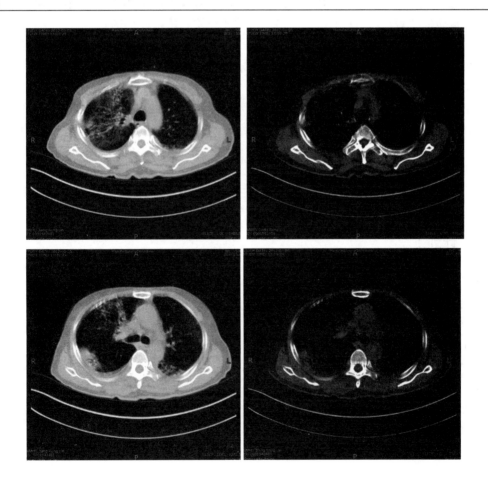

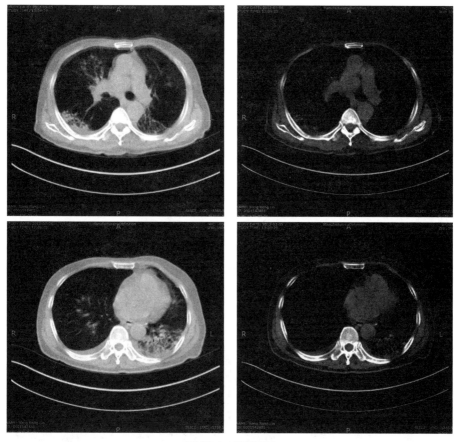

图 33-1　CT 结果

【下一步考虑诊断】

（1）双肺间质病变查因。

① 肺结核？

② 结缔组织病？

（2）肺部感染。

（3）慢性阻塞性肺疾病。

（4）高血压病 2 级高危组。

【诊断依据】

1. 双肺间质病变查因

① 肺结核依据：患者老年男性，咳嗽 7 月，呼吸困难 20 余天，抗感染治疗后咳嗽及呼吸困难症状减轻，但复查肺部 CT 较前变化不明显。近几天出现痰中带血。实验室检查血沉快，PPD 皮试（+）。肺部 CT 可见双肺病变以中上肺为主。考虑结核。建议查结核感染 T 淋巴细胞检测（T-SPOT）。

② 结缔组织病依据：患者老年男性，双肺可见肺间质病变，结缔组织病不排除，建议查风湿全套、免疫全套、狼疮全套 +ENA。

2. 肺部感染

依据：患者有咳嗽、咳脓痰症状，发热，体温大于 38℃。查体：肺部可闻及细湿啰音，肺部 CT 可见右中上肺及双下肺背段渗出病灶，左下肺可见支气管含气征。考虑存在肺部感染。

3. 慢性阻塞性肺疾病（COPD）

依据：患者有慢性咳嗽、咳痰病史，查体双肺叩诊过清音，双肺呼吸音低，肺功能检查示轻度阻塞性通气功能障碍。考虑存在 COPD。

4. 高血压病 2 级高危组

依据同前。

实验室回报：风湿全套阴性。免疫全套示：补体 C_3 700.00mg/L。ENA+ 狼疮全套阴性。T-SPOT 阴性。

继续予以抗感染治疗 3 天后患者未再出现痰中带血丝。8 天后再次复查肺部 CT 示原"双肺间质性病变"复查，与老片对比，现片示右上肺、右中肺及双下肺背段、左下肺后基底段仍见磨玻璃样改变和弥漫性网络状、蜂窝状、斑点状密度增高灶，病灶较前稍吸收；气管支气管通畅；纵隔内未见明显肿大淋巴结；右侧胸腔积液基本吸收。余况同前（图 33-2）。患者咳嗽咳痰症状明显好转，可下床活动。

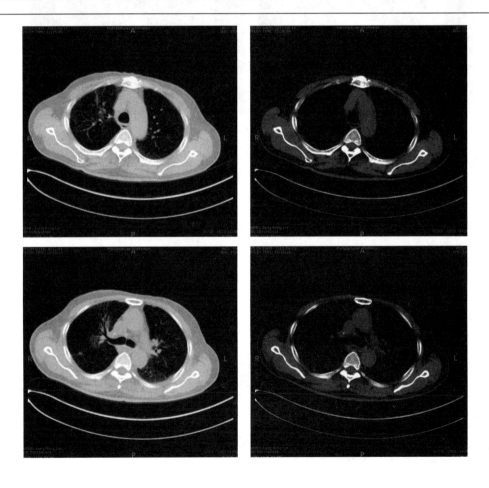

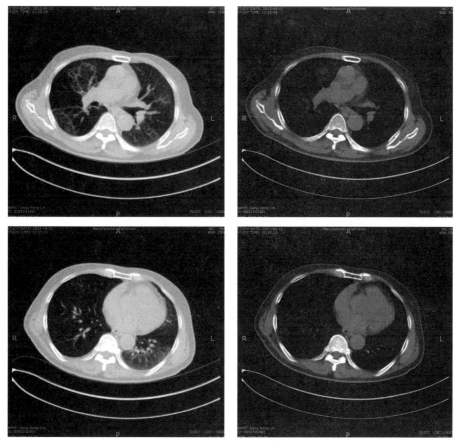

图 33-2　CT 复查结果

【最后诊断】

①COPD 并肺间质纤维化。

②肺部感染。

③高血压病 2 级高危组。

【诊断依据】

COPD 并肺间质纤维化依据：患者老年男性，有慢性咳嗽、咳痰症状，查体有肺气肿体征，肺功能示有轻度阻塞性通气功能障碍。故考虑 COPD。肺部 CT 可见双肺网格样、磨玻璃样改变，为肺间质纤维化征象。肺间质纤维化是多种原因引起的急慢性肺部疾病的共同结局。其病理特点是长期肺部炎症导致肺泡持续损伤。而 COPD 是以肺泡过度充气为典型改变，在病变发展过程中有肺泡巨噬细胞、中性粒细胞等参与，炎症细胞被激活释放炎性递质，破坏肺的结构。故理论上 COPD 合并肺间质纤维化是可能的。近年来，病理学及影像学研究证明 COPD 发展过程中肺纤维化是一种极为常见的病理改变，肺间质和肺泡纤维化是病变随病程向肺组织深处发展的结果，肺间质纤维化倾向是 COPD 发展的必然趋势和病理结局。

【下一步诊疗计划】

1. 检查计划

1 月后复查肺部 CT。

2. 治疗计划

预防感染，抗纤维化治疗。乙酰半胱氨酸片 0.6g，po，tid。

> 抗氧化剂可以预防肺损害。有研究发现，大剂量乙酰半胱氨酸可以显著改善 COPD 合并肺间质纤维化（PIF）患者的临床症状、CT 表现、肺功能及动脉血氧分压，通过降低 COPD 合并 PIF 患者白细胞介素 -6（IL-6）、白细胞介素 -8（IL-8）、肿瘤坏死因子（TNF-α）及 TGF-β 表达，从而抑制纤维化的进展。另外，小剂量的大环内酯类抗生素也发现对肺间质病变也有一定作用，但其最佳疗程和远期效果有待进一步揭示。
>
> 予以抗感染治疗后患者症状明显好转，可下床活动，无明显呼吸困难症状。复查 CT 肺部深处病灶吸收。遂予以办理出院。出院后继续随访至今，患者无明显不适。

【讨论】

本例患者，老年男性，自 2011 年 7 月出现反复咳嗽，20 余天前咳嗽加重，咳出黄色脓痰；并有发热，体温最高 39℃；呼吸困难，并渐渐加重。在当地医院抗感染治疗效果欠佳。既往无结核病史、无糖尿病病史。查体：T 36.9℃，P 84 次 / 分，R 20 次 / 分，BP 120/75mmHg。神志清，精神欠佳，全身浅表淋巴结无肿大，皮肤及巩膜无黄染，瞳孔等大等圆，对光反射灵敏，口唇无发绀，颈静脉无充盈，气管居中，胸部对称，双肺叩诊过清音，双肺呼吸音减弱，双下肺可闻及细湿啰音，心界不大，HR 84 次 / 分，律齐，无杂音。其余体查（－）。辅助检查：血常规为感染血象，血沉快，肺部 CT 可见片状密度增高影，肺间质改变。血气分析示 I 型呼吸衰竭。根据以上临床资料考虑存在肺部感染，但结核不能排除。予以抗感染治疗 5 天后患者一般情况好转，咳嗽及呼吸困难症状减轻，但出现痰中带血丝，继续排查结核，无结核依据。继续抗感染治疗并复查肺部 CT，原肺部渗出病灶吸收，但仍可见网格样、磨玻璃样改变。完善肺功能检查患者有轻度阻塞性通气功能障碍，最后诊断考虑患者为 COPD 并肺间质纤维化。患者出院后继续随访至今无明显不适，复查肺部 CT 仍可见肺间质纤维化改变。

本病例临床表现介于 COPD 和特发性肺间质纤维化（IPF）之间，以反复下呼吸道感染或进行性呼吸困难为主，病变进展较 IPF 慢、程度轻、预后好；多有肺气肿体征，肺功能显示混合性通气功能障碍伴弥散功能明显下降，血气分析示低氧血症；高分辨 CT（HRCT）显示肺气肿和肺间质纤维化双重特点：肺大疱、弥漫性点状、网格状、磨玻璃状影。COPD 合并肺间质纤维化应注意与 IPF 鉴别。IPF 起病多隐袭，呈进行性干咳和呼吸困难，呼吸困难为主要症状，病程短，平均生存期短，死亡率高。HRCT 表现为双下肺胸膜下分布为主的网状改变或伴蜂窝肺，可伴有少量磨玻璃样阴影。

【评析】

从以上病例的诊治过程中我们可以得到以下体会。

① COPD 可合并肺间质纤维化。COPD 发展过程中存在多种炎症反应，中晚期可进展至肺间质纤维化。对于肺间质纤维化患者常规性肺功能检查，排查是否存在 COPD。

② COPD 患者出现以下临床特点时，应考虑并发肺间质纤维化的诊断。a. 肺部听诊出现典型的 Velcro 啰音或伴有杵状指（趾）；b. 胸部 X 线除 COPD 表现外，出现弥漫点状、结

节状或网格状、蜂窝状阴影；c. 胸部 CT 及 HRCT 除肺纹理增粗、紊乱、肺气肿征象外，中下肺的弥漫性网状结节影、蜂窝状影甚至磨玻璃样变等；d. 肺通气功能检查呈混合性通气障碍，出现与病情不相符的明显的低氧血症。

③ COPD 合并肺间质纤维化患者治疗上主要是预防感染，同时予以抗纤维化治疗可能会改善预后。

④ 肺间质纤维化的诊断应排除其他引起肺间质病变的疾病，如结核、恶性肿瘤等疾病。

（何俊 苏晓丽）

参考文献

［1］ Bourke S C, Clague H. Review of eryptogenic fihrosing alveolitis, including current treatment guidelines. Postgrad Med J, 2000, 76: 618-624.

［2］ Gribhin J, Hubbard R B, Le Jeunel, eta1. Incidence andmortality of idiopathic pulmonary fibrosis and sareoidosis in the UK. Thorax, 2006, 6l: 980-985.

［3］ Raghu G, Weyeker D, Edelsberg J, et, a1. Incidence and prevalence of idiopathic pulmonary fibrosis. Am J Respir Crit Care Med, 2006, 174: 810-816.

［4］ 杨之怡，陈瑞等. COPD 合并肺间质纤维化 4 例报告并文献复习. 临床肺科杂志，2005, 10(4): 471-472.

［5］ 宫海艳，姜莉. 慢性阻塞性肺疾病合并肺间质纤维化的研究进展. 国际呼吸杂志，2012, 32(14): 1098-1099.

［6］ Mercurio F, Manning A M. NF-kappaB as a primary regulator of the stress response. Oncogene, 1999, 18: 6163-6171.

［7］ Hagiwara sI, Ishii Y, Kitamura S. Aerosolized administration of N-acetylcysteine attenuates lung fibrosis induced by bleomycin in mice. Am J Respir Crit Care Med，2000, 162, l: 225-231.

［8］ 彭丽萍，于振香，吕晓红等. 大剂量富露施对老年慢性阻塞性肺病合并肺间质纤维化细胞因子的影响. 中国老年学杂志，2008, 28: 1399-1400.

第 34 章　支气管哮喘及左下肺高密度影

【病例资料】

一般资料：患者女性，38 岁，银行职员。因反复发作咳嗽、喘息十余年，再发 1 个月于 2011 年 1 月收住呼吸内科。患者十余年前受凉后开始出现咳嗽、喘息，呈发作性。2001 年曾在某院中医科住院，诊断不详，服中药后喘息稍有缓解。2004 年，在广州某三甲医院呼吸内科经支气管激发试验诊断支气管哮喘。2005 年，因支气管哮喘急性发作，在广州某三甲医院呼吸内科住院 20 余天。诊断支气管哮喘、左下肺支气管扩张症。经平喘、左氧氟沙星等药物抗感染治疗好转出院。2009 年，再次因支气管哮喘急性发作在广州某三甲医院呼吸内科住院 20 余天。诊断支气管哮喘、左下肺支气管扩张症。经平喘、抗炎治疗好转出院。出院后长期吸入布地奈德及口服茶碱缓释片，期间也间断使用过卡介菌多糖核酸治疗，时有喘息发作，5 年前外院胸部 CT 提示双侧支气管扩张，常因受凉感冒后诱发咳嗽、咳痰加重，经抗感染等治疗后症状好转，但反复发作。1 个月前受凉后出现咳嗽、咳黄白色黏痰，量多，伴喘息、气促，无发热，门诊治疗无效而入院。1992 年患过敏性鼻炎。10 余年来间断喷吸布地奈德治疗，但未治愈。1992 年鼻息肉病。曾在海南某三甲医院耳鼻喉科 2 次行手术治疗。

查体：T 36.6℃，P 82 次 / 分，R 20 次 / 分，BP 110/70mmHg。神志清楚，自动体位，口唇、肢端无发绀。颈静脉无怒张，气管居中。胸廓对称无畸形，左肺呼吸音减弱，右肺闻及粗糙性呼吸音，右下肺可闻及湿性啰音，双肺可闻及散在哮鸣音。HR 82/ 分，律齐，各瓣膜听诊区未闻及杂音。腹软，未触及包块，肝脾未触及，脊柱四肢无畸形，无杵状指。其余检查（－）。

辅助检查：血常规示 WBC 9.83×10^9/L，RBC 4.43×10^{12}/L，Hb 150 g/L，PLT 344×10^9/L，N 49.7%。痰涂片可见革兰阳性球菌、革兰阴性双球菌、念珠菌及菌丝。胸部 CT 示右中叶内侧段、左上叶及双肺下叶基底段支气管扩张并肺部感染；左肺下叶后基底段慢性炎症，与 2010 年 9 月 19 日图像对比无明显变化（图 34-1）。

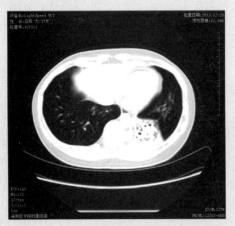

图 34-1　左下肺体积明显变小并实变，其
内见支气管空气征

【初步诊断】

① 支气管哮喘（急性发作期）。

② 左下肺支气管扩张症？

③ 左下肺慢性肺炎？

④ 过敏性鼻炎。

【诊断依据】

1. 支气管哮喘

依据：青年女性患者，反复发作性咳嗽、喘息十余年。双肺可闻及散在哮鸣音。曾在外院经支气管激发试验明确诊断为支气管哮喘。

2. 左下肺支气管扩张症

依据：青年女性患者，反复发作性咳嗽、喘息十余年。5 年前外院胸部 CT 提示支气管扩张，常因受凉感冒后诱发咳嗽、咳痰加重，经抗感染等治疗后症状好转，反复发作。1 个月前受凉后出现咳嗽、咳黄白色黏痰，量多。胸部 CT 示右中叶内侧段、左上叶及双肺下叶基底段支气管扩张并肺部感染。

3. 左下肺慢性肺炎

依据：青年女性患者，反复发作性咳嗽、喘息十余年。胸 CT 示右中叶内侧段、左上叶及双肺下叶基底段支气管扩张并肺部感染；左肺下叶后基底段慢性炎症。

4. 过敏性鼻炎

依据：1992 年起病，已明确诊断。并按过敏性鼻炎治疗好转。

【下一步治疗计划】

① 解痉平喘：多索茶碱针 0.3g，静脉点滴，每日 1 次。

② 抗感染：哌拉西林 - 他唑巴坦针 4.5g，静脉点滴，每日 2 次；依替米星针 100mg，静脉点滴，每日 1 次。

③ 糖皮质激素：甲泼尼龙针 40mg，静脉点滴，每日 2 次。

④ 化痰：氨溴索针 30mg，静脉点滴，每日 2 次。

使用哌拉西林 - 他唑巴坦联合依替米星针抗感染 14 天，氟康唑抗真菌治疗 7 天，仍有咳嗽、咳痰，痰多，夜间时有喘息发作，换用亚胺培南 - 西司他丁（泰能）针抗感染 6 天，痰量明显减少，无喘息。查体：双肺呼吸音稍粗，未闻及哮鸣音，右下肺湿啰音较前减少。带药出院，口服头孢克洛缓释片 0.375g，q12h，连续 6 天，偶有咳嗽。

【进一步考虑诊断】

① 支气管哮喘。

② 左下肺慢性肺炎。

③ 左下肺支气管扩张症？

④ 过敏性鼻炎 。

【诊断依据】

① 支气管哮喘依据同前。

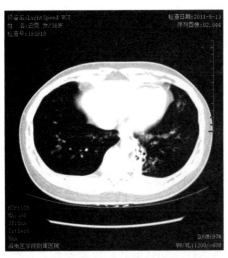

图34-2　左肺下叶实变较前明显吸收好转

② 左下肺慢性肺炎依据：青年女性患者，反复发作性咳嗽、喘息十余年。胸CT示左肺下叶后基底段慢性炎症。已存在多年。经抗感染治疗后病灶无吸收。

③ 左下肺支气管扩张症依据同前。

【进一步治疗计划】

① 停用所有抗菌药物。

② 乙酰半胱氨酸（NAC）颗粒剂400mg，每日3次口服，连续4个月。

> 经治疗4个月后，复查胸CT示左肺下叶慢性炎症病灶较前明显吸收减少（图34-2）。

【下一步治疗计划】

① 继续给予NAC颗粒剂400mg，口服，每天三次，连续4个月。

② 沙美特罗/替卡松(50/250)吸入，每日2次。

> 经继续治疗4个月后，复查胸CT示（2012年8月8日）左肺下叶慢性炎症病灶基本消失（图34-3）。

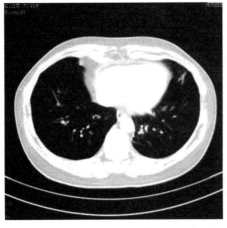
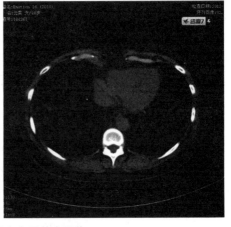

图34-3　左肺下叶实变已基本吸收

【最后诊断】

① 支气管哮喘（急性发作期）。

② 左下肺慢性肺炎。

③ 过敏性鼻炎。

【讨论】

NAC是左旋精氨酸的天然衍生物，其分子内含有活性的—SH基团，能将痰液中黏蛋白的二硫键（—S—S）断裂，使黏蛋白分解，降低痰的黏滞性。NAC 还能刺激呼吸道纤毛运动，刺激胃 - 肺迷走神经反射，从而促进黏液的清除，早在 20 世纪 60 年代初就作为一种黏液溶解剂应用于临床。自 70 年代末发现 NAC 对醋氨酚中毒有解毒作用后，其抗氧化活性开始受到重视，机制是 NAC 能清除羟自由基、过氧化氢以及次氯酸，本身就是一种直接的抗氧化物；NAC 进入体内后迅速脱去乙酰基变为半胱氨酸，半胱氨酸是还原型谷胱甘肽 (GSH) 的前体，而 GSH 是细胞内重要的非酶类抗氧化物，能灭活活性氧，稳定细胞膜及细胞内膜相结构、稳定细胞内重要生命大分子如酶类及蛋白质的功能等。另外，NAC 还具有抗血小板聚集、扩血管、抗诱变、抗癌等许多其他药理特性。目前临床上 NAC 在肺部疾病中主要用于间质性肺炎的长期治疗，尚有报道用于急性肺炎、慢性阻塞性肺疾病、急性肺损伤、急性呼吸窘迫综合征及肺部肿瘤的治疗。未见 NAC 用于慢性肺炎的治疗的报道。

　　肺炎病程在 4 周以上未完全吸收者称慢性肺炎。其病理诊断标准为慢性炎性细胞即单核巨噬细胞浸润及成纤维细胞增生，伴有不同程度的纤维化及肉芽组织形成，可有肺组织正常结构的破坏。其中，机化性肺炎是慢性肺炎的一种类型，表现为肺泡内渗出物机化，肺泡间隔及支气管、血管周围的纤维化。慢性肺炎患者部分可无临床症状，部分可有咳嗽、咳痰、胸痛，低热等呼吸系统症状。X 线胸片或 CT 可见斑块状密度增高影。有报道，当患者为高龄，或患有糖尿病、慢性阻塞性肺疾病等基础疾病，或应用抗生素治疗不及时及不当时，肺内炎症易于发生机化或转为慢性。此时，已无继续应用抗菌药物指征。若不给予治疗，慢性炎症病灶将长期甚至终生存在，可导致反复肺部感染、支气管扩张，病变范围大者可影响肺功能，导致缺氧。迄今为止，能够治愈慢性肺炎的唯一措施是手术治疗，国际国内没有发现能够治愈慢性肺炎的药物。然而，手术是一种有创治疗，且花费高。因此，探索对慢性肺炎有效的药物。不仅是当代临床医学领域中的重大挑战，也是临床医学工作者，尤其是呼吸内科工作者共同的期待。通过临床观察发现，给予 NAC 口服治疗慢性肺炎，效果明显。本例患者为青年女性，基础病支气管哮喘、支气管扩张症，因反复感染，左下叶出现慢性炎症，因患者支气管哮喘与左下肺慢性肺炎并存，两者互相影响。慢性肺炎反复感染使支气管哮喘急性发作或加重，支气管哮喘反复发作又容易导致肺部急性感染。因此，辗转多方求医未能治愈。给予 NAC 颗粒剂口服 4 个月后，病灶明显吸收。此时，笔者所考虑的是，继续给予 NAC 是否能继续利于病灶吸收乃至彻底治愈。通过前一阶段治疗的启示及查阅相关文献，显示进一步获益的可能性。于是，继续给予 NAC 治疗。结果显示，已达到预期的治疗效果。以上治疗结果显示，NAC 口服可以减轻甚至治愈慢性肺炎。推测其作用机制为：① 黏液溶解作用，利于排出气道内的分泌物和痰栓；② 抗氧化作用，减少氧化物对肺造成的损伤；③ 抗炎作用，抑制炎症细胞的浸润及清除炎症细胞因子，减轻气道平滑肌的痉挛；④影响成纤维细胞的增生，抑制胶原的合成。然而，NAC 治疗慢性肺炎的确切机制有待进一步研究阐明。

【评析】

　　患者支气管哮喘与左下肺慢性肺炎并存，两者互相影响。慢性肺炎反复感染使支气管哮喘急性发作或加重。支气管哮喘虽已得到规范治疗，但左下肺慢性肺炎则辗转广州、海口几家附属医院求医，回答是，除手术治疗外，左下肺慢性炎症目前缺乏有效治疗。结果使患者困惑已久。通过应用 NAC 治疗后，左下肺慢性肺炎已完全消失，使患者及医务人员赶到欣慰，也是药物治疗慢性肺炎成功的例子，值得临床推广应用，给慢性肺炎患者带来福音。

（李羲　黄华萍）

参考文献

［1］黄华萍，李羲. 应用 N- 乙酰半胱氨酸治疗慢性肺炎 4 例及文献复习. 中华肺部疾病杂志，2011; 4(5): 48-50.

［2］British Thoracic Society Research Committee.Oral N-acetylcysteine and exacerbation Rates in Patients with chronic bronchitis and severe airways obstruction.Thorax, 1985, 40: 832-835.

［3］Boman G, Backer U, Larsson S, et al. Oral acetylcysteine reduces exacerbation rate in Chronic bronchitis:report of a trial organized by the Swedish Soeiety for pulmonary Diseases. Eur J Respir Dis, 1983, 64:405-415.

［4］Gillissen A, Nowka D. Characterization of N-acetylcysteine and ambroxol in anti-Oxidant therapy. Respir Med, 1998, 92: 609-623.

［5］Pela R, Calcagni A M, Subiaco S, et al. N-acetylcysteine reduces the exacerbation rate in Patients with moderate to severe COPD. Respiaration, 1999, 66: 495-500.

［6］Multicenter Study Group. Long-term oral acetylcyeteine in chronic bronchitis.A Double-blind controlled study. Eur J Respir Dis, 1980, 61(SuppI.111): 93-108.

［7］Lundback B, Lindstrom M, Andersson S, et al. Possible effect of aectylcysteine on lung function. Eur Respir J, 1992, 5(suppl 15): 289.

［8］武忠弼主编. 病理学. 第 4 版. 北京：人民卫生出版社，1999.

［9］Kohno N, Ikezoe T, Johkoh J, et al. Focal organizing pneumonia: CT appearance. Radiology, 1993, 189: 119.

［10］杨钧，马大庆，李铁一. 机化性肺炎. 国外医学临床放射学分册，2000, 2: 79-82.

［11］张智健. N- 乙酰半胱氨酸在呼吸系统疾病中的应用. 中国药物应用与监测. 2007, 2: 20-22.

第35章 青年男性，咳嗽、咳痰、喘息半年余

【病历资料】

一般资料：患者，男性，17岁，汉族，学生，住院号130414。因反复咳嗽、咳痰、喘息半年余于2004年11月3日门诊拟"慢性咳嗽查因，慢性胃炎"收住院。2004年3月患者因受凉后出现咳嗽、咳痰，咳大量白色黏液痰，咳嗽多见于夜间，伴有鼻塞，感胸骨后灼热感。偶有夜间喘息发作。无畏寒、发热，无流涕、打喷嚏，无胸痛、咳血丝痰。无盗汗。曾在外院予阿奇霉素针抗感染治疗3天，症状较前减轻。后因下基地实习熬夜劳累又出现咳嗽、咳痰加重，夜间尤甚。在中医院行胸片检查示心肺未见异常。予中药汤剂口服，连续十几天，症状无明显改善。2004年5月即往省人民医院门诊求治。查体：双肺未闻干湿性啰音。行胃镜检查示慢性红斑渗出性胃炎伴糜烂。拟诊"咳嗽变异型哮喘"收住院，予以解痉、平喘、抗炎等治疗后症状有所好转后出院。出院后使用沙美特罗替卡松粉吸入剂吸入治疗1个月后，自觉症状无明显改善。期间多次外院耳鼻喉科检查无异常。2004年11月3日为求进一步诊断与治疗，来我院呼吸内科门诊就诊，门诊拟"慢性咳嗽查因，慢性胃炎"收住我院呼吸内科。患者自发病以来精神一般，饭后腹胀、嗳气、反酸。睡眠可，大小便正常，体重无减轻。既往史：无特殊疾病史。个人史：无烟酒史，无药物食物过敏史。家族史：无特殊疾病史。

查体：T 36.7℃，P 78次/分，R 18次/分，BP 130/90mmHg。神志清楚，精神可，发育正常，营养中等，自动体位，查体合作。全身皮肤黏膜无黄染、皮疹及出血点，未见蜘蛛痣及肝掌。浅表淋巴结无肿大。头颅五官端正，眼睑无水肿，巩膜无黄染，球结膜无充血水肿，双侧瞳孔等圆等大。口唇、指端无发绀，咽部稍充血，扁桃体Ⅰ度肿大，表面凹凸不平，腺样增生。气管居中，甲状腺无肿大。胸廓对称，双肺叩诊呈清音，双肺呼吸音清，双肺未闻干湿啰音。心界无扩大，心率78次/分，律齐，各瓣膜听诊区未闻及杂音。腹软，无压痛反跳痛。肝、脾肋下未触及，墨菲征阴性，麦氏点无压痛，肝区叩击痛阴性，双肾区叩击痛阴性，移动性浊音阴性，肠鸣音4次/分，无血管杂音。双下肢无水肿。四肢肌力肌张力正常，生理性神经反射存在，病理性神经反射未引出。

辅助检查：（外院检查）胸部X线示心肺未见异常。心电图示窦性心律，正常心电图。华氏位片示双上颌窦炎症可能。胃镜检查示慢性红斑渗出性胃炎伴糜烂。

【初步诊断】

（1）慢性咳嗽。

① 咳嗽变异型哮喘？

② 支气管结核？

③ 上气道咳嗽综合征？

④ 嗜酸粒细胞性支气管炎？

⑤ 胃食管反流病

（2）慢性咽炎。

（3）慢性扁桃体炎。

（4）慢性胃炎。

【诊断依据】

1. 慢性咳嗽

① 咳嗽变异型哮喘依据：咳嗽变异型哮喘（CVA）是一种特殊类型的哮喘，咳嗽是其唯一或主要临床表现，无明显喘息、气促等症状或体征，但有气道高反应性。临床主要表现为刺激性干咳，通常咳嗽比较剧烈，夜间咳嗽为其重要特征。诊断标准为：慢性咳嗽常伴有明显的夜间刺激性咳嗽；支气管激发试验阳性或呼气峰流速（PEF）昼夜变异率＞20%；支气管扩张药、糖皮质激素治疗有效；排除其他原因引起的咳嗽。该患者咳嗽、咳痰半年余，夜间睡眠时明显，经吸入 β_2 受体激动剂、抗糖皮质激素治疗后症状有所缓解。建议行支气管舒张试验，峰流速仪检查进一步确诊。

② 支气管结核依据：支气管内膜结核主要临床症状为慢性咳嗽，而且在有些患者咳嗽是唯一的临床表现，可伴有低热、盗汗、消瘦等结核中毒症状，查体有时可闻及吸气性干啰音。X 线胸片无明显异常改变。临床上容易漏诊和误诊。CT 尤其是高分辨率 CT 显示支气管病变征象较 X 线更为敏感，尤其能显示叶以下支气管的病变，可以间接提示诊断。纤维支气管镜检查是确诊支气管内膜结核的主要手段，镜下常规刷检和组织活检阳性率高。该患者咳嗽、咳痰半年余，病程较长。注意支气管内膜结核。可行 PPD 试验、痰找结核杆菌、CT、纤维支气管镜检查以明确。

③ 上气道咳嗽综合征临床表现除了咳嗽、咳痰外，患者通常还主诉咽喉部滴流感、口咽黏液附着、频繁清喉、咽痒不适或鼻痒、鼻塞、流涕、打喷嚏等。患者虽有鼻塞，但无流涕，多次外院耳鼻喉科检查无异常，不支持。

④ 嗜酸粒细胞性支气管炎依据：嗜酸粒细胞性支气管炎是一种以嗜酸粒细胞浸润为特点的气道炎症性疾病，又称为非哮喘性嗜酸粒细胞性支气管炎，是诱导痰细胞检查技术在临床上应用所发现的新病种。最突出的症状为慢性咳嗽，不伴有喘息，持续时间长短不一，从 2 个月至十余年不等。咳嗽以干咳为主，可有少许白色黏液痰，但无黄脓痰。夜间或清晨起床后咳嗽较明显，吸入烟雾、刺激气体和灰尘等后咳嗽常加重，抗生素、支气管扩张药和镇咳药物治疗无效。胸部 X 线和肺功能检查正常，呼气峰流速（PEF）昼夜变异率＜20%，特征性辅助检查结果是痰或诱导痰中嗜酸粒细胞增多，比例大于3%，通常在 10% ～ 15%，高者达 40%。糖皮质激素是目前的一线治疗药物，一般推荐吸入糖皮质激素。该患者应该检查痰或诱导痰嗜酸粒细胞计数。

⑤ 胃食管反流性疾病依据：胃食管反流性疾病（gastroesophageal reflux disease，GERD）

因胃酸和其他胃内容物反流进入食管，导致以咳嗽为突出的临床表现。GERD 是慢性咳嗽的常见原因。典型反流症状表现为胸骨后烧灼感、反酸、嗳气、胸闷等。有微量误吸的 GERD 患者，早期更易出现咳嗽症状及咽喉部症状。咳嗽主要发生在白天和站立位时，很少有夜间症状。GERD 的诊断取决于反流症状加胃镜和食管 pH 检测异常，以及抗反流治疗后咳嗽消失。该患者咳嗽主要发生在夜间，与此病表现不符，但胃镜检查示存在慢性胃炎，也不能排除。

2. 慢性咽炎

依据：有咳嗽、咳痰、咽炎，查咽部稍充血，咽后壁淋巴滤泡增生，可诊断。

3. 慢性扁桃体炎

依据：查体示双侧扁桃体 I 度肿大，表面凹凸不平，腺样增生，可诊断。

4. 慢性胃炎

依据：有饭后腹胀、嗳气、反酸。胃镜检查示慢性红斑渗出性胃炎伴糜烂。诊断明确。

【下一步诊疗计划】

1. 检查计划

① 血、尿、粪三大常规 + 嗜酸粒细胞计数。

② 痰涂片找结核杆菌。

③ 血沉。

④ PPD 试验。

⑤ 胸部 CT。

⑥ 纤维支气管镜检查。

2. 治疗计划

① 局部吸入：沙丁胺醇气雾剂，氟替卡松气雾剂。

② 抑酸护胃：麦滋林颗粒 0.67g，tid；奥美拉唑肠溶片 20mg，tid。

③ 清咽利喉止咳：众生丸 4 粒，tid；复方甘草口服液 10mL，tid。

④ 抗组胺药：酮替芬 1mg，tid。

辅助检查结果回报如下。

血常规（2004-11-4）示 WBC 10.6×10^9/L，N 77.2%，Hb 135g/L，PLT 275×10^9/L。嗜酸粒细胞计数 400/mL，提示感染血象及嗜酸粒细胞增高。尿常规正常。血沉 5mm/h，为正常。总 IgE 96.25 U/mL，为正常。痰涂片未见抗酸杆菌。肺功能检查（2004-11-5）正常。过敏原谱检查阴性。

患者入院后经上述处理，仍然感觉不适。尤其诉在进食后、平卧时、夜间痰多，咳嗽加重，胸闷，憋气，夜间有时喘息，有时甚至被迫坐起来才能缓解。考虑患者咳嗽、咳痰、气促与体位、时间有关，而患者又无心脏疾病，心功能正常，不能用夜间阵发性呼吸困难解释，亦不能用胃食管反流性疾病解释。虽然患者检查血嗜酸粒细胞增高，是否为嗜酸粒细胞性支气管炎？但患者曾经用过激素治疗无效，也不好解释。肺部是否有问题如支气管内膜结核？纵隔疾病？因此予患者行胸部 CT 检查以进一步明确。

【下一步检查计划】

胸部 CT 检查。

2004 年 11 月 8 日胸部 CT 结果报告（CT 号 30335，胶片因为保管不善损坏）：胸椎前方及气管后方见一长条管状含气囊性阴影，边界清，光整，左右径为 5cm，于下段逐渐变细，吞对比剂后见其内有高密度对比剂存留。双侧肺野未见异常影，双肺门未见增大，各气道通畅，纵隔内未见淋巴结肿大影，血管周围间隙清晰。心脏和大血管大小、形态未见异常。双侧胸膜未见增厚，胸腔未见积液，胸壁结构正常。拟诊：① 食管内中上段扩张，考虑为下段痉挛狭窄所致。② 双肺平扫未见异常。根据胸部 CT 结果，临床考虑食管贲门失弛缓症可能性大，故进一步行食管钡剂造影。

【下一步诊疗计划】

1. 检查计划

食管钡剂造影检查。

2004 年 11 月 9 日食管钡剂造影结果（X 线号 141373，胶片因为保管不善损坏）：心、肺、纵隔未见病变。钡剂通过食管腹段受阻，管腔狭窄呈鸟嘴状改变，管壁光整，黏膜皱襞像正常，食管蠕动波消失，狭窄以上食管管腔明显扩张。拟诊：食管吞钡透视 + 点片示食管贲门失弛缓症。

2. 治疗计划

① 请消化内科和普通外科会诊。

消化内科会诊后诊断意见：a. 食管贲门失弛缓症；b. 慢性红斑渗出性胃炎伴糜烂。处理意见：a. 奥美拉唑肠溶片 20mg，tid，po；b. 硝苯地平片 10mg，tid，po；c. 硝酸甘油片 0.6mg，tid，含服，进餐前 10 ～ 20min；d. 行食管下段水囊扩张术。

② 请普通外科会诊意见：转普通外科治疗。

【最后诊断】

① 食管贲门失弛缓症。

② 慢性红斑渗出性胃炎伴糜烂。

③ 慢性咽炎。

④ 慢性扁桃体炎。

【诊断依据】

1. 食管贲门失弛缓症。

依据：青年男性患者；吞咽困难半年余；伴有胸闷、咳嗽、咳痰，咳大量白色黏液痰；咳嗽于平卧、餐后、夜间加重，伴有夜间喘息；胸骨后灼热感；胸部 CT 示胸椎前方及气管后方见一长条管状含气囊性阴影，边界清，光整，左右径为 5cm，于下段逐渐变细，吞对比剂后见其内有高密度对比剂存留。意见：① 食管内中上段扩张，考虑为下段痉挛狭窄所致；② 食管钡剂造影结果示钡剂通过食管腹段受阻，管腔狭窄呈鸟嘴状改变，管壁光整，黏膜皱襞像正常，食管蠕动波消失，狭窄以上食管管腔明显扩张。结论：食管吞钡透视 + 点片示食管贲门失弛缓症。

2. 慢性红斑渗出性胃炎伴糜烂

依据：胃镜检查支持。

3. 慢性咽炎

依据：有咳嗽、咳痰、咽炎，查咽部稍充血，咽后壁淋巴滤泡增生，可诊断。

4. 慢性扁桃体炎

依据：查体示双侧扁桃体Ⅰ度肿大，表面凹凸不平，腺样增生，可诊断。

【讨论】

食管贲门失弛缓症为食管神经肌肉功能障碍性疾病，其主要特征是食管缺乏蠕动，食管下括约肌（lower esophageal sphincter，LES）高压和对吞咽动作的松弛反应障碍。由于 LES 松弛障碍，导致食管功能性梗阻，临床表现为吞咽困难、食物反流和下端胸骨后不适或疼痛，可伴有体重减轻等表现。有的学者称之为贲门痉挛、巨食管症、特发性食管扩张、食管失蠕动。本病为一种少见病（1/10 万），占食管疾病的 2% ～ 20%。可发生于任何年龄，但最常见于 20 ～ 40 岁的年龄组。儿童很少发病，男、女大致相等，欧洲、美洲多见。

1. 临床表现

（1）哽噎、吞咽困难　无痛性吞咽困难是本病最常见最早出现的症状。

（2）食物反流或呕吐　夜间反流易造成误吸，约 10% 因误吸引起窒息或肺炎。

（3）胸痛、胃灼热感，多发生在夜间。

（4）体重减轻。

（5）其他症状　①异常心血管反射。②呼吸道症状：咳嗽、咳痰、气促、发热、呼吸困难。

（6）并发症　①肺部并发症：吸入性肺炎约占 10%。②食管黏膜病变。③食管憩室。④食管癌。⑤其他并发症：营养不良、慢性炎症溃疡、极度扩张食管破裂。

2. 检查方法

无一种方法可独立诊断，需结合以下多项检查。

（1）X 线检查　对本病的诊断和鉴别诊断具有重要价值，为食管贲门失弛缓症的基本诊断方法。

① 胸部平片：本病初期，胸片平片可无异常。随食管扩张，可在后前位胸片见到纵隔右上边缘膨出。在食管高度扩张、伸延与弯曲时，可见纵隔影增宽而超过心脏右缘，有时可被误诊为纵隔肿瘤，当食管内潴留大量食物和气体时，在后前位胸片及侧位片见后纵隔气液平面而所示双纵隔线特有的影像，对失弛缓症有较大的诊断意义。

② 食管钡剂造影：有诊断意义。85% 显示食管贲门部鸟嘴样钡影。钡餐检查时钡剂常难以通过贲门部而潴留于食管下端，并显示为 1 ～ 3cm 长的、对称的、黏膜纹正常的漏斗形狭窄，其上端食管呈显不同程度的扩张、延长与弯曲，无蠕动波。失弛缓症钡餐检查的特征性改变是食管与胃交界处的鸟嘴样变细。

③ 电子计算机断层扫描（CT）：该病初期，CT 扫描可无异常。随着病情发展，食管下括约肌增厚，梗阻以上食管逐渐扩张，通过食管和胃与食管连接处水平的 CT 断层扫描，提示该患者食管壁呈某种程度的增厚，食管下括约肌呈同心圆和对称性增厚，此点有利于本病和恶性肿瘤的鉴别。

（2）内镜检查　此为必需的检查之一。治疗前内镜检查主要用于鉴别诊断及发现并发症，如食管溃疡、食管贲门癌等；治疗后的内镜检查可用于随诊、发现术后并发症及评价疗效。内镜检查可见：食管远端食物潴留、食管淤积区炎症、黏膜增厚及贲门部关闭，最重要的是镜体通过贲门部时有阻力，但均可顺利通过。此为鉴别器质性狭窄的关键，后者胃镜多不能通过。

（3）食管测压   是诊断食管贲门失弛缓症最准确和特异的方法，同时亦可作为药物治疗疗效、扩张术及食管切开术后食管功能评价的一种量化标准，食管测压对 X 线检查阴性者尤为重要。

3. 治疗

（1）内科治疗

① 一般治疗：注意饮食习惯、纠正全身营养不良状态。

② 药物治疗

a. 硝酸盐类药物：该药物作用机制为有效地松弛 LES，促进食物排空，减轻症状；

b. 钙通道阻滞剂：该类药物能松弛 LES，降低 LES 压力而改善症状，其药理作用与其能抑制 Ca^{2+} 细胞内流有关。

c. 抗胆碱药物：该类药物能阻断 M 胆碱能受体，使乙酰胆碱不能与受体结合而松弛胃肠平滑肌。

d. 镇静药物：该类药物能抑制中枢神经兴奋，降低机体对外界的反应，从而解除患者的情绪紧张、焦虑等，以缓解症状，为贲门失弛缓症的辅助用药，但不能长期服用。

（2）食管扩张疗法

① 流体静力扩张术。

② 气囊扩张术。

③ 钡囊扩张术。

④ Witzel 扩张器法。

⑤ 其他扩张方法。

（3）食管支架放置。

（4）内镜 - 微波治疗。

【评析】

通过对该患者的诊治过程，有如下体会。

① 认真听取患者本人提供的信息是做好临床诊断的第一步。该患者慢性咳嗽已经半年余，并且到过多家医院就诊，还被一家三甲医院收住院，但治疗效果不佳。一般来讲，咳嗽并不是什么了不起的严重情况，况且胸片又无异常，为什么患者一直不放弃求治呢？肯定患者是感觉特别难受，才一直不放弃诊治。在给患者诊治的过程中，发现每次查房时患者都诉说进食后、平卧位时、夜间特别难受，咳嗽、咳痰明显加重，必须要做起来，否则会有憋死感。当时考虑患者这种感受与其所患疾病应该是有因果关系的，而且这种感觉是无法用一般呼吸性疾病来解释的。也曾考虑过胃食管反流疾病，但因患者曾经做过胃镜，仅表现为慢性胃炎，不应该有如此严重的症状。因此，当时主要考虑为纵隔疾病或支气管结核可能。予行胸部 CT 检查。由此才发现了问题。

② 咳嗽病因繁多且涉及面广，要认真做好诊断与鉴别诊断。作为一个呼吸内科的专科医生，不仅要有专科知识，还要具备大内科知识及其他知识，才能更好地做出诊断与鉴别诊断，避免延误疾病诊治。还要有好的临床思维思维，仔细的临床观察。借助现有的、必要的特殊检查，根据病情选择相关的辅助检查，由简单到复杂，由无创到有创。

③ 在疾病诊治过程中，尤其是治疗效果不佳时，除考虑到常见病、多发病外，还要注意临床少见病和罕见病，以减少漏诊和误诊。

（施蓉萍）

参考文献

[1] 杨岚. 呼吸科手册. 北京：科学出版社，2008.

[2] 李羲，张邵夫. 实用呼吸病学. 北京：化学工业出版社，2010.

[3] 于皆平，沈志祥，罗和生. 实用消化病学. 北京：科学出版社，2008.

[4] 马德胜，周斌，付博等. 胃肠运动与临床. 北京：军事医学科学出版社，2006.

第 36 章 常规治疗无效咳嗽

【病历资料】

一般资料：患者，男，26岁。因"阵发性咳嗽4年"于2011年6月8日来我院专家门诊就诊。4年前无明显诱因下出现咳嗽，无昼夜和季节变化，入睡后无咳醒，有少许白黏痰，伴清咽喉动作，偶感烧心和反酸，但无明显鼻后滴流感。既往有变应性鼻炎病史7年，不吸烟，无环境职业暴露史。先后辗转多家医院，口服复方甲氧那明和孟鲁司特等药物无效。2011年5月外院根据24小时食管pH监测结果考虑胃食管反流性咳嗽，给予奥美拉唑20mg，2次/日+多潘立酮10mg 3次/日，口服4周后症状无改善。

查体：体温36.5℃，脉搏82次/分，呼吸17次/分，血压110/70mmHg。神志清楚，全身浅表淋巴结未及肿大，咽后壁黏膜充血呈现卵石样改变，两肺未闻及干湿性啰音，心率82次/分，律齐，腹部平软，无压痛、反跳痛，双下肢不肿，生理反射存在。

辅助检查：2010年10月起外院查胸片和肺功能正常，支气管激发试验阴性，血清IgE（+），尘螨和大豆特异性IgE（+），诱导痰嗜酸粒细胞1.5%。纤维支气管镜检见支气管黏膜充血，病理见黏膜散在嗜酸粒细胞和淋巴细胞浸润，刷检涂片未见抗酸杆菌。外院24h食管pH监测结果：DeMeester积分61.4，酸反流症状相关概率（syndrome association probability，SAP）99%。

【初步诊断】

慢性咳嗽原因待查。

① 胃食管反流性咳嗽？

② 上气道咳嗽综合征待排？

【诊断依据】

① 胃食管反流性咳嗽依据：患者男，26岁。因"阵发性咳嗽4年"就诊，咳嗽持续8周以上，胸片检查无异常，故慢性咳嗽诊断明确。患者偶感烧心和反酸，查体咽后壁黏膜充血呈现卵石样改变。外院24h食管pH监测结果：DeMeester积分61.4，酸反流SAP 99%，符合DeMeester积分≥14.72和酸反流SAP≥95%，故考虑胃食管反流性咳嗽（酸反流引起）诊断明确。

② 上气道咳嗽综合征待排依据：患者既往有变应性鼻炎病史7年，表现为阵发性咳嗽为主，有少许白黏痰，伴清咽喉动作，查体咽后壁黏膜充血呈现卵石样改变，需警惕该诊断。

【下一步诊疗计划】

　　1. 检查计划

　　① 复查肺功能 + 支气管激发试验以排除咳嗽变异性哮喘。

　　② 复查诱导痰检查以排除嗜酸粒细胞性支气管炎。

　　2. 治疗计划

　　① 患者外院标准抗反流治疗（口服奥美拉唑 20mg 2 次 / 日 + 多潘立酮 10mg 3 次 / 日）4 周无效，但结合外院 24h 食管 pH 监测结果仍考虑胃食管反流性咳嗽（酸反流引起）诊断，故予以加强抑酸治疗，予以奥美拉唑剂量加倍，改为奥美拉唑 40mg 2 次 / 日 + 多潘立酮 10mg 3 次 / 日。

　　② 考虑患者上气道咳嗽综合征不能排除，予以口服氯苯那敏 4mg 3 次 / 日治疗 2 周以观察疗效。

　　　症状：2 周后，患者反酸和烧心症状消失，但咳嗽无缓解。考虑针对酸反流治疗有效，但酸反流可能与咳嗽无关，而针对上气道咳嗽综合征的治疗无效。

　　　查体：体温 36.4℃，脉搏 78 次 / 分，呼吸 18 次 / 分，血压 120/70mmHg，神志清楚，全身浅表淋巴结未及肿大，咽后壁黏膜充血呈现卵石样改变，两肺未闻及干湿性啰音，心率 78 次 / 分，律齐，腹部平软，无压痛、反跳痛，双下肢不肿，生理反射存在。

　　　辅助检查：肺功能检查示 FEV_1 为预计值的 99.1%，FVC 为预计值的 96.9%，FEV_1/FVC 89.51%，组胺支气管激发试验阴性，诱导痰单核细胞 41.5%，淋巴细胞 56.5%，中性粒细胞 0，嗜酸粒细胞 2.0%。

【进一步考虑诊断】

　　慢性咳嗽原因待查。

　　① 难治性胃食管反流性咳嗽？

　　② 嗜酸粒细胞性支气管炎？

【诊断依据】

　　① 难治性胃食管反流性咳嗽依据：患者经奥美拉唑剂量加倍治疗后反酸和烧心症状消失，但咳嗽无缓解。根据 24h 食管 pH 监测结果考虑患者异常酸反流明确，且经加强抑酸治疗后患者反流症状消失，说明针对酸反流治疗有效；但咳嗽并未缓解，需考虑以下原因：a. 胃酸抑制不完全；b. 咳嗽由非酸（弱酸或弱碱）反流引起；c. 反流与咳嗽无关。

　　② 嗜酸粒细胞性支气管炎依据：患者阵发性咳嗽为主，有少许白黏痰，诱导痰提示嗜酸粒细胞 2.0%，虽不满足我国咳嗽指南嗜酸粒细胞≥2.5% 的阳性标准，但仍需警惕该诊断引起的咳嗽，可进一步口服糖皮质激素以排除该诊断。

【下一步诊疗计划】

　　1. 检查计划

　　进一步查多通道食管腔内阻抗 -pH 监测以排除非酸（弱酸或弱碱）反流引起的咳嗽。

　　2. 治疗计划

　　① 继续奥美拉唑剂量加倍口服，以排除胃酸抑制不完全导致咳嗽仍未缓解。

② 停原有针对上气道咳嗽综合征的用药，考虑患者嗜酸粒细胞性支气管炎引起咳嗽不能排除，予以泼尼松 30mg/d 口服 1 周以观察疗效。

> 经上述治疗 2 周后咳嗽无缓解。
> 查体：体温 36.6℃，脉搏 79 次 / 分，呼吸 17 次 / 分，血压 110/70mmHg，神志清楚，全身浅表淋巴结未及肿大，咽后壁黏膜充血呈现卵石样改变，两肺未闻及干湿性啰音，心率 79 次 / 分，律齐，腹部平软，无压痛、反跳痛，双下肢不肿，生理反射存在。
> 辅助检查：多通道食管腔内阻抗 -pH 监测，结果见表 36-1。

表 36-1　多通道食管腔内阻抗 -pH 监测结果

项目	数值	正常参考值
DeMeester 积分	0.70	<14.72
酸反流 SAP/%	0.0	<95
非酸反流 SAP/%	95.2	<95
酸反流 (n)	22.8	10 ~ 35
弱酸反流 (n)	29.0	5 ~ 18
弱碱反流 (n)	23.4	1 ~ 7
气体反流 (n)	26.2	3 ~ 17
液体反流 (n)	11.0	10 ~ 32
混合反流 (n)	64.6	11 ~ 26
近端反流 (n)	3.0	4 ~ 17
24h 食团暴露率 /%	1.0	0.4 ~ 1.2
食团清除时间 /s	10.0	8 ~ 13

【进一步考虑诊断】

慢性咳嗽原因待查：难治性胃食管反流性咳嗽（非酸反流引起）？

【诊断依据】

依据：患者经奥美拉唑剂量加倍口服 4 周后咳嗽仍无缓解，进一步确定酸反流与咳嗽无关。诊治经过也同时排除了上气道咳嗽综合征、咳嗽变异性哮喘和嗜酸粒细胞性支气管炎等其他慢性咳嗽常见病因，鉴于该患者的多通道食管腔内阻抗 -pH 监测显示非酸反流 SAP 异常升高，弱酸或弱碱反流增多，目前考虑咳嗽可能由非酸反流引起。

【下一步治疗计划】

停多潘立酮，改治疗方案为巴氯芬 20mg 口服 3 次 / 日 + 奥美拉唑 20mg 2 次 / 日口服。1 周后患者咳嗽明显好转，2 月后症状消失，咳嗽症状积分和辣椒素咳嗽敏感性随之降低（图 36-1、图 36-2）。治疗期间未见明显不良反应。随访 4 个月咳嗽未复发，巴氯芬减量至 20mg/d 维持，继续口服 2 个月后停药，继续随访 6 个月患者咳嗽未复发。

【最后诊断】

难治性胃食管反流性咳嗽（非酸反流引起）。

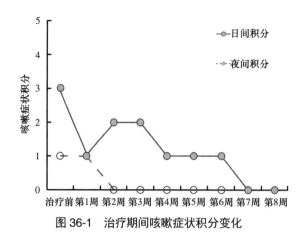

图 36-1　治疗期间咳嗽症状积分变化

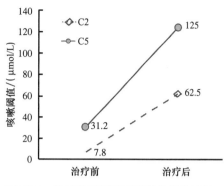

图 36-2　治疗前后辣椒素咳嗽敏感性试验
咳嗽阈值变化

【讨论】

根据患者慢性咳嗽史，初始 24 食管 pH 监测见明显异常酸反流，考虑诊断胃食管反流性咳嗽，但标准抗反流治疗无效。治疗失败的原因可能有：① 胃酸抑制不完全。② 咳嗽由非酸（弱酸或弱碱）反流引起。③ 反流与咳嗽无关。经加强抑酸治疗后患者反酸和烧心症状消失，而咳嗽无缓解，说明酸反流与咳嗽无关。诊治经过也排除了上气道咳嗽综合征、咳嗽变异性哮喘和嗜酸粒细胞性支气管炎等其他慢性咳嗽常见病因。鉴于多通道食管腔内阻抗 -pH 监测显示非酸反流 SAP 异常升高，弱酸或弱碱反流增多，结合治疗效果可以大致确定咳嗽由非酸反流引起，符合我国咳嗽指南的诊断标准，难治性胃食管反流性咳嗽（非酸反流引起）的诊断可以确立。

质子泵抑制剂无效的难治性 GERC 可选择的治疗措施有促胃动力药、暂时性食管下括约肌松弛抑制药和抗反流手术等。本例患者对促胃动力药多潘立酮治疗无反应，手术也非首选。暂时性食管下括约肌松弛抑制药巴氯芬已开始用于难治性胃食管反流病的治疗，但尚未见治疗 GERC 的报道。我们试用巴氯芬治疗难治性 GERC 获得了成功。

巴氯芬为 γ- 氨基丁酸 β 受体激动剂，有抑制暂时性食管下括约肌松弛的作用。研究表明巴氯芬能降低 40% ～ 60% 的暂时性食管下括约肌松弛频率，减少 43% 的胃食管反流次数。Vela 等观察到胃食管反流病经巴氯芬治疗后，酸和非酸反流相关症状分别减少 72% 和 21%。本例患者在咳嗽控制后，拒绝再行多通道食管腔内阻抗 -pH 监测检查，无法直接证实巴氯芬对胃食管反流的抑制效用，但推测暂时性食管下括约肌松弛受抑制后非酸反流显著减少是取得良好疗效的原因。

巴氯芬的主要不良反应为嗜睡、头晕、困倦和肢体颤动等中枢神经系统不良反应，多在治疗开始、剂量增加过快或剂量过大时出现，很大程度限制了其临床应用。本例患者未发生上述不良反应，可能与患者年轻对该药耐受性好有关。

综上所述，巴氯芬可能是治疗难治性 GERC 的有效药物，需要今后积累更多临床经验给予证实。

【评析】

从巴氯芬治疗难治性胃食管反流性咳嗽 1 例的诊治过程，我们有以下几点体会。

1. GERC 患者抗反流治疗无效时应考虑难治性 GERC 或其他咳嗽病因

当异常酸或非酸患者经标准抗反流治疗无反应，即使加用促胃动力药也不能缓解咳嗽时，需考虑难治性 GERC。此时首先应考虑诊断是否正确，查明有无导致咳嗽的其他疾病，或经多通道食管腔内阻抗 -pH 监测确定反流是否是咳嗽真正的病因。

2. 考虑难治性 GERC 时调整抗反流治疗后需治疗 8 周后判断疗效

如已排除其他常见慢性咳嗽病因，应及时按可疑难治性 GERC 诊断调整抗反流治疗策略，我们认为，如治疗有效往往需用药后 2 周以上咳嗽症状逐渐缓解，但判断疗效仍需要治疗 8 周，有效者总疗程应在 3 个月以上。

3. 目前针对难治性 GERC 的措施仍以药物治疗为主

难治性 GERC 多为抑酸不充分或存在非酸反流引起。前者在原有质子泵抑制剂治疗的基础上，可联合组胺 H_2 受体拮抗剂以增强抑酸效果，后者则可酌情加用食管下括约肌一过性松弛抑制药巴氯芬治疗。从我们的经验来看，这些措施对部分患者有效。抗反流手术如腹腔镜下胃黏膜执叠术因难于在术前确定反流和咳嗽的因果关系，疗效也有争议，目前应用还不普遍。

（徐镶怀　邱忠民）

参考文献

[1] Irwin R S. Chronic cough due to gastroesophageal reflux disease: ACCP evidence-based clinical practice guidelines. Chest 2006, 129(1 Suppl): 80S-94S.

[2] Boeckxstaens G E, Smout A. Systematic review: role of acid, weakly acidic and weakly alkaline reflux in gastro-oesophageal reflux disease. Aliment Pharmacol Ther, 2010, 32(3): 334-343.

[3] 中华医学会呼吸病学分会哮喘学组. 咳嗽的诊断与治疗指南（2009）. 中华结核和呼吸杂志，2009, 32(6): 407-413.

[4] Boeckxstaens G E. Reflux inhibitors: a new approach for GERD? Curr Opin Pharmacol, 2008, 8(6): 685-689.

[5] Beaumont H, Boeckxstaens G E. Does the presence of a hiatal hernia affect the efficacy of the reflux inhibitor baclofen during add-on therapy? Am J Gastroenterol, 2009, 104(7): 1764-1771.

[6] Zhang Q, Lehmann A, Rigda R, et al. Control of transient lower oesophageal sphincter relaxations and reflux by the GABA(B) agonist baclofen in patients with gastro-oesophageal reflux disease. Gut, 2002, 50(1): 19-24.

[7] Lidums I, Lehmann A, Checklin H, et al. Control of transient lower esophageal sphincter relaxations and reflux by the GABA(B) agonist baclofen in normal subjects. Gastroenterology, 2000, 118(1): 7-13.

[8] Vela M F, Tutuian R, Katz P O, et al. Baclofen decreases acid and non-acid post-prandial gastroesophageal reflux measured by combined multichannel intraluminal impedance and pH. Aliment Pharmacol Ther, 2003, 17(2): 243-251.

第 37 章　经久不愈的咳嗽

【病历资料】

一般资料：患者，女，69岁。因阵发性干咳1年来我科专家门诊就诊。1年前无明显诱因出现干咳，伴咽痒，夜间咳醒频繁。无明显的季节差异，咳嗽时轻时重。无发热、喘息，无鼻塞、流涕，无鼻后滴流感、咽部清洁感，无反酸、嗳气，无盗汗、咯血，无消瘦、纳差等症状。曾在澳洲行胸部CT检查，自述未见异常。起病初曾疑为百日咳杆菌感染，在当地予以大环内酯类药物治疗无效。既往史：40年前因鼻息肉、鼻窦炎行手术治疗，此后无明显鼻塞等症状，但嗅觉减退明显；近3~4年来夜眠差，间断服用助眠药（具体不详）；其子有支气管哮喘史。患者15年来长期居于澳洲，每年回上海2~3周。否认吸烟史、职业粉尘接触史。

查体：神清，颜面及颈部未见皮疹，口唇不发绀。咽部轻度充血，双侧扁桃体Ⅰ°肿大，咽后壁少量淋巴滤泡增生伴少许白色分泌物附着。胸廓对称，HR 70次/分，律齐，$P_2=A_2$，各瓣膜区未闻及病理性杂音。两肺呼吸音清，呼吸音对称，未及明显干湿啰音。腹部平，触诊软，未扪及包块，肝、脾肋下未扪及。双下肢不肿，四肢关节无肿胀。

辅助检查：咳嗽症状评分为日间2分，夜间3分。辣椒素吸入咳嗽敏感性为C2 0.98μmol/L；C5 0.98 μmol/L。诱导痰细胞分类示M 76.5%；N 1.5%；L 20%；E 2%。肺功能示FEV_1% 89.3%；FVC% 115.2%；FEV_1/FVC% 63.91%；PEF% 90.1%。组胺支气管激发试验阴性。24h食管阻抗-pH监测示DeMeester积分2.13。SAP 65.1%。血IgE 26U/L。血常规示Hb 122g/l，WBC $7.3×10^9$/l，N 66%，L 16%，E 2.1%。

【初步诊断】

慢性咳嗽原因待查。

①上气道咳嗽综合征（副鼻窦支气管综合征）？

②胃食管反流性咳嗽？

【诊断依据】

该患者咳嗽病程大于8周，胸部影像学检查未发现异常，属于慢性咳嗽患者，考虑原因如下。

①上气道咳嗽综合征（副鼻窦支气管综合征）依据：该患者虽无明显鼻后滴流等症状，但查体见咽部充血，咽后壁淋巴滤泡增生伴少许白色分泌物附着；结合既往的鼻窦炎、鼻息肉病史；支气管激发试验阴性；诱导痰嗜酸粒细胞<2.5%；24h食管阻抗-pH监测无明显异

常，即其他慢性咳嗽常见病因诊断依据不足，故考虑上气道咳嗽综合征（副鼻窦支气管综合征）可能性大，给予相应治疗后咳嗽消失方可确诊。

②胃食管反流性咳嗽依据：尽管目前检查食管腔内阻抗 -pH（MII-pH）监测结果未提示该患者存在明确反流，但该检查存在假阴性，且部分反流性咳嗽患者的咽部由于受到反流物的刺激导致充血等反流性咽喉炎表现，该患者与此相符，故目前不能完全除外。

【下一步治疗计划】

由慢性副鼻窦炎引起的慢性咳嗽在日本的指南中也称为副鼻窦支气管综合征，治疗上需应用小剂量 14 环或 15 环大环内酯类药物，故本例患者在 H_1 受体拮抗剂的同时应用琥乙红霉素。

①西替利嗪 10mg，口服，每天睡前一次。

②琥乙红霉素 250mg，口服，每天 2 次。

半年后患者回上海，诉服药后 1 周咳嗽曾好转 30% 左右，但此后咳嗽又恢复至原有水平。至当地医院就诊，行支气管镜检查未见异常。胃镜检查：食管及胃部未见异常。当地呼吸科医师给予经验性抗反流治疗（奥美拉唑 40mg bid po+ 多潘立酮 10mg tid po）8 周，咳嗽无缓解；后又给予泼尼松 25mg qd×7d，吸入糖皮质激素（ICS）+ 长效 β_2 受体激动剂（LABA）治疗 2 周，仍无效。

【进一步考虑诊断】

至此，慢性咳嗽常见病因基本排除。上气道咳嗽综合征因治疗无效可除外；支气管激发试验阴性，抗哮喘治疗（口服激素、吸入激素及长效 β_2 受体激动剂）无效，咳嗽变异性哮喘可排除；痰嗜酸粒细胞比例 <2.5%，糖皮质激素无效，嗜酸粒细胞性支气管炎不予考虑；24h 食道阻抗 -pH 监测未及明显异常，且足量质子泵抑制剂联合促胃动力药治疗 8 周无效，尽管小部分胃食管反流性咳嗽患者需要手术等非常规治疗，该患者理论上不能完全排除，但目前依据不足，可能性较小。

此外，该患者已行支气管镜检查，声带功能障碍、气管内病变（如肿瘤、支气管结核、异物、淀粉样变、支气管结石病等）造成的慢性咳嗽均可除外。

【下一步检查计划】

甲状腺 B 超：排除甲状腺肿大。

外耳道检查：排除外耳道耵聍或异物引起的咳嗽。

心脏彩超：排除心功能不全或心房增大压迫气道导致咳嗽。

血自身抗体（ANA，ds-DNA，SS-A，SS-B，ANCA）：排除自身免疫性疾病引发的咳嗽。

上述检查均未发现异常。

PSG：除外睡眠呼吸暂停低通气综合（SAHS）征引起的咳嗽。AHI 7 次 / 小时；最低氧饱和度 84%（由于入睡时间仅 3h，结果仅供参考）。故该检查结果不可靠，且轻度 SAHS 引起慢性咳嗽可能性较小。

【下一步诊疗计划】

由于患者存在睡眠障碍，考虑患者可能存在心身疾病，如焦虑症等引起的咳嗽，故请心身科医师会诊明确是否存在心因性咳嗽。

【最后诊断】

抑郁症（轻度）。

【诊断依据】

心身科医师询问病史后认为其存在心身疾病，行头颅 MRI 排除器质性脑部病变。根据中国精神障碍分类与诊断标准第三版（CCMD-3），认为该患者符合抑郁症（轻度）的四个诊断标准，即症状标准、病程标准、严重标准、排除标准。

（1）症状标准　以心境低落为主，并至少有下列中的 4 项。

① 兴趣丧失、无愉快感。

② 精力减退或疲乏感。

③ 精神运动性迟滞或激越。

④ 自我评价过低、自责，或有内疚感。

⑤ 联想困难或自觉思考能力下降。

⑥ 反复出现想死的念头或有自杀、自伤行为。

⑦ 睡眠障碍，如失眠、早醒，或睡眠过多。

⑧ 食欲降低或体重明显减轻。

⑨ 性欲减退。

该患者存在心境低落，符合其中②、④、⑤、⑦ 4 条。

（2）病程标准　超过 2 周。

（3）严重标准　社会功能受损，给本人造成痛苦及后果。

（4）排除标准　头颅 MRI、血电解质、皮质醇等检查均未见异常。

【下一步治疗计划】

阿米替林 150mg，tid。

随访

2 周后咳嗽症状改善 50% 左右，1 月后咳嗽消失，睡眠质量有所改善。

2 月后阿米替林减量至 150mg bid，咳嗽未复发。

【讨论】

随着当今社会生活压力增加，抑郁症的发病率不断升高。我国抑郁症发病率高达 4%，全国有 2 千多万抑郁症患者。慢性咳嗽尤其是长期、剧烈的咳嗽可以造成心理方面的负面影响，美国蒙托菲尔医学中心的调查发现慢性咳嗽人群中抑郁症可高达 53%。

抑郁症多表现情绪低落、对事物失去兴趣等，咳嗽在抑郁症中并不多见，文献报道较少。而咳嗽在焦虑症相对较为多见。心理性咳嗽尚无明确定义，我国 2009 年版的指南中指出心理性咳嗽是由于严重心理问题导致的咳嗽，更多与焦虑状态相关。

心理性咳嗽属于慢性咳嗽的少见病因，在成年人中发病率少于青少年。其本身并无特征性表现，文献报道较少发生于睡眠期间，可表现为犬吠样咳嗽，但后者也可以出现在上气道咳嗽综合征、胃食管反流性咳嗽等慢性咳嗽常见病因。诊断心理性咳嗽需排除其他病因，包括 Tourette 综合征在内的抽动综合征，成人首发抽动性疾病较少，往往是儿童期发病的延续。

心理性咳嗽往往是心理疾病的一种躯体化症状。有学者认为部分抑郁症患者可仅表现为咳嗽，或是咳嗽症状较重掩盖了抑郁症本身的表现，可称为隐匿性抑郁症。此类咳嗽易被误诊为"Unexplained Cough"，临床上需警惕此类问题，从而避免漏诊。

【评析】

提高对心理性咳嗽的认识：心理性咳嗽在临床上并不常见，老年人夜间睡眠质量普遍较差，易被非专科医师忽略，加之部分患者本身心身疾病的表现并不典型，往往易漏诊。如本例患者就诊初期，包括国内外的非精神专科医师均因对心理问题的评判缺乏相关专业技能而忽视这一问题，从而在诊断上走了一段"弯路"。

（余莉　邱忠民）

参考文献

［1］Ma W, Yu L, Wang Y, Li X, Lu H, Qiu Z. Changes in health-related quality of life and clinical implications in Chinese patients with chronic cough. Cough, 2009, 5:7.

［2］Dicpinigaitis P V, Tso R, Banauch G. Prevalence of depressive symptoms among patients with chronic cough. Chest, 2006 Dec, 130(6): 1839-1843.

［3］中华医学会呼吸病学分会哮喘学组. 咳嗽的诊断与治疗指南（2009 版）. 中华结核和呼吸杂志，2009; 32: 407-413.

［4］Singh N, Sumana G, Mittal S. Genital tuberculosis: a leading cause for infertility in women seeking assisted conception in North India. Arch Gynecol Obstet, 2008, 278(4): 325-327.

［5］Gull I, Peyser M R, Yaron Y, et al.The effect of an in-vitro fertilization Pregnancy on a woman with genital tuberculosis. Hum Reprod, 1995, 10(11): 3052-3054.

［6］中华医学会精神科分会. 中国精神障碍分类与诊断标准. 第 3 版. 济南：山东科学技术出版社，2001.

第38章 咳嗽、咳痰、咯血1月余

【病历资料】

一般资料：患者，男性，54岁，已婚。主诉：咳嗽、咳痰、咯血1月余。患者1月余前无明显诱因出现咳嗽、咳痰、咯血，痰量较少，咯血量从痰中带血丝至整口鲜血不等，咳嗽剧烈时伴胸闷，无发热、乏力、消瘦、盗汗等。

查体：浅表未触及肿大淋巴结，双侧呼吸运动对称，左下肺触觉语颤减弱，左下肺叩诊呈浊音，左下肺呼吸音减弱。双肺未闻及干湿性啰音，心率84次/分，心律齐，无杂音，腹软，无压痛，肝、脾肋下未触及，无杵状指。

辅助检查：外院CT提示右下肺肿块影伴钙化。CEA 6.5ng/mL。

【初步诊断】

肺部阴影待查。

① 肺癌?

② 异物?

【诊断依据】

① 肺癌依据：患者为中年男性，以咳嗽、咳痰、咯血为主诉，外院CT提示左下肺阴影，血CEA稍高。肺部肿块影内伴钙化考虑瘢痕癌、类癌等可以形成钙化的恶性肿瘤可能。因此需要考虑到肺癌的可能。

② 异物依据：CT所示肿块影内含高密度影，需要考虑到异物的可能，但患者未提供异物吸入病史，肿块内钙化影较大，故未首先考虑异物。

【下一步检查计划】

尽快完善纤维支气管（纤支镜）镜、胸部CT增强扫描等检查以明确诊断。

患者入院后复查胸部CT平扫+增强如图38-1，行纤支镜检查见左下叶背段支气管内新生物，行活检，行CT引导下肺穿刺活检术。查血多项肿瘤标志物均为阴性，其中CEA为1.36ng/mL。纤支镜活检病理及CT引导下肺穿刺活检病理均回报为炎症。此时考虑如果患者确为肺癌，两处病理活检均为阴性的可能性很小。重新开始考虑异物的可能性，追问病史，患者回忆出8年前曾在进食"骨头汤煮粉"时出现过剧烈呛咳，但此后无明显咳嗽症状，故未就医。此后予以抗炎治疗，并多次行纤支镜下灌洗后，15天后行纤支镜检查可见原左下叶背段支气管内新生物有所减小，其下方可见骨骼状异物,复查胸部 CT 如图 38-2。此后多次尝试取出异物,均未能成功。后患者在外院行开胸手术切除病灶,证实为异物。

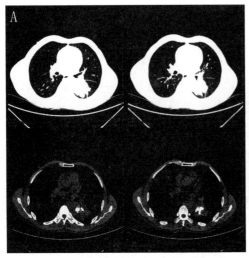

图 38-1　左下肺肿块影,内见不规则钙化

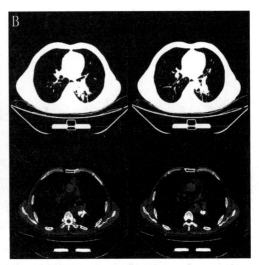

图 38-2　经抗炎治疗后,左下肺肿块影
较前有所缩小

【最后诊断】

支气管异物。

【讨论】

该病例误诊的原因有以下几个方面:第一、病史询问不够详细,未能在初诊时询问出与异物吸入相关的病史,同时该患者不存在意识状态异常,也使我们放松了对异物吸入的警惕性。第二、肺部表现为肿块影伴钙化,由于所见钙化影面积较大,主观上第一印象认为不可能是异物,而片面的考虑可能是伴有钙化影的某种肿瘤性病变。第三、CEA 的结果轻度升高,纤支镜下未见到异物影而见到新生物,更加坚定了上述的错误思路。

异物长时间存留于支气管内,可导致支气管黏膜水肿、肉芽形成,导致支气管管腔阻塞或狭窄。在支气管镜下表现为新生物,并可将异物包绕入内,其内镜下形态酷似肿瘤。

以往认为胸部 CT 影像中发现钙化影多提示病变为良性,良性疾病可出现肺内钙化影的包括肺错构瘤、肺硬化性血管瘤、淀粉样变性、支气管骨软骨瘤、肺结核、组织胞浆菌病等。但在肺部恶性肿瘤中,仍有一部分可出现钙化表现。文献报道约 9.1% 的肺癌 CT 影像中可发现肿块内部钙化影,这可能与肿瘤生长过程中卷入原有钙化、肿瘤组织出血坏死、肿瘤组织异位内分泌致钙盐沉积有关。其他可出现肺内钙化影的恶性疾病包括甲状腺癌肺内转移、滑膜肉瘤肺转移等。因此对 CT 影像发现的肺内肿块合并钙化仍需要辨证看待,不能仅依靠钙化影对肿块的良恶性进行判断。

【评析】

支气管异物(TFB)主要见于儿童,较少见于成人,但在成人中发现的支气管异物仍占20% 的比例。成人发生支气管异物的危险因素主要与年龄有关。回顾性研究发现成人支气管异物吸入主要与意识状态的改变有关，其危险因素包括酗酒、镇静药物使用、意识改变、气道反射受损以及牙科手术操作等。60 岁以上的老年患者发生 TFB 的比例大大增加。这可能与老年人脑血管疾病及神经系统退变性疾病发生率增加，并常常伴有吞咽困难及咳嗽反射减弱有关。

成人 TFB 的临床表现与儿童相似，可以无临床症状，也可发生致死性的气道阻塞，常表现为窒息、顽固性咳嗽，可伴有发热、气促、喘鸣、呕吐等，但完全无症状的 TFB 相当少见。如果缺乏有明确误吸的病史，单凭以上非特异性的临床表现常常导致临床误诊。老年患者 TFB 可能会误诊为与 TFB 有类似临床症状的 COPD、心力衰竭、肺炎等，而且患有神经系统疾病的老年患者与儿童多不能提供明确的误吸病史。因此在儿童或老年患者出现咳嗽、喘鸣、气促、窒息等症状时需要将本病列入鉴别诊断范围，当神经反射功能受损的老年患者出现上述症状时更应当高度警惕 TFB 的可能性。TFB 未经治疗可导致阻塞性肺炎、支气管扩张症、大咯血、狭窄、肉芽肿形成等并发症。少数还可并发纵隔气肿、自发性气胸。本例即是在异物吸入后形成肉芽肿，导致纤支镜下不能直接见到异物。

出现窒息的 TFB 患者首要治疗是保证气道通畅，应立即使用简易呼吸器或行人工呼吸，随后紧急行气管插管。除非能够确定异物位于上气道，并且容易被取出，否则不应在气道通畅不能保证的情况下尝试取出异物。气道稳定后，考虑行适当的影像学检查以协助定位。

在怀疑 TFB 的患者中，影像学通常首选胸部 X 线透视或摄胸部正侧位片，如怀疑异物位于上气道或气管上段则需要摄颈部侧位片。常规胸片仅仅能发现 22.6% 的 TFB。能在 X 线下显影的异物如较容易通过常规的胸片或颈部侧位片明确诊断，但很多异物在 X 线不能显影，如有机材料、植物性异物等。食物是成人 TFB 最常见的种类。食物中如含骨骼，则较容易被发现，但部分骨骼也不能显影。异物在 X 线下不能显影时，要仔细观察有无气体陷闭、肺不张、阻塞性肺炎等间接征象。吸气、呼气相平片对比有助于发现气体陷闭。

X 线胸透呈阴性的 TFB 需要与哮喘、囊性纤维化、肺气肿、支气管扩张症、胃液误吸等疾病相鉴别。在老年人还需要注意与肺炎、肺癌等鉴别。X 线胸透呈阳性异物需要与钙化、支气管结石等疾病鉴别。

CT 检查可为 TFB 诊断提供更多信息，在胸部普放检查正常的患者中，仍有一部分可通过 CT 检查发现异物。CT 检查的阳性率受到扫描层厚及运动伪影的影响。管腔内发现异物影是 TFB 在 CT 影像中的直接表现。通过 CT 扫描还可发现反应性淋巴结增生、支气管壁增厚等。

及时、合理的治疗是避免 TFB 并发症出现的关键。通常可选择硬质或纤维支气管镜取出异物。在镜下可借助活检钳、异物钳、网篮等多种手段取出异物，低温冷冻可将异物冰冻后黏附取出。在支气管镜下取出失败的 TFB 患者，通常需要考虑手术治疗。

（叶嘉　赖国祥）

参考文献

[1] Okimoto N, Asaoka N, Fujita K. Computed tomography of lung cancer: frequency and characteristics of calcification. Intern Med, 2003, 42(9): 906-907.

[2] Boyd M, Chatterjee A, Chiles C, et al. Tracheobronchial foreign body aspiration in adults. South Med J, 2009, 102(2): 171-174.

［3］ Baharloo F, Veyckemans F, Francis C, et al. Tracheobronchial foreign bodies: presentation and management in children and adults. Chest, 1999, 115(5): 1357-1362.

［4］ Chen C H, Lai C L, Tsai T T, et al. Foreign body aspiration into the lower airway in Chinese adults. Chest, 1997, 112(1): 129-133.

［5］ Pinto A, Scaglione M, Pinto F, et al. Tracheobronchial aspiration of foreign bodies: current indications for emergency plain chest radiography. Radiol Med, 2006, 111(4): 497-506.

［6］ Kavanagh P V, Mason A C, Müller N L. Thoracic foreign bodies in adults. Clin Radiol, 1999, 54(6): 353-360.

［7］ Swanson K L. Airway foreign bodies: what's new? Semin Respir Crit Care Med, 2004, 25(4): 405-411.

第39章 体外受精和胚胎移植后突发呼吸困难

【病历资料】

一般资料：患者女性，36岁，农民。因呼吸困难伴咳嗽、咳血丝痰5天于2012年7月3日由门诊拟"呼吸困难"收住院。患者5天前无明显诱因出现呼吸困难，伴咳嗽，咳痰，白色黏痰，量少，间歇痰中带血丝，右下胸部至腰背部疼痛难忍，呈阵发性加重，低热，无夜间阵发性呼吸困难，无少尿，无双下肢水肿，于当地医院就诊，给予头孢菌素类抗生素静滴5天（具体用药不详），呼吸困难较前加重，不能平卧，为进一步诊治而入院。既往2003年因宫外孕行右侧输卵管切除术，2006年因宫外孕（左侧输卵管妊娠）行保守治疗，2012年6月25日于我院生殖中心行体外受精和胚胎移植术（in vitro fertilization-embryo transfer, IVF-ET），IVF-ET前采用长方案超促排卵周期，前一月经周期第21天（5月24日）进行垂体降调节（曲普瑞林1.25mg，ih），在月经第5天（6月8日）开始促卵泡发育[尿促卵泡素针（丽申宝）150U，im，qd和绒促性素针（丽珠）150U，im，qd，共12天]，卵泡成熟达标后进行促排卵[注射用绒促性素（HCG）10000U，im]，36h后在阴道B超引导下取卵，取卵当天给予黄体支持（黄体酮60mg，im，qd，共16天），3天后（6月25日）进行胚胎移植。既往无血栓性静脉炎病史及家族史。

查体：T 37.6℃，P 120次/分，R 30次/分，BP 130/75mmHg。神志清楚，急性病容，呼吸浅促，被动体位。口唇、肢端无发绀，咽部充血，双侧扁桃体Ⅱ°肿大。气管居中。胸廓对称，双肺叩诊呈清音，双肺呼吸音粗，右肺闻及散在哮鸣音，右下肺闻及湿啰音。心前区无异常隆起，心尖搏动位于第5肋间左锁骨中线内侧0.5cm处，触诊无震颤，心界无扩大，心率120次/分，律齐，各瓣膜听诊区未闻及杂音。腹软，无压痛及反跳痛，肝、脾肋下未触及，墨菲征阴性，麦氏点无压痛，肝区双叩击痛（-），右肾区叩击痛（+），移动性浊音（-），肠鸣音4次/分，无血管杂音。双下肢对称，轻度凹陷性水肿。其余检查（-）。

辅助检查：血常规WBC 12.24×10^9/L，RBC 3.89×10^{12}/L，PLT 277×10^9/L，N 83.0%，E 0.2%。尿常规正常。血气分析pH 7.475，$PaCO_2$ 30mmHg，PaO_2 101mmHg，HCO_3^- 21.5mmol/L（吸氧2L/min）。电解质、心肌酶、肾功能、血糖（急查）：Cl^- 95.7mmol/L，Ca^{2+} 2.16 mmol/L，Glu 6.61mmol/L，AST 80U/L，ALB 32.9g/L，GLB 36.5 g/L，LDH 283U/L，余正常。外院腹部B超示轻度脂肪肝。心电图示窦性心动过速。

【初步诊断】

(1) 呼吸困难。

① 肺部感染？

② 肺结核？

③ 肺栓塞？

④ 胸腔积液？

(2) 脂肪肝。

【诊断依据】

1. 呼吸困难

① 肺部感染依据：中年女性，起病急，有咳嗽、咳痰、发热、胸痛、气促症状，查体双肺呼吸音粗，右肺闻及干湿性啰音，血常规示感染血象，临床诊断肺部感染，尤需排除早期大叶性肺炎可能，待胸部影像进一步明确，因患者刚行 IVF-ET 第 8 天，不宜行胸片或胸 CT 检查，故暂缓执行，建议行痰涂片及痰培养检查。

② 肺结核依据：中年女性，有咳嗽、咳血丝痰、胸痛症状，结合病史，有多次输卵管妊娠史，提示输卵管性不孕症，研究发现，输卵管性不孕症患者的女性生殖器结核发病率为48.5%，有报道，IVF-ET 过程和妊娠增加了并发血行播散型肺结核的概率，故临床需排除肺结核，尤其血行播散型肺结核可能，因不宜行胸片或胸 CT 检查，建议行多次痰找抗酸杆菌、ESR 及 PPD 试验。

③ 肺栓塞依据：中年女性，有 IVF-ET 过程及妊娠高危因素，出现呼吸困难、胸痛及咯血三联征，提示肺栓塞可能，查体无肺动脉高压体征，双下肢对称，心电图无 $S_I Q_{III} T_{III}$ 征，因不宜行胸片或胸 CT 检查，建议行 D- 二聚体、心脏彩超、四肢血管彩超检查。

④ 胸腔积液依据：中年女性，IVF-ET 后出现呼吸困难，伴咳嗽，平卧时加重，坐位时减轻，查体双下肢轻度凹陷性水肿，IVF-ET 前采用长方案超促排卵周期，可导致卵巢过度刺激综合征，出现胸腔积液甚至弥漫性水肿，建议行双侧胸腔 B 超、盆腔 B 超检查。

2. 脂肪肝

依据：腹部 B 超结果。

【下一步诊疗计划】

1. 检查计划

① 痰涂片找细菌，痰找抗酸杆菌，痰培养 + 药敏试验，尿 HCG。

② ESR，D- 二聚体，血孕酮，血 β-HCG，BNP，超敏 C 反应蛋白。

③ PPD 试验。

④ 动态呼吸功能检测，心脏彩超，四肢血管彩超检查，双侧胸腔 B 超、盆腔 B 超。

2. 治疗计划

① 一般处理：氧疗，卧床休息，床边心电监护。

② 化痰，抗感染：乙酰半胱氨酸颗粒剂 0.2g，po，tid；阿奇霉素针 0.5g，iv gtt，qd；联合哌拉西林 - 他唑巴坦 4.5g，iv gtt，bid。

③ 维持水、电解质平衡。

　　3 天后，患者主诉呼吸困难，咳嗽，咳痰，右下胸部疼痛较前减轻，痰中带血丝较前减少，出现左下胸部疼痛，无发热，食欲、睡眠差，大小便正常。查体：T 36.8℃，P 94 次 / 分，R 27 ～ 30 次 / 分，BP 95/70mmHg。神志清楚，急性病容，被动体位。口唇、肢端无发绀。双肺呼吸音粗，双下肺闻及湿啰音，未闻及干啰音。心率 94 次 / 分，律齐，各瓣膜听诊区未闻及杂音。双下肢无水肿。其余检查（－）。辅助检查：血常规示 WBC 6.76×10^9/L，RBC 3.59×10^{12}/L，PLT 282×10^9/L，N 68.3％，E 2.3%。粪常规正常。肝功能示 ALT 94.89U/L，AST 62U/L，Y-GGT 96U/L，ALB 30.6g/L。RCRP 176.7mg/L。ESR 122mm/h。D- 二聚体 4.30mg/L，复查 12.56mg/L。血 β-HCG 0.89MIU/mL，血孕酮 43.55nmol/L。BNP 22.9pg/mL。痰涂片可见革兰阳性球菌及革兰阴性双球菌。痰培养无致病菌生长。连续 3 次痰找抗酸杆菌（－）。PPD（＋）。肺部呼吸成像：① 双肺能量图像不饱满，左侧明显小于右侧；② 肺部定量数值（QLD 值）不正常，左侧偏低；③ 双肺有湿啰音；④ 双肺同步性差，出现图像延迟，左侧明显慢于右侧。心脏彩超示肺动脉瓣轻度反流，双上、下肢动脉、静脉未见异常。双侧胸腔 B 超示双侧少量胸腔积液。

【进一步考虑诊断】

　　（1）呼吸困难

　　① 肺栓塞？

　　② 肺结核？

　　（2）肺部感染。

　　（3）肝功能损害。

　　（4）脂肪肝。

【诊断依据】

　　1. 呼吸困难

　　① 肺栓塞依据：经 3 天抗感染治疗后，呼吸困难、胸痛、痰中带血丝症状较前减轻，但呼吸频率无减慢，D- 二聚体 >500μg/L 且呈上升趋势，肺部呼吸成像示左侧能量图像明显减小，QLD 值下降，图像较右侧延迟，提示左肺异常，以上表现高度怀疑肺栓塞。

　　② 肺结核依据：有咳嗽，咳血丝痰，PPD（＋），ESR>100mm/h，肺结核不能除外。

　　2. 肺部感染

　　依据：有咳嗽、咳痰、发热症状，查体双肺可闻及干湿性啰音，感染血象，经抗感染治疗后患者无发热，咳嗽、咳痰症状较前减轻，查体哮鸣音消失，血常规恢复正常，动态呼吸功能检测考虑炎症可能，临床诊断肺部感染。

　　3. 肝功能损害

　　依据：肝功能检查结果，考虑脂肪肝引起的肝损害可能性大，需进一步排除病毒性肝炎引起的肝损害可能。

　　4. 脂肪肝

　　依据：外院肝脏 B 超。

【下一步诊疗计划】

1. 检查计划

① 复查 D- 二聚体，心电图，尿 HCG。

② 请产科急会诊。

③ 乙肝两对半，丙肝抗体。

2. 治疗计划

护肝治疗：多烯磷酯酰胆碱针 465mg，iv gtt，qd。

D- 二聚体 23.5mg/L。心电图示正常心电图。尿 HCG（－）。产科急会诊意见：目前妊娠可能性小，建议按呼吸内科意见处理。目前高度怀疑肺栓塞，经沟通，患者及家属要求按疾病需要进行诊断与治疗，签字后行下一步检查计划。

【下一步检查计划】

行胸 CT 检查。

胸 CT：① 左下肺背段见楔形影；② 肺动脉高压征；③ 双侧胸腔少量积液；④ 右中叶、双下肺叶见斑片渗出性病灶（图 39-1）。

楔形影、肺动脉高压征、胸腔积液是肺栓塞的间接胸 CT 表现。

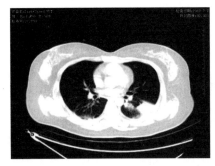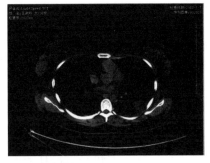

图 39-1　左下肺背段见楔形影

【下一步检查计划】

行胸部 CT 肺动脉造影（CTPA）检查。

胸部 CTA：左肺动脉干、左下肺动脉及其所属部分段动脉内多发充盈缺损；右下肺部分段动脉内多发充盈缺损（图 39-2）。乙肝两对半 Anti-HBV（＋）；丙肝抗体（－）。

【诊断】

① 肺血栓栓塞症。

② 双肺炎。

③ 肝功能损害。

④ 脂肪肝。

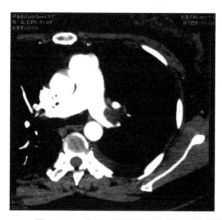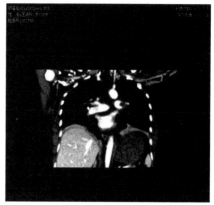

图 39-2　左肺动脉干内多发充盈缺损，右下肺部分段动脉内多发充盈缺损

【诊断依据】

1.肺血栓栓塞症

依据：中年女性，有 IVF-ET 过程高危因素，出现呼吸困难、胸痛及咯血三联征，D- 二聚体 >500μg/L。胸 CT 可见楔形影、肺动脉高压征、胸腔积液，肺栓塞间接影像表现。胸部 CTPA 示左肺动脉干、左下肺动脉及其所属部分段动脉内多发充盈缺损。肺血栓栓塞症诊断明确。四肢血管彩超未见异常，无深静脉血栓症依据，分析其病因可能与 IVF-ET 过程采用长方案超促排卵周期用药有关。

2.双肺炎

依据：有咳嗽、咳痰、发热症状，查体双肺可闻及干湿性啰音，感染血象，右中叶、双下肺叶见斑片渗出性病灶，诊断成立。

3.肝功能损害

依据：肝功能检查结果，排除乙肝、丙型病毒性肝炎引起的肝损害可能，考虑脂肪肝引起的肝损害可能性大，需进一步排除肝血管栓塞引起的肝损害可能。

4.脂肪肝

依据同前。

【下一步诊疗计划】

1.检查计划

① 急查凝血四项。

② 肝功能检查。

2.治疗计划

（1）溶栓

① 溶栓指征：a. 发病时间 9 ～ 14 天；b. 栓塞部位起始在左肺动脉干，位置高，且双侧、多部位出现栓塞；c. 病因可能与 IVF-ET 过程有关，危险因素有望短时间内消除；d. 无妊娠等禁忌证。

② 溶栓方案及剂量：因医院无重组组织型纤溶酶原激活剂（rt-PA），故选择尿激酶 2h 溶栓方案：按尿激酶 20000U/h 剂量，持续滴注 2h。生理盐水 100mL+ 尿激酶粉针 130 万 U，iv gtt，2h 滴完。

（2）抗凝　2h后复查凝血酶原时间（PT）15.3s，活化部分凝血活酶时间（APTT）32.5s（＜正常值的2倍），予以低分子肝素钙0.6mL，ih，q12h。次日复查凝血四项 PT 10.8s，国际标准比值（PT-INR）1.0，APTT 27.2s，加华法林5mg，po,qd。

肝功能 ALT 101.0U/L，AST 33U/L，Y-GGT 174U/L，ALB 28.8g/L，较前升高。

【补充诊断】

肝功能损害。

① 急性肺血栓栓塞症相关性肝损害？

② 肝血管栓塞？

【下一步检查计划】

① 动态监测凝血四项，以使 INR 达到 2.0 ～ 3.0 水平。

② 动态监测肝功能。

华法林与低分子肝素钙重叠3天，凝血四项 PT 11.1s，PT-INR 1.03，APTT 39.1s，PT、APTT 无明显变化，INR 不能达标，增加华法林6.25mg、po、qd，患者仍主诉呼吸困难，呼吸频率 25~30 次/分。

【下一步治疗计划】

① 调整抗凝血药：低分子肝素钙改换普通肝素抗凝，其依据是徐德斌在妊娠者 PTE 的治疗时提出，普通肝素是标准的治疗药物。普通肝素 80U/kg，iv；然后以 18U/（kg·h）微量泵入，依据 APTT 调整普通肝素的速度。

② 加强护肝：多烯磷酯酰胆碱针 930mg，iv gtt，qd；联合还原型谷胱甘肽 1.5g，iv gtt，qd。

溶栓后第 10 天，患者呼吸困难基本缓解，偶有咳嗽，无咳痰，无咯血，无胸痛，无腹痛及腹胀。查体：双下肺呼吸音稍低，双肺未闻及干湿性啰音。心率 78 次/分，律齐，无杂音。腹平软，无压痛及反跳痛，肝区叩击痛（＋）。辅助检查：肝功能 ALT 335.47U/L，AST 143U/L，Y-GGT 204U/L，ALB 34.7g/L，较前升高。普通肝素与华法林重叠 3 天后凝血时间 PT 31.8s，PT-INR 2.61，APTT 107.3s，INR 在 2.5 水平以上。

【下一步诊疗计划】

1. 检查计划

① 动态监测凝血四项，以使 INR 维持在 2.0 ～ 3.0 水平。

② 肝脏 MRI。

2. 治疗计划

① 停用普通肝素：普通肝素与华法林重叠 6 天后停用普通肝素。

②依据 INR 调整华法林用量。

③加强护肝。

肝脏 MRI 示下腔静脉肝段管腔稍狭窄。

【诊断】

肝功能损害，肝血管栓塞可能性大。

【下一步检查计划】

①肝脏 CTPA。

②复查胸部 CTA 了解治疗疗效。

肝脏 CTA：肝动脉、肝静脉及门脉系统未见异常。

胸部 CTA：左下肺动脉及其所属部分段动脉内充盈缺损灶消失，左肺动脉干充盈缺损灶较前减少；右上肺动脉及右下肺部分段动脉内多发充盈缺损较前片增多；左下肺背段楔形影吸收消失；双肺斑片状阴影较前吸收好转（图 39-3）。

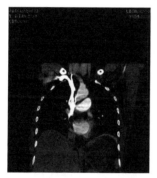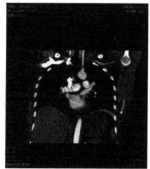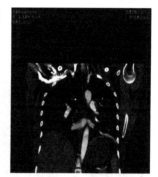

图 39-3　左下肺动脉及其所属部分段动脉内充盈缺损灶消失，左肺动脉干充盈缺损灶较前减少；右上肺动脉及右下肺部分段动脉内多发充盈缺损较前片增多

【诊断】

肝功能损害，急性肺血栓栓塞症相关性肝损害。

【下一步诊疗计划】

1. 检查计划

①肝功能。

②凝血时间。

2. 治疗计划

继续抗凝治疗：华法林 3.75mg，qd 口服，依据 INR 结果调整剂量，INR 维持在 2.0 ～ 3.0 水平。

右肺动脉及其所属部分叶段动脉内血栓较前增多，但患者症状缓解，血压正常，

无休克表现，无再次溶栓指征，且王辰提出长时间抗凝（即 >2 周的抗凝）等同于溶栓。

患者偶有咳嗽，无咯血，无呼吸困难，无胸痛。查体：双肺未闻及干湿性啰音。心率 74 次 / 分，律齐，无杂音。肝区叩击痛（+）。辅助检查：肝功能 ALT 86.51U/L，AST 41U/L，Y-GGT 116U/L，ALB 36.9g/L。凝血时间 PT 41.5s，PT-INR 3.59，APTT 56.3s。INR 大于 3.0，华法林减量 2.5mg，qd 口服，次日出现血尿，查凝血时间 PT 43.6s，PT-INR 3.76，APTT 56.1s。

【诊断】

药物性血尿，考虑华法林不良反应。

【下一步治疗计划】

暂停用华法林，每日监测凝血时间。

3 天后血尿停止，查尿常规正常，给予华法林 2.5mg，qd 口服，3 天后查凝血时间 PT 11.3s，PT-INR 1.04，APTT 27.2s。华法林加量 3.75mg，qd 口服，患者要求出院，于 8 月 4 日办理。嘱院外每 3 天复查 INR，据此调整华法林用量，达标后每 7 天复查 INR，稳定后每 4 周复查 1 次 INR，1 个月后复查胸部 CTA。

患者 2012 年 11 月 22 日复查胸部 CTA，双侧肺动脉及其分支动脉管腔内未见明显血栓形成（图 39-4）。

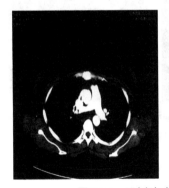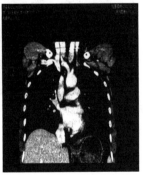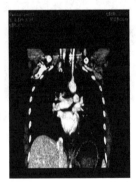

图 39-4　双侧肺动脉及其分支动脉管腔内未见明显血栓形成

【讨论】

本例患者，中年女性，既往无血栓性静脉炎病史及家族史。发病前有 IVF-ET 过程，采用长方案超促排卵周期，使用曲普瑞林垂体降调节，尿促卵泡素针（丽申宝）及绒促性素针（丽珠）促卵泡成熟，HCG 促排卵，胚胎移植后予黄体酮进行黄体支持，之后自行绝对卧床，第 3 天开始出现呼吸困难，伴咳嗽，咳少量白色黏痰，间歇出现痰中带血丝，右下胸部至腰背部疼痛，呈阵发性加重，低热，在当地医院给予头孢菌素类抗生素静滴 5 天，呼吸困难较前加重，不能平卧而入院。查体：T 37.6℃，P 120 次 / 分，R 30 次 / 分，BP 130/75mmHg。急性病容，呼吸浅促，被动体位。口唇、肢端无发绀，胸廓对称，双肺叩诊呈清音，双肺呼吸音粗，右肺闻及散在哮鸣音，右下肺闻及湿啰音。心率 120 次 / 分，律齐，无杂音。腹软，右肾区叩击痛（+），移动性浊音（-）。双下肢对称，轻度凹陷性水肿。辅助检查：血常规感染血象。肝功能损害。血气分析呼吸性碱中毒。肺部呼吸成像双肺有湿啰音炎症可能。因胚胎移植时间短，不能确定妊娠，不能行胸部影像学检查，根据上述表现，临床诊断肺部感染。予以抗感染治疗 3 天，呼吸困难，咳嗽，咳痰，右下胸部疼痛较前减轻，痰中带血丝较前减少，出现右下胸部疼痛，查体呼吸频率 27 ～ 30 次 / 分，无减慢，肺部哮鸣音消失，出现对侧湿啰音，D- 二聚体 >500μg/L 且呈上升趋势，肺部呼吸成像示左侧能量图像明显减小，QLD 值下降，图像较右侧延迟，提示左肺异常，以上表现高度怀疑肺栓塞。经动态监测血孕酮和血 β-HCG 排除妊娠后行胸部 CT 检查，发现楔形影、肺动脉高压征、胸腔积液肺栓塞的间接表现，经胸部 CTA 证实，肺血栓栓塞症诊断成立。予以氧疗、卧床休息、生命体征监测、溶栓、抗凝治疗，原有症状逐渐消失。复查胸部 CTA 左侧肺栓塞吸收好转，局部血流得以恢复，楔形影及双侧胸腔积液消失，右肺动脉出现新的栓塞，继续抗凝治疗。病程中出现肝功能持续升高，排除病毒性肝炎及肝栓塞后诊断急性肺血栓栓塞症相关性肝损害，经护肝、降酶治疗后好转。

　　IVF-ET 后成功或未成功妊娠患者，出现呼吸困难，伴呼吸频率加快，此时应考虑到以下几种可能。① 肺栓塞：在胸部影像学检查不能进行时，行 D- 二聚体动态监测、心电图动态监测和肺部呼吸成像检查有助于肺栓塞诊断，肺 CTPA 可明确。溶栓治疗宜高度个体化，需要在肺栓塞诊断明确后进行，抗凝则可在临床疑诊时进行。采用低分子肝素钙抗凝，不需监测 APTT 和调整剂量，简单、方便、易行，但不是所有病例均能获效，本例就无效，此时换用肝素钠抗凝奏效。② 血行播散型肺结核：在胸部影像学检查不能进行时，行 PPD、痰找抗酸杆菌有助于肺结核诊断。③ 双侧胸腔积液：胸腔 B 超、肺部呼吸成像有助于胸腔积液诊断。

【评析】

　　从体外受精和胚胎移植（IVF-ET）后突发呼吸困难 1 例的诊治过程，我们有以下几点体会。

　　1. IVF-ET 过程可导致肺栓塞

　　我们知道，妊娠及围生期易致肺栓塞等静脉血栓栓塞症，而本例患者仅经过 IVF-ET 过程未成功妊娠亦诱发肺栓塞，分析其原因可能与下列因素有关。

　　① 长方案超促排卵周期使用曲普瑞林针（达菲林）、尿促卵泡素针（丽申宝）和绒促性素针（丽珠），导致血液浓缩，出现高凝状态，血栓形成。

　　② 主观绝对卧床，制动 >3 天，下肢肌肉收缩功能减弱，血流缓慢，促血栓的发生。

　　2. 疑肺栓塞不适合行胸部影像学检查的患者可选择肺部呼吸成像检查

　　本例患者肺部呼吸成像发现左侧能量图像明显减小，QLD 值下降，图像较右侧延迟，提示左肺通气异常，肺部感染不能解释，提示合并症的存在，分析其高危因素及临床表现，考虑肺栓塞可能，将减少临床漏诊的发生。

　　3. D- 二聚体水平持续升高可协助肺栓塞的诊断

　　肺栓塞患者内源性纤维蛋白溶解，D- 二聚体明显增高。目前认为，检测 D- 二聚体水平对诊断肺栓塞，敏感性为 98%，特异性约为 30%，肺栓塞患者 D- 二聚体水平持续增高，时间一般在 1 周以上，因此临床动态 D- 二聚体水平的监测有助于肺栓塞的诊断，亦有助于疗效的评判。本例患者 3 天内 D- 二聚体由 4.30mg/L 上升到 23.5mg/L。

4. IVF-ET 术后肺栓塞患者选择肝素钠抗凝，PT、APTT 易于达标

低分子肝素钙抗凝按千克体重给药，不需监测 APTT 和调整剂量，简单易行，本例患者溶栓后首先选择低分子肝素钙重叠华法林抗凝，PT、APTT、INR 短时间不能达标，换用肝素钠重叠华法林 3 天后 INR 在 2.5 水平以上。

5. IVF-ET 术后肺栓塞患者出现肝损害时需排除肝栓塞可能

IVF-ET 过程，血液浓缩，出现高凝状态，血栓形成，可随血流至肺、肝、脑等脏器，导致这些部位的栓塞。

（黄华萍　李羲）

参考文献

［1］Singh N, Sumana G, Mittal S.Genital tuberculosis: a leading cause for infertility in women seeking assisted conception in North India. Arch Gynecol Obstet, 2008, 278(4): 325-327.

［2］Gull I, Peyser M R, Yaron Y, et al. The effect of an in-vitro fertilization Pregnancy on a woman with genital tuberculosis. Hum Reprod, 1995, 10(11): 3052-3054.

［3］李羲，张劭夫主编. 实用呼吸病学. 北京：化学工业出版社，2010.

第 40 章 中年男性，发作性意识障碍、抽搐

【病历资料】

一般资料：患者男性，46 岁，农民。因发作性意识障碍 2 天于 2011 年 3 月 10 日门诊拟"发作性意识障碍待查"收住院。患者 2 天前晨起后无明显诱因突感腹部疼痛，继而出现意识障碍，两眼上翻，面色苍白，口唇发紫，经家人按压人中穴 5～10min 后神志清醒，伴全身冒汗，气促，经自行休息后症状稍缓解。病程中反复出现 2 次自觉双下肢乏力晕倒，倒后神清，但不能言语，经上述处理后神志清醒，均有全身冒汗，气促，面色苍白，口唇发紫。昨日晨起后上述症状再发，并出现口吐白沫、四肢僵硬，经家人按压人中穴 10～20min 后神志清醒，伴全身冒汗，气促。无头晕、耳鸣，无视物旋转、复视，无肢体麻木，无吞咽困难、饮水呛咳。无畏寒、发热，无大小便失禁。发病后曾在当地医院就诊，考虑"心肌梗死"住院治疗，具体治疗不详。为求进一步诊治，遂到我院门诊就诊，收入神经内科。自发病以来，精神、睡眠、饮食一般。既往有胃病史多年，吸烟 30 余年，每日 1～2 包，饮酒十余年，每日 0.5L。

查体：T 37.2℃，P 82 次／分，R 20 次／分，BP 103/67mmHg。神志清楚，发育正常，营养中等。口唇、指端无发绀，咽无充血，扁桃体无肿大。气管居中，胸廓对称，双肺叩诊呈清音，双肺呼吸音粗，双肺底闻及湿啰音。心界无扩大，心率 82 次／分，律不齐，心音低钝，各瓣膜听诊区未闻及杂音。腹软，剑突下有明显压痛，无反跳痛。肝、脾肋下未触及，墨菲征阴性，麦氏点无压痛，肝区叩击痛阴性，双肾区叩击痛阴性，移动性浊音阴性，肠鸣音 4 次／分，无血管杂音。双下肢无水肿。神经系统检查：神清，颈软，克氏征阴性，布氏征阴性，双瞳孔等圆等大，直径约 3mm，对光反射灵敏，眼球运动正常，未见眼震，鼻唇沟对称，伸舌居中，四肢肌力、肌张力正常，双侧腱反射对称引出，病理征未引出，浅感觉检查未见明显异常。

辅助检查：血常规 WBC 13.33×10⁹/L，N 78.5%，RBC 4.71×10¹²/L，Hb 139g/L，PLT 114×10⁹/L。肝功能示谷丙转氨酶（ALT）97U/L，谷草转氨酶（AST）117U/L，γ-谷氨酰转肽酶（GGT）329U/L，白蛋白（ALB）31.2g/L。头颅 CT 示右颞叶萎缩，并见小片状软化灶，脑桥密度低，鼻咽部增厚。胸部平片示右下肺纹理稍粗乱，间见片絮状模糊影。

【初步诊断】

（1）意识障碍查因。

①癫痫？

② 晕厥？

a. 直立性低血压？

b. 心肌梗死？

c. 脑梗死？

d. 低血糖反应？

（2）肺部感染。

（3）酒精性肝硬化。

（4）慢性胃炎。

【诊断依据】

1. 意识障碍

① 症状性癫痫依据：患者长期酗酒造成对脑血管、脑细胞的损害，引起慢性酒精中毒性脑病，头颅 CT 提示右颞叶萎缩，并见小片状软化灶都会引起癫痫发作，宜尽快行脑电图检查，头颅 MR 检查以明确诊断。

② 晕厥？

a. 直立性低血压？

b. 心肌梗死？

c. 脑梗死？

依据：发作性意识障碍 2 天，持续 5～10min 后清醒，昨日晨起时再发 3 次，第三次出现口吐白沫、四肢抽搐，双眼上窜，无头晕、耳鸣，无视物旋转、复视，无肢体麻木，无吞咽困难、饮水呛咳。查体：BP 103/67mmHg，心律不齐，心音低钝。头颅 CT 示右颞叶萎缩，并见小片状软化灶，脑桥密度低。

d. 低血糖反应依据：多表现为饥饿、心慌、出冷汗、头晕，急查血糖减低，多见糖尿病患者使用降糖药后，该患者无糖尿病病史，不考虑。

2. 肺部感染

依据：双肺底闻及湿啰音，胸部平片示右下肺纹理稍粗乱，间见片絮状模糊影。

3. 酒精性肝硬化

依据：有十余年酗酒史，每天 0.5L；肝功能示谷丙转氨酶（ALT）97U/L，谷草转氨酶（AST）117U/L，γ- 谷氨酰转肽酶（GGT）329U/L。肝功能显示有明显损害。

4. 慢性胃炎

依据：既往病史明确。

【下一步诊疗计划】

1. 检查计划

① 血、尿、粪三大常规，生化全套，凝血四项，输血前四项。

② 腹部彩超，心电图，胸片，头颅 MRI。

③ 肌钙蛋白、心肌酶。

2. 治疗计划

① 升血压：多巴胺 + 间羟胺。

② 保护胃黏膜：泮托拉唑针 40mg，iv gtt，qD。

③ 对症支持治疗。

④ 根据辅助检查进一步调整治疗方案。

入院第二天，患者仍然血压偏低，一直用升压药维持。并出现呼吸困难，不能平卧，伴胸痛，无咯血。查体：BP 140/90mmHg，P 80 次 / 分，R 20 次 / 分。双肺可闻及湿性啰音，心率 80 次 / 分，心音低钝，未闻病理性杂音，左下肢肿胀、压痛。专科情况：神经系统检查无异常。辅助检查：谷草转氨酶（AST）51U/L，肌酸激酶（CK）127.4U/L，肌酸激酶同工酶（K-MB）11U/L，乳酸脱氢酶（LDH）231U/L，肌红蛋白（MYO）31.79ng/mL。除谷草转氨酶稍增高外，其余指标均正常。超敏肌钙蛋白 1.60，增高。血清 C 肽 1.66ng/mL，正常。凝血四项示凝血酶原时间（PT）12.0s，PT 国际标准化比值（PT-INR）1.03，活化部分凝血活酶时间（APTT）29.0s，纤维蛋白原含量（Fbg）2.749g/L，凝血酶时间（TT）15.8s，抗凝血酶活性（AT-Ⅲ）79.9%，均正常。输血前四项均阴性。尿常规正常。心电图示窦性心律，P-R 间期缩短，Q-T 间期延长，ST-T 异常改变。

【进一步考虑诊断】

意识障碍查因：晕厥查因。

① 心源性晕厥依据：中年男性，有十余年酗酒史，每天约 0.5L，会对心脏造成严重损害，查体发现心律不齐，心音低钝，停用多巴胺、间羟胺后患者血压明显下降，以上都支持心源性晕厥。其机制是：长期酗酒造成心功能损害，继而造成心功能减退，心脏搏出量下降导致晕厥发生。尽快行 24h 动态心电图、心脏彩超检查以确诊。

② 脑源性晕厥依据：患者长期酗酒造成对脑血管、脑细胞损害，头颅 CT 提示右颞叶萎缩，并见小片状软化灶，脑桥密度低，说明有脑血管病变，需要完善头颅 MRA、TCD 检查明确诊断。

③ 短暂性脑缺血发作依据：患者长期酗酒会造成对脑血管的损害，长期大量吸烟也会对脑血管损害加重，导致脑血管病变，致使短暂性脑缺血发生。尚需行 TCD 头颅 MRA 检查以确诊。

④ 迷走反射性晕厥依据：应有相应临床表现，但患者没有排尿引起晕厥发生，迷走反射性晕厥可能性不大。

⑤ 其他原因引起的晕厥依据：患者左下肢肿胀、压痛，应注意深静脉血栓形成，需要查下肢血管彩超以协助诊断。

⑥ 皮质醇功能减退依据：患者皮肤黝黑、低血压、体温不高，不排除皮质醇功能低下，应查皮质醇予以排除。

【下一步诊疗计划】

1. 检查计划

① 急查 D- 二聚体（D-Dimer），血气分析。

② 双下肢血管彩超、心脏彩超。

③ 头颅 MRA。

2. 治疗计划

① 一般处理：氧疗、卧床休息。床边心电监护监测血压、脉搏、呼吸、血氧饱和度。

②血管活性药物：多巴胺、间羟胺升血压。

③护肝：生理盐水（NS）250mL+多烯磷脂酰胆碱针 465mg，iv gtt，qD。

④营养脑细胞、扩张脑血管、改善脑循环：NS 250mL+ 小牛血清去蛋白水解粉针 0.8g，iv gtt，qd。NS 250mL+ 奥扎格雷针 80mg，iv gtt，qd。

⑤抑酸、保护胃黏膜：泮托拉唑针 40mg，iv gtt，bid。

入院第三天，患者仍感呼吸困难，不能平卧，伴胸痛，无发热、咯血。查体：BP 140/90mmHg，右下肺呼吸音减弱，心率 80 次 / 分，律不齐。同时接到相关科室关于患者检查结果电话报告：双下肢血管彩超示左侧股浅静脉远端、胭静脉及小腿深静脉管腔内异常声像，左下肢动脉及右下肢动静脉未见异常，提示左下肢深静脉血栓形成。心脏彩超报告示肺动脉血流减慢，三尖瓣、肺动脉瓣轻度反流，左心房增大，左心室舒张功能减低。结合左下肢深静脉血栓及临床表现，建议行 CT 肺动脉造影（CTPA）检查排除肺栓塞。

【进一步考虑诊断】

晕厥原因：肺栓塞？

【下一步检查计划】

行胸部 CT 肺动脉造影（CTPA）检查。

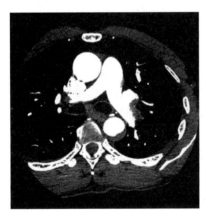

图 40-1　CTPA 示双侧肺动脉主干近
分支处及其分支充盈缺损，降主动脉
壁增厚钙化并附
壁血栓

急查 D- 二聚体定量 1806μg/L，明显增高。血气分析示 pH 7.467，PaO_2 18.33kPa（吸氧），$PaCO_2$ 4.44kPa，提示过度通气。急查 CTPA 示双侧肺动脉主干近分支处及其分支，包括叶或段或部分亚段肺动脉偏心或向心性充盈缺损。降主动脉壁增厚钙化并附壁血栓。右侧少量胸腔积液。影像：双侧肺动脉多发血栓，主动脉粥样硬化并附壁血栓，右侧少量胸腔积液（图 40-1）。头颅 CT 示右侧颞枕顶大片低密度灶，边界较清楚，局部有负占位效应，右侧放射冠见条片状低密度影，另见脑萎缩改变。影像：右侧颞枕脑软化灶，右侧基底节腔隙性脑萎缩。

相关检查结果回报后确诊为：①肺动脉血栓形成（急性大面积）。②左下肢深静脉血栓。③主动脉粥样硬化并附壁血栓。④右侧颞枕脑软化灶，右侧基底节腔隙性脑萎缩。

【最后诊断】

①肺血栓栓塞症（急性大面积）。

②左下肢深静脉血栓。

③ 主动脉粥样硬化并附壁血栓。

④ 慢性酒精性肝炎。

⑤ 陈旧性脑梗死。

【诊断依据】

1.肺血栓栓塞症（急性大面积）

依据：中年男性；发作性晕厥、意识障碍伴呼吸困难、胸痛、胸闷、低血压；左下肢深静脉血栓；D-二聚体定量 1806μg/L，明显增高；胸部 CT 肺动脉造影（CTPA）检查示双侧肺动脉多发血栓。

2.左下肢深静脉血栓

依据：患者左下肢肿胀、压痛。双下肢血管彩超示左侧股浅静脉远端、腘静脉及小腿深静脉管腔内异常声像，提示左下肢深静脉血栓形成。

3.主动脉粥样硬化并附壁血栓

依据：胸部 CT 肺动脉造影（CTPA）检查示主动脉粥样硬化并附壁血栓。

4.慢性酒精性肝炎

依据：中年男性患者，饮酒十余年，每日 0.5L；肝功能示谷丙转氨酶（ALT）97U/L，谷草转氨酶（AST）117U/L，γ-谷氨酰转肽酶（GGT）329U/L。肝功能显示有明显损害。肝功能检查结果支持诊断。

5.陈旧性脑梗死

依据：患者长期酗酒造成对脑血管、脑细胞损害；头颅 CT 提示右侧颞枕脑软化灶，右侧基底节腔隙性脑萎缩。

【下一步治疗计划】

① 转入 ICU 立即溶栓治疗。先予尿激酶 4400U/kg 静脉推注，10min 后以 2200U/（kg·h）静脉滴注维持 12h。2h 后复查凝血时间。凝血酶原时间（PT）14.6s，国际标准比值（PT-INR）1.1，活化部分凝血活酶时间（APTT）29.4s。

② 抗凝：先予肝素 5000U 静脉注射，继之低分子肝素钙针 0.4mL，皮下注射，q12h，3天后可加用华法林 2.5mg，po，qd。

③ 降低肺动脉压，改善右心功能不全：生理盐水 20mL+ 前列地尔针 20mg 静脉泵入，4mL/h，qd。

④ 右旋糖酐 40 液 500mL，静脉滴注，qd。

治疗后复查凝血时间：凝血酶原时间（PT）17.6s，国际标准比值（PT-INR）1.353，活化部分凝血活酶时间（APTT）37s。华法林、低分子肝素钙针重叠 3 天。复查凝血时间：凝血酶原时间（PT）11.6s，国际标准比值（PT-INR）0.99，活化部分凝血活酶时间（APTT）27.6s。FDP 定量 37.8μg/mL，D-二聚体定量 1245μg/L，INR 不能达标，增加华法林片 3.0mg，po，qd，复查凝血酶原时间（PT）28.9s，国际标准比值（PT-INR）2.43，活化部分凝血活酶时间（APTT）34.5s。FDP 定量 1.2μg/mL，D-二聚体定量 239μg/L。

转入 ICU 经溶栓、抗凝等治疗后第二天，病情明显好转，休克纠正，停用升压药血压均稳定于 110/70mmHg，P 67 次 / 分，R 16 次 / 分，SpO$_2$ 99%，无晕厥发生，神志清楚，呼吸平稳，稍感胸闷，无咳嗽、咳痰、咯血。查体：双肺未闻干湿啰音，心率67 次 / 分，律齐，无杂音。左下肢肿痛消失，大小一致。因病情较稳定，在 ICU 治疗 1周后转呼吸科治疗。溶栓、抗凝等治疗第四天复查胸部 CTPA 示双侧肺动脉多发血栓大小及范围减少。主动脉粥样硬化并附壁血栓情况基本同前。右侧少量胸腔积液吸收（图40-2）。复查双下肢血管彩超示左下肢腓静脉及胫后静脉小腿中段、肌间静脉管腔增宽，内可见实性条索状及均匀等回声区，深静脉管腔暗区消失，彩色多普勒见管腔彩流消失。左下肢股总静脉、股浅静脉、腘静脉、胫前静脉血流通畅。超声提示左下肢腓静脉及胫后静脉小腿中段、肌间静脉管腔内异常声像，考虑左下肢深静脉血栓。住院共28 天，病情好转出院。

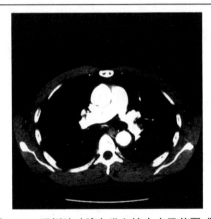

图 40-2　双侧肺动脉多发血栓大小及范围减少

【讨论】

肺血栓栓塞症（pulmonary thromboembolism，PTE）是肺栓塞的一种类型。肺栓塞（pulmonary embolism，PE）是以各种栓子阻塞肺动脉系统为其发病原因的一组疾病或临床综合征的总称，包括 PTE、脂肪栓塞综合征、羊水栓塞、空气栓塞等。PTE 为来自静脉系统或右心的血栓阻塞肺动脉或其分支所致的疾病，以肺循环和呼吸功能障碍为其主要临床和病理生理特征。肺血栓栓塞症（PTE）是肺栓塞（PE）的最常见类型，占 PE 中的绝大多数，通常所称的 PE 即指 PTE。肺栓塞的发病与多种危险因素有关，如深静脉血栓、手术创伤、心肺疾病、肿瘤、高凝、口服避孕药等。引起 PTE 的血栓主要来源于深静脉血栓形成（deep venous thrombosis，DVT）。

PTE 的临床症状多种多样，不同病例常有不同的症状组合，但均缺乏特异性。具有典型的"肺梗死三联征"即呼吸困难、胸痛和咯血者，不足 30%。本例患者以发作性意识障碍、晕厥为首发症状，其为 PTE 的非典型表现，其发生率为 11% ～ 20%，其中又有约 30% 的患者表现为反复晕厥发作。PTE 所致晕厥的主要表现是突然发作的一过性意识丧失，多合并有呼吸困难和气促表现。可伴有晕厥前症状，如头晕、黑矇、视物旋转等。较小的肺栓塞虽也可因一时性脑循环障碍引起头晕，但晕厥的最主要原因是由大块肺栓塞（堵塞血管在 50%以上）所引起的脑供血不足。多数患者在短期内恢复知觉。晕厥往往提示患者预后不良，有晕厥症状的 PTE 患者死亡率高达 40%，其中部分患者可表现为猝死。由于症状不典型，该患者刚入院时首先考虑为心脑血管源性晕厥为主的疾病，但又由于该患者伴随症状较多，很多表现不能用心脑血管疾病及其他原因的晕厥来完全解释，而且临床上予以相关治疗病情无明显缓解。尤其是患者血压低，需要用升压药才能维持，不能用心源性或脑血管疾病来解释，患者肺部少许湿啰音，而胸闷、气促、呼吸困难如此严重，甚至出现低氧血症、低碳酸血症，这些都难以一般肺部感染解释。故促使医师进一步分析考虑其他疾病。尤其是在发现患者左下肢深静脉血栓形成后，就很快联想到了肺栓塞存在的可能。一旦想到了肺栓塞，自然会设法证实，从而进行了相关方面的检查，并很快确定了诊断。因此，在诊断过程中必须不放松每一个不能满意解释的症状、体征或检验结果，就可以少发生许多错误或疏漏。

【评析】

通过对该患者的诊治过程，我们有以下几点体会。

① 全面细致的临诊查体有助于正确诊断疾病。该患者在入院第二天体格检查发现左下肢肿胀、压痛。这个体征就提醒了医生要明确患者是否有左下肢异常，尤其是左下肢深静脉血栓形成。寻着这一思路，很自然地就考虑到了患者有可能存在肺栓塞。因此急诊检查了下肢血管彩超、心脏彩超，很快确诊了有左下肢深静脉血栓形成，同时行心脏彩超检查还发现了肺动脉血流减慢，三尖瓣、肺动脉瓣轻度反流，更进一步提示了患者存在肺栓塞的可能。故接下来马上考虑到要急查 D- 二聚体、血气分析、CTPA（CT 肺动脉造影）。经过这些相关检查后，及时明确了急性大面积肺栓塞的诊断。因为肺栓塞大多数是由发生在下肢周围静脉，包括股静脉、腘静脉和腓肠肌深静脉中的深静脉血栓所致，故深静脉血栓形成往往是肺栓塞的前兆。及时诊断 DVT，有助于肺栓塞的诊断。

② 及时做出正确诊断及治疗，可有效挽救患者生命。肺栓塞在国内外发病率很高，在美国每年约有 70 万人患症状的肺栓塞，在美国每年死于肺栓塞的患者占死亡人数的 10% ～ 15%，在临床死亡原因中，肺栓塞居第三位。凡能及时做出诊断及治疗的肺栓塞患者只有 7% 死亡，而没有被诊断的肺栓塞患者 60% 死亡，其中 33% 在发病后第一小时内迅速死亡。特别是急性大面积 PTE（massive PTE）病死率高。故及时正确的诊断和治疗对挽救患者的生命尤为重要。本例患者一经确诊后立即给予溶栓治疗，从而成功挽救了患者的生命。

③ 临床确诊除全面细致的病史和查体外，还需要必要的特殊检查。有些疾病可以通过详细的病史询问得到启发，从而达到正确的诊断。正确的体格检查往往也可以肯定诊断。但有些疾病的确诊往往需要一些特异性的检查手段和化验。目前诊断肺栓塞比较有价值的诊断手段有：肺动脉造影为诊断 PTE 的经典与参比方法。直接征象有肺动脉内对比剂充盈缺损，伴或不伴轨道征的血流阻断；间接征象有肺动脉对比剂流动缓慢、局部低灌注、静脉回流延迟等。肺动脉造影属有创性检查技术，有发生致命性或严重并发症的可能性，故应严格掌握其适应证。CT 肺动脉造影（CTPA）是目前最常用的 PTE 确诊手段。能够准确发现段以上肺动脉内的血栓。a. 直接征象：肺动脉内的低密度充盈缺损，部分或完全包围在不透光的血流之间（轨道征），或者呈完全充盈缺损，远端血管不显影；b. 间接征象：肺野楔形密度增高影，条带状高密度区或盘状肺不张，中心肺动脉扩张及远端血管分支减少或消失。磁共振显像（MRI）肺动脉造影（MRPA）对段以上肺动脉内血栓的诊断敏感性和特异性均较高。另可用于对碘对比剂过敏的患者。放射性核素肺通气 / 血流灌注扫描是 PTE 的重要诊断方法，典型征象是呈肺段分布的肺血流灌注缺损，并与通气显像不匹配。在临床表现

和初步检查提示 PTE 的情况下，应安排 PTE 的确诊检查，包括以上 4 项，其中 1 项阳性即可明确诊断。血浆 D- 二聚体（D-Dimer）检查敏感性高而特异性差，急性 PTE 时升高，若其含量低于 500μg/L，有重要排除诊断价值。酶联免疫吸附法（ELISA）是较为可靠的检测方法。

（施蓉萍）

参考文献

[1] 李羲，张劭夫主编. 实用呼吸病学. 北京：化学工业出版社，2010.
[2] 蔡柏蔷，李龙芸. 协和呼吸病学. 北京：中国协和医科大学出版社，2005.
[3] 陆再英，钟南山. 内科学. 第 7 版. 北京：人民卫生出版社，2008.

第41章 咳嗽、咳痰、胸痛、肺部阴影是肺炎?

【病历资料】

一般资料：患者男性，48岁，因"咳嗽、咳痰、左侧胸痛2天"入院，2天前无明显诱因下出现咳嗽、咳痰，咳少量白痰，伴左侧胸痛，咳嗽时胸痛加重，无畏寒、发热，无咯血，无头痛、头晕，无气喘、呼吸困难，今日来我院就诊，门诊查血常规示WBC 10.86×10^9/L，L 16.9%，M 9.5%，N 71.6%，RBC 4.75×10^{12}/L，Hb 148g/L，PLT 174×10^9/L。胸片：考虑左下肺炎，建议复查或CT检查，遂收入我科住院治疗。发病以来精神一般，睡眠、饮食尚可，大小便未见异常，体重无明显变化。既往有左下肢皮肤瘙痒、破溃感染2年余，否认高血压、糖尿病、冠心病，否认肝炎、结核等传染病史，无重大外伤史，否认输血史，否认药物过敏史，预防接种史不详。

查体：T 37.2℃，P 90次/分，R 20次/分，BP 106/69mmHg，营养中等，神志清，全身皮肤无黄染，双眼睑无水肿，结膜无充血，巩膜无黄染，口唇无发绀，口腔黏膜无溃疡及出血，伸舌居中，咽无充血，双侧扁桃体无肿大。颈软，双侧对称，双侧颈静脉无怒张，气管居中，甲状腺无肿大，两侧呼吸音稍粗，左肺底可闻及少量啰音。心界无扩大，心率90次/分，律齐，未闻明显病理性杂音。腹平软，无压痛及反跳痛。肝、脾未触及，肝肾区无叩痛，无移动性浊音，肠鸣音正常。左下肢小腿皮肤红紫色，可见一处结痂瘢痕，皮温不高，无压痛。足背或胫后动脉搏动减弱。神经系统检查神清，颈软，四肢肌力、肌张力正常，生理反射存在，病理反射未引出。

辅助检查：门诊胸片考虑左下肺炎，建议复查或CT检查（图41-1）。

随机血糖7.4mmol/L。血氧饱和度94%。入院辅查：急查生化、心肌酶示GLU 7.50mmol/L，α-HBDH 187U/L，LDH 279U/L，余项无异常。急查凝血四项均正常。肝功能、血脂示ALT 78U/L，AST 49U/L，ALP 129U/L，GGT 102U/L，TBA 10.8μmol/L，CHOL 5.80mmol/L，HDL-C 1.65mmol/L，LDL-C 3.57mmol/L，C反应蛋白（hsCRP）16.34mg/L。

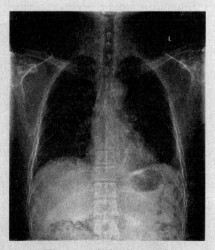

图41-1 胸片示左下肺炎

【初步诊断】

①左下肺炎。

②左下肢脉管炎？

③高脂血症。

【诊断依据】

1.左下肺炎

依据：患者为中年男性，有咳嗽、咳痰、胸痛症状，无发热、呼吸困难症状。查体：双肺呼吸音粗，左肺底可闻及少量湿性啰音，血常规提示感染血象，门诊胸部提示左下肺炎，故临床上诊断肺炎，注意胸部CT结果。

2.左下肢脉管炎

依据：患者为中年男性。查体：左下肢小腿皮肤红紫色，可见一处结痂瘢痕，皮温不高，无压痛，足背或胫后动脉搏动减弱。既往有左下肢皮肤瘙痒、破溃感染2年余，否认高血压、糖尿病、冠心病，可行下肢血管彩超明确诊断。

【下一步诊疗计划】

1.检查计划

①痰涂片找细菌，痰找抗酸杆菌，痰培养+药敏试验。

②血沉，乙肝、血播四项、血培养、肺炎支原体、肝功能、血脂全套。

③胸部CT，下肢血管彩超，心电图。

2.治疗计划

①抗感染治疗：头孢哌酮-舒巴坦联合左氧氟沙星抗感染治疗。

②溴己新化痰、止痛等对症支持治疗。

胸部CT：①左肺上叶舌段、下叶及右肺中叶炎症，建议治疗后复查；②左侧胸膜增厚（图41-2）。

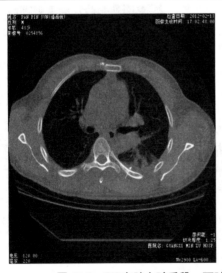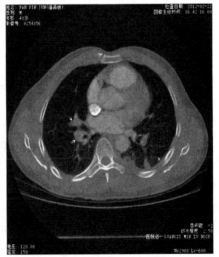

图41-2　CT左肺上叶舌段、下叶及右肺中叶炎症，右侧胸膜增厚

　　　乙肝三对: HBsAb (+), HBeAb (+), HBcAb (+), 余阴性。血播四项全阴性。
ESR 23mm/h。心电图: ① 窦性心律; ② Q-T 间期延长。心电向量图正常。下肢血管彩
超示双下肢深静脉血栓形成。

【进一步考虑诊断】
　　① 社区获得性肺炎。
　　② 双下肢血栓闭塞性脉管炎。

【诊断依据】
　　1. 社区获得性肺炎
　　依据: 患者为中年男性, 有咳嗽、咳痰、胸痛症状, 无发热、呼吸困难症状。查体:
双肺呼吸音粗, 左肺底可闻及少量湿性啰音, 血常规提示感染血象, 门诊胸部 X 线提示左
下肺炎, 胸部 CT 提示左肺上叶舌段、下叶及右肺中叶炎症。
　　2. 双下肢血栓闭塞性脉管炎
　　依据: 既往有左下肢皮肤瘙痒、破溃感染 2 年余。下肢血管彩超示双下肢深静脉血栓
形成。

【下一步诊疗计划】
　　1. 检查计划
　　请骨科会诊。
　　2. 治疗计划
　　① 头孢哌酮 - 舒巴坦联合左氧氟沙星抗感染治疗。
　　② 予血栓通疏通血管改善循环。
　　③ 骨科会诊意见: 生命体征平稳, 神清, 左小腿、左踝见陈旧性伤口, 干燥, 皮肤色
素沉着, 无明显肿胀, 无压痛, 血运可。处理: a. 可予血栓通、丹参等药物改善循环对症治
疗; b. 定期复查, 不适随诊。

　　　经以上处理, 患者咳嗽、胸痛无明显好转, 患者诉胸痛以夜间痛为主。

【进一步考虑诊断】
　　冠心病 (心绞痛? 心梗?)。

【诊断依据】
　　患者为中年男性, 因"咳嗽、胸痛"入院, 胸痛以夜间痛为主, 经抗感染治疗疗效
欠佳。

【下一步诊疗计划】
　　1. 检查计划
　　① 查心肌酶谱。
　　② 查动态心电图、心脏彩超。

2. 治疗计划

① 继续抗感染治疗及溴己新化痰。

② 予血栓通疏通血管改善循环。

辅助检查如下。

（1）动态心电图　① 窦性心律，全天平均心率 84 次 / 分，最高心率 130 次 / 分，最低心率 64 次 / 分；② 间歇性原发性 T 波异常；③ 心率变异性正常。

（2）心脏彩超　三尖瓣轻度反流。

（3）心肌酶谱　均未见明显异常

【进一步考虑补充诊断】

肺栓塞？

【诊断依据】

患者有持续咳嗽、胸痛症状，抗感染治疗疗效欠佳，心电图未提示有心肌缺血、梗死表现，心脏彩超、心肌酶谱均未见明显异常，排除心脏疾病，需考虑肺栓塞，但无呼吸困难、咯血等典型症状，影像学无楔形阴影，建议行 CTPA、D- 二聚体等检查。

【下一步诊疗计划】

1. 检查计划

① 血常规、血气分析、D- 二聚体、凝血六项。

② CTPA。

2. 治疗计划

① 继续抗感染治疗。

② 必要时抗凝治疗。

辅助检查如下。

（1）血常规　WBC 10.41×10^9/L，L 22.2%，N 68.8%，RBC 4.72×10^{12}/L，Hb 141g/L，PLT 275×10^9/L。

血气分析：PaO_2 65.9mmHg，$PaCO_2$ 31.3mmHg，SaO_2 91.4%，BE-3.3mmol/L，TCO_2 22.1mmol/L，HCO_3^- 21.2mmol/L，其余正常。

（2）凝血六项　APTT 23.3s，FDP 20.6μg/mL，余正常。

（3）D- 二聚体　710.0μg/L。

（4）胸主动脉 CTPA　平扫（图 41-3）见左肺下叶斑片状高密度影，增强扫描两侧肺动脉主干及分支见多发局灶性低密度充盈缺损，余肺野未见异常密度，胸主动脉未见异常。意见：① 两侧肺动脉栓塞；② 左肺下叶肺梗死可能。

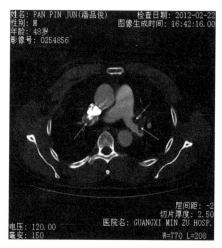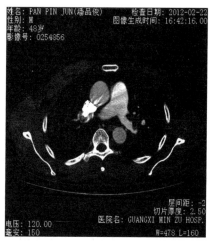

图 41-3　胸主动脉 CTPA

【最后诊断】

① 两侧肺动脉栓塞。

② 左肺下叶肺梗死。

③ 双下肢血栓闭塞性脉管炎。

【下一步诊疗计划】

1. 检查计划

① 监测凝血六项、INR 值。

② 监测 D- 二聚体。

2. 治疗计划

① 抗感染足疗程，予停用。

② 抗凝治疗，予低分子肝素钙及华法林抗凝治疗，普通肝素与华法林重叠 6 天后停用普通肝素，依据 INR 调整华法林用量。

③ 继续予血栓通疏通血管等对症支持治疗。

④ 普通肝素与华法林重叠 6 天后凝血时间 PT 33.7s，PT-INR 2.65，APTT 97.5s，INR 在 2.5 水平以上。D- 二聚体 484.0μg/L。

治疗 2 周后患者胸痛缓解，咳嗽、咳痰明显减轻，无畏寒、发热，无咯血，无头痛、头晕，无气喘、呼吸困难，无心悸，无腹痛、腹泻等。予带药（华法林）办理出院。嘱动态监测凝血四项，以使 INR 达到 2.5 水平。嘱 1 个月后复查 CTPA。

随访 3 个月，病情稳定，无不适。

【讨论】

本例患者，中年男性，急性起病，有咳嗽、咳痰、胸痛症状，无发热、恶心、呕吐等症状。查体：T 37.2℃，P 90 次 / 分，R 20 次 / 分，BP 106/69mmHg，营养中等，神志清，全身皮肤无黄染，双眼睑无水肿，结膜无充血，巩膜无黄染，口唇无发绀，口腔黏膜无溃疡及出血，伸舌居中，咽无充血，双侧扁桃体无肿大。颈软，双侧对称，双侧颈静脉无怒张，气管居中，甲状腺无肿大，两侧呼吸音稍粗，左肺底可闻及少量啰音。心界无扩大，心率 90 次 / 分，律齐，未闻明显病理性杂音。腹平软，无压痛及反跳痛。肝、脾未触及，肝肾区无叩痛，无移动性浊音，肠鸣音正常。左下肢小腿皮肤红紫色，可见一处结痂瘢痕，皮温不高，无疼痛。双下肢无水肿。神经系统：神清，颈软，四肢肌力、肌张力正常，生理反射存在，病理反射未引出。辅助检查：门诊胸片考虑左下肺炎。入院辅查：急查生化、心肌酶示 GLU 7.50mmol/L，α-HBDH 187U/L，LDH 279U/L，余项无异常。急查凝血四项均正常。C 反应蛋白（hsCRP）16.34mg/L，ESR 23mm/h。复查凝血六项示 APTT 23.3s，D- 二聚体 710.0μg/L，FDP 20.6μg/mL，余正常。胸部 CT 示：① 左肺上叶舌段、下叶及右肺中叶炎症；② 左侧胸膜增厚。患者经一般抗感染治疗，疗效不明显，胸痛明显，复查心电图、心肌酶等基本正常，排除心脏疾病引起胸痛，需考虑引起胸痛的其他原因，常见的如胸膜炎、肺栓塞等，进一步查 D- 二聚体、酶血常规、下肢静脉彩超、CTPA 等。下肢血管彩超示双下肢深静脉血栓形成；胸主动脉 CTA 平扫见左肺下叶斑片状高密度影，增强扫描两侧肺动脉主干及分支见多发局灶性低密度充盈缺损。考虑：① 两侧肺动脉栓塞；② 左肺下叶肺梗死可能。遂明确诊断为：① 两侧肺动脉栓塞；② 左肺下叶肺梗死；③ 双下肢血栓闭塞性脉管炎。予抗凝治疗半月后，胸痛缓解，咳嗽、咳痰明显减轻，治疗有效。

【评析】

从 1 例无咯血、呼吸困难，以咳嗽、咳痰、胸痛为主的肺栓塞患者的诊治过程，我们有以下几点体会。

① 咳嗽、咳痰，肺部影像学提示多叶肺浸润性阴影，常易诊断为肺炎。但患者如果有持续胸痛，一般抗感染治疗欠佳时，即使无咯血、呼吸困难等典型症状，影像学无楔形影，也应高度怀疑有肺栓塞可能。

② 血栓闭塞性脉管炎可能是肺栓塞的高危因素。本例患者有 2 年的血栓闭塞性脉管炎病史，是肺栓塞发生的高危因素之一。

③ 动态观察凝血常规变化，有助于肺栓塞的诊断及治疗监测。

④ 检测 D- 二聚体水平对诊断肺栓塞，敏感性为98%，特异性约为30%，临床动态监测 D- 二聚体改变有助于肺栓塞的诊断，还有助于疗效的评判。

⑤ CTPA 仍是诊断肺栓塞的金标准，本例最后行 CTPA 明确诊断。

（向永红　邝良鉴）

第42章 右胸痛1年余：肺结核？

【病历资料】

一般资料：患者女性，27岁。因右侧胸痛1年余，伴胸闷1个月，咯血5天于2002年10月2日以"胸腔积液性质待查"入院。患者1年前无明显诱因感右胸阵发性针刺样锐痛，尤以深呼吸时明显。1个月前感右侧胸闷并伴低热，体温波动在37.5℃左右，无盗汗、消瘦、心悸等，曾在当地医院摄胸部X线片及B超均显示"右侧大量胸腔积液"。于2002年9月在外院经胸腔穿刺（简称胸穿）抽出大量血性液体，因凝结成块而多次堵塞针头，并于胸穿时发生晕厥。考虑肺结核，给予利福平、异烟肼行诊断性抗结核治疗，但效果不佳，于2002年9月27日（6天前）自行停药。2002年9月26日（5天前）咳少量血痰，为进一步诊治入我院。

查体：体温36.8℃，脉搏88次/分，呼吸20次/分，血压125/80mmHg，贫血外貌，神志清楚，自主体位，气管稍右偏，右侧肋间隙较左侧窄，右肺呼吸运动、呼吸动度及语颤减弱，右肺叩诊呈浊音，右肺呼吸音及语音减弱，余体检无异常。

辅助检查：入院后查血常规示红细胞2.62×10^{12}/L，血红蛋白75g/L，白细胞9.8×10^{9}/L，中性粒细胞0.81，淋巴细胞0.15，血小板456×10^{9}/L。血生化检查无异常。胸部CT提示右下肺野块状阴影（图42-1、图42-2）。

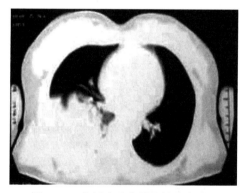

图42-1 右侧胸腔内局限性密度增高影，其内可见低密度影。右下肺内见片状密度增高影，边缘不规则，其内密度欠均匀

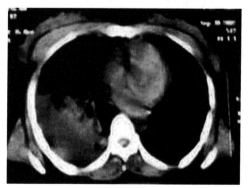

图42-2 右侧胸腔及右下肺密度增高影，左肺野无异

【初步诊断】

①结核性渗出性胸膜炎？

②肺结核？

【诊断依据】

①结核性渗出性胸膜炎依据：青年女性患者，以胸痛起病。气管稍右偏，右侧肋间隙较左侧窄，右肺呼吸运动、呼吸运动度及语颤减弱，右肺叩诊呈浊音，右肺呼吸音及语音减弱。

②肺结核依据：青年女性患者，以胸痛起病。5天前咳少量血痰。右侧胸腔内局限性密度增高影，其内可见低密度影。右下肺内见片状密度增高影，边缘不规则，其内密度欠均匀。

【下一步诊疗计划】

1.检查计划

①胸穿抽液及胸腔积液常规检查。

②胸液染色体及细胞学检查。

③胸膜活检。

④支气管镜检查。

2.治疗计划

对症治疗。

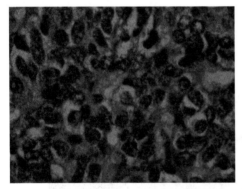

图 42-3　瘤细胞弥漫分布，部分有腔隙，呈圆形、椭圆形，中度异型性改变，可见核分裂像（HE 染色 ×400）

胸穿抽出血性液体 10mL，并迅速凝固，立即 B 超定位，提示右侧胸腔肿物并少至中量积液，定位后抽出黄色液体 550mL 送检。胸液常规呈黄色，混浊，无凝块，李凡他试验（+），红细胞 7060×10^6/L，白细胞 160×10^6/L，淋巴细胞 0.71，中性粒细胞 0.29。胸液染色体及细胞学检查未见恶性诊断依据。

为进一步明确诊断于 2002 年 10 月 12 日行胸膜活检术，术后再次少量咯血。术后病理示瘤细胞弥漫分布，部分有腔隙，呈圆形、椭圆形，中度异型性改变，可见核分裂像（图 42-3），免疫组织化学示角蛋白（-），白细胞共同抗原（-）Ⅷ因子（-），CD_{34}（-），CD_{68}（-），溶菌酶（-），平滑肌肌动蛋白（-），嗜铬素 A（-），足突素（-），右侧胸腔血管外皮细胞瘤（图 42-3）。

【最后诊断】

右侧胸腔血管外皮细胞瘤。

【下一步治疗计划】

请外科会诊，决定是否手术治疗。

2002 年 10 月 21 日经请胸外科会诊，考虑为右侧胸腔血管外皮细胞瘤，同意手术治疗，遂转胸外科行胸膜肿瘤切除术。面下胸腔内来自壁层胸膜如儿头大肿块，质硬，部分有弹性，侵犯肺下叶，与膈肌粘连，深入至肋膈角，分离粘连，切除肿瘤及下叶不张肺叶。

术后病理：瘤细胞围绕血管弥漫分布，血管呈分支状、鹿角状（图 42-4），网织纤维染色见肿瘤组织中胶原纤维丰富，并穿插在每一个细胞间（图 42-5）。

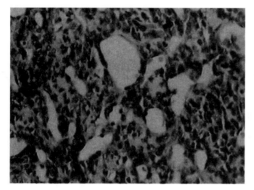 

图 42-4　瘤细胞围绕血管弥漫分布，血管呈分支状、鹿角状（HE 染色 ×200）

图 42-5　肿瘤组织中胶原纤维丰富，并穿插在每一个细胞间（网织纤维染色 ×400）

【讨论】

结核性渗出性胸膜炎最为常见。结核性胸膜炎好发于青壮年，男性多于女性。近年来，虽然中老年组的结核病发病率有增加趋势，但青壮年仍占绝大多数。据北京结核病研究所统计，结核性胸膜炎中 39 岁以下者占 73%。另有报道显示本病平均发病年龄为 28 岁，明显低于浸润型肺结核的发病年龄。虽然结核病是一种慢性病，但大多数结核性胸膜炎常为急性起病；有 30% ～ 60% 患者就诊前出现明显症状且病程常短于 1 周，酷似细菌性肺炎发病。呼吸道症状主要为胸痛、干咳和气急。3/4 患者有胸痛，常发生于咳嗽前，病初胸痛明显，典型者系胸膜性疼痛，针刺样，深呼吸或咳嗽时加剧，部分可呈隐痛。待胸腔积液增加至 500mL 以上时，积液将脏层胸膜和壁层胸膜分开，胸痛可渐减轻直至消失。该患者为一青年女性，主诉胸痛、胸闷、咯血，曾行抗结核治疗，效果不佳，CT 示"右下肺野块状阴影"而来我院。患者曾行胸穿抽出易凝的血性液体，实为肿瘤内血液。胸穿过程中出现晕厥，可能为大量失血或由于此类肿瘤引起的低血糖所致。诊断性抗结核治疗无效，更提示我们其他诊断的可能。在胸腔积液诊治中，应强调病因诊断，应积极开展如胸液细胞学、细菌学检查及胸膜活检术等各种寻找病因的检查，从而增加胸腔积液诊断的正确性，减少盲目性。

血管外皮细胞瘤多为来源于血管外皮 Zimmerman 细胞，发生于胸膜者罕见，早期临床表现无特异性，后期可因瘤体增大而出现压迫症状，有的患者以低血糖为主诉，其原因可能为瘤细胞分泌肾素致葡萄糖被大量利用有关。该病诊断主要依靠病理组织学检查，免疫组织化学染色及网织纤维染色对确诊有重要意义，此瘤为潜在恶性肿瘤，需结合是否有浸润、转移病灶来判断其良恶性。治疗以手术为主，放疗、化疗不敏感。

【评析】

　　年轻患者胸腔积液的病因虽然以结核性渗出性胸膜炎最为常见。但结核性渗出性胸膜炎患者胸痛发生在早期，出现胸腔积液后，胸痛缓解。而本例患者胸痛时间 1 年余，与结核性渗出性胸膜炎临床经过不符。此时应考虑到其他疾病的可能性，及时进行胸膜活检或肺内病灶穿刺是明确病因、减少误诊的主要措施。血管外皮细胞瘤为一少见疾病，影像表现缺乏特征性，故不易考虑到。

（李羲　万钧）

参考文献

[1] 金峰，杨洪瑞等. 肺原发性血管外皮瘤（4 例报告及国内 21 例分析）. 中国肿瘤临床与康复，1996, 3: 33-34.

[2] 金水龙. 腹膜血管外皮瘤一例及文献复习. 河南肿瘤学杂志，2001, 14: 350-351.

[3] 王德元主编. 胸部肿瘤学. 天津：天津科学技术出版社，1994.

第43章 反复咳嗽、咳痰半年，加重2周，气喘2天

【病历资料】

一般资料：患者84岁女性，退休教师，因"反复咳嗽、咳痰半年，加重2周，气喘2天"入院。

患者半年前无明显诱因下出现咳嗽、咳痰，近2周来咳嗽、咳痰较前加重，呈阵发性，夜间平卧时咳嗽明显，坐起后可好转，可平卧入睡，咳白色泡沫样痰，易咳出，痰量多，无痰中带血，曾查胸部CT提示两肺多发病变，予抗感染治疗后症状稍有好转，此后未再复查。2天前出现气喘，剧咳时明显，无明显胸闷，无寒战，无发热，为进一步诊治就诊我院，门诊行血常规示白细胞计数12.96×10⁹/L，中性粒细胞比率77.7%，中性粒细胞计数10.06×10⁹/L。胸部HRCT平扫示：① 右肺中叶不张，两下肺大片炎症实变，两肺多发结节影。② 两肺钙化灶；左肺门淋巴结钙化。③ 主动脉、冠状动脉粥样硬化。门诊拟"肺占位查因"收入我科。病程中患者无寒战、高热，无痰中带血，无胸闷、胸痛，食纳尚可，睡眠欠佳，大小便无明显异常，半年来体重下降15kg。

既往史：50年前曾有"肺结核"病史，已治愈。有"糖尿病"40余年，口服"格列吡嗪"控制血糖，平素未规律监测血糖。有"高血压病"40余年，血压最高200/110mmHg，自服"美托洛尔、波依定"控制血压。有"慢性肾炎"病史30年。有"冠心病"9年，于2003年和2009年分别植入支架一枚，3年前有"脑梗死"病史，未遗留后遗症。

查体：T 36.4℃，P 80次/分，R 16次/分，BP 140/80mmHg，神志清楚，全身皮肤黏膜无瘀点、瘀斑，全身体表淋巴结未触及肿大。咽充血，扁桃体无肿大。颈软，气管居中，颈静脉无怒张，右肺呼吸音低，双下肺可闻及湿啰音。心脏相对浊音界无扩大，心率80次/分，律齐，心音有力，各瓣膜听诊区未及病理性杂音。腹平软，无压痛、反跳痛，未触及包块，肝、脾肋下未及，双下肢未见明显水肿。

辅助检查：血常规示白细胞计数12.96×10⁹/L，中性粒细胞比率77.7%。胸部CT：① 右肺中叶不张，两下肺大片炎症实变，两肺多发结节影；② 两肺钙化灶；左肺门淋巴结钙化；③ 主动脉、冠状动脉粥样硬化（图43-1）。

【诊断】

① 两肺占位原因待查：两肺肺炎？肿瘤？

② 高血压病3级（极高危）。

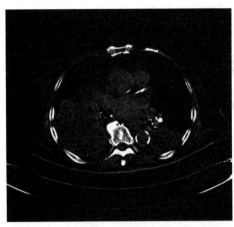

图 43-1　胸部 CT

③冠心病，经皮冠状动脉支架植入术后，心功能Ⅲ级。

④2 型糖尿病。

⑤陈旧性脑梗死。

⑥慢性肾炎。

⑦陈旧性肺结核。

【诊断依据】

①老年女性，因"反复咳嗽、咳痰半年，加重 2 周，气喘 2 天"入院。查体：右肺呼吸音低，双下肺可闻及湿啰音。血常规：白细胞计数 12.96×10⁹/L，中性粒细胞比率 77.7%，中性粒细胞计数 10.06×10⁹/L。胸部 HRCT 平扫示：a. 右肺中叶不张，两下肺大片炎症实变，两肺多发结节影；b. 两肺钙化灶；左肺门淋巴结钙化。

②既往曾有"肺结核"病史，已治愈。有"糖尿病"、"高血压病"、"慢性肾炎"、"冠心病"、"脑梗死"病史，并于 2003 年和 2009 年分别植入支架一枚。

【下一步诊疗计划】

1. 检查计划

①行病原学、肿瘤标志物等检查进一步鉴别诊断。

②病情平稳后行气管镜或经皮肺穿刺检查进一步明确诊断。

2. 治疗计划

①予积极抗感染治疗，改善肺功能。

②针对血压、血糖等调整辅助治疗方案，改善心功能。

入院后依次用头孢吡肟、亚胺培南-西司他丁、头孢哌酮-舒巴坦、万古霉素、氟康唑（大扶康）抗感染治疗，并行 B 超引导下肺部组织穿刺术。

症状：患者仍有气喘，阵发性咳嗽，咳大量稀薄泡沫痰液，无明显腹胀腹痛，无恶心呕吐，食纳尚可，大小便正常。治疗过程中患者出现心功能恶化，病程中曾有多次心源性肺水肿发生，目前予呋塞米、螺内酯利尿，减轻心脏负荷。

查体：血压 150/90mmHg，精神萎靡，颈软，两肺呼吸音低，双肺可闻及明显干湿啰音。心率 70 次/分，律齐，各瓣膜听诊区未闻及明显病理性杂音。

辅助检查：经皮肺组织穿刺物活检示血凝块，其中见少量组织细胞，未见明确恶性成分。特殊染色：PAS（-）、GMS（-）、抗酸染色（-）。血常规：白细胞计数 13.26×10⁹/L，血小板计数 343×10⁹/L，血红蛋白 102g/L，中性粒细胞比率 81%。肿瘤标志物示 CA19-9 557.4U/mL，CA125 79.1U/mL，CEA 13.35ng/mL，CY211 4.40ng/mL。超敏 C 反应蛋白 35.4mg/L。生化：钾 3.85mmol/L，白蛋白 21g/L，葡萄糖 8.46mmol/L。痰培养：鲍氏不动杆菌、白假丝酵母。肌钙蛋白 10.05 ng/mL。胸部 CT 示：①两肺下叶及右中叶实变并两肺多发磨玻璃结节，炎症可能大（特异性感染不除外）。②动脉粥样硬化；冠状动脉支架植入术后改变。③双侧胸腔积液（图 43-2）；痰涂片中未见癌细胞。血 G 试验及 GM 试验阴性。

【诊断】

① 两肺占位原因待查：肿瘤？特殊病原体感染？

② 高血压病 3 级（极高危）。

③ 冠心病，经皮冠状动脉支架植入术后，心功能Ⅲ级。

④ 2 型糖尿病。

⑤ 陈旧性脑梗死。

⑥ 慢性肾炎。

⑦ 陈旧性肺结核。

【诊断依据】

患者经积极正规抗感染治疗效果不佳，症状无明显改善，影像学上病灶也无吸收趋势，血肿瘤指标明显增高。

【下一步诊疗计划】

1. 检查计划

心功能改善后再次行气管镜或经皮肺穿刺明确诊断。

2. 治疗计划

① 痰中多次培养到耐药菌及真菌，仍需继续抗感染治疗。

② 利尿、强心等手段改善心功能。

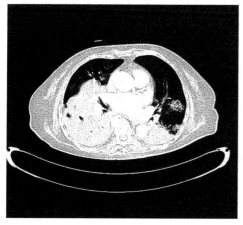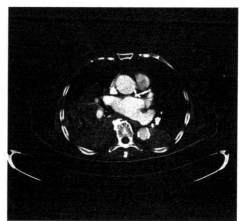

图 43-2　胸部 CT 示双侧胸腔积液

患者病情相对平稳后行气管镜检查。支气管镜病理示右肺下叶腺癌，以贴壁和乳头结构为主。病理为腺癌。EGFR 基因突变：EXON-19、EXON-21、EXON-20 野生型。

【最后诊断】

① 肺腺癌。

②高血压病 3 级（极高危）。

③冠心病，经皮冠状动脉支架植入术后，心功能Ⅲ级。

④2 型糖尿病。

⑤陈旧性脑梗死。

⑥慢性肾炎。

⑦陈旧性肺结核。

【讨论】

患者病史特点为：老年女性，半年前胸部 CT 即发现两肺多发病变，此次入院后查胸部 CT 提示病灶较前进展，入院后使用多种抗生素抗感染治疗，复查胸部 CT 提示病灶无明显改善，需考虑存在的问题如下。① 感染方面：患者入院后多次查血常规升高，超敏 C 反应蛋白及血沉升高，但是常规抗感染治疗效果不佳，需考虑特殊病原体感染可能，已使用过碳氢酶烯类、头孢菌素类及氟康唑抗感染治疗，结合患者病史较长，不支持常见病原体感染；万古霉素正规使用后，患者病情无好转，故耐药革兰阳性球菌感染依据也不足；行 G 试验及 GM 试验阴性，曲霉感染亦不支持；患者既往有结核病史，但此次病史半年以上，期间未出现反复低热、盗汗等结核中毒症状，也无咯血表现，多次痰检均未查见结核杆菌，胸部 CT 则提示病灶以两肺下叶及右中叶为主，非结核好发部位，且病灶无渗出、增殖、钙化等多种形态变化并存的表现，因此暂不支持结核感染的诊断。② 非感染方面：患者入院后曾查肿瘤指标多项增高，结合患者病史已有半年以上，目前症状为咳大量白色泡沫痰，胸部 CT 提示两肺下叶及右中叶实变并两肺多发磨玻璃结节，纵隔淋巴结可见，需考虑肺腺癌可能，患者多次痰脱落细胞学均为阴性结果，但痰脱落细胞阳性率低，该患者最重要的诊断依据仍是取得病理学检查结果。

炎性肺癌作为肺癌的一种特殊生长方式，细胞类型多为腺癌，其病理基础是由于癌组织浸润性生长及散在癌性结节的形成。胸部 CT 则显示为散在斑片影或大片状影改变，可伴有卫星灶形成，由于肿瘤生长、浸润，支气管可被挤压变窄、牵拉扩张及变硬。影像学检查常易首诊为炎性病变，其最终确诊还需通过病理学检查。因此不能引起临床医师的足够重视，误诊误治率较高。肺炎型肺癌目前常用的确诊途径有 TBLB、痰细胞学检查、经皮穿刺肺活检术及手术。该例患者最终通过 TBLB 确诊。

【评析】

炎性肺癌误诊误治率较高，最终需通过病理学检查明确，该例患者主要因心肺功能较差，因此未能在发病初始即取得病理，后期行皮肺穿刺结果阴性，但由于治疗效果不理想，最终行气管镜检查得以明确诊断。对于该类患者，应提高警惕，病理学检查仍是重要依据。

（黄静　林勇）

参考文献

［1］ Aquino S L, Chiles C, Halford P. Distinction of consolidative bronchioloalveolar carcinoma from pneumonia: do CT criteria work? Am J Roentgenol, 1998, 171(2): 359-363.

［2］ Jung J I, Kim H, Park S H, et al. CT differentiation of pneumonic-type bronchioloalveolar cell carcinoma and infectious pneumonia. Br J Radiol, 2001, 74(882), 490-494.

第44章 肺部多发空洞样改变

【病历资料】

一般资料：患者男性，52岁，农民。因咳嗽、咳痰2月余，伴咯血1月余，气促半月余于2010年9月28日入院。患者2月余前无明显诱因出现咳嗽，咳痰，痰量少，无喘息，无潮热、盗汗，无咯血，无胸痛，在外院诊断"肺结核"，给予抗结核治疗1月余，症状无改善，开始出现痰中带血，量少，精神疲倦，乏力明显，食欲下降，体重减轻约5kg。半个月前开始出现胸闷，气促，于外院住院，外院胸部CT示双肺弥漫性小空泡改变，纵隔淋巴结肿大（图44-1）。纤维支气管镜检查示支气管炎性改变；支气管肺泡灌洗液查见少许异型细胞。考虑肺部感染，给予抗生素治疗，气促明显加重，为进一步诊治来我院住院。既往有2型糖尿病病史2年，血糖控制情况不详。有饮酒史30年，无吸烟史。

查体：T 37.0℃，P 110次/分，R 28次/分，BP 110/80mmHg。神志清楚，慢性病容，精神疲倦。口唇无发绀。浅表淋巴结无肿大。颈静脉无怒张。胸廓对称，胸廓扩张度对称，双肺叩诊呈清音，双肺呼吸音减弱，双下肺可闻及少许湿啰音，未闻及哮鸣音。心界不大，心率110次/分，律齐。双下肢无水肿。

辅助检查：血沉17mm/h。血常规、肝肾功能正常。真菌1,3-β-D葡聚糖108.1gp/mL。血糖6.15mmol/L。血白蛋白28.3g/L。血CEA 3.50ng/mL。乙肝表面抗原、丙肝、梅毒、艾滋病抗体均阴性。痰结核杆菌抗体检验阴性。血气分析示pH 7.44，PaO_2 47mmHg，$PaCO_2$ 35mmHg，HCO_3^- 24mmol/L。腹部B超示肝、胆、脾、胰未见异常。

【初步诊断】

（1）双肺阴影。

①肺腺癌？

②肺结核？

③朗格汉斯细胞组织细胞增生症？

（2）2型糖尿病。

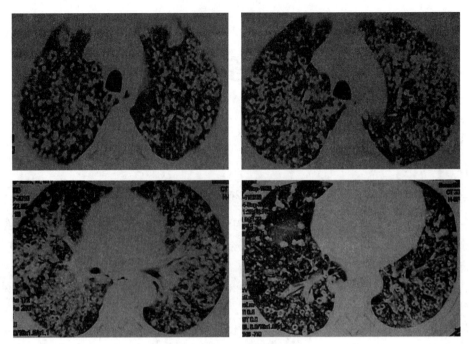

图 44-1 双肺弥漫性小空泡改变

【诊断依据】

1. 双肺阴影

① 肺腺癌依据：中年男性，起病有咳嗽、咳痰，继而出现咯血、胸闷、气促，呈进行性加重，查体双肺呼吸音减弱，双下肺可闻及少许湿啰音，血气分析示严重低氧血症，胸部CT示双肺弥漫性小空泡改变，支气管肺泡灌洗液查见少许异型细胞，血常规正常，感染征象不明显，考虑肺腺癌可能性大。建议行肿瘤标志物、痰脱落细胞学检查及经皮肺活检术进一步明确。

② 肺结核依据：中年男性，有咳嗽、咳痰、咯血、精神疲倦、乏力、食欲下降等结核中毒症状。胸部CT示双肺多发小空泡，呈弥漫性分布，但进展快，短时间内出现明显气促，伴严重低氧血症，血沉正常，胸CT无典型卫星灶，且外院抗结核治疗1月余无效，肺结核可能性小。建议多次痰找抗酸杆菌以进一步明确。

③ 朗格汉斯细胞组织细胞增生症依据：胸CT表现为双肺多发小囊泡状影，需排除朗格汉斯组织细胞增多症，但本病主要分布于中上肺，且囊的形状、大小不一，可有多器官受累，不支持。建议经皮肺活检术进一步排除。

2. 2型糖尿病

依据：中年男性，既往已诊断为糖尿病，诊断明确。

【下一步诊疗计划】

1. 检查计划

① 痰找抗酸杆菌、痰涂片找真菌菌丝、痰脱落细胞学。

② G试验、血气分析、肿瘤标志物。

③ 经皮肺活检术。

2. 治疗计划

① 氧疗、镇咳。

② 控制血糖。

③ 营养支持、维持水电解质平衡。

血气分析：pH 7.42，$PaCO_2$ 40mmHg，PaO_2 52mmHg，HCO_3^- 23mmol/L。G 试验 108.1pg/mL。痰中未找到抗酸杆菌及真菌菌丝。肿瘤标志物正常。痰脱落细胞学未见恶性肿瘤细胞。经皮肺穿刺活检组织病理示肺腺癌。

【最后诊断】

① 肺腺癌Ⅳ期，Ⅰ型呼吸衰竭。

② 2 型糖尿病。

【诊断依据】

1. 肺腺癌Ⅳ期Ⅰ型呼吸衰竭

依据：中年男性，有咳嗽、咳痰、咯血、胸闷、气促，呈进行性加重，查体双肺呼吸音减弱，双下肺可闻及少许湿啰音，血气分析严重低氧血症，胸部 CT 双肺弥漫性小空泡改变，经皮肺活检组织病理明确。血气分析提示Ⅰ型呼吸衰竭。

2. 2 型糖尿病

依据：病史。

【下一步治疗计划】

患者 KPS 评分 30 分，为化疗禁忌，本地区未能行 EGFR 检测，建议试验性给予吉非替尼片 250mg，口服，qd。

经上述治疗 1 周后，患者咳嗽、咳痰、咯血、胸闷、气促等症状明显好转，查体双肺呼吸音清，双肺湿啰音消失。复查血气分析示 pH 7.43，PaO_2 67mmHg，$PaCO_2$ 39mmHg，HCO_3^- 26mmol/L。因病情好转，患者及家属要求出院，给予办理出院。

院外继续予以口服吉非替尼，3 周后返院复诊，患者咳嗽、咳痰明显减轻，无咯血，无胸闷气促，双肺未闻及啰音，复查胸部 CT 示肺部病灶明显吸收、变小（图 44-2）。

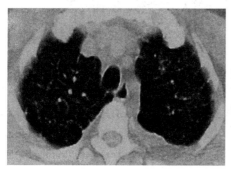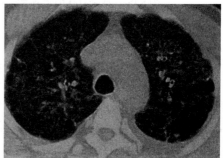

图 44-2

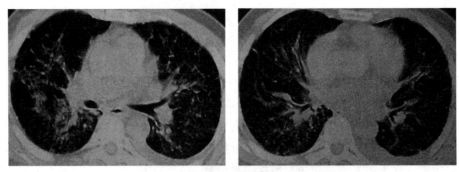

图 44-2　双肺病灶明显吸收、变小

继续按原方案治疗。

随访半年，患者无咳嗽、咳痰，无胸闷、气短。2011 年 4 月 24 日复查胸部 CT 示双肺野较前明显清晰，出现絮状、索条状、磨玻璃状改变（图 44-3）。

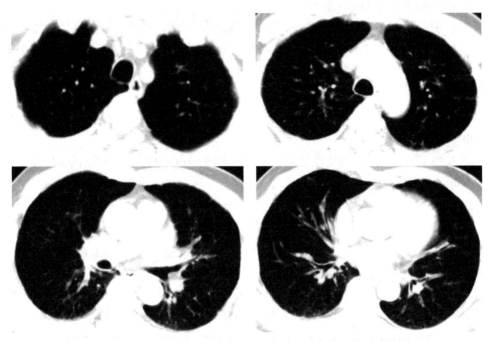

图 44-3　双肺野较前明显清晰，可见絮状、索条状、磨玻璃状影

【讨论】

本病例影像形态多样，部分表现为小囊样，部分互相融合呈梅花瓣样，部分为小蜂窝样，呈散在分布，可认为是空泡征的特殊表现形式，亦有人称之为空洞样改变，但有别于典型的肺癌空洞。肺癌性空洞以鳞癌最为多见，多为孤立性，多位于上叶，下叶次之，中叶少见，空洞壁厚薄不均，以厚壁多见，肺门侧较明显，空洞多偏于外侧，内缘不平，多为 >5mm 的圆形或类圆形空气样低密度影，因病变坏死液化排出后空气进入而形成。少数不典型的肺癌性空洞可表现为囊肿样空洞，为薄壁空洞，呈圆形，壁薄不均，多在 1 ～ 4mm，

壁厚处可见附壁结节。空泡征则多见于 3cm 以下的肿瘤，可以是一个或多个空泡，边界清楚，呈蜂窝状者多见。表现为瘤体内直径 1 ～ 3mm 的低密度区，空泡征形成的病理基础：① 未被肿瘤组织占据的含气肺组织；② 未闭合的或扩张的小支气管；③ 乳头状癌结构间的含气腔隙；④ 沿肺泡壁生长的癌组织未封闭肺泡腔及融解、破坏与扩大的肺泡腔；⑤ 肿瘤内小灶性坏死排出后形成。

【评析】

从该病例的诊治过程中，我们有以下几点体会。

1. 肺部多发空洞样改变需考虑到空泡征的特殊表现

本例患者肺部呈多发空洞样改变，既不是典型的肺癌空洞又不是常见的空泡征，临床表现出咳嗽、咳痰、咯血、精神疲倦、乏力、食欲下降，无助于肺结核、肺炎、肺癌的鉴别，追查痰抗酸杆菌、血沉、肿瘤标志物均为阴性结果，此时患者病情恶化，出现急性呼吸衰竭，PaO_2 47mmHg，综合分析，肺癌可能性大，患者肺部多发空洞样改变可能是空泡征的特殊表现形式，当机立断，立即予以经皮肺穿刺活检，最后组织病理明确肺腺癌。

2. 吉非替尼可做为 EGFR 突变患者的一线治疗

患者诊断肺腺癌Ⅳ期，KPS 评分 30 分，为化疗禁忌，无 EGFR 检测结果，此时是临终关怀，还是试验性给予靶向治疗？基于患者亚洲人、不吸烟、肺腺癌，吉非替尼 2009 年 7 月 1 日被欧洲获准用于治疗表皮生长因子受体（EGFR）基因突变的非小细胞肺癌的一线治疗，我们试验性给予吉非替尼片靶向治疗，结果患者 1 周后呼吸困难症状缓解，3 周后胸部影像病灶明显吸收，随访半年病灶基本吸收，病灶完全缓解。

（刘畅　黄华萍　李羲）

参考文献

[1] 周康荣. 胸部颈面部 CT. 上海：上海医科大学出版社，1996.
[2] 马大庆. 肺部空洞影像的鉴别诊断. 中华放射学杂志，2004, 1: 7.

第45章　大量咳痰伴活动后呼吸困难

【病例资料】

一般资料：患者林××，女，58岁，因"间断咳嗽、咳痰伴活动后呼吸困难2年余，再发加重5天"入院；患者于2年前无明显诱因下出现咳嗽、咳痰，痰量逐渐增多，至每天咳痰量达到约500mL，痰液较稀薄，痰液中伴有血丝，有时伴有间断发热，最高体温为39℃，热型不规则，发热时伴有双膝关节对称性疼痛，并逐渐出现进行性活动后呼吸困难，至稍平地行走即呼吸困难，1月前在当地医院住院治疗，入院后诊断"干燥综合征"，予以激素＋免疫抑制药（具体不详）联合治疗，治疗后稍好转，为进一步治疗，门诊拟"弥漫性肺间质疾病"收住我科。起病后一般情况可，精神、食欲尚可，大小便正常，体重减轻约10kg。

既往史：既往10余年前曾于当地医院诊断类风湿关节炎，未规律服用药物；否认高血压、糖尿病、冠心病等其他病史；否认乙肝等传染病史。无食物、药物过敏史。种植棉花。

查体：体温37℃，脉搏91次/分，呼吸20次/分，血压131/92mmHg，血氧饱和度88%（未吸氧），慢性面容，口唇四肢轻度发绀，全身浅表淋巴结无肿大，双肺呼吸音粗，双肺底可闻及湿啰音；双膝关节轻度变形，余未见异常。

辅助检查：外院胸部CT（图45-1）示双肺弥漫性间质改变、肝右叶低密度影。肺功能示中度限制性通气功能障碍。肺泡灌洗液常规示巨噬细胞90%。经纤维支气管镜肺组织活检病理诊断支气管黏膜组织慢性炎症改变。肿瘤五项示CEA 7.27mg/L，余正常。血气分析提示Ⅰ型呼吸衰竭。

【初步诊断】

弥漫性肺间质疾病性质待查。

【诊断依据】

①患者有棉花种植史；②慢性起病；③间断咳嗽、咳痰和进行性呼吸困难2年余；④查体双肺呼吸音粗，双肺底闻及湿啰音；⑤肺泡灌洗液常规示巨噬细胞90%；⑥经纤维支气管镜肺组织活检病理诊断黏膜组织慢性炎症改变；⑦外院胸部CT示双肺弥漫性间质改变，肝右叶低密度影；⑧肺功能示中度限制性通气功能障碍；⑨既往诊断类风湿关节炎，但具体诊治过程不详。

鉴别诊断：弥漫性肺间质疾病（ILD）的诊断思路可将疾病分为两类，一类为已知原因，另一类为未知原因。已知原因的肺间质性疾病包括环境/职业相关；药物/治疗相关；肺部感染相关；慢性心脏疾病相关；ARDS 恢复期；癌性淋巴管炎；慢性肾功能不全相关；移植物抗宿主反应相关的 ILD 等。未知原因的 ILD 中最常见的为特发性、结节病和与 ILD 相关的胶原血管疾病 / 结缔组织疾病等。

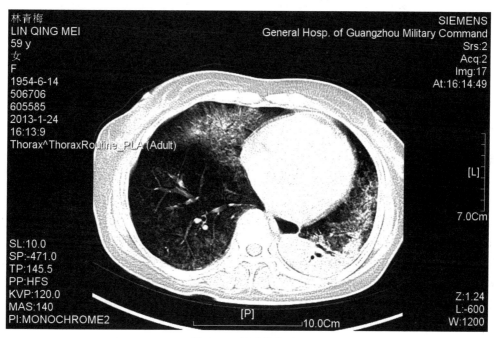

图 45-1　外院胸部 CT

【下一步诊疗计划】

根据 ILD 的诊断思路逐一进行检查和排除。

1. 进一步检查结果及病情分析

进一步病史询问：排除无机粉尘、有机粉尘接触史，气体 / 烟雾长期吸入等病史；无长期使用易导致 ILD 的药物；无免疫低下或缺陷等疾病；无慢性心脏疾病；无慢性肝肾疾病等；无慢性肺结核等疾病。

需要进一步明确的疾病是自身免疫性疾病、血管炎性相关疾病、遗传性疾病、胃肠道疾病等。

进一步检查显示：血沉 140mm/h。C 反应蛋白 95 mmol/L。真菌抗原 3 项示曲霉菌抗原（0.28，N）；念珠菌抗原（candida）（35.05pg/mL，N）；隐球菌抗原（阴性，N）。痰涂片示无致病菌生长（N）。细菌培养 + 药敏试验示白色假丝酵母菌（P）；氟胞嘧啶（S）；两性霉素 B（S）；扶立康唑（S）；氟康唑（S）；克霉唑 / 达克宁（S）。肺癌 4 项示细胞角蛋白 19 片段（3.80μg/L）；癌胚抗原（20.63μg/L）。ENA 谱 11 项示重组 Ro-52(++)；抗 SS-A(+++)。

2. 结果分析及治疗

根据干燥综合征分类标准，患者需符合口腔症状、眼部症状、眼部体征、组织学检查、涎腺受损以及自身抗体检查等，进一步查口腔和眼部症状等均为阴性，患者拒绝行组织病理学检查，腮腺造影为阳性，初步诊断为干燥综合征，并给予甲泼尼龙 40mg/d 治疗，并密切观察病情变化。

3. 下一步病情分析

患者经激素治疗1周后病情无明显缓解，仍活动后气促明显，伴咳嗽、咳痰，痰量较多，约500mL/d，痰为泡沫样，粉红色，未见坏死物，无分层及异味，血气分析仍提示Ⅰ型呼吸衰竭。进一步复查胸部CT显示肺部间质性病灶无吸收，并且左下肺病灶更趋向实变。复查癌胚抗原（21.68μg/L，H），较前增高，为进一步明确诊断，拟行CT引导下经皮肺穿刺活检术，穿刺部位为左下肺实变区。

4. 下一步结果分析

病理结果提示病变考虑为高分化腺癌。免疫组化：癌细胞CK（+），CK7（+），CEA部分（+），TTF-1（+），P53部分（+），Ki67约2%（+）。EGFR基因检测显示19位突变（+）。给予厄洛替尼150mg 1次/日治疗。

【讨论与评析】

细支气管肺泡癌（bronchioloalveolar carcinoma，BAC）是腺癌的一种特殊亚型，目前已取消这一概念，将其划入腺癌。BAC主要有三种影像学表现：孤立的实性结节或肿块、局部实变、多灶或弥漫性病变，通常把后两种类型归为弥漫型细支气管肺泡癌（diffuse bronchioloalveolar cell carcinoma，DBAC）。目前对于DBAC的归属仍有争议，其临床表现也较特殊，DBAC最常见的临床症状就是支气管液溢，该患者每日咳痰超过500mL，痰液出现分层，但无明显异味和坏死物。DBAC的CT表现多样，蔡祖龙等归纳了5个特征性表现：蜂房征、支气管充气征、磨玻璃密度、血管造影征和两肺弥漫分布的斑片状和结节状影，上述多个征象同时存在有很强的提示性。Akira等根据HRCT表现将DBAC分为三型：磨玻璃密度为主型、肺实变为主型和多发结节型。磨玻璃密度影是BAC最常见的表现，病理上反映了癌细胞沿肺泡间隔伏壁生长，肺泡腔内被大量低密度黏蛋白不完全充填的结果，常提示早期肺泡癌，随着病程的进展可转变为实变影，多发结节型可以是实性也可表现为部分实性伴周围的磨玻璃密度，病理基础是肿瘤细胞的附壁式生长或分泌黏液。过去常认为该型的多发结节是病变经气道或淋巴道肺内播散的结果，现在多数学者支持多克隆假说，并非肺内转移。实变型占全部BAC的30%，与组织学上的黏液型相对应，多呈肺段或肺叶分布，实变区内常见"充气支气管气相"或"枯树枝样支气管气相"，系由肿瘤填塞肺泡腔并侵犯了肺泡间隔和支气管壁，支气管变得僵硬、狭窄、受牵拉所致。小叶间隔的膨隆是实变型BAC的特征性表现，可能是由于肿瘤分泌黏液导致了肺叶的肿胀。对于有相应临床症状和影像学表现的患者需警惕弥漫型细支气管肺泡癌。

免疫应答在癌症早期起到生物信号放大作用，在肿瘤表型显现之前就可以检测到抗体的血清水平。肿瘤患者自身抗体的出现可能是机体的一种免疫监视作用，其杀伤和清除突变细胞功能，抑制了恶性肿瘤在体内生长。有研究表明，肿瘤患者血清ds-DNA水平高的其预后较好。在对自身抗体的研究提示，癌症患者体内存在着与肿瘤相关的自身抗体，检测患者血清自身抗体区分正常人和癌症患者。该患者血清中重组Ro-52（++）；抗SS-A（+++），曾误诊为干燥综合征，因此临床上需注意伴有自身免疫抗体滴度增高的肿瘤患者，可能是肿瘤早期的信号。

（方怡　袁伟峰　黄文杰）

参考文献

［1］蔡祖龙，赵绍宏. 细支气管肺泡癌的影像学. 中国医学计算机成像杂志，2001, 7(1): 24-29.

［2］Akira M, Atagi S, Kawahara M, et al. High-resolution CT findings of diffuse bronchioloalveolar carcinoma in 38 patients. AJR AmJ Roentgenol, 1999, 173(6): 1623-1629.

［3］Tor chilin V P, Iakoubo v L Z, Estr ov Z. Antinuclear auto antibodies as potential antineoplastic agents. Trends Immunol, 2001, 22(8): 424-427.

［4］Hong S H, Misek D E, Wang H, et al. An autoantibody-mediated immune response to calreticulin isoforms in pancreatic cancer.cancer Res, 2004, 64(15): 5504.

第 46 章　中年男性，咳嗽、咳痰半年

【病历资料】

一般资料：患者，男性，48 岁，海南省 ×× 县人，汉族，农民。因咳嗽、咳痰半年于 2012 年 10 月 23 日由门诊拟"肺部感染"收住院。

2012 年 7 月患者曾因无明显诱因出现阵发性咳嗽、咳白色黏痰半月余，于当地诊所输液治疗无效（具体不详），症状逐渐加重。当时的体格检查资料缺乏（无门诊就诊病历）。

2012 年 8 月 7 日患者曾在外院行胸部 CT 检查示：双中下肺大小不等结节影，纵隔淋巴结肿大。印象：双肺弥漫性病变，纵隔淋巴结肿大。

2012 年 9 月 13 日患者因上述症状到我院老年科门诊就诊。查体：双肺可闻及湿啰音。行胸部 CT 检查考虑双肺感染可能。在门诊予左氧氟沙星针输液治疗 10 天，症状未见好转，并出现阵发性腰痛。

2012 年 9 月 27 日患者因咳嗽、咳痰加重，于 ×× 县人民医院住院，入院诊断为肺部感染，予抗感染治疗（哌拉西林 - 舒巴坦、阿奇霉素、左氧氟沙星、阿米卡星、头孢硫脒静脉滴注），住院治疗 25 天，症状无好转。咳嗽较前加重，中量白黏痰。于 2012 年 10 月 22 日出院。

为求进一步诊治，于 2012 年 10 月 23 日再次来我院老年科门诊就诊，门诊拟"肺部感染"收入我院呼吸内科。起病以来，体重减轻约 5kg。

既往史：无特殊疾病史。

个人史：吸烟史 20 余年，20 支 / 日。饮酒史 20 余年，每日 250mL 白酒。

查体：T 36.2℃，P 84 次 / 分，R 20 次 / 分，BP 99/63mmHg。神志清楚，慢性病容，发育正常，营养中等。全身皮肤黏膜无黄染、皮疹及出血点，未见蜘蛛痣及肝掌。左锁骨上窝可触及一个米粒大小淋巴结，质硬，边界清楚，活动度可，无触痛。口唇、指端无发绀，咽无充血，扁桃体无肿大。气管居中，甲状腺无肿大。胸廓对称，双肺叩诊呈清音，双肺呼吸音粗，双肺底闻及湿啰音。心界无扩大，心率 84 次 / 分，律齐，各瓣膜听诊区未闻及杂音。腹软，无压痛反跳痛。肝、脾肋下未触及，墨菲征阴性，麦氏点无压痛，肝区叩击痛阴性，双肾区叩击痛阴性，移动性浊音阴性，肠鸣音 4 次 / 分，无血管杂音。双下肢无水肿。双上肢杵状指。

辅助检查：2012 年 9 月 13 日胸部 CT（图 46-1）示双肺纹理显著增多、紊乱，肺野显示模糊，其间散在分布絮点状、小片状模糊影及磨玻璃样结节灶，密度稍高，边缘欠清晰。右侧肺门纵隔内见数个淋巴结影，大者直径约 11mm。印象：考虑肺部感染或支气管肺炎可能性大，不排除其他肺内疾病，右侧肺门及纵隔淋巴结肿大。

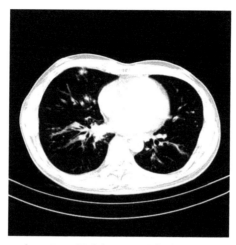

图 46-1　2012 年 9 月 13 日胸部 CT（肺窗）示双肺大小不等结节影

【初步诊断】

双肺弥漫性病变原因待查。

① 肺腺癌？

② 肺结核？

③ 间质性肺疾病？

【诊断依据】

1.肺腺癌

依据：中年男性患者，有长期吸烟史，吸烟指数 >400 年·支，有肺癌高危因素；有慢性咳嗽、咳痰症状，伴消瘦。查体：左锁骨上窝可触及一个米粒大小淋巴结，质硬，边界清楚，活动度可，无触痛，双肺呼吸音粗，双肺底闻及湿啰音，双上肢杵状指；外院规范性抗感染治疗无效。外院胸部 CT（2012-8-7）示双中下肺大小不等结节影，纵隔淋巴结肿大，且病灶较前增多（与我院 2012-9-13 胸部 CT 比较）；目前考虑本诊断可能性大。可行肿瘤标志物、痰找脱落细胞、电子支气管镜检查确诊，必要时行经皮肺活检明确诊断。

2.血行播散型肺结核（亚急性期）

依据：中年男性，起病较缓，病程较长，有长期咳嗽、咳痰，但胸部 CT 表现不符合血行播散型肺结核的特点，考虑本病可能性小。但需注意有无不典型肺结核可能，待行痰找结核杆菌、PPD 试验等检查排除。

3.间质性肺疾病

依据：患者胸部 CT 示双肺弥漫性病变，要注意。但患者无胸闷、气促，无呼吸困难，既往无结缔组织病病史，查体双肺未闻及爆裂音，考虑本病可能性小。可进一步行肺功能检查以协助诊断。

【下一步诊疗计划】

1.检查计划

① 痰脱落细胞检查、痰找结核杆菌。

② 肿瘤标志物检查。

③ PPD 试验。

④ 肺功能检查。

⑤ 胸部增强 CT。

⑥ 电子支气管镜检查。

2. 治疗计划

① 治疗上暂时予乙酰半胱氨酸颗粒止咳化痰处理。

② 尽快完善相关检查明确病因后，针对病因进一步治疗。

入院后患者感腰痛明显，请骨科会诊，会诊后考虑诊断：① 腰肌劳损；② 脊柱转移癌？建议行全身骨扫描。口服解热镇痛药。

辅助检查结果如下。

① ESR 55mm/h

② 痰涂片未见结核杆菌、痰脱落细胞检查阴性。

③ 肿瘤标志物：糖链抗原 19-9（CA19-9）41.7kU/L、糖链抗原 242（CA242）24.61kU/L、癌抗原 125（CA125）43.88kU/L 均增高。

④ 肺功能检查结果：轻度限制性通气功能障碍、残气量占肺总量百分比升高、弥散功能正常。

⑤ 胸部增强 CT：示双肺支气管血管束明显增多增重，其间散在分布大量点状、小片状稍高密度模糊影，边缘欠清。与前片（2012-9-13）比较，部分区域小片状影增多（图 46-2）。纵隔和肺门可见多发肿大淋巴结。腹膜后脂肪间隙混浊、增厚。印象：a. 双肺多发病变，沿淋巴管在肺内播散，较前片增多。b. 纵隔和肺门淋巴结肿大。c. 腹膜后异常密度影，考虑为增多的淋巴组织。以上表现考虑：a. 肺泡癌，纵隔和腹膜后淋巴结转移。b. 淋巴瘤。

⑥ 电子支气管镜检查结果：右下叶内基底段开口浸润性狭窄，支气管癌可能性大。

⑦ 支气管灌洗液未见恶性肿瘤细胞。

⑧ 支气管黏膜活检病理：结果可见癌细胞核大深染，核分裂易见，巢状分布，散在细胞内可见黏液（图 46-3）。免疫组化示：CK5/6（＋）、P63（＋）、TTF-1（＋）、CK7(部分 +)。病理诊断：非小细胞肺癌，非特殊型。

⑨ 全身骨显像：腰椎 3～4 椎体异常浓聚灶，不排除肿瘤骨转移可能。

【最后诊断】

肺腺癌（非小细胞肺癌）Ⅳ期，腰椎转移。

【诊断依据】

① 中年男性患者，有长期吸烟史，吸烟指数 >400 年·支，有肺癌高危因素。

② 有慢性咳嗽、咳痰症状，伴消瘦。

③ 查体：左锁骨上窝可触及一个米粒大小淋巴结，质硬，边界清楚，活动度可，无触痛，双肺呼吸音粗，双肺底闻及湿啰音，双上肢杵状指。

④ 外院规范性抗感染治疗无效，且病灶较前增多。

⑤ 胸部增强 CT 示：a. 双中下肺大小不等结节影，双肺多发病变，沿淋巴管在肺内播散，较前片增多。b. 纵隔和肺门淋巴结肿大。c. 腹膜后异常密度影，考虑为增多的淋巴组织。以上表现考虑：肺泡癌，纵隔和腹膜后淋巴结转移。

⑥ 电子支气管镜检查结果：右下叶内基底段开口浸润性狭窄，支气管癌可能性大。

⑦ 支气管黏膜活检病理结果：可见癌细胞核大深染，核分裂易见，巢状分布，散在细胞内可见黏液。免疫组化示：CK5/6（+）、P63（+）、TTF-1（+）、CK7（部分 +）。病理诊断：非小细胞肺癌，非特殊型。

⑧ 全身骨显像：腰椎 3 ～ 4 椎体异常浓聚灶，不排除肿瘤骨转移可能。

【治疗计划】

① 化疗：予 NP 方案。

② 对症处理。

经治疗后，病灶明显缩小（图 46-4）。

【讨论】

弥漫性肺疾病（diffuse lung disease，DLD）是一组病因复杂、临床表现各异、在胸部 X 线上以广泛多发为特征的肺间质及实质性病变。胸部 X 线表现为两肺野或大部分肺野布满大小不等的结节状、小片状、线条或网格状、蜂窝状阴影，单从 X 线阴影很难做出正确诊断。临床上的含义主要包含间质性肺疾病（interstitial lung disease，ILD）。ILD 是指肺间质损伤而产生的一类疾病。这是一组异源性疾病，病变涉及肺泡壁和肺泡周围组织。病变主要发生在肺间质，累及肺泡上皮细胞、肺毛细血管内皮细胞和肺动静脉。一般而言，肺间质包括肺实质的大部分，由位于肺泡之间的组织所组成，故现在也称为弥漫性肺实质疾病（diffuse parenchymal lung disease，DPLD）。肺泡之间的组织结构包括肺泡壁、网状和弹性纤维（结缔组织）、毛细血管网及淋巴管等。弥漫性肺疾病病因构成复杂，鉴别诊断困难，是国内外学者公认的疑难肺部疾病。

1. 弥漫性肺疾病的分类

目前已有 200 多种疾病，按已知病因与未知病因分类。

（1）已知病因的弥漫性肺疾病

① 感染：细菌、病毒、真菌、卡氏肺孢子菌。

② 肿瘤：细支气管肺泡癌、转移性淋巴管癌、转移性肺肿瘤、淋巴瘤。

③ 药物：细胞毒药物、非细胞毒药物。

④ 吸入性疾病：有机粉尘、无机粉尘、有毒气体、氧中毒。

⑤ 结缔组织病：类风湿关节炎、硬皮病、皮肌炎、多发性肌炎、系统性红斑狼疮。

⑥ 放射性肺损伤。

⑦ 肺栓塞：血栓、脂肪、羊水、空气等。

⑧ 遗传性疾病：家族性肺纤维化、结节性硬化症、神经纤维瘤、代谢蓄积性疾病。

⑨ 急性呼吸窘迫综合征（acute respiratory distress syndrome,ARDS）

（2）未知病因的弥漫性肺疾病　如特发性间质性肺炎、结节病、闭塞性细支气管炎伴机化性肺炎、肺泡蛋白沉积症、特发性肺含铁血黄素沉着症、淋巴管平滑肌瘤病、肺泡微石症、组织细胞增多症 X（又称为朗格汉斯细胞组织细胞增多症）。

2. 弥漫性肺疾病的临床表现

（1）发病年龄　患者的年龄、性别和吸烟史可为临床提供一定诊断线索。如结节病以中青年居多；特发性肺间质纤维化则几乎都发生于成年人，尤以 50 岁以上多见；肺尘埃沉着病（旧称尘肺）等职业性肺病则以中年以上有职业接触者为多等。

（2）起病方式　多数弥漫性肺疾病患者起病隐袭，进展缓慢，待病情已发展到症状明显而影响日常活动后才去就诊。

（3）临床症状　弥漫性肺疾病患者的临床症状差异很大，自无症状、症状轻微到严重的症状，主要为呼吸道症状和全身症状。呼吸道症状主要有呼吸困难、咳嗽、胸痛等；全身症状有发热、关节痛、乏力、消瘦等。

（4）主要体征

① Velcro 啰音（爆裂音）：尤多见于特发性肺间质纤维化及石棉肺患者，被认为是一种独特的体征。

② 杵状指。

③ 其他肺外体征：肺外体征的发现和其他器官的检查对提示特异性诊断和缩小鉴别诊断有很大的帮助。如特征性皮疹和皮肤变化常出现于某些结缔组织病（类风湿关节炎、系统性红斑狼疮、皮肌炎）。

3. 弥漫性肺疾病的临床诊断手段

（1）病史　详细的职业接触史和用药史发病经过、伴随症状、既往病史和治疗经过等，都可能是诊断线索。

（2）体格检查

① 胸部体征：Velcro 啰音（爆裂音）、杵状指、发绀、肺动脉高压。

② 其他体征：皮肤、浅表淋巴结肿大、关节炎、其他等。

（3）血液检查

① 血常规。

② 血液生化检查。

③ 血清学及免疫学检查。

（4）痰液检查

（5）胸腔积液检查

（6）胸部影像学检查

① 普通 X 线胸片：是诊断弥漫性肺疾病的基础检查。胸部后前位片及侧位片均需要。

② 胸部 CT：具有极高的密度分辨率和较好的空间分辨率，目前已成为诊断弥漫性肺疾病的重要影像学检查方法。对于疾病类型和范围评估优于普通 X 线胸片，CT 在鉴别诊断上也优于常规胸片，可以提示是进行经支气管活检还是开胸活检，并可以确定最佳的活检部位。随着多层螺旋 CT、高分辨扫描 (HRCT) 的广泛应用，可以较清楚地显示肺小叶的细微结构，为肺部弥漫性病变的诊断和鉴别诊断提供了更为详尽的影像信息，目前是诊断肺部弥漫性病变的首选方法。

弥散性肺疾病根据 CT 表现分为：线条状或网状阴影；结节影或肿块影；肺密度增高影；肺密度减低影。

a. 线条状或网状阴影：是肺间质异常的表现。其鉴别诊断主要根据形态上的表现，在 HRCT 上大致表现 3 种形态即光整、结节状和不规则。光整者常见于间质性肺水肿、炎症等。

结节状者多见癌性淋巴管转移、结节病、硅沉着病等。不规则形多为间质纤维化所致，以特发性肺间质性纤维化或其他原因所致的普通型间质性肺炎为多见。

b. 结节影或肿块影：对弥漫结节的鉴别诊断主要根据结节的大小、形态和分布特点而定。通常将结节分为直径小于 1cm 小结节和直径大于或等于 1cm 大结节。小结节影有三种分布方式。一为淋巴管周围分布，位于支气管血管周围间质、小叶间隔、胸膜下，见于癌性淋巴管播散、结节病、肺尘埃沉着病等。二为随机分布，是广泛均匀分布，一般两侧对称，又称血行分布，胸膜下不突出，见于血源性肺转移瘤、急性粟粒型肺结核。三为小叶中心分布，常与胸膜面、叶间裂或小叶间隔数毫米距离，不与小叶间隔、胸膜相连，经气道吸入发生的病变，多见于支气管肺炎、毛细支气管炎及过敏性肺炎等、嗜酸性肉芽肿、肺尘埃沉着病等。大结节和肿块影可以是小结节融合或弥漫性浸润性肺病中的结节灶。常见于结节病、硅沉着病的融合，转移癌，弥漫性细支气管肺泡癌，淋巴瘤，韦格纳肉芽肿，真菌感染等。

c. 肺密度增高影：磨玻璃密度是指均匀薄雾状的透光减低区，其内血管影及支气管可见。多见于过敏性肺炎、肺出血、肺泡癌以及经支气管播散转移肿瘤等。磨玻璃密度的出现常提示病变处于活动性或病变的早期阶段，对指导临床治疗具有十分重要的意义。多种疾病进一步发展将表现为肺实变影。肺实变影 CT 表现为斑片状及大片状高密度影，掩盖了其中的血管影，内见充气支气管征。常见于各种原因引起的肺泡性肺水肿、肺出血性疾病、弥散性肺炎、肺泡细胞癌、肺泡蛋白沉着症等。

d. 肺密度减低影：肺密度减低提示肺内含气量过多、肺结构破坏、肺内潜在腔隙扩大以及纤维化等。根据有无囊壁分为三种。第一种为有壁低密度病变或含气囊等。蜂窝状影是两肺下叶背侧多见，为边缘清楚的空腔，其病理基础为肺泡管及呼吸性细支气管的扩张，是弥漫性肺疾病终末期的标志，典型的蜂窝主要见于寻常型间质性肺炎的终末期，有的为肺泡性气肿。第二种为无壁低密度病变或含气囊腔：主要见于肺气肿、肺大疱、空气潴留征和马赛克灌注。第三种为腔，常见病变为肺囊肿、支气管扩张症、蜂窝肺、肺淋巴管平滑肌瘤病。

③ 胸部 MRI：一般认为 MRI 对弥漫性肺疾病的诊断没有很大的价值，唯对发现及鉴别肺门和纵隔肿块及淋巴结肿大具有重要价值。

（7）肺功能检查　肺功能检查为间质性肺疾病的常规检查项目。常规检查项目为：肺通气功能检测，包括肺容量、肺通气量、小气道功能检测；肺换气功能检查，包括肺弥散功能检测及血气分析。临床上肺功能的检测有助于鉴别阻塞性、限制性、混合性通气功能障碍的类型；查找呼吸困难的原因；早期发现肺、气道病变的肺功能损害。间质性肺疾病的肺功能检查特征为限制性通气功能障碍、通气血流比例失调、气体交换（弥散）功能障碍。但是，肺功能检查正常或有阻塞性通气功能障碍的结果均不能作为排除间质性肺疾病的依据。肺功能检查可大致评估疾病的严重程度，并能反映疾病的变化。ILD 中晚期均可见低氧血症，但气道阻力改变不大，常因呼吸频率加快及过度通气而出现低碳酸血症。

（8）支气管肺泡灌洗检查　此项目检查有明确 ILD 免疫效应细胞类型，有助于 ILD 的分型。

（9）放射性核素扫描　最常由于肺栓塞的诊断，亦可用于局部肺功能的测定。

（10）肺组织活检

① 经支气管镜肺活检（TBLB）：为一项创伤性的肺部疾病诊断措施。TBLB 的优点为操作较简便，安全性大，可作为常规检查。TBLB 也能帮助排除感染性疾病和转移癌或肺泡

癌。但 TBLB 受取材部位和标本量的限制，对 ILD 的诊断价值有限，只能对 25% 的 ILD 病例作出诊断。TBLB 只有在下列情况下具有较高诊断价值：a. 肉芽肿（结节病、过敏性肺炎）；b. 感染；c. 恶性疾病。

② 外科肺活检（开胸肺活检、经胸腔镜肺活检）：如经上述检查结果仍不支持诊断则考虑开胸肺活检或经胸腔镜肺活检。

近年来，肺癌发病的一个特点是腺癌的发病例数明显增多，在许多国家包括我国，肺腺癌已成为最常见的病理类型之一。细支气管肺泡癌（bronchioloalveolar cell carcinoma，BAC）属肺腺癌的一个亚型。随着肿瘤分子生物学、病理学和影像学的不断进展，目前的 WHO（2004 年）呼吸系统肿瘤分类已不能很好地反映出临床诊治肺腺癌的进展和趋势。因此，2011 年 2 月国际肺癌研究学会（international association for the studyof lung cancer，IASLC）、美国胸科协会（American thoracic society，ATS）和欧洲呼吸协会（European respiratory society，ERS）联合发表了关于肺腺癌国际多学科分类。新分类分为浸润前病变、浸润性腺癌（lepidic predominant adenocarcinoma，LPA）、微浸润性腺癌（minimally invasive adenocarcinoma，MIA）、浸润性腺癌变异型 4 种基本类型。新分类推荐不再使用 BAC 的名称，首次提出 AIS 和 MIA 的命名。新分类将原位腺癌（adenocarcinoma in situ，AIS）与非典型腺瘤样增生（atypical adenomatous hyperplasia，AAH）一并归入肺腺癌的浸润前病变范畴。

肺腺癌影像表现可分为以下三种类型。① 孤立结节型：病灶呈圆形、类圆形或淡片状影，边缘毛糙，有分叶、毛刺，可有胸膜凹陷或胸膜尾征。② 肺炎型：病变呈多个肺段或肺叶的炎症样实变，实变区密度多偏高，体积部分膨大或缩小，叶间裂平直呈弧形凹陷或向外隆凸，可见空泡征或支气管气相。③ 弥漫结节型：双肺弥漫分布粟粒样或结节样致密影，大小不等，分布不均，不对称，以两下肺野为著，部分边缘清晰，可融合成片状，此型需与粟粒型肺结核和转移性肺癌鉴别。

肺腺癌在临床表现上并无特殊性，多数患者无症状，主要症状有咳嗽、气短、痰多、痰中带血、胸痛、发热和体重减轻。两种临床表现要特别注意：① 支气管黏液溢，指的是每日痰量 >100mL；② 逐渐加重的呼吸困难，可伴有发绀和杵状指（趾），可导致顽固性低氧血症。主要是由于肺泡内充满恶性细胞和黏液，导致肺内分流和低氧血症。以上两种症状主要见于晚期黏液型 BAC。

病理检查为诊断肺腺癌的金标准。

肺腺癌治疗原则因临床分型、分期而异，主要治疗策略有手术、化疗、放疗和 EGFR-TKI 特殊治疗。对于孤立型和局限型 BAC 应尽可能手术治疗，并行辅助化疗。对弥漫型主要治疗方案为化疗。肺腺癌对化疗中度敏感，有报道，吉西他滨联合顺铂化疗，总有效率可达 45.5%。对分期晚不能手术的患者采取先化疗后表皮生长因子受体络氨酸激酶抑制剂 (EGFR-TKI) 分子靶向治疗的序贯疗法，可取得较好的疗效。

【评析】

通过对该患者的诊治过程，笔者有一些心得体会。

① 对弥漫性肺疾病病例，医师要做出正确的诊断，必须具备较好的呼吸专科知识和影像学的知识。

② 弥漫性肺疾病病因多种多样，临床经过有急性经过也有慢性经过。诊断主要根据临床症状、临床经过、胸部 X 线、CT，而肺组织活检起到至关重要的作用。肺功能检查对诊

断和治疗也起到重要的作用，对辅助诊断、判断疗效和预后有重要的参考价值。

③ 对弥漫性肺疾病的治疗。当你考虑为某个病因给予治疗而效果又不佳时，应积极行进一步的检查，尤其是肺组织活检等检查，以免贻误病情。

④ 患弥漫性肺疾病的患者，就诊时最好到呼吸专科找相应的专家诊治，可以少走弯路，减少漏诊和误诊。

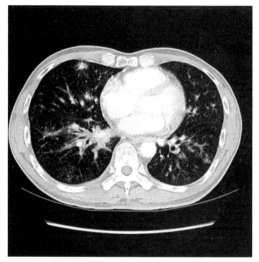

图 46-2　2012 年 10 月 25 日胸部增强
CT（肺窗）示双肺大小不等结节影
明显增多

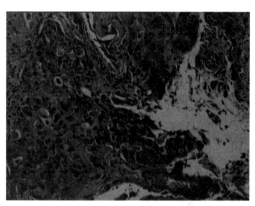

图 46-3　2012 年 10 月 26 日组织病理学

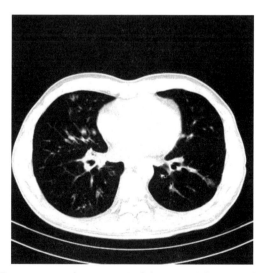

图 46-4　2013 年 1 月 10 日胸部 CT（肺窗）经化疗后

（施蓉萍）

参考文献

[1] 蔡柏蔷，李龙芸. 协和呼吸病学. 北京：中国协和医科大学出版社，2004.

[2] 蔡后荣，张湘燕，周贤梅. 肺弥漫性疾病. 贵阳：贵州科技出版社，2003.

［3］胡克，陈喜兰，杨炯．弥漫性肺疾病临床诊断学．北京：科学技术文献出版社，2003.

［4］周新华．弥漫性肺疾病的诊断和鉴别诊断．中国医师进修杂志，2006，29(3): 1-4.

［5］张越，史雯．CT 诊断弥散性肺疾病．中国医药指南，2010, 8(13): 196-197.

［6］董印军，刘曙光，孙复志等．细支气管肺泡癌的诊断与治疗．山东医药，2010, 50(2): 81-82.

［7］张杰．肺腺癌 IASLC/ATS/ERS 国际多学科分类临床应用中的若干问题与思考．诊断病理学杂志 2012，19(6): 401-405.

［8］王凯忠，王研，孙淑宾等．细支气管肺泡癌 80 例临床治疗分析．吉林医学，2008, 29(7): 545-546.

第47章　左上肺陈旧性肺结核新发右上肺结节影

【病历资料】

一般资料：患者男性，61岁，干部。患者因右侧胸痛20余天于2012年4月23日由门诊右上肺结节查因收入我科。患者于2012年3月31日晚卧床翻身时出现右侧胸痛，有压痛，皮肤表面无红肿，平躺时不痛，多于卧床翻身时痛，下床活动时及休息时不痛。无发热、咳嗽、咳痰及咯血，无盗汗，无胸闷、气促等不适。自服"阿莫西林"及中药2天后，右侧胸痛消失，未予特殊处理。2012年4月20日来我院体检，查胸部CT示：①左上肺陈旧性肺结核伴肺大疱。②右上肺尖段结节，肺癌？炎性结节？③双下肺点状影，多为硬结节灶。为求进一步诊治，遂入我院，患者既往于1999年诊断为肺结核，口服抗结核药4个月，因不良反应停药，有慢性肠炎病史20余年。对青霉素过敏。

查体：T 36.5℃，P 80次/分，R 20次/分，BP 150/90mmHg。发育正常，营养中等，神志清晰，查体合作，自主体位。全身皮肤无黄染，全身浅表淋巴结未触及明显肿大，头颅五官无异常，咽不红，双侧扁桃体无肿大。颈软，气管居中，无颈静脉充盈，甲状腺无肿大。桶状胸，叩诊过清音，未闻及胸膜摩擦音，双肺呼吸音低，未闻及明显干湿啰音。心前区无异常隆起，心尖搏动位于左第五肋间锁骨中线内0.5cm，无震颤。心界无扩大，心率80次/分，律齐，心音正常，未闻及杂音，未闻及心包摩擦音。腹部平软，未及肠型及胃肠蠕动波，无压痛及反跳痛，肝、脾肋下未及，双肾区无叩击痛。移动性浊音阴性，肠鸣音正常，5次/分。肛门及外生殖器未查，双下肢无水肿。神经系统检查：生理反射存在，病理征未引出。

辅助检查：（2012-4-20，我院）血常规示WBC 4.8×10^9/L，N 62.6%，L 28.6%，RBC 4.38×10^{12}/L，Hb 149g/L，PLT 152×10^9/L。结核抗体阴性。PPD皮试（+）。血沉2mm/h。胸部CT示：①左上肺陈旧性肺结核伴肺大疱。②右上肺尖段结节，肺癌？炎性结节？③双下肺点状影，多为硬结节灶，必要时追踪复查（图47-1）。

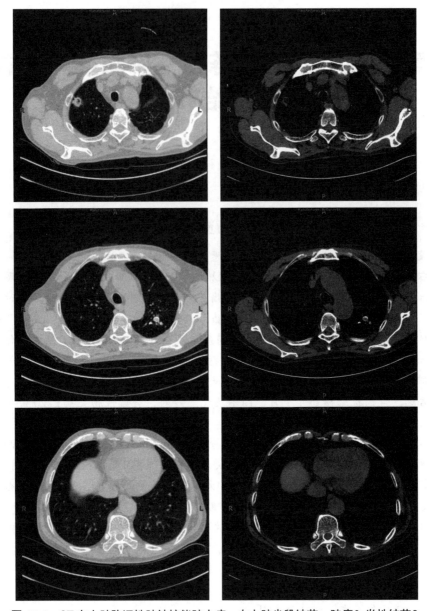

图 47-1　CT 左上肺陈旧性肺结核伴肺大疱，右上肺尖段结节，肺癌？炎性结节？
双下肺点状影，多为结节灶

【初步诊断】

（1）双肺病变查因。

①结核并真菌感染？

②肿瘤待排除。

（2）左上肺陈旧性肺结核。

【诊断依据】

1. 双肺病变查因

① 结核并真菌感染依据：患者老年男性，既往患有肺结核，抗结核治疗 4 个月，肺部

CT 可见双上肺斑点状及条索状阴影，并可见钙化影，均为结核好发部位。PPD 皮试（+）。目前患者无咳嗽、发热等症状，血沉不快，考虑无结核活动。肺部 CT 右上肺尖段结节影，可见空洞形成，似有新月征，考虑真菌感染，建议做 G 试验、GM 试验、支气管镜检查；肺穿刺活检可明确诊断。

　　② 肿瘤待排除依据：患者有胸痛症状，但抗感染治疗后患者胸痛症状消失。肺部 CT 可见右上肺结节影，边界不清，结节似有分叶，中间可见空洞病变。肺结核和肺癌均是消耗性疾病，两者均可独自导致机体抵抗力及免疫功能下降，而给另一种疾病的发生创造条件。肺结核基础上发生癌变目前已基本证实，故肿瘤不排除。

　　2. 左上肺陈旧性肺结核

　　依据：肺部 CT 可见左上肺条索状阴影，并有钙化，考虑为陈旧性肺结核。

【下一步诊疗计划】

　　1. 检查计划

　　① 常规检查。

　　② G 试验、GM 试验。

　　③ 支气管镜检查、肺穿刺活检术。

　　2. 治疗计划

　　患者现无明显不适，暂不予治疗。明确诊断后再行治疗。

　　完善相关检查示：血常规示白细胞计数 $4.1×10^9$/L，红细胞计数 $4.14×10^{12}$/L，血红蛋白 131g/L，血小板计数 $154×10^9$/L，中性粒细胞计数 $2.1×10^9$/L，中性粒细胞百分比 50.9%。尿、粪常规正常。DIC 全套示纤维蛋白原 1.44g/L。肝功能示白蛋白 39.5g/L，球蛋白 23.1g/L，总胆红素 17.9μmol/L，直接胆红素 9.0μmol/L。血脂示高密度脂蛋白（HDL）1.89mmol/L，HDL/TC 0.51。心肌酶、电解质常规、血清离子无明显异常。G 试验 +GM 试验、癌胚抗原（CEA）2.380ng/mL。支气管镜检查示支气管炎症，支气管肺泡灌洗液抗酸染色未找到抗酸杆菌，液基薄层细胞学检查未找到癌细胞。患者拒绝肺穿刺活检，要求出院。出院后嘱患者 1 个月后复查肺部 CT，并找到原来影像学对比。

　　出院后患者未复查 CT，至 2012 年 11 月前一直未出现胸痛，亦无其他特殊不适。11 月初患者出现右侧肩胛区疼痛，在当地医院骨科诊断为"肩周炎"后给予治疗（具体不详）疼痛可减轻。12 月 16 日起开始出现右前胸上部胀痛，夜晚加重，无发热、咳嗽、咳痰及咯血，无盗汗，无胸闷、气促等不适。为求进一步诊治再次入我院。

　　入院后查体：T 36.6℃，P 80 次 / 分，R 20 次 / 分，BP 138/80mmHg。发育正常，营养中等，神志清晰，查体合作，自主体位。全身皮肤无黄染，全身浅表淋巴结未触及明显肿大，头颅五官无异常，咽不红，双侧扁桃体无肿大。颈软，气管居中，无颈静脉充盈，甲状腺无肿大。桶状胸，叩诊过清音，未闻及胸膜摩擦音，双肺呼吸音低，未闻及明显干湿啰音。心前区无异常隆起，心尖搏动位于左第五肋间锁骨中线内 0.5cm，无震颤。心界无扩大，心率 80 次 / 分，律齐，心音正常，未闻及杂音，未闻及心包摩擦音。腹部平软，未及肠型及胃肠蠕动波，无压痛及反跳痛，肝、脾肋下未及，双肾区无叩击痛。移动性浊音阴性，肠鸣音正常，5 次 / 分。脊柱、四肢无畸形，右前上胸部有压痛，四肢肌力及肌张力正常。病理征阴性。

辅助检查：肺部CT（2012-12-16，我院）示右上肺尖段结节灶较前增大，邻近胸膜肿块、伴有肋骨骨质破坏，考虑周围型肺癌，余肺内情况大致同前（图47-2）。

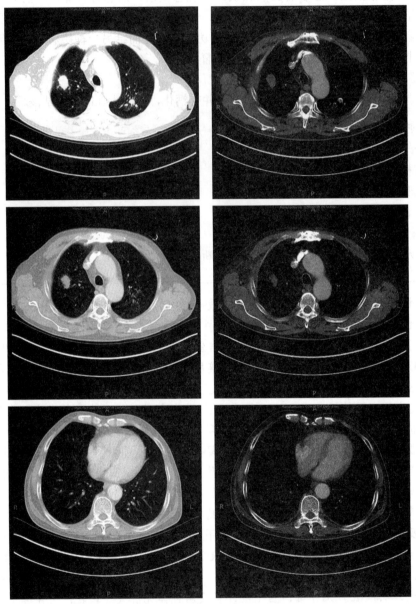

图47-2　肺CT右上肺尖段结节灶较前增大，邻近胸膜肿块、伴有肋骨骨质破坏，考虑周围型肺癌

【进一步考虑诊断】

①右上肺病变查因：肺癌？

②左上肺陈旧性肺结核。

【诊断依据】

① 右上肺病变查因肺癌依据：患者老年男性，间断右侧胸痛 8 个月，查体：右侧胸部压痛。肺部 CT 可见肋骨骨质破坏。右上肺结节较前增大，边缘不规则，似有分叶及胸膜凹陷征。建议行肺穿刺活检及骨扫描等相关检查明确诊断。

② 左上肺陈旧性肺结核依据同前。

【下一步诊疗计划】

1. 检查计划

① 血沉、结核抗体、PPD 皮试。

② 肺穿刺活检。

2. 治疗计划

① 卧床休息、加强营养。

② 止痛：曲马多缓释片 100mg，q12h。

2012 年 12 月 26 日肺穿刺病理回报：腺癌（图 47-3）。

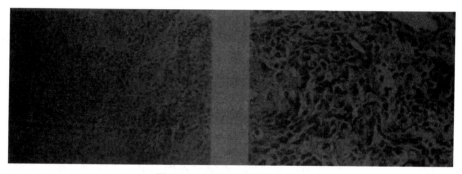

图 47-3 肺穿刺病理报告腺癌

【最后诊断】

① 右上肺腺癌（T4N0M1b）。

② 左上肺陈旧性肺结核伴肺大疱。

【诊断依据】

① 右上肺腺癌（T4N0M1b，骨、胸膜）依据：患者老年男性，间断胸痛 8 个月，肺部 CT 可见右上肺结节较前增大，结节边缘不规则，似有分叶及胸膜凹陷征，肺穿刺活检示中分化腺癌。

② 左上肺陈旧性肺结核伴肺大疱依据同前。

【下一步诊疗计划】

1. 检查计划

① B 超浅表淋巴结及腹膜后淋巴结。

② 彩超腹部肝胆脾胰、肾上腺、肾、输尿管、膀胱（前列腺）。

③ 骨 ECT：SPECT 全身骨扫描。

④ 磁共振颅脑平扫＋增强。

⑤ 心电图。

B 超示：肝多发囊肿，胆囊息肉样病变、胆囊炎，双肾、输尿管、膀胱、前列腺未见明显异常，双侧颈部多个淋巴结可见。心电图正常。磁共振：① 多发腔隙性脑梗死；② 双侧筛窦炎。骨扫描示：右侧第 6 前肋、胸骨角局部代谢增高，性质待定，建议定期复查。

---

2. 治疗计划

① GC 方案 + 贝伐单抗化疗：吉西他滨针（法国 Lilly）0.2g，第一天；卡铂针（齐鲁制药）550mg，第一天；贝伐单抗针 500mg，iv gtt。

② 护胃、止呕、抗过敏：泮托拉唑针 40mg，iv gtt；帕洛诺司琼针 0.25mg，iv gtt；地塞米松针 10mg，iv gtt。

患者确诊右上肺腺癌（T4N0M1b）后即在我科肿瘤病房化疗，现一般情况尚可。

【讨论】

本例患者，老年男性，2012 年 3 月 31 日无明显诱因出现右侧胸痛，口服抗感染药物后未再发生胸痛。其他亦无特殊不适。体检发现右上肺结节入我院。入院查体：T 36.5℃，P 80 次 / 分，R 20 次 / 分，BP 150/90mmHg。营养中等，神志清晰。全身皮肤无黄染，全身浅表淋巴结未触及明显肿大，头颅及五官无异常，咽不红，双侧扁桃体无肿大。颈软，气管居中，无颈静脉充盈，甲状腺无肿大。桶状胸，叩诊过清音，未闻及胸膜摩擦音，双肺呼吸音低，未闻及明显干湿啰音。心血管（-），腹部（-）。辅助检查：PPD 皮试（+）。血沉不快。肺部 CT 示右上肺结节影，左上肺陈旧性肺结核。入院完善相关检查无明显异常，患者即要求出院。出院后患者未按医嘱复查 CT，至 2012 年 11 月前一直未出现胸痛，亦无其他特殊不适。11 月初患者出现右侧肩胛区疼痛，在当地医院骨科诊断为"肩周炎"后给予治疗（具体不详）疼痛可减轻。12 月 16 日起开始出现右前胸上部胀痛，夜晚加重，复查肺 CT 可见原右上肺结节影较前增大，考虑肿瘤可能性大，在 CT 引导下行肺穿刺活检，病检示中分化腺癌。

肺结节通常是指直径小于 3cm 的肺内类圆形病灶，称为结节，其中小于 1cm 者可称为微结节。本例患者表现为右尖段上肺结节影，为结核的好发部位，且患者有陈旧性肺结核，故与结核不易鉴别。结节的种类有很多种，主要为肺癌、转移瘤、结核、炎症等。结节具有以下征象多考虑恶性肿瘤：① 分叶征；② 边缘毛糙，有毛刺、棘状突起与锯齿征；③ 空泡征和（或）支气管充气征；④ 胸膜凹陷征；⑤ 血管集束征。对于肺部结节的暂不能明确诊断的患者应密切观察，如短期内增大，考虑恶性疾病。对于可通过肺穿刺活检取病检的病例应尽早明确诊断。

【评析】

通过肺部结节 1 例患者的诊治过程我们可以得出以下体会。

① 对于肺部孤立性小结节病灶不能明确诊断者，应定期随访，根据肿瘤细胞倍增时间，我们建议 2 ～ 3 个月应复查肺 CT，若结节增大，应及时手术治疗。复查间隔时间不宜过长，

以免发生转移延误治疗时机。一般认为，若 2 年内结节无变化，恶性病变可能性小。

②老年人肺结核伴软组织肿块，应警惕肺癌可能。

③警惕无呼吸道症状的肺癌：对原因不明的胸痛、肩痛、腰腿痛、杵状指等肺外症状，应仔细寻找病因，常规摄 X 线胸片或肺部 CT 以排除肺外表现的肺癌。

④肺部结节与肺结核不易鉴别时，必要时可行肺穿刺活检明确诊断。

（苏晓丽　何俊）

参考文献

[1] 谢春英. 老年肺结核合并肺癌的 CT 表现及临床误诊分析. 中国老年学杂志，2012, 32(5).
[2] 陈涛. 肺结核合并肺癌 50 例病因及临床病理分析. 重庆医学，2005，34(7): 1076-1077.
[3] 李惠民，肖湘生. 肺结节 CT 影像评价. 中国医学计算机成像杂志，2001, 7(1): 30-31.

第48章　不明原因的胸腔积液

【病历资料】

一般资料：患者男性，80岁，退休工人。因咳嗽、咳痰、胸闷、活动后气促1周于2011年5月11日由门诊拟"胸闷待查"收住院。患者1周前无明显诱因下出现咳嗽，多为干咳，以白天和睡前明显，偶有少量白痰，同时自觉右侧胸痛，深呼吸时明显，伴低热，体温波动于37.0～38℃，以下午明显，无咽痛、流涕，无心悸、盗汗和咯血，3日后胸痛明显减轻，但开始出现胸闷，活动后气促，休息可逐渐好转，遂来我院门诊就诊。近1周患者胃纳差，睡眠可，大小便正常，无明显体重改变。患者平素健康，吸烟100年·支，已戒烟40年。

查体：体温37.5℃，心率80/分，呼吸20/分，血压130/60mmHg。一般状态尚可，口唇无发绀，浅表淋巴结未触及，颈静脉无怒张，气管居中，右下肺叩诊浊音，听诊呼吸音低，两肺散在干湿啰音。心界不大，心率80次/分，律齐，各瓣膜区闻明显病理性杂音。腹软，无压痛，肝、脾未及。双下肢无水肿，左下肢静脉轻度曲张，未见杵状指（趾）。

辅助检查：血常规示血红蛋白112g/L，白细胞计数10.79×10⁹/L，血小板计数270×10⁹/L，中性粒细胞79.7%，嗜酸粒细胞0.1%。尿常规示蛋白质（−），葡萄糖（−），尿胆原（−），胆红素（−），红细胞6/μL，白细胞4/μL。粪常规示潜血（−），白细胞（−）。血电解质示钾3.9mmol/L，钠136mmol/L，氯103mmol/L。血糖3.97mmol/L。血沉24mm/h。肝功能示总胆红素9.6μmol/L，谷丙转氨酶19U/L，谷草转氨酶27U/L，乳酸脱氢酶130U/L。肾功能示尿素氮8.2mmol/L，肌酐55μmol/L。心电图示窦性心律，心率81次/分，肢体低电压。腹部B超示脂肪肝，肝囊肿，胆囊炎，胆结石伴胆固醇结晶。胸部CT示两肺炎症，右侧胸腔积液（图48-1）；主动脉硬化。

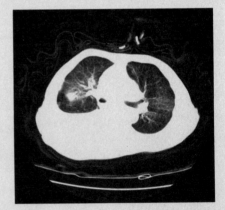

图48-1　胸部CT示两肺炎症，右侧胸腔积液，主动脉硬化

【初步诊断】

（1）胸腔积液。

① 肺炎？

② 肺结核？

③ 肺癌？

④ 肺栓塞？

（2）脂肪肝，肝囊肿。

（3）胆囊炎，胆囊结石。

【诊断依据】

1. 胸腔积液

① 肺炎依据：患者为老年男性，有发热、咳嗽、咳痰、胸闷、气促表现，查体右下肺叩诊浊音，听诊呼吸音低，两肺散在干湿啰音。血常规示白细胞 10.79×10^9/L，中性粒细胞79.7%。胸部 CT 示两肺炎症，右侧胸腔积液，临床考虑肺炎伴胸腔积液，炎症侵犯胸膜，形成胸腔积液，胸腔积液量大时引起胸闷表现，进一步行 CRP 检查，同时查涂片及痰培养检查。

② 肺结核依据：老年男性，有低热、咳嗽表现，查体右下肺叩诊浊音，听诊呼吸音低，两肺散在干湿啰音。胸部 CT 示两肺炎症；右侧胸腔积液，肺内炎症病灶弥散，且肺结核是胸腔积液最常见的原因，需进一步查痰结核菌涂片及 PPD 辅助诊断。

③ 肺癌依据：老年男性，有咳嗽，胸闷、胸痛症状。胸部 CT 示两肺炎症；右侧胸腔积液，恶性肿瘤也是胸腔积液的常见原因，老年人发病率更高，且患者存在吸烟高危因素，虽然胸部 CT 未见肺内明显肿块，需警惕弥漫性肺泡细胞癌可能，同时因患者右侧胸腔大量积液压迫右肺，可能造成肺内病灶难以发现，可待抽取胸腔积液后复查胸部 CT 检查明确，同时行痰脱落细胞学等检查协助诊断。

④ 肺栓塞依据：老年男性，存在左下肢静脉曲张高危因素，出现胸闷、胸痛，故需考虑肺栓塞可能，肺栓塞亦可造成胸腔积液，进一步加重呼吸困难，但查体无肺动脉高压体征，心电图无 $S_I Q_{III} T_{III}$ 征，考虑行 D- 二聚体、心脏彩超、四肢血管彩超检查。

2. 脂肪肝，肝囊肿

依据：腹部 B 超结果。

3. 胆囊炎，胆囊结石

依据：腹部 B 超结果。

【下一步诊疗计划】

1. 检查计划

① D- 二聚体，C 反应蛋白（CRP）。

② 痰涂片找细菌，痰找抗酸杆菌，痰培养 + 药敏试验，痰找脱落细胞。

③ PPD 试验。

④ 心脏彩超，四肢血管彩超检查，胸腔 B 超胸腔积液定位，并抽取胸腔积液行常规、生化等检查。

2. 治疗计划

① 一般处理：氧疗，卧床休息。

② 抗感染：阿奇霉素针 0.5g，iv gtt，qd；联合阿莫西林 - 克拉维酸钾 3.75g，iv gtt，bid。

③胸腔 B 超胸腔积液定位后抽取胸腔积液。

抽取胸腔积液后患者胸闷较前减轻，第 1 日抽取胸腔积液 600mL，第 2～3 日胸腔积液引流量分别为 700mL、550mL，3 天后，患者体温恢复正常，仍咳嗽，有少量白色黏痰，食欲差，睡眠可，大小便正常。

查体：体温 36.8℃，心率 73/ 分，呼吸 18/ 分，血压 120/60mmHg。一般状态尚可，口唇无发绀，浅表淋巴结未触及，颈静脉无怒张，气管居中，右下肺叩诊浊音，听诊呼吸音低，两肺散在少许湿啰音。心界不大，心率 73 次 / 分，律齐，各瓣膜区未及明显病理性杂音。全腹软，无压痛，肝脾未及。双下肢无水肿，左下肢静脉轻度曲张，未见杵状指（趾）。

辅助检查：血 CRP 90mg/L。痰细菌涂片正常菌群。D- 二聚体 0.8mg/L，复查 1.0mg/L。连续 3 次痰找抗酸杆菌（-）。PPD（-）。心脏超声示室间隔基底段增厚，主动脉瓣及瓣环钙化，左心室舒张功能减退，轻度肺动脉高压，左心房后侧似见团块影，性质待查。胸腔 B 超示右侧胸腔积液，最大深度 80mm，双下肢动脉未见明显异常，双下肢静脉瓣功能减退。胸腔积液常规示比重 1.015，有凝块，色黄，微混，pH 7.0，细胞 675×10^6/L，中性粒细胞 13.0%，淋巴细胞 63%，间皮细胞 5%，组织细胞 19%，李凡实验（+）。胸腔积液生化示葡萄糖 5.2mmol/L，蛋白 23g/L，氯化物 104mmol/L，乳酸脱氢酶 99U/L，胸腔积液腺苷脱氨酶（ADA）6U/L。

【进一步考虑诊断】

（1）胸腔积液。

①恶性肿瘤：肺癌？转移性肿瘤？

②肺栓塞？

（2）肺炎。

（3）脂肪肝，肝囊肿。

（4）胆囊炎，胆囊结石。

【诊断依据】

1. 胸腔积液

① 恶性肿瘤依据：患者胸腔积液量多，抗感染治疗 3 天体温恢复正常，胸腔积液未控制，心脏超声示左心房后侧似见团块影，胸腔积液以淋巴细胞为主，胸腔积液腺苷脱氨酶无升高，故考虑恶性肿瘤引起胸腔积液可能较大，肺癌胸膜转移及其他部位恶性肿瘤胸膜转移均有可能。

② 肺栓塞依据：患者有咳嗽、胸闷、胸痛表现，D- 二聚体 0.8mg/L，复查 1.0mg/L，肺内未见明确团块病灶，心脏彩超示轻度肺动脉高压，左心房后侧似见团块影，考虑肺外恶性肿瘤不能除外，而恶性肿瘤是肺栓塞的高危因素，因此仍不能完全排除。

2. 肺炎

依据：有发热、咳嗽，咳痰症状，查体双肺可闻及干湿性啰音，感染血象，经抗感染治疗后患者体温恢复正常。胸部 CT 示两肺炎症，考虑肺炎诊断成立。

【下一步诊疗计划】

　　1. 检查计划

　　① 复查 D- 二聚体、血常规、CRP。

　　② 多次痰脱落细胞学检查。

　　③ 胸腔积液肿瘤指标及胸腔积液脱落细胞学检查。

　　④ 肺通气灌注显像。

　　2. 治疗计划

　　① 继续抗感染：阿奇霉素针 0.5g iv gtt qd 联合阿莫西林 - 克拉维酸钾 3.75g iv gtt bid。

　　② 胸腔积液持续引流，维持水、电解质平衡。

　　患者每日引流胸腔积液量 300 ~ 400mL，血常规示血红蛋白 110g/L，白细胞 $7.79×10^9$/L，血小板 $270×10^9$/L，中性粒细胞 69.4%，血 CRP 35mg/L。上腹部增强 CT 示两肺多发斑片影，考虑肿瘤转移可能，右侧斜裂水平裂增厚，纵隔淋巴结增大，两侧胸腔积液，肝脏多发囊肿，胃体部胃壁明显增厚（图 48-2）。肺通气灌注显像基本正常，D- 二聚体 1.2mg/L，痰脱落细胞未找到；胸腔积液脱落细胞未找到；胸腔积液抗酸杆菌未找到；胸腔积液细菌涂片未找到；胸腔积液细菌培养无菌生长；胸腔积液肿瘤标志物示 CEA 45.26ng/mL，CA211 96.29ng/mL，CA125 1355μg/mL，SCC 0.61ng/mL，NSE 14.42ng/mL。

　　患者恶性肿瘤引起胸腔积液可能性大，D- 二聚体升高考虑与肿瘤导致机体高凝状态，进一步寻找原发灶，上腹部 CT 提示胃体部胃壁明显增厚，而胃肠道肿瘤肺部转移较常见。

【下一步检查计划】

　　行胃镜检查。

　　胃镜 + 胃黏膜活检：胃体局部隆起样新生物，活检易出血（图 48-3），病理为胃体腺癌。乳腺钼钯摄片未见异常。下腹部 CT 未见异常。

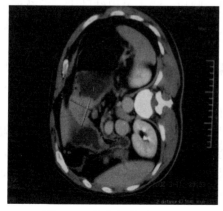 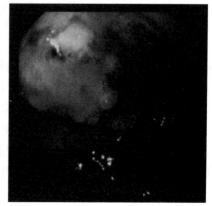

图 48-2　上腹部增强 CT　　　　　　　图 48-3　胃镜

【下一步检查计划】

请消化科会诊。

【最后诊断】

① 胃癌伴肺内及胸膜转移。

②肺炎。

③脂肪肝，肝囊肿。

④胆囊炎，胆囊结石。

【诊断依据】

1. 胃癌伴肺内及胸膜转移

依据：老年男性，胃纳差。上腹部增强 CT 示两肺多发斑片影，考虑炎症合并肿瘤转移可能，右侧斜裂水平裂增厚，纵隔淋巴结增大，两侧胸腔积液，肝脏多发囊肿，胃体部胃壁明显增厚，胸腔积液肿瘤标志物示 CEA 45.26ng/mL，CA211 96.29ng/mL，CA125 1355μg/mL，胃镜 + 胃黏膜活检示胃体腺癌。

2. 肺炎

依据：有咳嗽、咳痰、发热症状，查体双肺可闻及干湿性啰音，感染血象，胸部 CT 见两肺炎症，诊断成立，经抗感染治疗后体温恢复正常，肺部啰音较前好转。

3. 脂肪肝，肝囊肿

依据同前。

4. 胆囊炎，胆囊结石

依据同前。

【下一步治疗计划】

转消化科化疗。

【讨论】

胸腔积液是临床常见疾病，根据病史、体征及 X 线、B 超等诊断不难，但是胸腔积液的病因较为复杂，通常需要层层抽丝剥茧最终确立诊断。胸腔积液检查大致可确定积液性质，通常漏出液应寻找全身因素，渗出液除与胸膜本身病变有关外，亦可能由全身性疾病引起，鉴别诊断应注意起病缓急，发热、衰弱、胸痛等全身性或肺、胸膜局部症状；呼吸困难、能否平卧、有无下肢水肿；有无腹水或腹部肿块、浅表淋巴结肿大、关节或皮肤病变等，并结合相应血象、X 线胸片、B 超、胸液、结核菌素试验等，以及必要时做胸膜活检综合分析。

胸腔积液的诊断，应首先鉴别渗出液与漏出液。渗出性胸液常见的病因有以下几种。① 肺结核：肺结核是胸腔积液最常见的原因，且近年有逐渐增加趋势，但是胸腔积液检查常常难以找到抗酸杆菌，胸腔积液腺苷脱氨酶检测可有效协助诊断，文献报道，结核性胸腔积液较肺结核性胸腔积液胸腔积液腺苷脱氨酶明显增高，如大于 45U/L，结核可能极大，反之可能性小。② 恶性肿瘤：恶性肿瘤也是胸腔积液的常见原因，特别是在老年人，发病率高，胸腔积液检查可发现胸腔积液肿瘤指标明显升高，肺癌胸膜转移较常见，胃肠道、乳腺等转移也不能忽视。③其他原因：包括肺炎、肺栓塞等均可引起胸腔积液。漏出液常见原因为心功能不全、肝硬化、低蛋白血症等。

本例患者为老年男性，入院 1 周前出现发热及呼吸道症状，伴胸痛，随后患者胸痛减轻，但是出现胸闷，查体符合肺部感染及胸腔积液体征。辅助检查：血常规感染血象。胸部 CT 两肺炎症伴右侧胸腔积液，临床诊断肺炎。予以抗感染治疗，同时行引流胸腔积液减轻症状及检查，经抗感染后患者体温及血象均恢复正常，但是胸腔积液未控制，进一步寻找胸腔积液原因发现胸腔积液患者胸腔积液为渗出液，肿瘤指标升高，同时心脏彩超发现左心房后可疑团块影，上腹部增强 CT 检查示两肺多发斑片影，考虑炎症合并肿瘤转移可能，最终经胃镜 + 胃黏膜活检明确为胃体腺癌。

【评析】

从不明原因的胸腔积液 1 例的诊治过程，我们有以下几点体会。

1. 胸腔积液的病因的诊断需根据临床检查逐一排查

胸腔积液在临床上较常见，而且往往难以立即明确诊断，甚至有可能两种或者多种原因共同作用，因此需要全面考虑，除对最可能的诊断进行相应治疗和观察外，需同时检查除外其他病因可能。

2. D- 二聚体水平升高不是肺栓塞特有的

肺栓塞患者内源性纤维蛋白溶解，D- 二聚体明显增高，但是 D- 二聚体诊断肺栓塞的特异性仅为 40% ～ 43%，另外恶性肿瘤也可是机体处于高凝状态，导致纤溶亢进，使 D- 二聚体升高。

3. 胸腔积液检查是确定胸腔积液原因的有利证据

病因作用于胸膜，引起胸腔积液，因此指标变化早，留取胸腔积液检查易发现阳性结果，包括常规、生化、肿瘤指标、腺苷脱氨酶等，利于确定诊断方向，同时可以减轻症状，且早期留取胸腔积液可减少胸膜粘连及继发的肺功能受限。

4. 疾病诊断需放宽思路，不能头痛医头、脚痛医脚

肺部病灶可能继发于胃肠道乳腺等其他系统，或者全身疾病，如免疫系统疾病引起的肺间质病变，如只盯住肺部可能导致病情反复或者延误治疗。

（陈强　刘瑞麟）

参考文献

[1] Khan F Y, Hamza M, Omran A H et al. Diagnostic value of pleural fluid interferon-gamma and adenosine deaminase in patients with pleural tuberculosis in Qatar. International Journal of General Medicine, 2013, 6: 13-18.

[2] 王吉耀主编. 内科学. 北京：人民卫生出版社，2005.

第49章 囊柱状、蜂窝状改变的影像表现是支气管扩张症?

【病历资料】

一般资料:患者,女性,26 岁,已婚,汉族,幼师。因咳嗽 11 个月,加重伴消瘦 4 个月、胸闷 2 个月余于 2009 年 3 月 16 日由门诊拟"肺部感染"收住我科。患者 2008 年 4 月无明显诱因出现咳嗽,以干咳为主,无畏寒、发热,无鼻塞、流涕,无咽痛,无潮热、盗汗,无咯血,无胸闷、气促,无胸痛,未到医院就诊,自行在药店购买化痰止咳药物治疗,症状无改善。2008 年 9 月出现咳嗽加重,平躺时剧烈,伴咳痰,白稀痰,量少,易于咳出,鼻塞、流涕,畏寒,间歇低热,咽痛,当地诊所诊断急性气管-支气管炎,予以静滴抗生素治疗,症状略有减轻。之后因症状反复,曾多次在当地予以抗生素治疗。2008 年 11 月开始出现消瘦,体重减轻约 5kg,伴低热,当地医院诊断肺结核,予转当地结核防治所,规范四联抗结核治疗 1 个月后无效。2009 年 1 月开始出现胸闷,活动后气短,无少尿,无夜间阵发性呼吸困难,无四肢水肿。为进一步明确诊断而入院。既往有卵巢肿瘤手术切除史 7 年,其病理结果不详。平时月经正常。近期无农药、兽禽类接触史。

查体:T 36.4℃, P 72 次/分, R 21 次/分, BP 100/60mmHg。体形偏瘦,神志清楚,精神状态一般,全身浅表淋巴结未触及肿大,颈静脉无怒张,气管居中。胸廓对称,左下肺叩诊浊实音,左下肺呼吸音减低,双中下肺可闻及中湿啰音及散在哮鸣音。心界不大,HR 72 次/分,律齐,无杂音。腹部检查(-)。双下肢无水肿。

辅助检查:血常规示 WBC $6.62×10^9$/L, RBC $4.62×10^{12}$/L, Hb 129 g/L, PLT $280×10^9$/L, N 61.3%, E $0.32×10^9$/L。尿常规正常。大便常规示潜血(+),酵母样菌(+)。肝肾功能正常。血气分析示 pH 7.44, $PaCO_2$ 37mmHg, PaO_2 60mmHg, HCO_3^- 25mmol/L。ECG 示正常心电图。胸腔 B 超示左下肺多房囊肿;左侧胸腔少量积液。胸部 CT 示双肺弥漫性间质性疾病并双肺感染、左下肺空洞形成(图 49-1)。

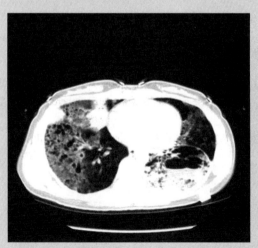

图 49-1 双肺弥漫性间质性改变,内见囊泡状及柱状改变,左下肺空洞形成,内见气液平面

【初步诊断】

双肺阴影。

① 肺部感染?

② 肺结核?

③ 支气管扩张症?

【诊断依据】

① 肺部感染依据:青年女性,有咳嗽、咳痰症状,查体双中下肺可闻及中湿啰音及散在哮鸣音,胸 CT 可见散在斑片状影及磨玻璃影,肺部感染诊断成立,左下肺空洞形成,考虑肺脓肿可能,亦不排除肺囊肿合并感染可能。建议行痰涂片及痰培养检查以明确病原学诊断;如患者及家属同意,可考虑 B 超引导下抽取左下肺空腔内液体以进一步明确病原学诊断。

② 肺结核依据:青年女性,有反复咳嗽、咳痰 11 个月,伴消瘦、体重减轻约 5kg,低热,胸 CT 可见渗出性、毛玻璃状及实变影,左下肺空洞形成,但当地结核防治所规范四联抗结核治疗 1 个月无效,肺结核可能性小,建议行多次痰找抗酸杆菌、PPD 皮试以进一步排除。

③ 支气管扩张症依据:青年女性,有反复咳嗽、咳痰 11 个月,查体双中下肺可闻及中湿啰音及散在哮鸣音,胸 CT 可见囊泡状及柱状改变,考虑支气管扩张症,左下肺空洞形成,考虑肺脓肿或肺囊肿合并感染可能。

【下一步诊疗计划】

1. 检查计划

① 痰涂片找细菌,痰找抗酸杆菌 ×3,痰培养 + 药敏试验。

② ESR、C 反应蛋白。

③ PPD 试验。

④ B 超引导下左下肺穿刺术。

2. 治疗计划

化痰,抗感染:复方甘草口服液 10mL,tid。阿奇霉素针 0.5g,iv gtt,qd;联合亚胺培南 - 西司他丁针 0.5g,q8h。

---

3 月 19 日于 B 超引导下行胸腔穿刺抽液及囊肿穿刺抽液,结果胸腔内抽出淡黄色液体约 50mL,囊腔内抽出黄白色黏稠液体约 30mL,并于囊腔内注入阿米卡星针 0.2g,术后送检胸腔内液体及囊腔内液体均提示渗出液,TB 菌(-),培养(-)。痰涂片找到革兰阳性球菌。痰找 TB 菌(-)。痰培养无致病菌生长。ESR 6.5mm/h。C 反应蛋白 1.0mg/L。输血前四项(-)。PPD 试验(-)。

术后半小时患者突然出现左侧胸痛、呼吸困难、冒汗、头晕。查体:床边心电监护 SO₂ 82%,R 35 次 / 分,P 48 次 / 分,BP 50/20mmHg。神清,端坐呼吸。颈静脉无怒张,气管居中,左肺叩诊呈鼓音,左肺呼吸音低,双下肺可闻及湿啰音及吸气相哮鸣音,以右肺明显,心率 48 次 / 分,律齐。考虑:① 气胸;② 胸膜反应。立即予以高流量吸氧;肾上腺素针 0.5mg,iv;阿托品 0.5mg,iv;多巴胺 80g 联合间羟胺 40mg 加入生理盐水中静滴,经上述处理,患者症状好转。查体:SO₂ 92%,R 28 次 / 分,P 148 次 / 分,BP 160/90mmHg。急查床边胸片示左侧气胸,肺组织被压缩 30%。暂时予以高流量吸氧观察。

　　3月21日患者仍有胸闷气短，出现发热，体温波动在37.5～38.5℃，复查血常规示WBC 10.83×10^9/L, RBC 4.66×10^{12}/L, Hb 133g/L, PLT 303×10^9/L, N 66.9%, E 0.20×10^9/L。胸片示左侧气胸，肺组织被压缩90%。予以胸腔穿刺术，共抽气720mL，患者症状缓解。

【下一步检查计划】

　　① 电子支气管镜检查。

　　② 痰涂片找细菌，痰培养＋药敏试验。

　　3月24日行电子支气管镜检查示气管黏膜炎症改变。支气管刷检片未查到抗酸杆菌及真菌。支气管灌洗液未找到癌细胞。痰涂片找到真菌孢子。痰培养无致病菌生长。

【进一步考虑诊断】

　　① 真菌性肺炎？

　　② 左下肺先天性囊肿合并感染？

　　③ 间质性肺炎？

【诊断依据】

　　1. 真菌性肺炎

　　依据：有咳嗽、咳痰症状，查体双肺可闻及干湿性啰音，经外院及我院予广谱抗生素治疗无效，痰涂片找到真菌孢子，结合胸CT可见渗出性、毛玻璃状及实变影，考虑真菌性肺炎可能，但患者无真菌感染的高危因素，建议下一步反复痰涂片找真菌菌丝。

　　2. 左下肺先天性囊肿合并感染

　　依据：胸腔B超示左下肺多房囊性占位，考虑多房囊肿。囊腔内穿刺抽液为渗出液，其中WBC 2.4×10^9/L，考虑合并感染。

　　3. 间质性肺炎

　　依据：胸CT双肺叶透亮度减低，见渗出性、毛玻璃状及实变影，其内见蜂窝状改变，弥漫性支气管呈柱状扩张，考虑间质性肺炎可能，但临床症状不支持，建议下一步查抗核抗体、ANCA检查。

【下一步诊疗计划】

　　1. 检查计划

　　① 痰涂片找真菌菌丝。

　　② 巨细胞病毒、抗核抗体、抗中性粒细胞胞浆抗体 (ANCA)。

　　③ 尿本周试验、骨髓穿刺术。

　　④ 鼻窦CT。

　　2. 治疗计划

　　① 抗真菌感染：氟康唑针 0.2g, iv gtt, bid。

　　② 抗细菌感染：停用亚胺培南 - 西司他丁（泰能）针；使用哌拉西林 - 他唑巴坦针4.5g,

iv gtt，bid 抗感染。

③营养支持：复方氨基酸针 500mL，iv gtt，qd。

痰涂片未找到真菌菌丝。抗核抗体谱（−）。巨细胞病毒抗体 IgM（−），IgG（＋）。ANCA：PANCA（−），CANCA（−）。尿本周试验（−）。鼻窦 CT 正常。骨髓穿刺术要求暂缓执行。复查胸部 B 超示左侧胸腔积液较前增多。胸腔穿刺抽液示渗出液。胸腔积液找脱落细胞见大量嗜酸粒细胞、淋巴细胞及增生间皮细胞，少量中性粒细胞，未见癌细胞。4 月 8 日复查胸 CT 示双肺弥漫性间质性疾病，病变较前增多（图 49-2）。

患者经氟康唑抗真菌治疗 2 周后，换用伏立康唑治疗 1 周，期间停用哌拉西林 - 他唑巴坦针，因巨细胞病毒抗体 IgG（＋），加用更昔洛韦针 0.5g，iv gtt，qd×4d，症状无明显改善，出现喘息明显。

经过 1 个月的抗感染、抗真菌、抗病毒治疗后，症状无明显改善，复查胸 CT 病变较前增多，在获得患者及家属同意后外请济南军区总医院专家会诊。

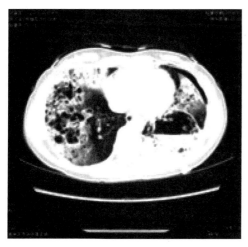

图 49-2 双肺弥漫性间质改变，病变较前增多，左下肺仍见空洞

【进一步考虑诊断】

变应性支气管肺曲霉病？

【诊断依据】

依据：年轻女性，有反复咳嗽、咳痰，为白色泡沫痰，伴见全身不适、乏力、食欲减退、消瘦的临床表现。查体：双肺可闻及中量湿啰音及哮鸣音。胸片有肺浸润，呈均质性斑片状分布。胸 CT 有支气管扩张、树芽征、肺空洞形成。考虑变应性支气管肺曲霉病可能。

【下一步治疗计划】

①糖皮质激素：甲泼尼龙针 40mg，qd×4d；再改口服泼尼松片 30mg，qd。

②抗真菌：伏立康唑针用足 2 周后，改伊曲康唑胶囊 0.2g，bid 口服。

③解痉平喘：沙丁胺醇胶囊 4mg，bid；氨茶碱片 0.1g，tid。

经过 2 周的治疗，患者仍有咳嗽、咳痰，为白色泡沫痰，偶有胸闷、气短，活动后明显。查体：双肺湿啰音较前略有减少，双肺哮鸣音消失。鉴于以上情况，建议肺穿刺活检以明确诊断，但患者自动出院。出院后在广州某医院行 TBLB，病理诊断为肺乳头状腺癌。

【讨论】

原发性肺腺癌的常见影像表现为结节或块影，病灶常位于肺的外周，且很少形成空洞。

肺乳头状腺癌是肺腺癌中的一个病理亚型，肺乳头状腺癌临床发病特征与肺癌的临床特征有共同之处，即发病年龄轻，本组肺乳头状腺癌病例 80% 为 45 岁以下中青年患者。病变发生部位全部位于肺的外围，以周围型为主。病灶体积比较小（3.7cm 以内），其中 3 例病灶在 2.2cm，无自觉不适，无明显呼吸系统临床体征。但在发病性别上肺乳头状腺癌患者以女性为绝对多数（4/5），占 80%。而本组 127 例肺腺癌患者中男女性别差别不很大（女 59%，男 41%）。黄虎等报告 4 例肺乳头状腺癌，其影像表现为肺野内出现结节或肿块影像，4 例结节或肿块影内部出现"空泡征"或"空气支气管征"，此征象边缘光滑，境界清楚，1 例患者病侧肺叶内出现弥漫性的粟粒状病灶，2 例肿瘤周围出现磨玻璃样影像或微小结节影，3 例肿块周围有片状炎性渗出改变，2 例病灶边缘光滑，边界清楚，影像学表现有良性肿瘤特征，3 例纵隔、肺门出现 10mm 以下淋巴结影。CT 上表现的结节或肿块影像在病理组织学上为肿瘤的乳头状结构，以及破坏、扭曲的肺组织；磨玻璃样阴影代表肿瘤细胞沿肺泡壁生长或阻塞肺泡腔引起的阻塞性肺炎；肺乳头状腺癌生长方式与沿肺泡扩散的肺腺癌相似，结节或肿块影周围出现的卫星灶能对应病理组织学上的阻塞性肺炎、支气管炎、细支气管脓肿等改变。

【评析】

本例影像表现是肺乳头状腺癌的罕见表现。据文献报道，在肺乳头状腺癌中几乎见不到空洞与钙化，但本例影像表现除了肿块影、磨玻璃样阴影外，左下肺出现空洞，内见气液平面，且两肺可见蜂窝样改变。因此认为，本例所见的影像表现是肺乳头状腺癌的罕见表现。

（黄华萍　李羲）

参考文献

黄虎，路芸. 肺乳头状腺癌影像学表现和病理分析. 中国现代医生，2007, 45(24): 89.

第 50 章　左侧胸痛伴痰中带血、呼吸困难、左下肢肿胀、疼痛 2 天

【病历资料】

一般资料：患者，男，37 岁，因"左侧胸痛伴痰中带血、呼吸困难、左下肢肿胀、疼痛 2 天"于 2011 年 11 月 10 日以"呼吸困难待查"收入我院呼吸科。患者于入院前 2 天无明显诱因出现左侧胸痛，呈绞痛，咳嗽时加重，咳黄痰，有痰中带血，呈鲜红色，量不多，伴呼吸困难，曾就诊于当地医院行抗感染及对症治疗后（具体药物及剂量不详），上述症状未见明显缓解，病程中伴双下肢肌肉疼痛，活动受限。既往：吸烟史十余年，每日约 10 支，职业为长途汽车司机。

查体：体温 36.3℃，脉搏 113 次 / 分，呼吸 25 次 / 分，血压 131/87mmHg，一般状态欠佳，神清语明，全身浅表淋巴结未触及肿大，双肺呼吸音减弱，未闻及干湿性啰音，未闻及胸膜摩擦音。心、腹部查体无异常。左下肢轻度静脉曲张伴肿胀，皮温较右侧下肢高。

辅助检查：自带门诊（2011-11-10）肺部 CT 示（图 50-1）：左肺下叶见楔形高密度影，左肺上叶小结节影，右肺下叶斑片状密度增高影，纵隔内淋巴结肿大。

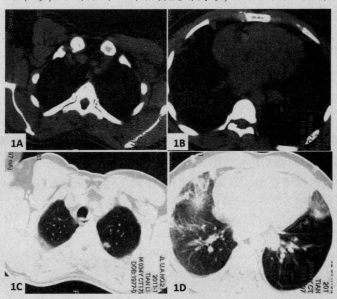

图 50-1　胸部 CT（2011-11-10）示左上肺小结节状影，左下肺楔形改变，右下肺斑片状影。

1A、1B 为纵隔窗；1C、1D 为肺窗

入院后辅助检查：D-二聚体 6400.00ng/mL。血常规示白细胞总数 12.2×10^9/L，中性粒细胞百分比 86.3%。肺动脉 CTA 示右肺上叶动脉及双肺下叶肺段动脉见充盈缺损影，片中所见左小腿深静脉亦见充盈缺损改变（图 50-2）。诊断提示肺动脉栓塞，左下肢深静脉血栓。

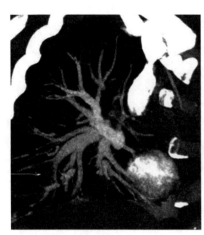

图 50-2　肺动脉 CTA（2011-11-10）示右肺上叶动脉及双肺下叶肺段动脉见充盈缺损影，箭头所指为充盈缺损处

【诊断】

①肺动脉栓塞。

②左下肢深静脉血栓。

③肺部感染。

【诊断依据】

1. 肺动脉栓塞

依据：左侧胸痛伴痰中血丝、呼吸困难、左下肢肿胀、疼痛，伴咳嗽、咳黄痰 2 天。既往史：长期吸烟史，职业为长途汽车司机。发病前一日一直在开车做长途运输。辅助检查：自带门诊（2011-11-10）肺部 CT 示（图 50-1）左肺下叶见楔形高密度影，左肺上叶小结节影，右肺下叶斑片状密度增高影，纵隔内淋巴结肿大。入院后 D-二聚体 6400ng/mL。肺动脉 CTA 示右肺上叶动脉及双肺下叶肺段动脉见充盈缺损影，片中所见左小腿深静脉亦见充盈缺损改变。诊断提示：肺动脉栓塞，左下肢深静脉血栓。

2. 左下肢深静脉血栓

依据：左侧胸痛伴痰中血丝、呼吸困难、左下肢肿胀、疼痛，伴咳嗽咳黄痰 2 天。既往史：长期吸烟史，职业为长途汽车司机。发病前一日一直在开车做长途运输。查体：左下肢轻度静脉曲张伴肿胀，皮温较右侧下肢高。入院后 D-二聚体：6400ng/mL。肺动脉 CTA 示右肺上叶动脉及双肺下叶肺段动脉见充盈缺损影，片中所见左小腿深静脉亦见充盈缺损改变。诊断提示：肺动脉栓塞，左下肢深静脉血栓。

3. 肺部感染

依据：左侧胸痛伴痰中血丝、呼吸困难、左下肢肿胀、疼痛，伴咳嗽、咳黄痰 2 天。自带门诊（2011-11-10）肺部 CT 示（图 50-1）左肺下叶见楔形高密度影，左肺上叶小结节影，右肺下叶斑片状密度增高影，纵隔内淋巴结肿大。化验检查示白细胞总数 12.2×10^9/L，中性粒细胞百分比 86.3%。

【下一步诊疗计划】

1. 检查计划

①定期复查 D-二聚体、凝血功能。

②心脏彩超。

③择期复查下肢血管彩超。

④必要时检测凝血因子。

2. 治疗计划

① 溶栓、抗凝，改善微循环。

② 抗感染、止咳、祛痰。

③ 绝对卧床、限制下肢活动等对症及支持治疗。

经上述治疗，2 天后呼吸困难明显好转，胸痛及咯血症状消失，咳嗽、咳痰亦明显缓解。查体：一般状态尚可，双肺呼吸音弱，无干湿啰音，心、腹无异常。左下肢肿胀，皮温较右侧偏高。辅助检查：血常规检查白细胞下降。D- 二聚体波动在 1000 ～ 5000ng/mL，无明显下降趋势。18 天后复查下肢血管彩超示左侧下肢股浅、腘、胫前静脉之一、胫后静脉血栓、双侧下肢肌间静脉丛静脉血栓。提示下肢静脉血栓。因下肢静脉血栓治疗效果不好，故转入血管外科继续治疗。血管外科给予下肢静脉滤器植入，同时继续给予抗凝、改善微循环等项治疗。但左下肢症状改善不明显，咳嗽及呼吸困难症状有所加重，根据目前症状、体征及辅助检查，患者诊断同前。

患者入院后及时的给予了充分的溶栓、抗凝、抗感染，但治疗效果不好。因此，应积极寻找原发病因，患者非血栓高发人群，无血栓高发因素，无血液病及凝血因子异常，应高度警惕肿瘤的可能。为此，我们提检了肿瘤标志物，复查了 CT，同时在查体过程中发现右侧锁骨上窝深部一花生粒大小肿物，故给予手术切除并送检病理。

复查胸部 CT（图 50-3）（2011-12-19）示左肺上叶见类圆形软组织密度影，邻近胸膜增厚。右肺下叶见类圆形、条状液体样密度影，双侧胸腔见弧形液体样密度影，以右侧为著，纵隔内见多处肿大淋巴结，肺部 CT 改变较前进行性发展。

肿瘤标志物结果：铁蛋白 281.6ng/mL，肿瘤相关抗原 CA125 280.10U/mL，CA153 85.4U/mL。右锁骨上淋巴结穿刺活检，结果回报：送检组织病理为低分化癌浸润，免疫组化染色 CK（AE1/AE3）（＋）、CK5/6（灶状＋）、p63（局灶＋）、CK7（＋）（图 50-4）CK14（－）、CK8/18（＋）、CK20（－）、CEA（－）、TTF-1（＋）、Hepatocyte（－），支持肺腺癌，高度怀疑肺转移性癌。因入院后提检 BNP 及心脏彩超均未见异常，多次生化检查，血中白蛋白水平在正常范围，结合患者肺部 CT 表现，考虑双侧胸腔积液为肿瘤转移所致，故临床诊断为原发性支气管腺癌 T4N3M1。

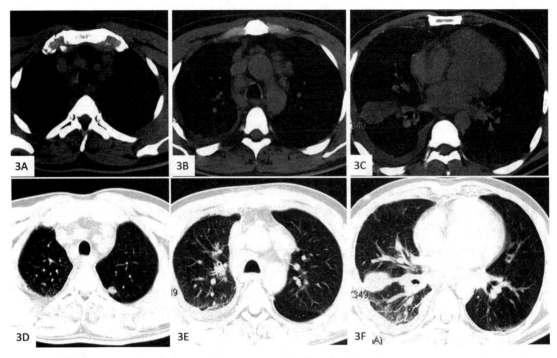

图 50-3　胸部 CT（2011-12-19）示左肺上叶见类圆形软组织密度影，邻近胸膜增厚。右肺下叶见类圆形、条状液体样密度影，双侧胸腔见弧形液体样密度影，以右侧为著，纵隔内见多处肿大淋巴结。3A、3B、3C 为纵隔窗；3D、3E、3F 为肺窗

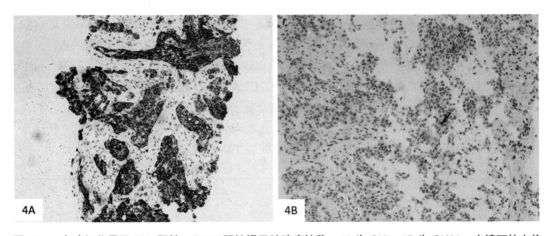

图 50-4　免疫组化显示 CK7 阳性，CK20 阴性提示肺腺癌转移，4A 为 CK7；4B 为 CK20。光镜下放大倍数 40 倍

【补充临床诊断】

原发性支气管肺癌（腺癌，T4N3M1）。

【诊断依据】

肺栓塞及下肢深静脉血栓反复溶栓、抗凝及对症治疗效果不好。辅助检查：肺部 CT 检查示左肺上叶见类圆形软组织密度影，邻近胸膜增厚。右肺下叶见类圆形、条状液体样密

度影，双侧胸腔见弧形液体样密度影，以右侧为著，纵隔内见多处肿大淋巴结，肺部 CT 改变较前进行性发展。肿瘤标志物：铁蛋白 281.6ng/mL，肿瘤相关抗原 CA125 280.10U/mL，CA153 85.4U/mL。右锁骨上淋巴结穿刺活检，结果回报：送检组织病理为低分化癌浸润，免疫组化染色 CK（AE1/AE3）（+）、CK5/6（灶状 +）、p63（局灶 +）、CK7（+）（图 50-4）、CK14（-）、CK8/18（+）、CK20（-）（图 50-4）、CEA（-）、TTF-1（+）、Hepatocyte（-），支持肺腺癌，高度怀疑肺转移性癌。

【讨论】

肺栓塞（PE）是以各种栓子阻塞肺动脉系统为其发病原因的一组疾病或临床综合征的总称，常与深静脉血栓（VTE）并存。肺栓塞危险因素包括原发性和继发性两类。原发性危险因素多由遗传变异引起。继发性危险因素包括性别、年龄、骨折、创伤、手术、口服避孕药、恶性肿瘤，其他因素还包括术后长期卧床、肢体血管低灌注等。肺栓塞可作为肿瘤的并发症出现在肿瘤的不同阶段，同时，也可以是无症状肿瘤或隐匿性肿瘤的首发症状。临床观察及研究已证实，肿瘤能增加肺栓塞的发病风险，一旦肿瘤患者合并有肺栓塞时，也会给诊治带来很大的挑战。

调查证实，原发性肺栓塞患者临床癌症发生率 9.1%，原因与以下因素有关：① 肿瘤细胞作用于凝血系统，使机体处于高凝状态及纤溶系统功能异常。② 恶性肿瘤继发血小板活性异常及血小板增多症加重血液的高凝状态。③ 各种干预措施包括手术麻醉、长期卧床、肿瘤压迫及补液不足等因素使得血液流速缓慢及淤积。④ 肿瘤直接侵犯、放化疗及中心静脉置管直接损伤血管壁促发血栓形成。⑤ 肺癌因其癌组织本身能分泌促凝物质（促血小板聚集物质、心血管生成素、多糖蛋白及血浆素原激活剂）。

肺癌和肺栓塞两者临床表现均缺乏特异性，而肺癌并发肺栓塞使病情更为复杂，肺癌并发肺栓塞极易被心肺原发病或支气管痉挛、肺不张、呼吸衰竭等常见症状所掩盖而误诊，因此，应该提高对两种疾病的认识，防止漏诊和误诊。当肺栓塞为首发症状时，医务人员往往会忽略对肿瘤的及时发现及诊断。故对于无明显诱因及危险因素的肺栓塞患者，尤其是年轻人，如果同时存在肿瘤发病的危险因素（如吸烟等），应该高度警惕肿瘤存在，定期查肿瘤标志物、胸部 CT 等，积极寻找原发灶。低分子肝素是治疗血栓栓塞的首选药物，但当血栓栓塞为肿瘤的并发症时，其抗凝效果不理想；另外介入治疗如下肢静脉滤器植入效果亦不甚理想；同时，对于已存在大面积栓塞的患者，滤器的植入可能会带来其他不良的后果。

【评析】

总之，无明显诱因及诱发因素的肺栓塞患者，应警惕肿瘤的存在；当肿瘤合并肺栓塞时，常规的溶栓及抗凝效果欠佳，患者死亡率增高。该病例以肺栓塞为首发症状，在治疗过程中容易忽视原发病，对于无明显诱因的青壮年肺栓塞患者应高度警惕肿瘤的存在，避免疏忽而引起漏诊。

（王珂　张捷）

参考文献

[1] Chuang Y M, Y u C J. Clinical characteristics and outcomes of lung cancer with pulmonary embolism. Oncology, 2009, 77:100-106.

[2] Coleman R, Mac Callum P. Treatment and secondary prevention of thromboembolism venous in cancer. Br J

Cancer, 2010, 102(Suppl 1): S17-23.

[3] Ma S Q, Lin Y, Ying H Y, et al. Solid malignancies complicated with pulmonary embolism: clinical analysis of 120 patients. Chin Med J, 2010, 123: 29-33.

[4] Cushman M. Epidemiology and risk factors for venous thrombosis. Semin Hematol, 2007, 44: 62-69.

[5] 张风林，赵营. 肺癌合并肺栓塞 6 例临床诊治体会. 现代中西医结合杂志，2011, 20: 335.

[6] 阎锡新，段争，王保法. 肺癌相关性血栓栓塞. 国外医学呼吸系统分册，2004, 24: 351-352.

[7] Castelli R, Porro F. Cancer and thromboembolism: from biology to clinics. Minerva Med, 2006, 97: 175-189.

[8] Sousou T, Khorana A A. New insights into cancer-associated thrombosis. Arterioscler Thromb Vasc Biol, 2009, 29: 316-320.

[9] Farge D, Bosquet L, Kassab-Chahmi D, et al. 2008 French national guidelines for the treatment of venous thromboembolism in patients with cancer: report from the working group. Crit Rev Oncol Hematol, 2010, 73: 31-46.

第51章 咳嗽、痰中带血伴活动后呼吸困难 4月，加重伴胸痛2天

【病历资料】

一般资料：患者女性，72岁，因咳嗽、痰中带血伴活动后呼吸困难4个月，加重伴胸痛2天入院。患者入院前4个月无明显诱因开始出现阵发性咳嗽，咳白色黏液痰，痰中带血丝，伴活动后呼吸困难，体力活动轻度受限；入院前2天开始出现左侧胸痛，呈持续性钝痛，咳嗽时加重，无心悸、大汗，未系统诊治。未明确诊治而入院。个人史：吸烟史50年，每日约15支。

查体：一般状态欠佳，生命体征平稳，听诊左肺呼吸音稍减弱，右下肺可闻及呼气末干啰音，双下肢轻度水肿，余未见异常体征。

辅助检查：自带外院2011年8月1日胸部CT示双肺见弥漫性磨玻璃影，密度不均匀，左上肺为著，左肺门影增大，部分左上肺与胸膜有粘连（图51-1）。

实验室检查：血常规结果回报未见明显异常。DIC初筛结果：抗凝血酶77%，D-二聚体675.00ng/mL。肺功能检查提示弥散功能轻度减退，肺弥散功能（TLCO）/预计值＝71.0%。动脉血气分析未见异常。心电图示窦性心律，正常心电图。心脏彩超提示右心室增大，左心室舒张功能减退。痰细菌培养、痰抗酸杆菌、痰脱落细胞检查均未见异常。

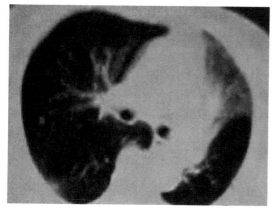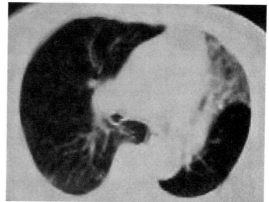

图 51-1

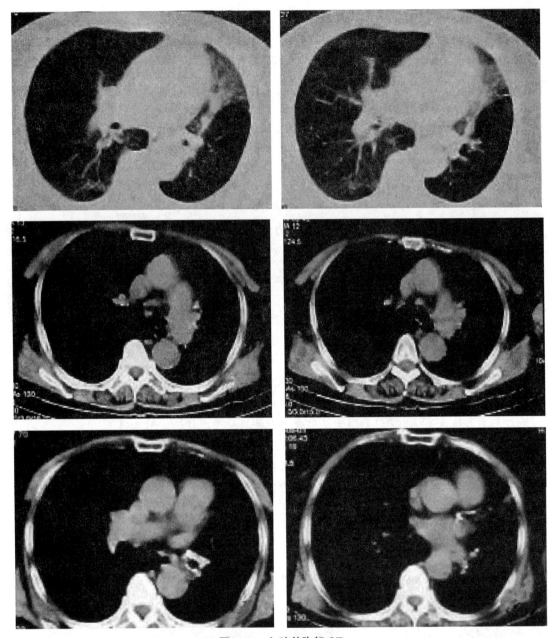

图 51-1　入院前胸部 CT

【初步诊断】

　　① 间质性肺炎？

　　② 弥漫性细支气管肺泡癌？

　　③ 肺栓塞？

【诊断依据】

　　1.间质性肺炎

　　依据：老年女性，咳嗽、痰中带血伴活动后呼吸困难 4 个月。结合胸部 CT 示双肺见弥漫性磨玻璃影改变，且肺弥散功能有所下降，不除外间质性肺炎的可能。

2. 肺癌

依据：老年女性，咳嗽、痰中带血伴活动后呼吸困难4个月，体力活动轻度受限。查体：听诊左肺呼吸音减弱。结合外院胸部CT示双肺见弥漫性磨玻璃影，密度不均匀，左上肺为著，左肺门影增大，因此不除外恶性病变的可能，双肺弥漫性磨玻璃影改变可能为肺癌。

3. 肺栓塞

依据：患者有咳嗽、痰中带血症状，并出现呼吸困难，肺部CT显示左上肺与胸膜有粘连，不除外肺栓塞引起的咯血及胸膜反应。且DIC初筛结果：抗凝血酶77%，D-二聚体675.00ng/mL。肺功能检查提示弥散功能轻度减退，应注意肺栓塞的可能。可查下肢静脉的超声明确有无深静脉血栓，或行肺动脉CTA明确诊断。外院胸部CT肺窗示双肺叶见磨玻璃状高密度影，左上肺为著，边界不清晰，密度不均匀，左肺门增大，纵隔窗示左肺容积略缩小，纵隔左偏，部分支气管壁可见钙化，左肺见片状、斑片状密度增高影，贴近胸膜，可见肺门淋巴结增大，部分可见钙化。

【下一步诊疗计划】

1. 检查计划

入院后建议患者尽快行如下检查明确肺门及肺间质病变性质。

① 肺部增强CT排除肺栓塞。

② 纤维支气管镜取肺组织病理检查。

2. 治疗计划

① 抗感染、祛痰、平喘及对症支持治疗。

② 等待肺组织病理结果，调整治疗方案。

入院后建议患者尽快行肺部增强CT、纤维支气管镜等检查进一步明确肺门及肺间质病变性质，但患者拒绝。给予哌拉西林-舒巴坦抗感染、氨溴索祛痰、多索茶碱平喘及吸氧等治疗5天后，患者情况如下。

症状：咳嗽、咳痰症状无缓解，且仍有痰中带血及胸痛，呼吸困难有所加重。

查体：听诊左肺呼吸音减弱明显，右下肺仍可闻及呼气末干啰音。

辅助检查：经反复动员，患者复查胸部CT发现左全肺萎陷，呈实变征象，纵隔内气管前腔静脉后见小结节影，左侧胸腔见弧形液体影（图51-2）。

患者胸部CT显示病变影像进展迅速，再次动员，患者行纤维支气管镜检查及肺组织活检，其镜下可见于左主气道下段见新生物生长，阻塞管腔（图51-3）。

肺组织活检病理诊断为：（左主气道）肉瘤样癌（以梭形细胞为主）（图51-4、图51-5），免疫组化染色结果：CK（AE1/AE3）（局灶＋）、CK5/6（局灶＋）、EMA（局灶＋）、CEA（－）、SMA（－）、p63（局灶＋）、Ki67（阳性率40%）、TTF-1（－）、Vimentin（＋）、S-100（－）、H-Caldesmon（－）。

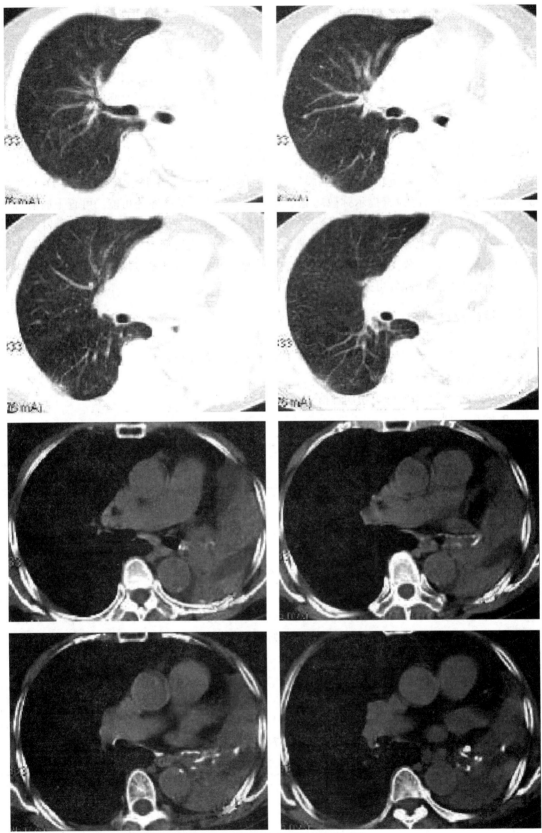

图 51-2　2011 年 8 月 9 日胸部 CT

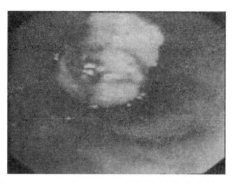

图 51-3　2011 年 8 月 12 日纤支镜检查内镜下见

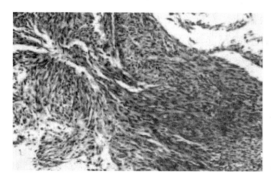

图 51-4　纤支镜左主支气管下段新生物
活检（×100）HE 染色可见肿瘤主要为
排列成束状的梭形细胞组成

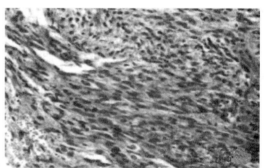

图 51-5　纤支镜左主支气管下段新生物活检
（×200）HE 染色可见肿瘤主要为排列成
束状的梭形细胞组成，细胞核大、深染，胞
质丰富

【最后诊断】

左肺中央型肺癌（肉瘤样癌、T4N3Mx、Ⅲb 期）。

【诊断依据】

依据：患者为老年女性，以咳嗽、痰中带血为主要症状，病史 4 个月，逐渐出现呼吸困难及胸痛。查体发现左肺呼吸音减弱。胸部 CT 发现双肺磨玻璃影改变，伴有左肺门增大，且影像学进展迅速，短期内出现左肺萎陷，纵隔内有增大淋巴结，左侧出现胸腔积液。纤维支气管镜取肺组织活检病理诊断为（左主气道）肉瘤样癌（以梭形细胞为主），免疫组化染色结果：CK（AE1/AE3）（局灶 +）、CK5/6（局灶 +）、EMA（局灶 +）、CEA（-）、SMA（-）、p63、Ki67（阳性率 40%）、TTF-1（-）、Vimentin（+）、S-100（-）、H-Caldesmon（-）。根据肺癌分期可明确为 T4N3Mx、Ⅲb 期。

【下一步治疗计划】

因患者确诊后拒绝接受抗肿瘤治疗，故继续抗感染、平喘对症治疗。经过胸腔穿刺引流后，患者咳嗽、呼吸困难症状有所缓解，痰中带血有所减少，未接受抗肿瘤治疗即出院。

肺窗示：左肺萎陷，呈实变征象，纵隔向左侧移位，右肺纹理增多，可见斑片状密度增高影，右肺含气量增加。纵隔窗示：左主支气管内可见密度增高影，完全阻塞支气管，左侧肺野呈大片状实变影，其内密度不均，可见钙化影及低密度影，左侧胸腔见弧形液体影，纵隔内气管前腔静脉后见小结节影。左主支气管下段见新生物生长，完全阻塞管腔，表面有坏死物附着，可见局部支气管壁充血、肿胀及少量出血。

【讨论】

肺肉瘤样癌（lung sarcomatoid carcinoma，LSC）是一种分化差的含有肉瘤样成分的非小细胞癌，恶性度高，预后差，临床上较少见。临床表现多无特异性，误诊率极高。影像上主要分为 2 型，即周围型（肺实质型）和中央型（支气管腔内型）。周围型多为位于周围肺野的软组织密度团块影，生长迅速，密度多不均，可见坏死、空洞或钙化，易侵犯胸膜及邻近的纵隔或肺内血管。中央型多位于肺门，肿瘤常呈息肉样向支气管腔内外生长，生长缓慢，边界较光整且体积较小，可导致阻塞性炎症或肺不张。该病诊断多依靠手术后病理组织检查，免疫组化方法有助于确诊。治疗以手术为首选，对病灶较大者、有胸膜转移者或伴淋巴结转移者可辅以化疗，但效果不理想，目前对生物靶向治疗的效果尚不明确。其预后主要与肿瘤大小、癌的分化程度和临床分期有关，相关文献显示肺肉瘤样癌较传统非小细胞肺癌更具侵袭性，预后更差，有学者报道二者 5 年生存率分别为 24.5% 和 55.9%，中位生存期分别为 17.4 个月和 79.1 个月。

以往 LSC 患者影像学上此表现极少见，考虑磨玻璃影改变形成原因主要为：由于肿瘤侵犯并堵塞淋巴管，致使其回流不畅，产生渗出，从而表现为肺间质改变；或由于肿瘤快速生长导致周围组织坏死出血所致，多在肺泡细胞癌、淋巴管瘤、肺癌淋巴组织转移等的胸部 CT 中见到。

【评析】

本例患者为老年患者，以咳嗽、痰中带血及呼吸困难为主要症状，入院后体格检查提示左肺呼吸音减弱。胸部 CT 特点为：双肺弥漫性磨玻璃影，密度不均匀，左上肺为著，左肺门影增大，部分左上肺与胸膜有粘连。且肺功能提示弥散功能轻度障碍。D- 二聚体轻度增高。从肺部 CT 表现，双肺弥漫性磨玻璃影考虑为肺间质改变，且肺弥散功能障碍，考虑患者可能为间质性肺炎，但同时肺部 CT 见左肺门增大，不能除外恶性病变。同时由于患者年龄较大，有痰中带血及呼吸困难及胸痛，D- 二聚体轻度增高，胸膜受累，也应注意是否有肺栓塞的可能。因此入院后首先给予经验性抗感染治疗，并建议患者进行肺部增强 CT 及纤维支气管镜取肺组织病理检查。但患者没有同意上述检查，治疗 5 日后咳嗽、痰中带血症状并没有好转，且呼吸困难有所加重，复查肺部 CT 发现影像学进展迅速，短期内出现左肺萎陷，纵隔内有肿大淋巴结，左侧出现胸腔积液，因此患者同意进行纤维支气管镜检查，肺组织活检病理诊断为（左主气道）肉瘤样癌（以梭形细胞为主），免疫组化染色结果亦证实此诊断，根据肺癌分期可明确为 T4N2M1、Ⅳ 期。该病例预后较差，治疗以手术为首选，该患者因疑有胸膜转移及伴淋巴结转移，可辅以化疗，但预后不佳，最后患者拒绝抗肿瘤治疗，仅进行了胸腔穿刺缓解症状。该病例提示我们，如出现痰中带血，伴肺部阴影，特别是发现肺门周围组织阴影，尽早行纤支镜检查及肺组织活检可被推荐为首选诊断方法。

（刘晶　张捷）

参考文献

［1］李天女，黄庆娟，苏梅等. 肺肉瘤样癌22例的CT表现特征. 南京医科大学学报：自然科学版，2009，29(2): 275-276.

［2］Blaukovitsch M, Halbwedl I, Kothmaier H, et al. Sarcomatoid carcinomas of the lung-are these histogenetically heterogeneous tumors. Virchows Arch, 2006, 449(4):455-561.

［3］Raveglia F, Mezzetti M，Panigalli T, et al. Personal experience in surgical management of pulmonary pleomorphic carcinoma. Ann Thorac Surg, 2004, 78(5): 1742-1747.

［4］Venissac N, Pop D, Lassalle S, et al. Sarcomatoid lung cancer (spindle/giant cells): an aggressive disease. J Thoral Cardiovasc Surg, 2007, 134(3): 619-623.

［5］Vieira T, Duruisseaux M, Ruppert A M, et al. Pulmonary sarcomatoid carcinoma. Bull Cancer, 2012, 99(10): 995-1001.

［6］Chaft J E, Sima C S, Ginsberg M S, et al. Clinical outcomes with perioperative chemotherapy in sarcomatoid carcinomas of the lung. J Thorac Oncol, 2012, 7(9): 1400-1405.

第52章 体检发现右肺门占位伴阻塞性肺不张

【病历资料】

一般资料：患者男性，79岁，务农，因"发现右肺阴影1月"入院。于2012年8月2日入院。患者1月前在当地体检时查胸片发现右肺部阴影，未予重视。4天前在外院行胸部CT检查提示右肺门占位伴阻塞性肺不张。在社区医院就诊，拟"右肺炎"予"头孢菌素类"药物输液2日，患者自觉无明显好转，遂来我院门诊就诊，由门诊拟"右肺门占位查因"收住入院。病程中患者无畏寒、发热，无咳嗽、咳痰，无胸闷、气促，无呼吸困难，无恶心、呕吐，无腹痛、腹泻。食欲、睡眠可，二便无异常，近3个月体重无明显增减。既往体质一般，有"癫痫"病史3年，自服"苯妥英钠0.1g，tid"控制可，近2年无发作症状；否认肝炎、结核等传染病史；否认高血压病、糖尿病等慢性病史；否认重大手术、外伤、输血史；否认药物食物过敏史；预防接种史随社会人群；有吸烟史50年，每日吸烟10支，未戒烟；否认两系三代遗传病史。

查体：T 36.5℃，P 75次/分，R 18次/分，BP 128/78mmHg。发育正常，营养中等，神志清楚，步入病房，自主体位，查体合作。全身皮肤黏膜无黄染，浅表淋巴结未扪及肿大，头颅大小正常，无畸形，双侧瞳孔等大等圆，直径约3mm，直接、间接对光反射存在，鼻中隔无偏曲，口唇无明显发绀，口腔黏膜光滑完整，耳郭无畸形，外耳道通畅，无异常分泌物。颈软，气管居中，颈静脉无明显怒张，肝颈反流征阴性，胸廓对称无畸形，两肺听诊呼吸音清，右上肺呼吸音偏低，未闻及干湿性啰音，心率75次/分，律齐，各瓣膜听诊区未闻及杂音。腹平软，全腹无压痛及反跳痛，肝、脾肋下未及，墨菲征阴性，移动性浊音阴性，肠鸣音正常，肝肾区无叩击痛。脊柱及四肢无畸形，四肢肌力正常，活动自如，双下肢无水肿。生理反射存在，病理反射未引出。

辅助检查：胸部CT（2012-7-30）示右肺门可见一大小约为（3.6×2.5）cm的软组织肿块影，增强后逐渐均匀中等度强化，病灶包绕右主支气管，局部气管受压变窄，支气管壁光整，强化均匀，右侧肺野内可见片状、条形致密影，其内尚可见支气管气相（图52-1）。

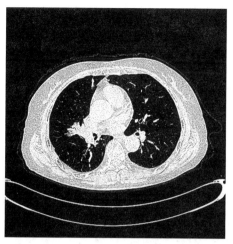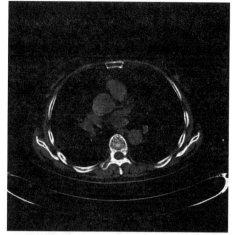

图 52-1　右肺门占位伴阻塞性肺不张

【诊断】

（1）右肺门占位查因。

① 肿瘤？

② 炎症？

（2）癫痫。

【诊断依据】

1. 右肺门占位查因

① 肿瘤依据：老年男性，有长期吸烟史，吸烟指数大于 400 年·支，病程中无发热、咳嗽、咳痰、咯血、胸闷等临床表现，胸部 CT 见右肺门可见一大小约为（3.6×2.5)cm 的软组织肿块影，增强后逐渐均匀中等度强化，病灶包绕右主支气管，局部气管受压变窄，支气管壁光整，强化均匀，右侧肺野内可见片状、条形致密影，其内尚可见支气管气相。血常规白细胞计数、粒细胞计数无升高。故考虑病灶性质为恶性肿瘤可能性较大。

② 炎症依据：胸部 CT 见右肺门可见一大小约为（3.6×2.5)cm 的软组织肿块影，右侧肺野内可见片状、条形致密影，其内尚可见支气管气相。

2. 癫痫

依据：有"癫痫"病史 3 年，自服"苯妥英钠 0.1g，tid"控制可，近 2 年无发作症状。

【下一步诊疗计划】

予完善血常规、肝肾功能、电解质、尿粪常规、C 反应蛋白、血沉等检查，除外禁忌后，行纤维支气管镜检查，尽快明确病灶性质。2012 年 8 月 6 日行纤维支气管镜检查术，术中见左侧支气管各段支气管通畅，黏膜色泽正常，未见新生物。右侧支气管右上叶黏膜充血，各段支气管通畅，黏膜色泽正常，未见新生物（图 52-2）

　　病理（右上肺活检）：支气管黏膜和肺组织内见多量弥漫一致淋巴细胞浸润，细胞小至中等大小，结合免疫组化及基因重排结果倾向为黏膜相关淋巴组织淋巴瘤（MALT 淋巴瘤）。免疫组化：CD20（＋）、CD79α（＋）、CD3（－），CD7（－），CD21（滤泡树突细胞＋）、CD43（－）、BCL-2（＋）、Ki67（约 5％＋）、CD5（－）、CyclinD1（－）。基因重排阳性（图 52-3）。

【诊断】

肺黏膜相关淋巴组织淋巴瘤（MALT 淋巴瘤）。

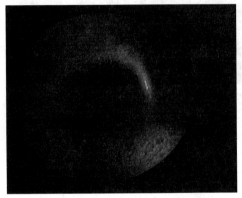

图 52-2　右上叶黏膜充血

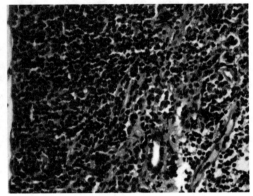

图 52-3　多量弥漫一致淋巴细胞浸润

【讨论】

黏膜相关性淋巴组织淋巴瘤 (mucosa-associated lymphoid tissue lymphoma，MALTL) 属淋巴结以外与黏膜组织相关的一种淋巴组织肿瘤性疾病。MALTL 多发生于胃肠道，以胃最多见，原发于肺的 MALTL 较少见，原发肺 MALT 淋巴瘤占原发性肺恶性肿瘤的 0.5%～1%，其发病率在逐年升高。通常在 60 岁左右发病，很少有 30 岁之前发病的报道。

原发肺 MALT 淋巴瘤具有病程长、进展慢、发病率低和全身症状少等特点，大量临床报道结果提示，该病最常见的表现为咳嗽、咳痰、劳力性呼吸困难。不常见的全身症状如消瘦、发热、胸痛和咯血，尚可合并干燥综合征、系统性红斑狼疮等自身免疫病；其中 37.5%～50% 的患者无症状，于健康体检时偶然发现。北京协和医院报道中有 44% 的患者无自觉症状。

由于本病的临床特点是无特异性，大多数患者最初被误诊为肺炎、肺结核和肺间质疾病。据统计，从首发症状到该病的确诊中位时间约为 9 个月，而对于无症状的患者确诊中位时间约为 27.4 个月。北京协和医院研究中，从最初的发现到确诊的时间中位数为 21.3 个月和 19.1 个月。

其病因及发病机制目前尚不十分清楚，可能与长期暴露各种抗原刺激、长期吸烟损害、慢性炎症刺激或自身免疫紊乱等有关。

原发肺 MALT 淋巴瘤的影像学表现多样，最常见的 CT 表现为肺内边界模糊的高密度阴影，可单发或多发，分布于肺野中心或胸膜下，还可表现为双肺网状结节状高密度影，以边缘模糊的单发或多发肿块影、实变影（89.4%）最为常见，部分病灶内（22.3%）含充气支气管影。在肺实变中可见支气管充气征是特征性的影像表现。影像学表现可分为炎症型和肿块型，炎症型为斑片状实变影，可见支气管充气征；肿块型为类圆形结节，边界清楚，或伴有毛刺。

　　原发肺 MALT 淋巴瘤确诊有赖于组织病理学检查。CT 引导下经皮肺活检和开胸或胸腔镜肺活检是常用的方法，也可以通过外科手术获得组织而确诊，随着微创技术的成熟，采用微创手术检查对于大多数患者是最佳诊断方法。

　　肺 MALT 淋巴瘤病理学特征是由侵犯上皮结构的肿瘤性边缘区 B 细胞增殖并形成特征性淋巴上皮病变，肿瘤性淋巴滤泡和反应性淋巴滤泡可同时存在。免疫学表型，肿瘤细胞表达 B 细胞抗原，CD20、CD79a 阳性，CD3、CD23、CD5、CyclinD1、CD10、BCL-2、BCL-6 阴性。

　　肺 MALT 淋巴瘤进展缓慢，属低度恶性。治疗首选手术切除肿瘤，对不能手术切除或合并其他部位 MALT 淋巴瘤者，放疗和化疗也能获得良好效应。原发性肺 MALT 型淋巴瘤的治疗与其他非霍奇金淋巴瘤（NHL）的治疗相同，可选择的治疗方案有手术、化疗或术后合并化疗。Vanden 等认为，对于一些有可能完整切除的局限性的原发肺 MALT 淋巴瘤，要积极进行手术，手术既有明确诊断的作用，又能达到治疗目的。化疗仍是原发肺 MALT 淋巴瘤的主要治疗手段，多数学者认为，化疗应以 CHOP 方案为基础对肺 MALT 淋巴瘤进行化疗，效果较好。放疗治疗，因其在治疗剂量范围内可导致不可逆的肺实质损伤，故较少应用。原发肺 MALT 淋巴瘤属于低度恶性小 B 细胞淋巴瘤，故其预后较好，也有报道称部分低度恶性小 B 细胞淋巴瘤可转变成高度恶性大 B 细胞淋巴瘤，此类患者预后差。肺 MALT 淋巴瘤预后相对较好，5 年生存率达 91%，10 年生存率达 75%。

【评析】

　　原发肺 MALT 淋巴瘤是一种罕见疾病，临床表现缺乏特异性，容易造成误诊，原发肺 MALT 淋巴瘤与肺炎、肺结节病、原发性支气管肺癌、肺泡细胞癌和转移性肺癌等影像学表现类似，在对该类疾病的诊断及鉴别诊断中也应考虑肺 MALT 淋巴瘤可能。当患者病史较长、症状及体征轻微，且抗炎抗结核效果不明显时应考虑本病，其诊断依赖病理并结合免疫组织化学检查。

（孙思庆　林勇）

参考文献

［1］Ferraro P, Trastek V F, Adlakha H, et al. Primary non-Hodgkin's lymphoma of the lung. Ann Thorac Surg, 2000,69:993-997.

［2］Begueret H, Vergier B, Parrens M, et al. Primary Lung Small B-Cell Lymphoma versus Lymphoid Hyperplasia: Evaluation of Diagnostic Criteria in 26 Cases. Am J Surg Pathol, 2002,26:76-81.

［3］Graham B B, Mathisen D J, Mark E J, et al. Primary pulmonary lymphoma. Ann Thorac Surg, 2005,80:1248-1253.

［4］Li G, Hansmann M L, Zwingers T, et al. Primary lymphomas of the lung: morphological, immunohistochemical and clinical features. Histopathology, 1990,16:519-531.

［5］Kinder B W, Collard H R, Koth L, et al. Idiopathic nonspecific interstitial pneumonia: lung manifestation of undifferentiated connective tissue disease. Am J Respir Crit Care Med, 2007, 176: 691-697.

［6］Imai H, Sunaga N, Kaira K, et al. Clinicopathological features of patients with bronchial-associated lymphoid tissue lymphoma. Intern Med, 2009, 48: 301-306.

［7］Poletti V, Romagna M, Gasponi A, et al. Bronchoalveolar lavage in the diagnosis of low-grade, MALT type, B-cell lymphoma in the lung. Monaldi Arch Chest Dis, 1995, 50: 191-194.

［8］ Huang H, Lu Z W, Jiang C G, et al. Clinical and prognostic characteristics of pulmonary mucosa-associated lymphoid tissue lymphoma: a retrospective analysis of 23 cases in a Chinese population. Chin Med J (Engl), 2011, 124: 1026-1030.

［9］ Borie R, Wislez M, Thabut G, et al. Clinical characteristics and prognostic factors of pulmonary MALT lymphoma. Eur Respir J, 2009, 34: 1408-1416.

［10］ Arnaoutakis K, Oo T H. Bronchus-associated lymphoid tissue lymphomas. South Med J, 2009, 102: 1229-1233.

［11］ Pabst R. Is BALT a major component of the human lung immune system. Immunol Today, 1992, 13: 119-122.

［12］ 上官宗校，周先勇，周建英. 原发性肺非霍奇金淋巴瘤的诊断和治疗——综合国内 94 例分析. 中华肿瘤防治杂志，2008:50-53.

［13］ 李百周，王聪，李天女，等. 综合影像学、组织学和免疫组织化学特点诊断肺 MALT 淋巴瘤. 中国癌症杂志，2007, 17: 796-800.

［14］ Raderer M, Isaacson P G. Extranodal lymphoma of MALT-type: perspective at the beginning of the 21st century. Expert Rev Anticancer Ther, 2001, 1: 53-64.

［15］ 石荟，韩一平，李永怀等. 原发性肺非霍奇金淋巴瘤的影像学表现及其病理学基础对照研究. 中国呼吸与危重监护杂志，2011, 10:171-175.

［16］ 季洪爱，王靖华，周晓军等. 肺黏膜相关淋巴组织恶性淋巴瘤的细胞学、组织学及免疫组化对比研究. 医学研究生学报，2008, 21: 40-42.

［17］ Huang J, Lin T, Li Z M, et al. Primary pulmonary non-Hodgkin's lymphoma: a retrospective analysis of 29 cases in a Chinese population. Am J Hematol, 2010, 85: 523-525.

［18］ Vanden E F, Fadel E, de Perrot M, et al. Role of surgery in the treatment of primary pulmonary B-cell lymphoma. Ann Thorac Surg, 2007, 83: 236-240.

［19］ Lin Y, Rodrigues G D, Turner J F, et al. Plasmablastic lymphoma of the lung: report of a unique case and review of the literature. Arch Pathol Lab Med, 2001, 125: 282-285.

第53章 胸腔内肿块，骨质破坏——肺癌骨转移?

【病历资料】

一般资料：患者男性，57岁，农民。因胸痛3年，颈肩痛、左侧髋膝关节疼痛20天于2011年9月19日入院。患者于2008年起多于咳嗽、深呼吸及右关节活动时出现左前侧胸痛，呈持续性，程度轻微，无放射痛、无咯血、盗汗、畏寒、发热、咳嗽等不适。上述症状持续1周可自行缓解，但3年来反复发作，患者未予重视。2011年8月30日患者活动后感颈肩痛，左侧髋膝关节疼痛，为隐痛感，患者可耐受，仍未予重视。2011年9月13日患者受凉后胸痛发作较前加重，影响睡眠。并有咳嗽、咳出白色黏痰，每天4～5mL。不易咳出，且出现盗汗。颈部疼痛加重，于旋转、低头时疼痛明显，遂于2011年9月15日至当地医院就诊，予以甘露醇、七叶皂苷钠、氟比洛芬静滴，症状无好转。肺部CT检查发现左侧胸腔巨大肿块，遂来我院。既往有血吸虫疫水接触史，并患过血吸虫病，已治愈。患者居住于造纸厂及化工厂周围30余年。既往有抽烟史20余年，每日20～40支，每日饮40°谷酒约300mL。

查体：T 37.0℃，P 70次/分，R 20次/分，BP 130/70mmHg。发育正常，营养一般，查体合作。皮肤巩膜无黄染，颈部、腹股沟可扪及多个淋巴结肿大，大小为（0.8×1.2）cm～（1.4×2.0）cm，质软，活动度可，无压痛及红肿。双侧瞳孔对光反射灵敏，口唇无发绀，咽稍红，扁桃体无肿大。颈部无抵抗，颈静脉无充盈，颈动脉搏动正常。气管位置偏右，甲状腺Ⅰ°肿大，血管无杂音。左侧胸廓稍饱满，胸壁静脉无曲张，胸骨无压痛。双上肺叩诊实音，双肺呼吸音粗，未闻及明显干湿性啰音，无胸膜摩擦音。心前区无隆起，心尖搏动正常，位于左侧第5肋间锁骨中线内侧0.5cm。心率70次/分，心律齐，瓣膜区无杂音。无心包摩擦音，无异常血管征。腹部平坦无肠型、蠕动波，腹壁静脉无曲张，腹壁柔软，剑突下轻压痛，无反跳痛，墨菲征阴性，肝、脾未触及，腹部未扪及包块，移动性浊音阴性，双侧肾区无叩痛，肠鸣音正常，4次/分，无气过水声。脊柱、四肢无畸形，C2~C3椎间隙及颈椎棘突有压痛，叩顶试验阳性，左侧髋膝关节压痛，活动受限。双侧下肢无水肿。无杵状指（趾）。生理反射存在，病理征未引出。

辅助检查：腹部B超示胆囊息肉。甲状腺B超示考虑腺瘤及结节性甲状腺肿。颈椎CT示C2椎体骨质破坏，C4～C5、C5～C6、C6～C7椎间盘突出。肺部CT示左侧胸腔巨大肿块、左侧胸多根肋骨骨质破坏、肝内多发低密度灶，双侧胸腔积液（图53-1）。

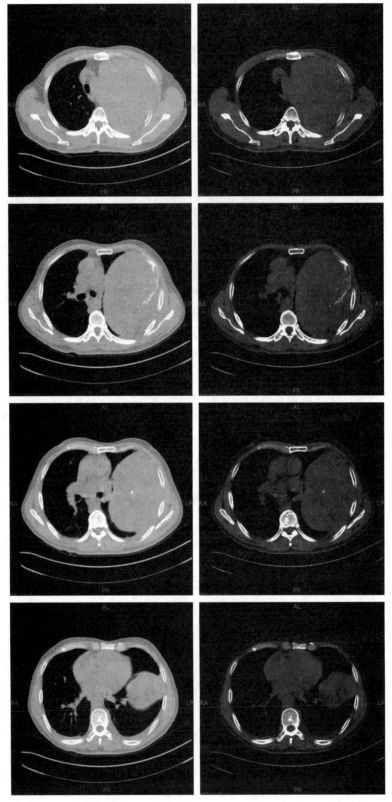

图 53-1　C2 椎体骨质破坏，C4 ～ C5、C5 ～ C6、C6 ～ C7 椎间盘突出

【初步诊断】

　　① 左肺癌并骨转移？

　　② 颈椎间盘突出。

　　③ 结节性甲状腺肿？

　　④ 胆囊息肉。

【诊断依据】

　　1. 左肺癌并骨转移

　　依据：患者老年男性，57 岁，既往有大量抽烟史，反复胸痛 3 年，并有颈肩痛、髋膝关节疼痛。现症状加重，并有咳嗽、咳痰症状。肺 CT 示左侧胸腔肿块。建议支气管镜检查及经皮 CT 引导下肺穿刺活检明确诊断。

　　2. 颈椎间盘突出

　　依据：患者有颈肩部疼痛，查体 C2 ～ C3 椎间隙及棘突压痛，叩顶试验阳性。外院颈椎 CT 可见颈椎间盘脱出。

　　3. 结节性甲状腺肿

　　依据：查体甲状腺 I° 肿大，质软，有结节感。甲状腺 B 超考虑结节性甲状腺肿。建议进一步查甲状腺功能三项。

　　4. 胆囊息肉

　　依据：B 超提示胆囊息肉。

【下一步诊疗计划】

　　1. 检查计划

　　① 痰脱落细胞检查。

　　② CEA、AFP、血沉、结核抗体、PPD 皮试。

　　③ 支气管镜检查。

　　④ 全身骨扫描。

　　⑤ 肺穿刺活检。

　　⑥ 甲状腺功能三项。

　　2. 治疗计划

　　对症治疗即止痛，止咳（复方甘草口服液 10mL，po，tid）。

　　予以止痛、化痰治疗 2 天患者仍有胸痛，疼痛较前加重。支气管镜检查示：所见支气管未见异常。

　　入院后辅助检查：血常规示白细胞 8.3×10^9/L，血红蛋白 113g/L，血小板计数 242×10^9/L。尿常规示潜血（＋）。DIC 全套示纤维蛋白原 5.54g/L。CEA 14.340ng/mL。AFP 正常。肝功能示白蛋白 32.0g/L，球蛋白 35.5g/L，蛋白电泳正常。肾功能、电解质、心肌酶、空腹血糖、结核抗体、血沉、甲状腺功能三项均正常。全身骨扫描示全身骨骼多处骨质代谢异常，符合恶性肿瘤多发骨转移改变，建议 ^{89}Sr 核素治疗。

　　与患者家属谈话，目前考虑恶性疾病可能性，确诊需行肺穿刺活检。在患者及家属知情同意下行肺穿刺活检术。病理结果回报：浆细胞瘤。免疫组化：CD138

（++），CD20（－），CD3（－），CD38（－），CD45RO（－），CD79a（++），CK-Pan（－），Kappa（－），Ki67（+约30%）（图53-2）。

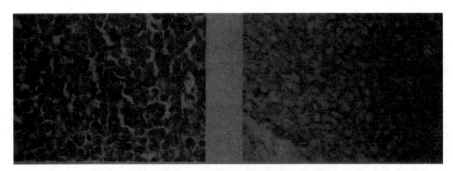

图 53-2　肺穿刺活检病理报告浆细胞瘤

【最后诊断】

① 浆细胞瘤。

② 颈椎间盘突出。

③ 结节性甲状腺肿。

④ 胆囊息肉。

【诊断依据】

1. 浆细胞瘤

依据：患者老年男性，胸痛3年，颈肩痛、左侧髋膝关节疼痛20天，CT示左侧胸腔巨大肿块、左侧胸多根肋骨骨质破坏。经皮肺穿刺取活检示浆细胞瘤，诊断明确。肺部CT可见肿块有高密度影，与肋骨界限不清，胸腔内肿块并非肺部肿块，而是肋骨浆细胞瘤形成的巨大肿块。因此，该患者为肋骨的孤立性浆细胞瘤。

2. 颈椎间盘突出

依据同前。

3. 结节性甲状腺肿

依据同前。

4. 胆囊息肉

依据同前。

【下一步治疗计划】

转血液科放化疗。

【讨论】

本例患者，老年男性。反复胸痛3年，患者未予重视。2011年8月30日出现活动后感颈肩痛，左侧髋膝关节疼痛，仍未予重视。2011年9月13日患者受凉后胸痛发作较前加重，影响睡眠。并有咳嗽、咳出白色黏痰，每天4～5mL，不易咳出，且出现盗汗。并有颈部疼痛加重，于旋转、低头时疼痛明显。患者既往有血吸虫疫水接触史，并患过血吸虫病，已治愈。患者居住于造纸厂及化工厂周围30余年。既往有抽烟史20余年，每日20～40支，每日饮 40° 谷酒约 300mL。

　　入院查体：T 37.0℃，P 70 次 / 分，R20 次 / 分，BP 130/70mmHg。颈部、腹股沟可扪及多个淋巴结肿大，大小为（0.8×1.2）cm ～（1.4×2.0）cm，质软，活动度可，无压痛及红肿。双侧瞳孔对光反射灵敏，口唇无发绀，咽稍红，扁桃体无肿大。颈部无抵抗，颈静脉无充盈。气管位置偏右，甲状腺 I° 肿大，血管无杂音。左侧胸廓稍饱满，胸壁静脉无曲张，胸骨无压痛。左上肺叩诊实音，双肺呼吸音粗，未闻及明显干湿性啰音。心脏（-），腹部（-）。脊柱、四肢无畸形，C2 ～ C3 椎间隙及颈椎棘突有压痛，叩顶试验阳性，左侧髋膝关节压痛，活动受限。双侧下肢无水肿。无杵状指 (趾)。生理反射存在，病理征未引出。辅助检查：腹部 B 超示胆囊息肉。甲状腺 B 超示考虑腺瘤及结节性甲状腺肿。颈椎 CT 示 C2 椎体骨质破坏，C4 ～ C5、C5 ～ C6、C6 ～ C7 椎间盘突出。入院予以抗感染治疗患者仍有明显胸痛。完善肺部 CT 检查示左侧胸腔巨大肿块，在 CT 引导下行肺穿刺活检结果为浆细胞瘤。后转血液科进行化疗。

　　浆细胞瘤是指发生于骨髓以外的恶性浆细胞的增生，包括骨的孤立性浆细胞瘤、髓外浆细胞瘤。原发于骨骼的、单个孤立的浆细胞瘤称为骨的孤立性浆细胞瘤。孤立性浆细胞瘤是一种少见的恶性浆细胞病，约占全部恶性浆细胞病的 3%。发病年龄较多发性骨髓瘤小，部分患者可发展成多发性骨髓瘤。临床表现以局部骨骼肿物伴有疼痛为特征。最常受侵犯的部位是脊椎骨骼，其他好发部位依次是骨盆、股骨、肱骨、肋骨，颅骨受侵罕见。骨髓象和血象正常，仅 10% ～ 20% 的孤立性浆细胞瘤患者伴有血和尿中单克隆免疫球蛋白或轻链增多，大多数患者无单克隆免疫球蛋白或其多肽链亚单位 (轻链) 增多，也无贫血、高钙血症、高黏滞综合征、肾功能损害等症状。治疗以局部放射治疗为首选。如果病变局限易于切除，则手术切除后局部放疗效果更佳。

【评析】

　　从以上 1 例胸腔巨大肿块并骨痛、多发骨质破坏患者的诊治过程中我们有以下体会。

　　① 对于诊断不明的患者应全面考虑。胸腔肿块并骨痛、骨质破坏的患者应排除原发于骨髓的疾病。肺癌容易并发骨转移，但不是绝对，故需全面考虑，最终确诊需取病检。

　　② 高度考虑肿瘤可能时，在纤支镜检查不能确诊为肺癌时，应行细针穿刺活检，以明确诊断。

　　③ 骨的孤立性浆细胞瘤是少见疾病，尤其是发生于肋骨的更少见，且容易与肺部肿瘤骨质破坏相混淆。在鉴别诊断中注意，骨的孤立性浆细胞瘤病程相对较长，临床症状以骨痛为主，呼吸道症状少，早期即有骨质破坏，确诊依靠穿刺活检。

（苏晓丽　何俊）

参考文献

[1] Swerdlow S H, Hams N L, Jaffe E，et al.WHO classification of tumors of haematopoietic and lymphoid tissues. Lyon: Inernational Agency for Research on Cancer, 2008, 331-349.

[2] Weinberg O K, Seetharam M, Ren L, et al. Clinical characterization of acute myeloid leukemia with myelodysplasia — related changes as defined by the 2008 WHO classification system. Blood, 2009, 113: 1906-1908.

第54章 产后发热、咳嗽、皮肤破溃——结核?

【病历资料】

一般资料:患者女性,23 岁,农民。因发热、咳嗽 50 天于 2011 年 9 月 29 日入院。患者于 2011 年 8 月 9 日无明显诱因出现发热,体温最高达 39.5℃,多为下午及夜间发热,无畏寒、寒战,无盗汗。服用退热药后热退汗出。偶有咳嗽,咳出少量白色黏痰,无胸痛、无咯血。在当地医院予以头孢曲松抗感染治疗 7 天,上述症状无明显缓解,且咳嗽症状加重,咳出黄色脓痰,每日十余口。9 月 1 日至广州某医院行胸片及肺部 CT 等相关检查后,考虑为双肺继发型结核,予以异烟肼片、利福平、吡嗪酰胺片、乙胺丁醇片及左氧氟沙星针抗结核治疗后患者咳嗽、咳痰症状稍好转,但仍有发热。出院后未再抗结核治疗。9 月 20 日因发热、咳嗽、呕吐再次入住该院,并再次予以四联抗结核治疗,治疗过程中仍有发热、呕吐,并出现肝功能损害。患者既往身体健康,否认结核病史及其接触史。2011 年 7 月底产下 1 子,产前 1 个月发现剑突下皮下硬肿,压痛,产后此硬肿软化破溃流脓,部分自行结痂。

查体:T 36.7℃,P 86 次 / 分,R 20 次 / 分,BP 128/72mmHg。神志清楚,慢性病容,表情自如,步入病房,查体合作。口唇、肢端无发绀,咽无充血,双侧扁桃体无肿大。气管居中,胸廓对称,双肺叩诊呈清音,双肺呼吸音粗,右肺闻及散在哮鸣音,右下肺闻及湿啰音。心前区无异常隆起,心尖搏动位于第 5 肋间左锁骨中线内侧 0.5cm 处,触诊无震颤,心界无扩大,心率 120 次 / 分,律齐,各瓣膜听诊区未闻及杂音。腹部剑突下可见脓疱,部分皮肤破溃,流出少量脓液。腹部无压痛及反跳痛,肝、脾肋下未触及,墨菲征阴性,麦氏点无压痛,肝区双叩击痛(-),双肾区叩击痛(-),移动性浊音(-),肠鸣音 4 次 / 分,无血管杂音。双下肢对称,无水肿。其余检查(-)。

辅助检查:血常规示 WBC 2.12×10^9/L,Hb 130g/L,PLT 92×10^9/L,N 64.0%,E 0.3%。外院肺部 CT 示:① 双肺感染;② 右侧少量胸腔积液。外院肝功能示 ALT 620U/L,AST 1124U/L,TB 70μmol/L,DB 44.6μmol/L。

【初步诊断】

(1)双肺病变。

① 结核可能性大。

② 真菌?

(2)肝功能损害:药物性?

（3）白细胞减少：药物性?

【诊断依据】

1. 双肺病变

① 结核可能性大依据：患者青年女性，发热、咳嗽病程长，发热以下午及夜间为主，无畏寒、寒战。抗细菌治疗效果欠佳。肺部 CT 可见双肺弥漫性病变，多形性病变抗结核治疗咳嗽、咳痰症状稍好转，考虑结核感染可能性大。由于患者转氨酶、胆红素明显升高，存在肝功能损害，暂不予抗结核治疗。进一步完善痰涂片及痰培养检查、PPD 皮试、血沉、结核抗体等相关检查有助于明确诊断。

② 真菌依据：患者中年女性，发热、咳嗽，咳出白色黏痰，抗细菌及抗结核治疗效果不明显。肺部 CT 存在多发多形性病变，不排除真菌感染。建议查痰涂片及痰培养、G 实验、GM 实验、支气管镜检查。

2. 肝功能损害：药物性

依据：患者服用抗结核药后出现转氨酶、胆红素明显升高，并有呕吐症状，考虑为药物性肝功能损害。为明确诊断需完善腹部 B 超、肝炎全套检查。

3. 白细胞减少：药物性

依据：外院血常规白细胞减少，考虑为药物性引起，暂停用抗结核药并再次复查血常规，必要时完善骨髓穿刺检查。

【下一步诊疗计划】

1. 检查计划

① 痰涂片找细菌、真菌，痰找抗酸杆菌，痰培养 + 药敏试验、血培养 + 药敏试验。

② ESR，结核抗体，G 实验、GM 实验。

③ PPD 皮试。

④ C12。

2. 治疗计划

① 一般处理：卧床休息、加强营养。

② 止咳化痰、抗感染、护肝、护胃、升白细胞。

a. 复方甲氧那明胶囊 2 粒，po，tid。

b. 莫西沙星针 0.4g，iv gtt，qd。

c. 异甘草酸镁针 200mg+ 谷胱甘肽针 1.2g，iv gtt，qd。

d. 利可君片 20mg，tid。

③ 请普外科处理患者剑突下脓疱。

④ 营养支持，维持水、电解质平衡。

---

　　3 天后患者出现活动后及坐位时呼吸困难，平卧位时稍缓解。仍有发热，体温 39℃左右。咳嗽、咳出黄色脓痰及白色黏痰。患者一般情况差。

　　查体：T 38.2℃，P 84 次 / 分，R 24 次 / 分，BP 120/72mmHg。口唇、肢端稍发绀，咽无充血，双侧扁桃体无肿大。双下肺叩诊浊音，双下肺呼吸音低，未闻及干湿啰音。心前区无异常隆起，心尖搏动位于第 5 肋间左锁骨中线内侧 0.5cm 处，触诊无震颤，心界无扩大，心率 140 次 / 分，律齐，各瓣膜听诊区未闻及杂音。剑突下可见脓疱，部分皮肤破溃，流出少量脓液。腹部及其查体（−）。

辅助检查：血常规示 WBC 3.50×10^9/L，Hb 108g/L，PLT 162×10^9/L，N 72.0%。G 实验、GM 实验阴性，痰革兰染色见少量革兰阳性球菌，痰抗酸染色阴性。C12 示 CA125 223.38kU/L，铁蛋白 454.90ng/mL，余项正常。结核抗体阴性。血沉 2mm/h，PPD 皮试（＋）。肺部 CT 示：① 双肺弥漫性病变，结核，感染性病变。建议治疗后复查。② 双侧胸腔积液并右下肺组织膨胀不全（图 54-1）。患者皮肤破溃处组织送检病理回报：NK/T 细胞淋巴瘤（图 54-2）。

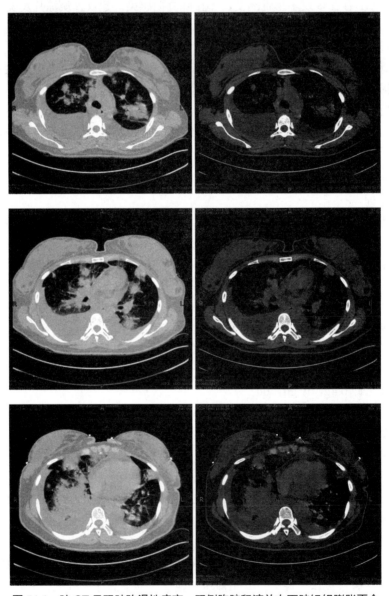

图 54-1　肺 CT 示双肺弥漫性病变，双侧胸腔积液并右下肺组织膨胀不全

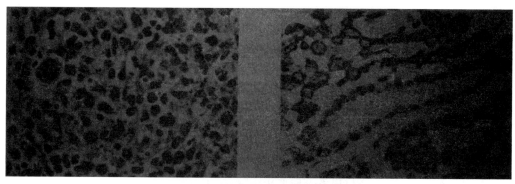

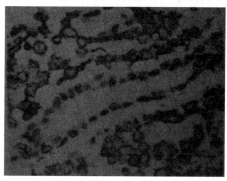

图 54-2　患者皮肤破溃处组织送检病理回报 NK/T 细胞淋巴瘤

【下一步考虑诊断】

多系统损害（肺、肝、血液系统）：结外 NK/T 淋巴瘤？

【诊断依据】

患者存在多系统损害。双肺多发高密度病灶，肝功能损害，血白细胞低。强力抗感染及抗结核治疗效果欠佳，且病情进展较快，一般状况差，符合恶性疾病。剑突下皮肤破溃处送病检示 NK/T 细胞淋巴瘤。NK/T 细胞淋巴瘤最常累及鼻腔和上呼吸道，也可累及皮肤、胃肠道、睾丸、肺、唾液腺、胰腺、软组织和骨髓等。本例患者有皮肤处病检证实 NK/T 细胞淋巴瘤，同时存在不能用感染解释的肺部病变，血液系统亦有受累，NK/T 浸润肺部胸腔积液较为常见，提示肿瘤更具侵袭性。故考虑患者 NK/T 细胞淋巴瘤累及多处。

【下一步诊疗计划】

1. 检查计划

①B 超胸腔积液定位。

②D- 二聚体。

③请血液科会诊。

2. 治疗计划

①面罩吸氧。

②化痰、抗感染：加用氨溴索针 60mg，iv，q8h；头孢哌酮 - 舒巴坦针 4.5g，iv gtt，q8h。

B 超胸腔积液定位后抽胸腔积液为黄色，渗出液，以单个核细胞为主（60%），乳

酸脱氢酶 4004.9U/L，腺苷脱氨酶 121.3U/L，结核抗体阴性，CEA 正常。D- 二聚体 2.30mg/L。胸腔积液中未找到癌细胞。血液科会诊考虑 NK/T 细胞淋巴瘤，但患者一般情况差，不宜化疗。继续抗感染治疗 5 天，患者仍有发热，体温 39.0℃左右，仍有咳嗽、咳黄脓痰。

【下一步治疗计划】

停用莫西沙星针。加用替考拉宁针 0.4g，iv gtt，qd。

继续予以抗感染治疗 5 天，患者病情无好转，仍有发热、咳嗽、咳脓痰，病情逐渐恶化，呼吸衰竭加重。10 月 12 日患者家属要求出院。

【讨论】

本例患者，青年女性。2011 年 8 月 9 日无明显诱因出现发热，体温最高达 39.5℃，多为下午及夜间发热，无畏寒、寒战，无盗汗。服用退热药后热退汗出。偶有咳嗽，咳出少量白色黏痰，无胸痛、无咯血。在当地医院予以头孢曲松抗感染治疗 7 天，上述症状无明显缓解，且咳嗽症状加重，咳出黄色脓痰，每日十余口。9 月 1 日至广州某医院行胸片及肺部 CT 等相关检查后，考虑为双肺继发型结核，予以异烟肼片、利福平、吡嗪酰胺片、乙胺丁醇片及左氧氟沙星针抗结核治疗后患者咳嗽、咳痰症状稍好转，但仍有发热。出院后未再抗结核治疗。9 月 20 日因发热、咳嗽、呕吐再次入住该院，并再次予以四联抗结核治疗，治疗过程中仍有发热、呕吐，并出现肝功能损害。患者既往身体健康，否认结核病史及其接触史。2011 年 7 月底产下 1 子。入院后查体：T 36.7℃，P 86 次 / 分，R 20 次 / 分，BP 128/72mmHg。口唇、肢端无发绀，咽无充血，双侧扁桃体无肿大。双肺叩诊呈清音，双肺呼吸音粗，右肺闻及散在哮鸣音，右下肺闻及湿啰音。心前区无异常隆起，心尖搏动位于第 5 肋间左锁骨中线内侧 0.5cm 处，触诊无震颤，心界无扩大，心率 120 次 / 分，律齐，各瓣膜听诊区未闻及杂音。腹部剑突下可见脓疱，部分皮肤破溃，流出少量脓液。腹部无压痛及反跳痛，肝、脾肋下未触及，肝区叩击痛 (－)，双肾区叩击痛 (－)，移动性浊音 (－)，肠鸣音 4 次 / 分。双下肢无水肿。其余检查 (－)。辅助检查：白细胞及血小板均低，肝功能损害；肺部 CT 示双肺多发高密度病灶。双侧有少量胸腔积液。入院予以抗感染治疗、护肝等治疗 3 天患者出现呼吸困难加重，一般情况差，予以抽胸腔积液、强力抗感染仍无改善。一般情况越来越差后患者家属要求出院。患者剑突下脓疱送病检结果为 NK/T 细胞淋巴瘤，NK/T 淋巴细胞可累及全身多处，肺部病变虽未取得病检结果，但患者肺部情况不能用一般的感染解释，故考虑 NK/T 细胞淋巴瘤累及所致，可以用单一疾病解释。

结外 NK/T 细胞淋巴瘤属于非霍奇金淋巴瘤（NHL）的一种少见类型，占 NHL 的 2%～10%，其恶性细胞大部分来源于成熟的 NK 细胞，少部分来源于 NK 样 T 细胞，因此称之为 NK/T 细胞淋巴瘤。多数病例原发于鼻腔和咽喉部以上部位，少数病例原发于鼻外，如皮肤、胃肠道、肺等，极少数病例发病初期即表现为全身播散，而无明显鼻腔受累。其病理表现独特，具有以血管为中心的多形性淋巴细胞浸润，瘤细胞浸润破坏血管继而引起坏死等特点，多数病例存在 EB 病毒感染证据。结外 NK/T 细胞淋巴瘤临床表现依据病变发生部位不同而各异，本病的一个重要的临床特点即容易发生噬血细胞综合征，表现为发热、肝脾大、血细胞减少、组织可见噬血细胞现象、肝功能异常、血乳酸脱氢酶升高、血清铁蛋白升高等。该病的诊断主要依靠其独特的病理改变，为了获得准确的病理诊断，活检取材组织要够多，建议多部位、多点取材。结外 NK/T 细胞淋巴瘤迄今仍未有标准的治疗方法。早期病变对放疗敏感，含左旋门冬酰胺酶等药物联合化疗的效果较佳。近年来，应用自体或同种异基因造血干细胞移植治疗结外 NK/T 细胞淋巴瘤被逐渐应用于临床。

【评析】

从以上 1 例 NK/T 细胞淋巴瘤浸润肺的诊治过程，我们有以下体会。

① 疾病的诊断应结合临床表现、影像学及实验室检查。本例患者临床表现为发热、咳嗽、咳痰，影像学表现为双上肺为主的斑片状阴影，但实验室检查血沉正常，PPD 皮试阴性，不支持。抗结核治疗效果欠佳，且病情逐渐进展。故应考虑到恶性疾病可能。

② 结外 NK/T 细胞淋巴瘤是少见病，无特异性临床症状，易误诊。因此，对于治疗效果欠佳、诊断不明的疾病，应尽可能早取得病检以明确诊断，争取早治疗。

（苏晓丽　何俊）

参考文献

[1] Al-Hakeem D A, Fedele S, Carlos R, et al.Extranodal NK/T-cell lymphoma, nasal type. Oral Oncol, 2007, 43(1):4-14.

[2] Lee B H, Kim S Y, Kim M Y, et al. CT of nasal-type NK/T cell lymphoma in the lung, J Throrac Imaging, 2006, 21(1): 37-39.

[3] Morovic A, Aurer I, Dotlic S, et al. NK cell lymphoma，nasal type,with massie lung involvement: a case report. J Hematop, 2010, 3(1): 19-22.

[4] 张松松，魏敏，于力. 结外 NK/T 细胞淋巴瘤治疗的进展. 中国实验血液学杂志，2011, 19(4): 1075-1078.

第 55 章　长程发热、咯血，右中叶肺不张

【病历资料】

一般资料：患者女性，55岁，农民。因发热、咯血、胸痛3年余，加重20余天于2011年8月1日入我院。患者2008年2月份开始无明显诱因出现发热，最高体温39℃，无畏寒、寒战。并有咳嗽，痰中带血，痰量约50mL/d；右侧胸痛，无放射痛。就诊于当地医院诊断为"结核性胸腔积液"，予以胸腔穿刺抽积液，抗结核治疗3个月，治疗后患者体温降至正常，但胸痛未明显缓解，遂到某市医院查支气管镜检后活检，考虑肺部感染，停用抗结核药物，予以抗感染治疗。此后患者病情仍反复发作，平均每年发作5次左右，多次在当地医院住院治疗。20天前患者又出现发热、咯血、胸痛，到当地医院住院诊为"① 胸膜炎。② 肺癌? ③ 肺结核?"；予以抗感染治疗4天后效果欠佳，考虑肺癌可能性大。患者体重3年内减轻10kg。既往有胃溃疡病史，未做特殊处理，否认高血压、糖尿病、冠心病史，否认肝炎、伤寒等传染病史及接触史。

查体：T 36.8℃，P 80次/分，R 20次/分，BP 105/70mmHg。神志清，体查合作，自动体位，慢性病容。全身皮肤、巩膜无黄染，全身浅表淋巴结未扪及。右肺呼吸音低，双下肺闻及少许湿性啰音，心前区无异常隆起及凹陷，心尖搏动位于第5肋间左锁骨中线内0.5cm处，触诊无震颤，心界叩诊不大，心率80次/分，律齐，无杂音，心音可。腹平软，无压痛及反跳痛，移动性浊音阴性，肝、脾肋下未扪及，双肾区无叩击痛。双下肢无水肿。

辅助检查：(2008-6-25，外院)支气管镜结果示右中叶、左主支气管病变。病理活检示（右中叶黏膜）黏膜纤维增生，未见癌。(2010-8-9，外院)肺部CT示右肺中叶实变及双肺斑片状影，纵隔内淋巴结肿大，性质待定，建议纤维支气管镜检查。(2011-7-23，外院)肺部CT示双肺感染性病变，右肺中叶软组织考虑中叶肺不张，右肺中叶及右肺下叶基底段支气管闭塞，建议纤维支气管镜检查。2011年7月23日（外院）B超示① 肝内多发占位：病理性质待定。② 肝界下移。③ 左肾内结节：考虑错构瘤。

【初步诊断】

（1）双肺病变并右中叶不张查因。

① 肺结核?

② 肺癌?

③ 肺部感染?

（2）肝占位查因。

① 转移瘤？

② 血管瘤？

（3）左肾脏错构瘤。

【诊断依据】

1. 双肺病变并右中叶不张查因

① 肺结核依据：患者老年女性，反复发热、咯血、胸痛，普通抗感染治疗效果欠佳，既往抗结核治疗 3 个月后体温下降。建议进一步查痰抗酸染色、血沉、结核抗体、PPD 皮试等。

② 肺癌依据：患者老年女性，反复发热、咯血、胸痛，多为右中叶病变，反复同一部位的感染，需排查肿瘤可能。建议查 ^{12}C、支气管镜检查，必要时行肺穿刺活检。

③ 肺部感染依据：患者有咳嗽、咳痰症状，并有发热，体温大于 38℃，查体双下肺可闻及湿啰音，肺部 CT 可见双肺多发斑片状阴影，考虑存在肺部感染。建议查痰革兰染色、痰培养 + 药敏试验。

2. 肝占位查因

① 转移瘤依据：患者肝脏 B 超可见多发占位，目前考虑患者可能为肺部肿瘤，故肝脏多发占位病变需考虑转移瘤。

② 血管瘤依据：肝内多发占位，血管瘤较多见，建议查腹部 CT。

3. 左肾脏错构瘤

依据：B 超示左肾结节，考虑为错构瘤。

【下一步诊疗计划】

1. 检查计划

① 痰革兰染色、痰抗酸染色、痰培养 + 药敏试验。

② PPD 皮试。

③ 血沉、结核抗体、CEA。

④ 腹部 CT。

2. 治疗计划

① 一般治疗：加强营养，休息。

② 化痰：氨溴索针 60mg，iv，q8h；乙酰半胱氨酸片 0.6g，po，qd。

③ 抗感染：头孢西丁针 2.0g，iv gtt，q8h。

抗感染治疗 3 天后患者仍有发热，体温 38℃，多于下午升高，无畏寒、寒战。咳嗽，咳出少量白色黏痰，痰中带少量血丝。

查体：T 36.5℃，P 68 次 / 分，R 18 次 / 分，BP 105/70mmHg。神志清，精神欠佳，体查合作，自动体位，慢性病容。全身皮肤、巩膜无黄染，全身浅表淋巴结未扪及。右肺呼吸音低，双下肺闻及少许湿性啰音，心前区无异常隆起及凹陷，心尖搏动位于第 5 肋间左锁骨中线内 0.5cm 处，触无震颤，心界叩诊不大，心率 68 次 / 分，律齐，无杂音，心音可。腹平软，无压痛及反跳痛，移动性浊音阴性，肝、脾肋下未扪及，双肾区无叩击痛。双下肢无水肿。

辅助检查：血常规示白细胞计数 10.1×10^9/L，中性粒细胞百分比 47.6%，淋巴细胞百分比 41.0%，淋巴细胞计数 4.1×10^9/L。二便常规正常。凝血常规示纤维蛋白原 4.39g/L，余项正常。肝功能示白蛋白 30.4g/L，球蛋白 29.7g/L。抗 HIV、血 CEA、降钙素原全定量、肾功能、电解质正常。C12 示糖类抗原 19-9（CA19-9）38.98(kU/L)，糖类抗原 125（CA 125）216.14（kU/L），AFP 正常。血沉 70.00mm/h；结核抗体 IgG 阳性；PPD 皮试（+++）。肝炎全套示 HBsAg 阳性，HBeAb 阳性，HBcAb 阳性。彩超（2011-8-4 肝、胆、脾、胰、肾、输尿管、膀胱和前列腺）示肝多发肿块，肝界下移，右肾囊肿，左肾错构瘤。肝脏 CT 示肝内血管瘤可能性大。肺部平扫增强 CT 示右肺中叶支气管闭塞并软组织肿块，右上叶、右下叶背段、左上叶多发气腔实变灶，纵隔淋巴结增大，右侧胸腔积液（图 55-1）。支气管镜检查示右中叶病变累及右下叶：癌？支气管镜病检结果示（右中叶）检见黏膜内有大量淋巴细胞浸润，增生活跃。

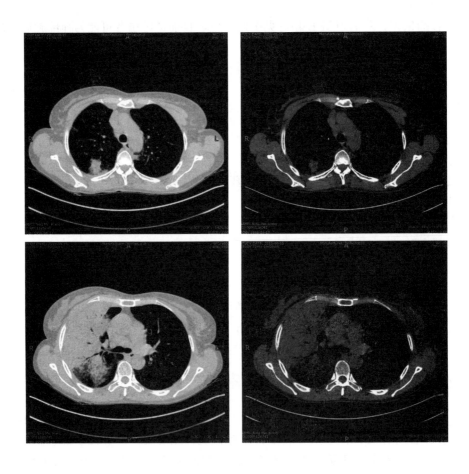

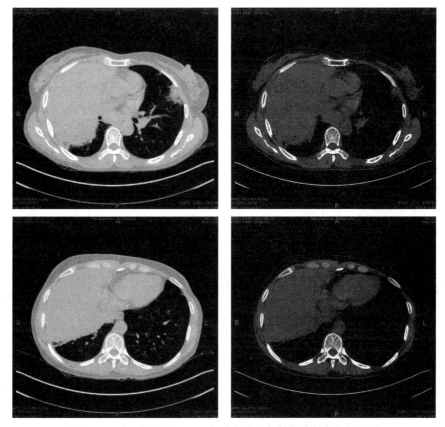

图 55-1　胸平扫增强 CT 示右肺中叶支气管闭塞并软组织肿块

【进一步考虑诊断】

（1）双肺病变并右中叶不张。

① 肺结核？

② 黏膜相关性淋巴瘤？

（2）肝血管瘤。

（3）左肾错构瘤。

【诊断依据】

1. 双肺病变并右中叶不张

① 肺结核依据：患者老年女性，反复发热、咯血、胸痛，多在午后体温升高，抗细菌治疗效果欠佳，肺部 CT 主要为双上肺及下叶背段病变。实验室检查血沉快，PPD 皮试（+++），结核抗体 IgG 阳性。

② 黏膜相关性淋巴瘤依据：患者老年女性，病程较长，反复发热、咯血、胸痛。多次支气管镜检查可见右中叶支气管病变，病检可见大量淋巴细胞浸润，增生活跃。建议进一步行病理组织免疫组化检查。

2. 肝血管瘤

依据：目前患者肿瘤依据不足，肝脏 CT 考虑血管瘤。

3. 左肾错构瘤

【下一步诊疗计划】

1. 检查计划

① 结核感染 T 淋巴细胞检测（T-SPOT）。

② 病理组织免疫组化检查。

2. 治疗计划

继续抗感染及化痰治疗。

T-SPOT 阴性。

免疫组化结果示：淋巴细胞浸润，区域增生活跃，免疫组化标记为多克隆表达，考虑为小 B 细胞性淋巴瘤（图 55-2）。

图 55-2　免疫组化结果

【下一步诊疗计划】

转血液科治疗。

【讨论】

本例患者女性，55 岁。反复发热、咯血、胸痛 3 年余。发热多在午后，体温最高 39℃；咳嗽、痰中带血，每日量 50mL；胸痛多为隐痛，无放射痛。抗感染及抗结核治疗效果欠佳。查体：T 36.8℃，P 80 次 / 分，R 20 次 / 分，BP 105/70mmHg。

全身浅表淋巴结未扪及。右肺呼吸音低，双下肺闻及少许湿性啰音，心前区无异常隆起及凹陷，心尖搏动位于第 5 肋间左锁骨中线内 0.5cm 处，触无震颤，心界叩诊不大，心率

80 次 / 分，律齐，无杂音，心音可。腹平软，无压痛及反跳痛，移动性浊音阴性，肝、脾肋下未扪及，双肾区无叩击痛。双下肢无水肿。辅助检查：多次 CT 及支气管镜检查右中叶均有病变，B 超：① 肝内多发占位病理性质待定；② 肝界下移；③ 左肾内结节，考虑错构瘤。入院予以抗感染治疗仍有发热，痰中未找到抗酸杆菌。支气管镜检查为右中叶病变，取病检行免疫组化检查为小 B 细胞性淋巴瘤。

本例患者通过支气管镜取活检确诊为肺部淋巴瘤，但原发性肺淋巴瘤极少见，占淋巴瘤的 0.14%，临床及影像表现均无特异性，故诊断较为困难，且容易误诊。通过此病例的诊治并复习文献，我们认为出现以下情况应考虑到本病的可能：① 病程长，一般长达 2～5 年，长期抗感染无效，病变发展缓慢，逐渐增大，不符合肺癌的发展规律和自然病程。② 病变广泛但临床常无症状或症状轻，病灶常 >5cm。③ 老年人多见，尤其是 60～70 岁；男性多于女性。④ 结节、肿块或肺炎实变中可见到支气管充气征。⑤ 病灶以局部扩散为主，很少转移。原发性肺淋巴瘤的治疗同 NHL，对化疗敏感。

【评析】

通过以上 1 例发热、咯血并右中叶肺不张患者的诊治过程中我们有如下体会。

① 肺部淋巴瘤临床表现及影像学表现无特异性，最终依靠病理活检及免疫组织化学染色检查进行分型。

本例患者临床表现为发热、咯血，肺部示双上肺为主的病灶，实验室检查 PPD 皮试（+++），血沉快，考虑结核，但支气管镜检查取活检最终明确诊断，故病理检查是金标准。

② 右中叶肺不张多见于结核、肿瘤、炎症，纤维支气管镜有重要价值。

纤维支气管镜检查可对全肺各叶、段、亚段气管进行观察，细胞刷检，细菌学检查，组织活检，肺泡灌洗等，同时可进行抽吸痰栓、钳取血凝块、局部给药等治疗。故早期行纤维支气管镜检查有重要价值。

（苏晓丽　何俊）

参考文献

[1] Erraro P, Trastek V F, Adlakha H, et al. Primary non- Hodgkin's lymphoma of the lung. Thorac Surg, 2000, 69(1): 993-997.
[2] 王慧敏，韩宝惠，陈岗等. 16 例原发性肺淋巴瘤（BALT 型）临床分析. 肿瘤防治研究，2005, 32(6): 387.

第56章 咳嗽、右中上叶病变7年——肺癌？淋巴瘤？

【病例资料】

一般资料：患者男性，56岁，工人。因反复咳嗽、咳痰、胸痛7年，再发并发热、头痛1月余于2010年11月6日入院。患者自2003年起反复发作咳嗽、咳白色黏痰伴胸痛，曾于2005年及2007年两次入住当地市医院，行肺部CT示右肺中叶肺炎及部分不张，曾2次行支气管镜检查，示右中叶开口稍狭窄，未见新生物。诊断考虑：① 肺炎；② 肺结核待排；③ 肿瘤待排。经过抗感染治疗，肺部CT示病灶稍好转出院。1月余前无明显诱因再次出现咳嗽、咳痰，痰为白色黏痰，偶有脓痰，并有发热、胸痛及盗汗等不适，发热多出现在下午及晚上，体温最高39.5℃，于当地医院予以消炎、退热针，效果不佳。10月2日晚上感头痛，于2010年10月4日入住当地医院。行相关检查后诊断考虑：① 右上肺及中叶肺炎可能，肺结核待排，肿瘤待排；② 中枢神经系统感染，病毒性脑膜炎可能，结核性脑膜炎待排。予以哌拉西林-舒巴坦及头孢哌酮-他唑巴坦抗感染、阿昔洛韦抗病毒、甘露醇降颅压等治疗后发热、头痛症状好转，2010年10月10日至2010年10月27日未再发热，2010年10月28日再次出现明显头痛、发热及胸前疼痛。既往患者于1983年因胃出血行胃大部分切除术。2003年开始即感前胸中部疼痛。无高血压、糖尿病病史，无肝炎、结核病病史及其密切接触史，其妻子14岁时患有肺结核。吸烟30年，1包/天。饮酒30余年，每天250～500mL。

查体：T 36.5℃，P 82次/分，R 20次/分，BP 130/80mmHg。发育正常，营养一般，神志清楚，自主体位，全身浅表淋巴结无肿大，气管位置居中，左肺呼吸音清，无明显干湿性啰音，右肺呼吸音弱，可闻及少许湿性啰音。心率82次/分，律齐，无杂音，腹部平坦，上腹部可见一条长约15cm手术瘢痕，无压痛，无反跳痛，肝、脾未触及，腹部未扪及包块，移动性浊音阴性，双侧肾区无叩痛，肠鸣音正常，4次/分，无气过水声。脊柱、四肢无畸形。双下肢不肿，病理反射未引出。

辅助检查：头颅MRI（2010-10-5）示双侧大脑异常信号，考虑为缺血灶可能。头颅CT（2010-10-9）未见异常。肺部CT（2010-10-6）示右中上肺炎症合并部分肺不张，占位性病变不完全排除。肺部CT（2010-10-25）复查示右肺病灶无明显变化。支气管镜检查（2010-10-27）示右肺上叶前段支气管开口狭窄，右中叶支气管黏膜凹凸不平，黏膜充血，中叶开口稍狭窄，未见新生物，刷检未见癌细胞及抗酸杆菌，组织病理提示慢性炎症。脑脊液检查：隐球菌墨汁染色（-），抗酸杆菌（-），蛋白定性（+），蛋白定量1.8g/L，糖2.12mmol/L，氯化物116.8mmol/L。

【初步诊断】

（1）右肺病变。

① 肺结核并肺部感染？

② 真菌感染？

③ 肿瘤待排。

（2）头痛查因。

① 结核性脑膜炎？

② 肺部肿瘤颅内转移？

【诊断依据】

1. 右肺病变

① 肺结核并肺部感染依据：患者老年男性，反复咳嗽、咳痰、胸痛，普通抗感染效果欠佳，并有发热、盗汗症状，肺部 CT 浸润病灶以中上肺为主。多次支气管检查发现右中叶病变，考虑结核可能。此次起病有高热，体温最高为39.5℃，咳嗽、咳出脓痰。查体：右肺呼吸音弱，可闻及少许湿性啰音。辅助检查：肺部 CT 示右中上肺合并部分肺不张。故考虑存在肺部感染。建议进一步查痰涂片、痰抗酸染色、痰革兰染色及痰培养＋药敏试验，支气管镜检查。

② 真菌感染依据：患者反复咳嗽、咳痰病史长，普通抗感染效果不佳，真菌感染不能排除。

③ 肿瘤待排依据：患者老年男性，有长期大量抽烟史，反复咳嗽、咳痰、胸痛，病程较长，肺部病变主要在右中叶，存在同一部位肺部感染需考虑肿瘤。建议查 CEA。

2. 头痛查因

① 结核性脑膜炎依据：患者发热，多为午后发热，并有盗汗。有头痛症状，脑脊液生化示蛋白升高、糖及氯化物降低，考虑结核性脑膜炎。建议再次行腰椎穿刺术复查，并复查头颅 CT。

② 肺部肿瘤病颅内转移依据：患者发热，予以抗感染、脱水降颅压治疗后，症状曾有好转，肺部肿瘤转移不排除。

【下一步诊疗计划】

1. 检查计划

① 痰涂片、痰革兰染色、抗酸染色、痰培养＋药敏试验。

② PPD 皮试。

③ 血沉、结核抗体、G 实验、GM 实验。

④ 支气管镜检查，腰椎穿刺术。

2. 治疗计划

① 一般治疗：适当退热，卧床休息。

② 化痰、抗感染：氨溴索针 60mg，iv gtt，q8h；头孢哌酮 - 他唑巴坦针 2.0g，iv gtt，q8h。

③ 维持水、电解质平衡。

予以上述治疗 4 天患者仍有低热、胸痛、头痛，饮食、睡眠差。

查体：T 36.9℃，P 85 次 / 分，R 20 次 / 分，BP 135/80mmHg。神志清，精神欠佳，

慢性病容。口唇无发绀。左肺呼吸音清，无明显干湿性啰音，右肺呼吸音弱，可闻及少许湿性啰音。心率 85 次 / 分，律齐，无杂音，腹部平坦，肝、脾未触及。双下肢不肿。生理反射存在，病理征未引出。

辅助检查：血常规示 WBC 4.3×10^9/L，RBC 4.4×10^{12}/L，Hb 128g/L，PLT 171×10^9/L，N1.6×10^9/L。尿常规、大便常规、CEA、结核抗体均正常。肝肾功能 + 心肌酶 + 电解质 + 血脂 + 血糖示 ALB 32.3g/L，GLO 34.1g/L，A/G 0.9，HDL 0.32mmol/L，CK 211.2U/L；钾 3.64mmol/L，钠 127.6mmol/L，氯 92.9mmol/L，余项正常。痰革兰染色 + 抗酸染色示革兰阴性球菌偶见，革兰阳性球菌大量，革兰阴性杆菌少量，抗酸杆菌、痰培养 + 药敏试验阴性；PPD（+）；ESR 66mm/h。肺 CT 平扫 + 增强示：① 右上叶前段、右中叶不张改变，原因待查，建议必要时支气管纤维镜检查；② 双侧胸膜增厚；③ 右侧第 5、第 6、第 7、第 8、第 9 肋陈旧性骨折（图 56-1）。支气管分泌物液基薄层（支气管分泌物）涂片见纤毛柱状上皮细胞及吞噬细胞、中性粒细胞及淋巴细胞、少量鳞状上皮细胞，未见癌细胞。气管镜下取病检示（右上肺）慢性炎症，淋巴细胞增生，组织挤压明显，如临床疑癌，宜再检。支气管分泌物细菌培养 + 药敏试验阴性；支气管分泌物抗酸杆菌阴性；脑脊液压力 160mmH$_2$O，脑脊液革兰染色 + 抗酸染色 + 墨汁染色阴性；脑脊液常规示淡黄色，清晰透明，潘氏试验 + 细胞总数 250×10^6/L，白细胞数 140×10^6/L，多核细胞 10%，单核细胞 90%；脑脊液结核抗体阴性；脑脊液生化示微量蛋白 1.31g/L，ADA 4.7U/L，葡萄糖 2.43mmol/L，LDH 44.9U/L，Cl$^-$ 108.3mmol/L。

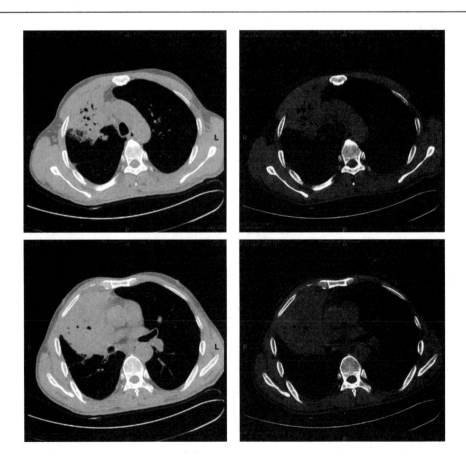

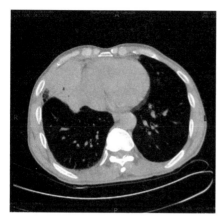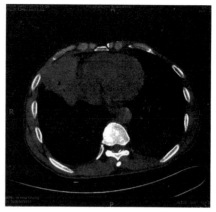

图 56-1　肺 CT 平扫 + 增强示右上叶前段、右中叶不张

【进一步考虑诊断】

（1）右肺病变。

① 结核并感染？

② 肿瘤待排。

（2）头痛查因：结核性脑膜炎？

【诊断依据】

1. 右肺病变

① 结核并感染依据：予以普通抗感染治疗后患者仍有咳嗽、咳痰、低热，PPD 皮试 （+）。支气管镜下取病理示慢性炎症，淋巴细胞增生。但痰及支气管镜下取分泌物抗酸染色、培养均阴性，可予以诊断性抗结核治疗。

② 肿瘤待排依据：患者老年男性，有长期大量抽烟史。右中叶反复感染，肺部 CT 可见肺不张，肿瘤不能排除。建议行肺穿刺取病检。

2. 头痛查因：结核性脑膜炎

依据：予以抗感染治疗后患者仍有低热、头痛，再次行腰椎穿刺术示潘氏试验阳性，脑脊液细胞以多核为主。脑脊液生化示蛋白量升高，糖及氯化物减低。建议立即予以诊断性抗结核治疗。

【下一步诊疗计划】

1. 检查计划

彩超引导下经皮肺穿刺。

2. 治疗计划

① 抗结核治疗：异烟肼针 0.5g，iv gtt，qd。利福喷丁胶囊 0.45g，po，每周 2 次。吡嗪酰胺片 0.5g，po，tid。乙胺丁醇片 0.75g，po，tid。

② 护肝：葡醛内酯片 200mg，po，tid。

肺穿刺活检结果：（肺）送检少许穿刺组织中可见异型淋巴样细胞，结合免疫组化考虑 MALT 淋巴瘤。免疫组化：CD10（-），CD20（+），CD3（-），CD45RO（-），Cyclin D1

（－），Ki67（5%+），CD21（－），CD43（+），PAX-5（+），CK-Pan（－），TdT（－）（图56-2）。

图 56-2　肺穿刺活检组织可见异型淋巴样细胞

【下一步检查计划】

① 骨髓穿刺术细胞学检查。

② 若经济情况许可，行 PET-CT 检查或全身骨扫描、淋巴结 B 超、头颅磁共振成像等检查。

③ 请肿瘤科会诊。

骨髓增生明显活跃。粒系增生明显活跃。红系活跃，可见幼淋（占 3%）及异淋（占 3.5%）。血片示杆状核粒细胞比值稍高，可见个别晚幼粒及异淋占 6%。

【最后诊断】

（1）（右）肺 MALT 淋巴瘤。

（2）头痛查因。

① 结核性脑膜炎？

② 淋巴瘤累及脑膜？

【诊断依据】

1.（右）肺 MALT 淋巴瘤

依据：患者老年男性，咳嗽、咳痰、胸痛 7 年，支气管镜检查多次发现右中叶病变，反复发生感染，抗感染及抗结核治疗效果欠佳。肺穿刺活检及免疫组化诊断为肺黏膜相关性淋巴瘤。

2. 头痛查因

① 结核性脑膜炎依据：患者老年男性，起病发热、头痛，发热多为午后低热，并有盗汗、乏力等结核中毒症状。脑脊液检查示潘氏试验阳性，细胞以多个核细胞为主。蛋白升高，糖及氯化物降低。目前已予以抗结核治疗。建议进一步行腰椎穿刺术及头颅磁共振成像检查。

② 淋巴瘤累及脑膜依据：患者经肺穿刺活检诊断肺 MALT 淋巴瘤，淋巴瘤在疾病进展期可累及脑膜和脊髓。此次患者起病出现发热、头痛明显，予以抗感染、脱水降颅压治疗后有过好转，现仍有头痛，故不能排除淋巴瘤累及脑膜。

【下一步诊疗计划】
　　1. 检查计划
　　① 腰椎穿刺术。
　　② 头颅磁共振成像检查。
　　③ 请肿瘤科会诊。
　　2. 治疗计划
　　① 继续抗结核及护肝治疗。
　　② 请肿瘤科会诊转科化疗。

　　　头颅磁共振成像检查示：脑内多发腔隙性脑梗死。双侧筛窦、上颌窦炎症。11 月 16 日复查脑脊液压力 180mmH$_2$O，革兰染色＋抗酸染色＋墨汁染色阴性；脑脊液常规示无色、清晰透明；潘氏试验＋细胞总数 180×10^6/L，白细胞数 140×10^6/L，多核细胞 10%，单核细胞 90%；脑脊液生化示微量蛋白 1.41g/L，ADA 5.3U/L，葡萄糖 2.43mmol/L，LDH 48.1U/L，Cl$^-$121.1mmol/L。肿瘤科会诊意见先排查结核性脑膜炎，抗结核治疗后可转科进行化疗。

【补充诊断】
　　① 结核性脑膜炎？
　　② 肺部淋巴瘤侵犯脑？

【诊断依据】
　　1. 结核性脑膜炎
　　依据：患者老年男性，发热并有头痛，发热多为午后低热。查体：双肺呼吸音清，生理反射存在，病理征阴性。脑脊液检查潘氏试验阳性，细胞以单核细胞为主，脑脊液生化示蛋白升高，糖及氯化物降低。
　　2. 肺部淋巴瘤侵犯脑
　　依据：患者头痛，脑脊液压力稍高，脑脊液蛋白升高，糖及氯化物降低，颅内有病变，肺部淋巴瘤侵犯脑不能排除。

【下一步诊疗计划】
　　1. 检查计划
　　1 周后复查脑脊液。
　　2. 治疗计划
　　四联抗结核及护肝治疗。

　　　结核性脑膜炎的治疗要选择具有杀菌作用且能透过血脑屏障，在脑积液中有较高浓度的药物。目前 WHO 推荐的初始经验治疗方案为强化期用异烟肼＋利福平＋乙胺丁醇＋吡嗪酰胺 2 个月，巩固期用异烟肼＋利福平 4 个月。结核性脑膜炎最适合的疗程未取得一致意见，在治疗过程中可制定个体化方案。美国胸科学会和疾控中心推荐

结核性脑膜炎疗程最少 9～12 个月，如果脑脊液结核杆菌阳性或症状缓解较慢时，疗程应延长至 18 个月。

11 月 24 日复查脑脊液压力 160mmH$_2$O。生化示葡萄糖 2.87mmol/L，LDH 40.1U/L，Cl$^-$116.8mmol/L，微量蛋白 0.81g/L，腺苷脱氨酶 12.7U/L；脑脊液墨汁染色、革兰染色、抗酸染色阴性；脑脊液常规示淡黄色、清晰透明，无凝块，潘氏试验阳性，细胞总数 40×10^6/L，白细胞数 4×10^6/L。

上述脑脊液结果蛋白较前降低，糖及氯化物上升。继续抗结核治疗。20 天后患者头痛症状较前好转出院。继续随访患者 1 年，患者抗结核治疗 1 年后未再头痛，现在肿瘤科化疗。

【讨论】

本例患者，老年男性，既往患者于 1983 年因胃出血行胃大部分切除术。2003 年开始即感前胸中部疼痛。否认结核病史。吸烟 30 年，1 包/天。饮酒 30 余年每天 250～500mL。反复咳嗽、咳痰、胸痛 7 年，再发并发热、头痛 1 月余，多次肺部 CT 检查均为右中叶病变，支气管镜检查为右中叶狭窄。予以抗感染治疗后患者症状好转。1 月前患者再次出现咳嗽、咳痰，并有发热头痛，抗感染治疗效果差来我院。查体：T 36.5℃，P 82 次/分，R 20 次/分，BP 130/80mmHg。发育正常，营养一般，慢性病容，神志清楚，自主体位，全身浅表淋巴结无肿大，气管位置居中，左肺呼吸音清，无明显干湿性啰音，右肺呼吸音弱，可闻及少许湿性啰音。心率 82 次/分，律齐，无杂音，腹部平坦，上腹部可见 1 条长约 15cm 手术瘢痕，无压痛，无反跳痛，肝、脾未触及，腹部未扪及包块，移动性浊音阴性，双侧肾区无叩痛，肠鸣音正常，4 次/分，无气过水声。脊柱、四肢无畸形。双下肢无肿，病理反射未引出。辅助检查：肺部 CT 为有中上肺渗出病灶，支气管镜检查右中叶黏膜炎症，病检示慢性炎症。脑脊液检查蛋白升高，糖及氯化物降低。予以抗感染治疗后复查肺部 CT 右中叶病变较前无明显改变。遂行肺穿刺活检术病理诊断为肺 MALT 淋巴瘤。患者入院以来仍有低热、头痛，头颅磁共振成像检查未见明显异常，多次性腰椎穿刺术检查潘氏试验阳性，细胞以单核为主，脑脊液生化示蛋白升高、糖及氯化物降低，予以抗结核治疗 20 余天后复查蛋白明显降低，糖及氯化物升高，患者头痛症状好转。患者继续抗结核治疗 1 年，症状消失。但患者后转入肿瘤科化疗，头痛症状消失，肺部淋巴瘤侵犯脑亦不能排除。

黏膜相关淋巴瘤起源于结外黏膜相关淋巴组织（mucosa associated lymphoid tissue, MALT）边缘带，为一种 B 细胞淋巴瘤（简称 MALT 淋巴瘤），具有特定的生物学特点和病理学改变，临床呈惰性经过。MALT 淋巴瘤多发于胃肠道黏膜，也可发生于眼眶、甲状腺、睾丸等全身其他部位。MALT 发生于肺部临床较少见。史景云报道 10 例肺 MALT 淋巴瘤的 CT 表现：10 例患者肺部 CT 上存在不同范围的肺实变，在所有实变的病灶中见空气支气管征。磨玻璃样改变或间质结构增厚所致的网格状改变在实变的边缘部位存在所有病灶中无坏死，空洞及钙化存在。无胸膜增厚及胸腔积液，无明显的肺门及纵隔淋巴结肿大。此病在临床较少见。本例患者病程较长，表现右中叶病变，反复右中叶肺不张，支气管镜检示右中叶开口狭窄。右肺中叶肺不张临床常见，病因复杂多样，此部位肺不张发生率高与其特殊解剖位置有关。右中叶肺不张常见原因有有炎症、肿瘤、结核、肺脓肿、支气管扩张症、淋巴结炎等。Bertelsen 等国外文献报道肿瘤是右中叶肺不张的首要病因（43%），而国内文献报道右肺中叶不张病因中非特异性炎症为主，肿瘤第二，结核第三。本例患者老年男性，并有头痛症状，肺部肿瘤最为常见，但患者病程较长，不支持肺癌的诊断。右中叶肺不张患者行支气管镜检查大部分可明确诊断，但本例患者支气管镜检查取活检未见阳性结果，最终行肺穿刺活检确诊。

【评析】

从以上 1 例肺 MALT 淋巴瘤合并结核性脑膜炎患者的诊治过程中，可得到以下体会。

① 同一叶段反复发生肺炎，在临床上应考虑局部支气管病变，常见有支气管肿瘤、支气管结核、支气管异物等原因，支气管镜检在诊断及鉴别诊断中起到很大作用。本例患者的支气管镜检查证实了患者右中叶支气管存在病变，并排除了支气管异物，但多次支气管镜下活检均未找到结核或肺癌的证据。从患者病史较长（7 年）来分析，恶性病变可能性小，更倾向于结核等非恶性疾病，但根据我们既往的临床经验提示黏膜相关肺淋巴瘤可以进展缓慢，病史多较长，常被误诊为结核。

② 右中叶肺不张主要见于炎症、肿瘤、结核，鉴别诊断不易，有时需要多次活检才能确诊。个人经验是：对于多次支气管黏膜活检不能明确诊断的患者，应行肺活检，对于肺部疾病，尤其是罕见病（如肺 MALT 淋巴瘤）有极大的诊断价值。

③ 本例患者的头痛，脑脊液改变是结核还是淋巴瘤累及所致，没有得到明确的回答。其原因是当时在不能完全排除结核性脑膜炎的情况下，担心淋巴瘤的化疗导致结核性脑膜炎恶化，因此在化疗的同时也给予了抗结核治疗，所以后来患者虽然头痛症状消失及脑脊液恢复正常，但还是不能明确其病因。

（苏晓丽 何俊）

参考文献

[1] API Consensus Expert Commmittee.API TB consensus Guidelines 2006:Managenment of pulmonay tuberculosis,extra-pulmonary tuberculosis and tuberculosis in special situation. J Assoc physicians India, 2006,54(4):219-234.

[2] World Health Organization TB Department.Treatment of tuberculosis: guidelines for national programmes. Geneva: WHO, 2003, 313.

[3] Taffe E S, Harns N L, Stein H, et al. WHO classification of tumors, pathology and genetics of tumors of heamatopoietic and lymphoid tissues Lyen. LASRC Press, 2001.

[4] 史景云. 原发性肺黏膜相关淋巴瘤的 CT 表现. 中国放射学杂志. 中华医学会第十三届全国放射学大会藉论文汇编.

[5] Bertelsen S, Christensen E S，Aasted A，et al. Isolated middle lobe atelectasis:aetiology,pathogenesis and treatmert of the somiddle lob syndrome. Thorax, 1980, 35(5): 449.

[6] 宋敏, 胡成平. 右肺中叶不张 899 例病因分析. 中国实用内科杂志, 2008, 28(8): 664-666.

[7] 陈红波, 程德云等. 电子支气管镜检查对肺不张病因诊断及治疗的价值. 中国内镜杂志, 2008, 9(14): 933-936.

第 57 章　气促、双肺磨玻璃影、乳酸脱氢酶增高

【病历资料】

　　一般资料：患者女性，45 岁，工人。因气促 1 个月，咳嗽十余天于 2011 年 8 月 3 日由门诊拟"双肺病变查因"收住我院。患者于 2011 年 7 月 1 日因劳累及受凉后出现活动后气促，最初多在爬坡及上楼时出现气促，经休息后可缓解，1 周后即使轻度活动后亦有气促，且有心悸、胸闷。无胸痛、咳嗽、咳痰、咯血等不适；患者自服感冒药（具体药物不详），症状无明显缓解，2011 年 7 月 20 日左右开始出现干咳，无盗汗、胸痛、咯血等不适，有发热一次，体温为 38.2℃，遂于 7 月 25 日到当地医院门诊就医，查心脏彩超示左心室舒张期顺应性减退、心动过速，7 月 26 日查心肌酶示明显升高，遂拟病毒性心肌炎收住院。入院后查肺部 CT 示双肺磨玻璃样改变，考虑"间质性肺炎"，治疗上予抗病毒、抗细菌、营养心肌、护胃及对症支持治疗，气促、心悸症状较前好转。但 3 天来患者出现阵发性咳嗽，咳少量白色黏液泡沫痰，量为 20 ～ 3mL/d，无痰中带血，无发热、盗汗、胸痛等不适；当地医院考虑双肺病变原因不明，建议转院进一步诊治。既往史：1996 年患有阑尾炎，经积极治疗痊愈；2009 年发现子宫肌瘤，未行手术治疗。

　　查体：T 37.1℃，P 92 次 / 分，R 22 次 / 分，BP 120/75mmHg。发育正常，营养良好，神志清楚，自主体位，全身浅表淋巴结无肿大，气管位置居中，双肺呼吸音清稍粗，未闻及明显干湿性啰音，心率 92 次 / 分，律齐，无杂音，腹部平坦，无压痛，无反跳痛，肝、脾未触及，腹部未扪及包块，移动性浊音阴性，双侧肾区无叩痛，肠鸣音正常，4 次 / 分，无气过水声。脊柱、四肢无畸形，双下肢不肿，病理反射未引出。

　　辅助检查：（2011-7-25，外院）心脏彩超示左心室舒张期顺应性减退，心动过速。（2011-7-26，外院）血常规示白细胞 7.73×10^9/L，血红蛋白 108g/L，红细胞 3.59×10^{12}/L，血小板 177×10^9/L，中性粒细胞百分比 73.24%，淋巴细胞百分比 14.14%。（2011-7-27，外院）CT 示双肺呈磨玻璃样改变，请抗炎后复查。肺功能示大致正常范围，小气道阻塞，肺弥散功能重度损害。心肌酶示乳酸脱氢酶 1623.5U/L，肌酸激酶 33.6U/L，肌酸激酶同工酶 3.9U/L。血沉 80mm/h。

【初步诊断】

　　① 病毒性肺炎？

　　② 病毒性心肌炎？

③子宫肌瘤。

【诊断依据】

1.病毒性肺炎

依据：患者中年女性，有发热、咳嗽、气促症状，咳嗽多为干咳，痰量少。听诊肺部未闻及干湿啰音，肺部 CT 可见双肺磨玻璃样改变。经抗病毒、抗细菌治疗后患者症状稍减轻。建议查痰涂片，痰革兰染色、抗酸染色及痰培养＋药敏试验。

2.病毒性心肌炎

依据：患者中年女性，有发热、咳嗽等上呼吸道感染症状，继而出现胸闷、气促、心悸等不适。心脏彩超示左心室舒张期顺应性减退，心动过速。实验室检查示心肌酶升高。抗感染及营养心肌治疗后患者胸闷、心悸症状减轻。

3.子宫肌瘤

依据：患者既往行 B 超检查已诊断。

【下一步诊疗计划】

1.检查计划

①痰涂片、痰抗酸染色、痰培养＋药敏试验。

②呼吸道病毒九连检、血沉、C 反应蛋白、降钙素原全定量。

③PPD 皮试、血气分析。

④心电图及动态心电图，高分辨 CT。

2.治疗计划

①一般治疗：吸氧，休息。

②止咳化痰：可待因橘梗片 24mg，po，tid；桉柠蒎胶囊 0.6g，po，tid。

③抗病毒治疗：更昔洛韦针 0.2g，q12h。

④激素治疗：甲泼尼龙针 40mg，qd。

⑤营养心肌，改善心功能：门冬氨酸钾镁针 20mL，iv gtt，qd；磷酸肌酸针 2g，iv gtt，qd。曲美他嗪片 20mg，tid。

入院后实验室检查：血常规示白细胞计数 7.8×10^9/L，中性粒细胞百分比 80.5%，淋巴细胞百分比 16.4%，余项正常。尿、粪常规正常。凝血常规示凝血酶原百分率 123.00%，活化部分凝血活酶时间 27.30s，余项正常。肝功能正常。肾功能示尿素 3.67mmol/L，肌酐 48.9μmol/L，尿酸 286.9μmol/L；血糖 6.43mmol/L。血脂常规示正常。心肌酶示：乳酸脱氢酶 1443.9U/L，肌酸激酶 21.8U/L。ENA 示正常。肝病酶学正常。血清蛋白示大致正常。结核抗体阴性。血沉（魏氏法）26.00mm/h。肺炎支原体阳性，余项正常。动态心电图示正常。心脏彩超示二尖瓣、三尖瓣轻度反流。肺功能示正常。腹部 B 超示正常。肺部 CT 示左上叶舌段感染（图 57-1）。

2011 年 8 月 8 日再次复查心肌酶示：乳酸脱氢酶 694.1U/L，肌酸激酶 22.0U/L，余项正常。患者咳嗽、气促、心悸症状明显缓解。8 月 11 日患者因病情明显减轻要求出院，予以办理出院，并嘱其继续口服激素及营养心肌治疗及定期复诊。

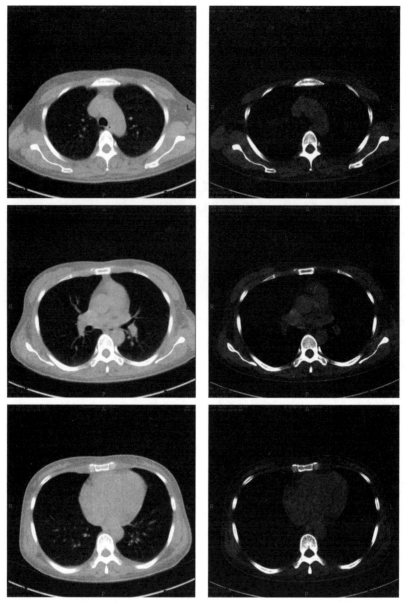

图 57-1 肺部 CT 示左上叶舌段感染

出院后服用泼尼松 1 月。于 2011 年 8 月 18 日在当地医院复查心肌酶学示乳酸脱氢酶 246U/L。于 2011 年 9 月底因受凉后再次出现发热，时有活动后气促、乏力，自测体温 39℃，又自服三九感冒冲剂后体温降至正常，未予重视。10 天后再次出现发热，自服三九感冒冲剂热退，但发热反复出现，体温最高 39.2℃，多见于午后，有干咳、乏力、盗汗、活动后气促，无畏寒、寒战。自觉上述症状加重，遂于 2011 年 11 月 10 日就诊当地医院后查肺 CT 示双肺磨玻璃样改变，病毒性感染？乳酸脱氢酶 844.3U/L。诊断：① 重症肺炎；② 病毒性心肌炎恢复期；③ 低蛋白血症；④ 高脂血症；⑤ 过敏性肺炎？予治疗（予亚胺培南 - 西司他丁（泰能）11 天、替考拉宁 9 天抗感染，更昔洛韦 4 天抗病毒，甲泼尼龙 3 天），上述症状无缓解，仍间断发热，体温波动于 37.9 ～ 38.5℃，于 2011 年 11 月 21 日复查心肌酶学示乳酸脱氢酶 1653U/L。肺 CT 示双肺弥漫性病变未见明显吸收，建议进一步排除肺泡蛋白沉积症及淀粉样变性等。门诊以"双肺病变查因"收住我科，病程中无夜间呼吸困难，无咳粉红色泡沫痰，无水肿，无腹痛及腹泻，无肌痛。

查体：T 38.1℃，P 102 次 / 分，R 20 次 / 分，BP 90/65mmHg。神志清楚，慢性病容，自主体位。口唇、肢端无发绀。双肺呼吸音粗，双下肺闻及湿啰音，未闻及干啰音。心率 94 次 / 分，律齐，各瓣膜听诊区未闻及杂音。双下肢无水肿。其余检查（－）。

全身浅表淋巴结无肿大。口唇发绀，咽稍充血，扁桃体无肿大。胸壁静脉无曲张，胸骨无压痛，双侧胸廓对称，双肺语音传导正常，双肺叩诊清音，双肺呼吸音粗，未闻及干湿性啰音。心前区无隆起，心尖搏动正常，位于左侧第 5 肋间锁骨中线内侧 0.5cm。触诊心尖搏动正常，无震颤，无心包摩擦感。叩诊双侧浊音界正常。心率 102 次 / 分，心律齐，各瓣膜区未闻及杂音。无心包摩擦音，无异常血管征。其余检查（－）。

辅助检查：（2011 年 11 月 10 日，外院）肺 CT 示双肺磨玻璃样改变，病毒性感染？建议追踪复查。心脏彩超示三尖瓣轻度反流。（2011 年 11 月 12 日，外院）骨髓细胞形态学报告：粒系活跃伴中毒反应为著骨髓象。（2011 年 11 月 19 日，外院）肺 CT 示双肺弥漫性病变同 2011 年 11 月 10 日片对比病灶未见明显收，建议进一步排除肺泡蛋白沉积症及淀粉样变性等。

【进一步考虑诊断】

（1）双肺病变查因。

① 结缔组织病？

② 结核？

③ 寄生虫感染？

④ 肺部感染？

（2）Ⅰ型呼吸衰竭。

【诊断依据】

1. 双肺病变查因

① 结缔组织病依据：患者中年女性，咳嗽、气促并有发热，肺部 CT 仍可见磨玻璃样病变，为肺间质病变，实验室检查心肌酶明显升高，抗病毒抗细菌治疗效果差，激素治疗患者症状减轻，肌酶下降。建议查风湿全套、免疫全套、狼疮全套 +ENA。

② 结核依据：患者中年女性，病程较长，有发热，多为午后发热，并有盗汗、乏力等症状，近几个月月经异常，普通抗感染效果欠佳，影像学检查可见双肺弥漫性病变，实验室检查血沉快。建议进一步查痰涂片、痰抗酸染色、痰培养。

③ 寄生虫感染依据：患者生活于血吸虫疫水区，有长程咳嗽、发热，普通抗菌及抗病毒治疗效果欠佳，肺部 CT 可见双肺弥漫性病变，需排除寄生虫感染，建议查寄生虫全套。

④ 肺部感染依据：患者受凉后出现发热、气促。查体：双下肺可闻及湿啰音。肺部 CT 可见双肺磨玻璃样改变，并有斑片状阴影。考虑存在肺部感染。

2. I 型呼吸衰竭

依据：患者入院血气分析示动脉氧分压低于 60mmHg，二氧化碳分压正常。故存在 I 型呼吸衰竭。

【下一步诊疗计划】

1. 检查计划

①痰涂片、痰抗酸染色、革兰染色、痰培养 + 药敏试验。

②血沉、结核抗体、降钙素原全定量、寄生虫全套。

③PPD 皮试。

④支气管镜检查。

2. 治疗计划

①一般治疗：吸氧、休息，加强营养。

②诊断性抗结核：异烟肼片 0.3g，po，qd；利福喷丁胶囊 0.9g，po，qw；吡嗪酰胺片 0.5g，po，tid；乙胺丁醇片 0.75g，po，qd。

③抗感染：莫西沙星针 0.4g，iv gtt，qd。

④营养心肌：门冬氨酸钾镁针 30mL，iv gtt，qd。

> 抗结核治疗 8 天患者仍有发热，时有咳嗽，无痰，无气促，无心悸、胸闷，出汗较前减轻，精神、饮食稍差，睡眠尚可。复查肺部 CT 示双肺内可见散在磨玻璃影和斑片状、小片状及小结节状密度增高灶，部分病灶周围可见晕征，气管及各段支气管通畅，双肺门及纵隔内未见明显肿大淋巴结，可见胸腔积液征；增强后未见强化灶（图 57-2）。

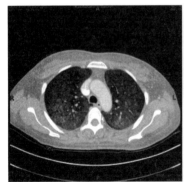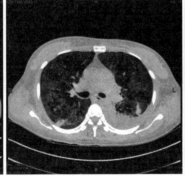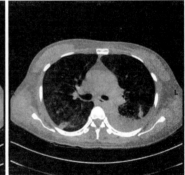

图 57-2　复查肺部 CT

> 查体：T 38.8℃，P 102 次 / 分，R 20 次 / 分，BP 95/60mmHg。皮肤黏膜色泽正常，皮肤湿度正常，皮肤弹性正常，无瘀斑，口唇无发绀，咽稍充血，扁桃体无肿大。颈部无抵抗，双肺呼吸音稍粗，未闻及干湿性啰音。心率 102 次 / 分，心律齐，各瓣膜区未闻及杂音。无心包摩擦音，无异常血管征。腹平坦，无压痛，无反跳痛。移动性浊音阴性，双侧肾区无叩痛，肠鸣音正常，4 次 / 分，下肢肌力正常。双侧下肢无水肿。

辅助检查：白细胞计数 7.3×10^9/L，红细胞计数 3.06×10^{12}/L，血红蛋白 96g/L，血小板计数 167×10^9/L，中性粒细胞计数 5.4×10^9/L，淋巴细胞计数 1.1×10^9/L，嗜酸粒细胞计数 0.1×10^9/L，单核细胞百分比 9.2%。尿、粪常规无明显异常。肝肾功能示总蛋白 53.6g/L，白蛋白 28.4g/L，球蛋白 25.2g/L，谷丙转氨酶 19.0U/L，尿素 2.48mmol/L，肌酐 52.6μmol/L，余项正常。心肌酶示乳酸脱氢酶 1773.1U/L，肌酸激酶 22.1U/L，肌酸激酶同工酶 16.0U/L，肌红蛋白 13.5μg/L；葡萄糖 5.00mmol/L。免疫全套示补体 C4 408.00mg/L，补体 C3 1450.00mg/L，免疫球蛋白 G 7.94g/L，免疫球蛋白 A 1570.00mg/L，免疫球蛋白 M 1460.00mg/L。风湿全套示抗"O"试验 <25.00U/mL，C 反应蛋白 69.50mg/L，类风湿因子 <20.00U/mL。狼疮全套 +ENA 阴性。血沉 65.00mm/h。PPD 皮试（+++）。降钙素原全定量 0.09ng/mL。结核抗体阴性。嗜肺军团菌阳性。寄生虫全套阴性。痰革兰染色可见革兰阳性菌，痰中未找到抗酸杆菌，痰培养 + 药敏试验未见细菌生长。床旁心电图示正常心电图。

【进一步考虑诊断】

（1）双肺病变。

①结核？

②真菌感染？

③肿瘤？

（2）Ⅰ型呼吸衰竭。

【诊断依据】

1.双肺病变。

①结核依据：患者发热，多为午后体温升高，并有盗汗、干咳。抗细菌治疗效果欠佳，实验室检查血沉快，PPD 皮试（+++）。肺部 CT 可见磨玻璃、片状、结节状阴影，结核不能排除。建议查结核感染 T 淋巴细胞检测（T-SPOT）。

②真菌感染依据：患者反复发热、咳嗽、气促，肺部 CT 检查双肺弥漫性改变，表现为磨玻璃样，斑片状、结节状阴影，并可见晕征。建议查 G 实验、GM 实验。

③肿瘤依据：患者反复发热、咳嗽、气促，抗感染及抗结核治疗效果不佳，一般情况差，双肺主要表现为磨玻璃阴影，肿瘤不排除。建议行肺穿刺活检明确诊断。

2.Ⅰ型呼吸衰竭。

依据同前。

【下一步诊疗计划】

1.检查计划

① T-SPOT。

② G 实验、GM 实验。

③ CT 引导下肺穿刺。

2.治疗计划

继续抗结核并抗真菌治疗：伏立康唑针 0.4g，iv gtt，q12h。

> T-SPOT、G 实验、GM 实验阴性。肺组织活检病理：左肺送检少量肺组织中可见肺泡上皮细胞轻至中度不典型增生。

【下一步检查计划】

穿刺肺组织免疫组化检查。

> 免疫组化结果：少量肺组织中可见少量异型淋巴样细胞浸润，结合免疫组化，疑淋巴瘤，由于肺组织少，建议重取活检进一步确诊，免疫组化:CK-L（-）,CK-Pan（-），LCA（+），TTF-1（-）。
>
> 抗结核 20 余天后，患者出现明显气促、干咳，仍有发热，体温 38℃左右。复查肺部 CT，与 2011 年 12 月 2 日老片对比，现片示：① 左胸腔积液。② 双肺病弥漫性病灶情况大致同前。B 超定位抽胸腔积液检查为红色胸腔积液，渗出液。

【进一步考虑诊断】

（1）双肺病变。

① 淋巴瘤？

② 肺癌？

（2）Ⅰ型呼吸衰竭。

【诊断依据】

1. 双肺病变

① 淋巴瘤依据：患者中年女性，反复发热，气促，并有盗汗，抗病毒、抗结核、抗细菌治疗疗效差，肺穿刺活检病理检查考虑淋巴瘤。但肺组织较少，建议再次行肺穿刺活检。

② 肺癌依据：患者中年女性，发热，气促，病程较长，肺穿刺活检可见肺泡上皮细胞轻至中度不典型增生。胸腔积液为红色，渗出液。肺泡癌不排除。

2. Ⅰ型呼吸衰竭

依据同前。

【下一步诊疗计划】

1. 检查计划

再次行肺穿刺活检。

2. 治疗计划

停用抗结核及抗真菌治疗。

> 与患者家属交代病情，考虑恶性疾病可能性大，需再次行肺穿刺活检确诊。
>
> 再次行肺穿刺病检示：免疫组化结果符合血管内大 B 细胞淋巴瘤，非生发中心来源。CD20（++），Ki-6750%，MuM1（++）（图 57-3）。

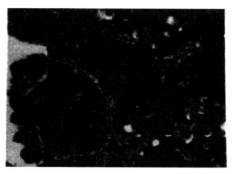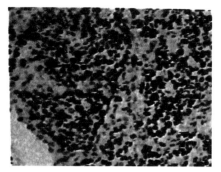

图 57-3　肺穿刺病检示免疫组化结果符合血管内大 B 细胞淋巴瘤，非生发中心来源

【最后诊断】

肺血管内大 B 细胞淋巴瘤。

【诊断依据】

依据：患者中年女性，反复发热，气促，抗感染治疗效果差，双肺表现为磨玻璃样变。肺穿刺活检行免疫组化检查符合血管内大 B 细胞淋巴瘤。

【下一步治疗计划】

转肿瘤科行 CHOP 方案化疗。

目前认为以蒽环类药物为基础的联合化疗方案的有效率可达近 60%，3 年总生存率超过 30%，严重病例在应用 CHOP 或类 CHOP 方案后可显著增加疗效。

患者转肿瘤科化疗 2 个周期后病情好转，但后续治疗效果欠佳。本病的预后差。

【讨论】

本例患者中年女性，气促 1 个月，咳嗽十余天，并有盗汗、乏力，肺部 CT 表现为双肺磨玻璃样改变，心肌酶升高，予以抗病毒、营养心肌及激素治疗后患者气促症状好转出院，但出院后 1 个月感冒受凉后又出现气促、发热，抗感染、抗病毒及激素治疗效果欠佳，复查肺部 CT 仍可见双肺磨玻璃样改变。入院查体：体温 38.8℃，脉搏 102 次 / 分，呼吸 20 次 / 分，血压 95/60mmHg。皮肤黏膜色泽正常，皮肤湿度正常，皮肤弹性正常，无瘀斑，口唇无发绀，咽稍充血，扁桃体无肿大。颈部无抵抗，双肺呼吸音稍粗，未闻及干湿性啰音。心率 102 次 / 分，心律齐，各瓣膜区未闻及杂音。无心包摩擦音，无异常血管征。腹平坦，无压痛，无反跳痛。移动性浊音阴性，双侧肾区无叩痛，肠鸣音正常，4 次 / 分，下肢肌力正常。双侧下肢无水肿。辅助检查：肺部 CT 双肺磨玻璃样改变，心肌酶明显升高。入院予以抗结核、抗感染、抗真菌治疗效果不佳，在 CT 引导下行肺穿刺活检确诊为肺血管内大 B 细胞淋巴瘤。

血管内大 B 细胞淋巴瘤（intravascular large B cell lymphoma, IVLBCL）为弥漫性大细胞淋巴瘤的一种少见结外淋巴瘤亚型，好发于中老年人，常累及皮肤和中枢神经系统，也常侵犯肾、肺、肾上腺、胃肠道和软组织等，但肺部 IVLBCL 临床少见。本例患者临床表现为气促、咳嗽，影像学上表现为双肺弥漫性磨玻璃样改变，乳酸脱氢酶明显增加，激素治疗后乳酸脱氢酶迅速下降。与病毒性肺炎表现很相似。故初期误诊为病毒性肺炎，予以抗病毒及激素治疗患者症状改善，但应考虑到激素可改善淋巴瘤的症状。本例患者血乳酸脱氢酶（LDL）增加，临床上观察表明所有 IVLBCL 患者均显示血液学检查的异常，最常见为血清

LDH 浓度增高。但 LDL 升高无特异性，多种疾病可导致 LDL 升高。故 IVLBCL 的诊断均要取得病理结果。

【评析】

通过以上 1 例肺血管内大 B 细胞淋巴瘤患者的诊治过程中，我们可以得出以下体会。

① IVLBCL 可侵犯全身很多系统，肺 IVLBCL 很少见，诊断困难。为正确诊断 IVLBCL 必须进行器官活检。对于该病患者及时和正确诊断极为重要，相应的治疗可改善临床转归。

② 肺血管内大 B 细胞淋巴瘤可表现为咳嗽、发热、气促，肺部多表现为双肺弥漫性磨玻璃阴影。对于双肺磨玻璃样改变，并有发热、气促，按间质性肺炎治疗效果不佳时，应考虑到本病的可能。

③ 肺血管内大 B 细胞淋巴瘤预后差，应尽量早起明确诊断，及时治疗。本例患者初期临床表现无特异性，与间质性肺炎相似，予以抗病毒及激素治疗后患者症状及实验室指标均明显改善，这样反而延误了患者的诊断。

④ 对于双肺弥漫性改变，诊断不明的患者需行支气管镜检查或肺穿刺活检明确诊断。

（苏晓丽　何俊）

参考文献

[1] Wu M T, Sheen J M, Chuang K H, et al. Neuronal specificity of acupuncture response: a MRI study w ith electroacupun cture. Neuro Imaging, 2002, 16 (4): 1028-1037.

[2] Murase T, Yamaguchi M , Suzuk i R, et al. Intravascular large B-cell lymphoma (IVL BCL): a clinicopathologic study of 96 cases with special reference to the immunopheno typicheterogeneity of CD5. Blood, 2007, 109(2): 478-485.

[3] 王学文. 血管内大 B 细胞淋巴瘤的临床表现和治疗学研究进展. 现代肿瘤医学，2011, 19(2): 388-390.

第 58 章　体检发现右肺散在结节影

【病历资料】

一般资料：患者女性，31岁，汽车司机。因"体检时发现右肺散在结节影一天"于 2008 年 4 月 2 日收入院，病程中无畏寒、发热，无夜间盗汗，无咳嗽、咳痰。既往健康，2001 年曾行剖宫产手术。否认高血压、糖尿病及结核病等疾病病史。否认食物、药物过敏史。

查体：神志清，发育正常，自动体位，全身皮肤黏膜无黄染及皮疹，浅表淋巴结未扪及肿大。头颅无畸形，瞳孔等大同圆，对光反射存在，眼球无震颤。耳郭无畸形，外耳道无异常分泌物。口唇无发绀，颈软，甲状腺无肿大。胸廓无畸形，心、肺无异常。腹部平软，肝、脾无肿大。双下肢无水肿，四肢肌力正常。生理反射存在，病理反射未引出。

辅助检查：胸部 CT 平扫示（图 58-1）右肺野内见大小不等的结节影，部分内部可见点状钙化影，最大者约（1.9×1.6）cm，部分呈粟粒状。左肺野内未见明显实质浸润影，纵隔未见明显异常。

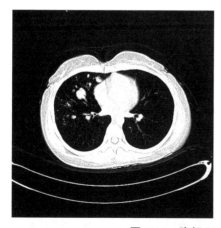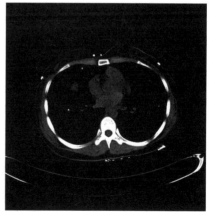

图 58-1　胸部 CT 平扫（2008-4-1）

【诊断】

右肺多发结节查因。

① 肺结核？

② 炎性假瘤？

③ 肿瘤？

【诊断依据】

① 右肺结核依据：患者为年轻女性，病程中无发热及咳嗽等症状。我国是结核病发病率较高的国家之一，且结核病可以隐匿发病。故首先考虑结核病。为进一步明确诊断，给予血沉、PPD、痰找抗酸杆菌等检查。

② 炎性假瘤依据：患者为年轻女性，病程中无发热及咳嗽等症状。急性炎症通常表现为发热及咳嗽等症状，但该患者没有急性炎症的表现，应注意是否为炎性假瘤。一般炎性假瘤多有肺部感染病史，而该患者既往一直健康，无肺部感染病史。为进一步明确，给予查血常规、C反应蛋白等检查，必要时行经皮肺穿刺活检术。

③ 肿瘤依据：a. 肺癌，患者为年轻女性，无肿瘤家族史。且胸部CT平扫示右肺野内见大小不等的结节影，部分内部可见点状钙化影，最大者约（1.9×1.6）cm，部分呈粟粒状。结节未见分叶，考虑肺癌的可能性较小。b. 肺错构瘤，临床上可以没有症状，多在40岁以后发病，以男性多见，多为体检时影像学检查偶然发现。为进一步明确诊断可行气管镜或经皮肺穿刺活检术。

【下一步诊疗计划】

1. 检查计划

① 血常规、血沉、C反应蛋白、肝肾功能、肿瘤指标、尿常规、粪常规、痰找抗酸杆菌、痰找脱落细胞。

② 肝胆脾超声、妇科超声、心电图。

③ 支气管镜检查，必要时行肺穿刺。

2. 治疗计划

动态观察，暂不进行治疗。

按上述诊疗后，观察患者原有症状、体征、辅助检查的变化以及出现的新的症状、体征如下。

症状：在院15天患者仍无症状。

查体：未见异常体征。

辅助检查：各项检查指标均无异常。纤维支气管镜下未见异常，于盲态下在右上叶前段活检，病理未见异常。半月后复查胸部CT（图58-2）与入院前胸部CT无变化。

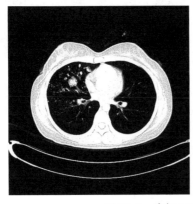 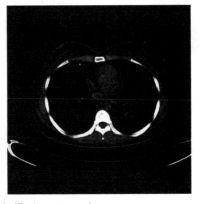

图58-2　胸部CT扫描（2008-4-17）

【诊断】

右肺多发结节查因。

① 炎性假瘤？

② 肿瘤？

【诊断依据】

① 炎性假瘤依据：该患目前仍无任何临床症状，15 天后复查胸部 CT，影像学没有变化，故不能除外。

② 肿瘤依据：该患者一般状态良好，没有临床症状和体征，临床炎性指标和肿瘤指标均在正常范围。故不能除外是否为临床分化较好的良性肿瘤。

【下一步诊疗计划】

1. 检查计划

3 月后复查胸部 CT

2. 治疗计划

动态随访。

---

3 月后复查胸部 CT 仍无明显变化，诊断右肺多发结节查因，继续随访，或胸外科手术。

2009 年 2 月以"右肺多发结节"收入胸外科，手术后病理明确诊断为"肺硬化性血管瘤"。

【讨论】

肺硬化性血管瘤（pulmonary sclerosing hemangioma，PSH）由 Liebow 和 Hubbel 在 1956 年首次报道，因其病理组织形态类似于皮肤组织中的硬化性血管瘤，故命名为 PSH。但迄今为止，它的组织发生起源仍存在争议，近几年分子生物学和免疫组化研究表明 PSH 可能来源于 II 型肺泡上皮细胞。

文献报道 PSH 以中青年女性多见。Devouassoux 报道，100 例 PSH 中女性占 83%，女性是男性的 5 倍，发病年龄 13～76 岁（中位 46 岁）。临床上 50%～87% 患者无症状，如有症状多为咳嗽、痰中带血及胸痛。放射学检查是发现 PSH 的重要手段，PSH 影像学表现多为边缘清晰、圆形或类圆形单发软组织结节影，以肺周边多见，密度多均匀，钙化偶见，一般无肿大的肺门及纵隔淋巴结。纤维支气管镜检查对其诊断价值不大。因 PSH 少见，诊断较困难，手术切除 PSH 是唯一有效的诊断及治疗方法。手术方式以局部切除为主，预后较好，Iyoda 报道 26 例中，仅 1 例复发。需注意的是，近年来有多篇文献报道 PSH 伴淋巴结转移病例，提示本病有潜在或低度恶性。Miyagawa 报道 4 例淋巴结转移病例，转移区域包括肺门、支气管旁和叶间淋巴结，其 1 例行辅助化疗，余 3 例未给予特殊治疗，随访 2.3～10 年，患者均生存，无复发，认为伴有区域淋巴结转移并不影响预后。

PSH 大体形态是一个边界清楚的实性肿块，有包膜，有时可见出血区呈暗红色。镜检肿瘤主要由密集增生的多角形细胞形成实体或乳头状、硬化性结构，有时似"血管瘤"样改变，乳头样结构最为多见。

【评析】

　　肺硬化性血管瘤是临床少见的一种肺部肿瘤，多在体检时发现，临床没有症状。好发于中青年女性。胸部 CT 显示常位于肺实质内胸膜下，圆形、类圆形结节或肿块，边缘光整，境界清晰，少数可有轻分叶，无毛刺征象；内部密度均匀，增强扫描时一般呈均匀显著强化，较大病变多表现为不均匀。临床上要与以下疾病鉴别：① 周围型肺癌，有明显的临床症状，病灶本身多有毛刺、分叶、胸膜凹陷征等恶性征象。② 错构瘤，病灶内出现"爆米花样"钙化及脂肪密度是其特征性表现。③ 类癌，好发于肺段以上支气管，周围型少见，临床可有"类癌综合征"表现。④ Castleman 病，好发生于肺门，可出现钙化，其钙化多位于病灶中央区，呈粗大的向外放射状分布的分支状钙化，增强后显著强化。⑤ 炎性假瘤，多有肺部感染病史，胸痛，病灶密度不均，边缘不光滑，邻近胸膜肥厚病变。

（韩淑华　林勇）

参考文献

[1] Liebow A, Hubbell D S. Sclerosing hemangioma (histiocytoma, Xanthoma) of the lung. Cancer, 1956, 9(1): 53-75.

[2] Wang E, Lin D, Wang Y, et al. Immunohistochemical and ultrastructural markers suggest different origins for cuboidal and polygonal cells in pulmonary sclerosing hemangioma. Hum Pathol, 2004, 35(4):503-508.

[3] Devouassoux-Shisheboran M, Hayashi T, Linnoila R I, et al. A clinicopathologic study of 100 cases of pulmonary sclerosing hemangioma with immunohistochemical studies: TTF-1 is expressed in both round and surface cells, suggesting an origin from primitive respiratory epithelium. Am J Surg Pathol, 2000, 24(7): 906-916.

[4] Iyoda A, Hiroshima K, Shiba M, et al. Clinicopathological analysis of pulmonary sclerosing hemangioma.Ann Thorac Surg. 2004, 12; 78(6):1928-1931.

[5] Wang E H, Dai S D, Qi F J, et al. Gene expression and clonality analysis of the androgen receptor and phosphoglycerate kinase genes in polygonal cells and cuboidal cells in so-called pulmonary sclerosing hemangioma. Mod Pathol 2007, 20(11): 1208-1215.

第59章　慢性咳嗽、双肺磨玻璃影

【病历资料】

一般资料：患者于××，女，64岁，因"右侧胸痛1年，咳嗽伴反复咳痰11月"于2012年11月14日入院。患者2011年11月出现右侧胸痛，深呼吸后疼痛明显，无放射性，未予重视。2011年12月10日因受凉后出现咳嗽、咽痛，无发热，考虑"支气管炎"，服用头孢呋辛5天，情况无好转，咳嗽加重伴胸闷，逐渐出现盗汗、纳差、乏力，咳黄绿色脓痰，中等量，痰中带血丝，2012年1月13日CT示双肺门及纵隔多发淋巴结，伴右肺上叶支气管及段支气管受压，右肺上叶多发炎症，考虑结核可能性大，右肺下叶少许感染。诊断为"右肺阴影待查"，给予莫西沙星抗炎治疗7天后症状有所缓解，但查T-SPOT提示存在结核杆菌感染，给予力克肺疾、利福喷丁、比嗪酰胺联合抗结核治疗2月，咳嗽未见明显改善，因出现眼、颜面肿胀等过敏症状而自行停药。2012年3月26日因受凉出现发热，体温最高达38.5℃，伴咳痰、全身酸痛、鼻塞、流涕、轻度咽痛、恶心、呕吐，行支气管镜检查示气管黏膜表面充血水肿，并覆有脓痰，未见明确肿物突入管腔，气管刷片找结核杆菌为阴性。给予抗炎治疗后症状好转出院。出院后患者间断出现咳嗽，自服抗炎药治疗，症状未见明显改善，9月中旬开始咳白色黏痰，10月中旬出现黄痰，伴活动后喘憋，查血常规及肺功能均未见明显异常。11月8日肺部增强CT示双肺纹理增重，双肺可见散在斑片状磨玻璃样稍高密度影，密度不均，边缘模糊。为进一步治疗以"双肺阴影待查"来我院。

查体：T 36.5℃，P 76次/分，R 20次/分，BP 110/70mmHg，神清，口唇无发绀，胸廓对称，双侧呼吸运动正常对称，双肺呼吸音粗，双下肺可闻及捻发音，以右侧为主，心率76次/分，律齐，心音可，未闻及病理性杂音，腹软，无压痛，肝、脾未及，双下肢不肿。

辅助检查：胸部CT（2012-1-13）示双肺门及纵隔多发淋巴结，伴右肺上叶支气管及段支气管受压，右肺上叶多发炎症，考虑结核可能性大，右肺下叶少许感染（图59-1）。

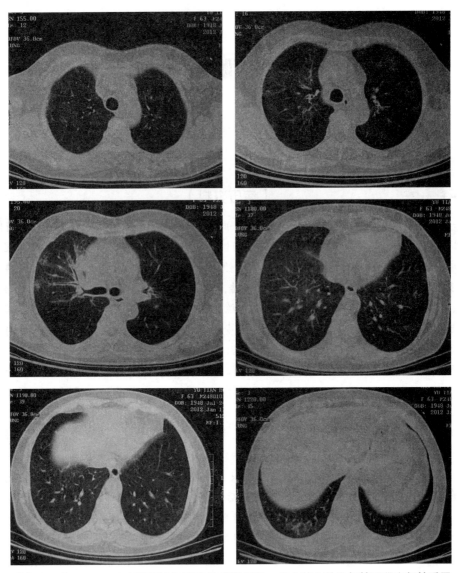

图 59-1　胸部 CT（2012-1-13）示双肺门及纵隔多发淋巴结，伴右肺上叶支气管及段支气管受压，右肺上叶多发炎症，考虑结核可能性大，右肺下叶少许感染

　　胸部增强 CT（2012-11-8）示双肺纹理增重，双肺可见散在斑片状磨玻璃样稍高密度影，密度不均，边缘模糊，病灶以右肺下叶为著，其中可见有散在薄壁囊状气腔。右肺上叶部分支气管管壁增厚，右肺上叶前段开口管腔变窄，气管、余各叶段支气管开口通畅，纵隔及双肺门可见多发淋巴结，部分稍肿大，增强扫描有强化（图 59-2）。

【初步诊断】

　　肺部阴影待查。

　　①淋巴细胞间质性肺炎？

　　②肺泡蛋白沉积症？

　　③外源性过敏性肺泡炎？

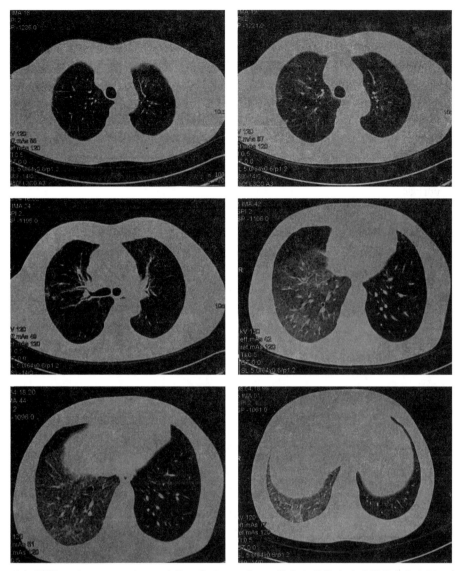

图 59-2　胸部增强 CT(2012-11-8)：双肺纹理增重，双肺可见散在斑片状磨玻璃样稍高密度影，密度不均，边缘模糊，病灶以右肺下叶为著。右肺上叶部分支气管管壁增厚，右肺上叶前段开口管腔变窄，气管、余各叶段支气管开口通畅，纵隔及双肺门可见多发淋巴结，部分稍肿大，增强扫描有强化

【诊断依据】

　　① 淋巴细胞间质性肺炎依据：患者为成年女性，起病缓慢，以进行性加重的咳嗽为主要临床表现，曾以抗结核治疗，但效果不佳，起病呈良性过程；双肺可闻及捻发音；胸部 CT 可见双肺散在磨玻璃影，以右下肺为著，其中可见有散在薄壁囊状气腔，纵隔及双肺门可见多发淋巴结，部分稍肿大。综合其临床表现与影像学资料，诊断应考虑淋巴细胞性间质性肺炎可能性，但需要除外干燥综合征等自身免疫性继发因素。

　　② 肺泡蛋白沉着症依据：患者临床表现为慢性咳嗽伴反复呼吸道感染，影像学表现为双肺弥漫分布磨玻璃影，与正常肺部影像学并存，需要考虑是否有肺泡蛋白沉着症的可能。但典型肺泡蛋白沉着症影像学表现多有特点，肋膈角区、胸膜下及肺尖区不受累；磨玻璃影

与正常肺脏分界明显，呈"地图"样分布；小叶内和小叶间隔增厚，呈多角形，称为"铺路石征"；有的可见大片的实变影伴支气管充气征，周围环绕着磨玻璃影；极少数可见肺间质纤维化；该患者的影像学未见以上表现。支气管肺泡灌洗液可见牛奶样改变，PAS 染色阳性。

③ 外源性过敏性肺泡炎依据：患者有慢性咳嗽表现，肺部 CT 表现磨玻璃影，抗结核、抗感染治疗肺部阴影加重，需考虑外源性过敏性肺泡炎的可能性。但患者生活环境良好，无特殊致敏因素，尚需完善肺功能、支气管肺泡灌洗液分析、免疫学相关指标。

【下一步诊疗计划】

1. 检查计划

① 常规检查。

② 感染相关检查：PCT、相关病原学检查、T-SPOT。

③ 免疫相关检查：ANCA、抗核抗体、抗 ds-DNA 抗体、腮腺功能等。

④ 请眼科会诊排查干眼症。

⑤ 支气管镜检查（支气管肺泡灌洗、黏膜活栓、肺活检等）。

2. 治疗计划

① 支持对症治疗。

② 明确诊断后针对性对因治疗。

症状：无特殊变化。

查体：无明显变化。

辅助检查：血常规、粪常规、凝血四项、血气分析正常。尿常规（2012-11-15）示尿红细胞（＋）；尿常规（2012-11-18）示尿红细胞（＋）；尿常规（2012-11-27）示尿红细胞（＋＋）。生化全项示 TP 64.9g/L，ALB 37.0g/L，CHOL 7.01mmol/L，HDL-C 1.20mmol/L，LDL-C 4.13mmol/L，TG 1.70mmol/L，AST 17U/L，ALT 19U/L，BUN 5.12mmol/L，CREA 46.00μmol/L。ERS、CRP、PCT 正常。结核抗体（＋）。T-SPOT 示淋巴细胞培养＋干扰素（A）40 SFC/10^6 PBMC，淋巴细胞培养＋干扰素（B）44 SFC/10^6 PBMC。痰病原学阴性。HIV+TP 抗体阴性。免疫指标中自身抗体十一项、类风湿因子、抗核抗体、抗 ds-DNA 抗体、抗角蛋白抗体、抗核周因子、抗中性粒细胞胞浆抗体谱、体液免疫、免疫球蛋白定量三项（IgG、IgM、IgA）、蛋白电泳（血清）、抗环瓜氨酸肽抗体（CCP）、心磷脂抗体，均无异常发现。乙型肝炎标志五项、丙型肝炎抗体测定均正常。总过敏原 IgE 30.3kU/L，嗜酸细胞阳离子蛋白 4.88μg/L，均在正常范围。腮腺动态显像示双侧腮腺摄锝功能及分泌功能正常。眼科会诊：双眼干燥症。心电图正常。心脏彩超正常。肝胆脾胰双肾彩超提示右肾小囊肿。

支气管镜检查（2012-11-16）示镜下声带未见异常。气管大致正常。气管隆突光滑锐利。右肺上叶尖段支气管开口狭窄，右肺下叶背段开口略狭窄，右上叶开口及右中间段黏膜血管扩张充盈，多发黑斑改变，未见溃疡、糜烂，未见新生物。左肺左主支气管上段可见瘢痕，各叶段支气管开口通畅，可见多发黏膜黑斑，无明显充血水肿，未见溃疡糜烂，未见新生物。灌洗情况：普通，部位为右下叶，注入量 100mL，回收量 50mL，性状黄色混浊。活检情况：支气管黏膜活检部位为右下叶基底段开口处取检

3 次，透壁肺活检部位右下叶 9、10 基底段，3 次。毛刷：普通，右下叶 10 基底段 1 次。诊断：右上肺叶尖段及右肺下叶背段开口狭窄；右侧气道表面血管扩张充盈；双侧气道多发黏膜黑斑，左主支气管上段瘢痕。支气管肺泡灌洗液检查报告：BAL 叶右下叶；BAL 量 100mL；回收量 55mL；外观黄色混浊；细胞总数 12.4×10^{6}；细胞活性 97%；细胞分类为巨噬细胞 12%，淋巴细胞 55%，中性粒细胞 32%，嗜酸粒细胞 1%；含铁血黄素细胞（−）。ACA（−）。TBLB 活检病理检查回报：（右下基底段 9、10）支气管上皮细胞未见异型性，间质少量淋巴细胞浸润及炭末聚集；肺泡结构大致正常，部分肺泡腔内可见泡沫细胞聚集。气管黏膜活检病理检查报告：（右下叶基底段间嵴）支气管黏膜上皮细胞未见异型性，间质少量淋巴细胞浸润，平滑肌增生。支气管刷片病检：血细胞及柱状上皮细胞、炎细胞。支气管肺泡灌洗液病检：淋巴细胞、上皮细胞及吞噬细胞。

患者 T-SPOT 轻度增高，提示曾经结核感染，此次病程中已行抗结核治疗 2 月，临床疗效不佳，支气管肺泡灌洗与痰标本检测均无结核提示，故诊断暂不考虑肺结核可能。

结合其临床资料、支气管肺泡灌洗结果、免疫学检查等指标，肺泡蛋白沉积症、外源性过敏性肺泡炎也基本除外。

【进一步考虑诊断】
① 淋巴细胞性间质性肺炎。
② 干燥综合征待除外。

【诊断依据】
1. 淋巴细胞性间质性肺炎

依据：患者为成年女性，起病缓慢，以进行性加重的咳嗽为主要临床表现，曾以抗结核治疗，但效果不佳，起病呈良性过程；双肺可闻及捻发音；胸部 CT 可见双肺散在磨玻璃影，以右下肺为著，其中可见有散在薄壁囊状气腔，纵隔及双肺门可见多发淋巴结，部分稍肿大。支气管肺泡灌洗液中淋巴细胞比例达 55%，以上资料均支持淋巴细胞性间质性肺炎。

2. 干燥综合征待除外

依据：患者眼科检查提示干眼症，但免疫学指标均为阴性，腮腺功能亦为正常，诊断干燥综合征尚需其他证据，如唇腺活检。

【下一步检查计划】
唇腺活检。

症状及体征无变化。

辅助检查：唇腺活检示部分导管扩张、腺泡萎缩，间质脂肪组织增生，及少量淋巴细胞浸润。

结合唇腺活检结果分析，干燥综合征诊断不成立。

【最后诊断】

淋巴细胞性间质性肺炎。

【讨论】

淋巴细胞性间质性肺炎（LIP）定义为致密的间质淋巴浸润，包括淋巴细胞、浆细胞和组织细胞，伴Ⅱ型细胞增生和肺泡巨噬细胞轻度增加。LIP常与一些淋巴增殖性疾病如淋巴瘤、结缔组织病（干燥综合征最为常见）和免疫缺陷引起的淋巴增殖有关，真正的特发性LIP发病率很低。

LIP多见于女性，可出现在任何年龄段，但常于50岁时被诊断，本病例即为成年女性患者。起病缓慢，3年或更长的时间内咳嗽和呼吸困难逐渐加重，全身症状罕见，极少进展为纤维化，没有杵状指、爆裂音。本病例患者起病缓慢，符合LIP的临床特点。

LIP胸片表现肺部浸润影主要分布在基底部和呈弥漫性改变伴蜂窝影。CT主要表现为边界不清的小叶中央性结节和胸膜下小结节（1～4mm）、磨玻璃影、支气管血管束增厚、小叶间隔增厚，或伴网状影。68%的患者有1～30mm的薄壁囊状气腔，还可有淋巴结增大。BALF可见大量淋巴细胞。本病例可见上述影像学表现。

一旦LIP型的组织学诊断成立，需重新评价患者是否具有与LIP相关的潜在疾病，特别是干燥综合征。本病例排查了结缔组织病相关指标，除外了干燥综合征的可能，同时临床也未发现淋巴瘤及其他淋巴增殖性病变。

糖皮质激素是使用最为广泛的药物，经治疗大部分患者症状消失或改善。但对治疗是否会影响疾病的进程或显著影响生理学尚不清楚。偶尔可见自然缓解的病例。本病例给予泼尼松40mg/d后症状明显改善，以后逐渐减量，于2013年2月17日复查胸部CT，提示肺部阴影明显吸收好转（图59-3）。

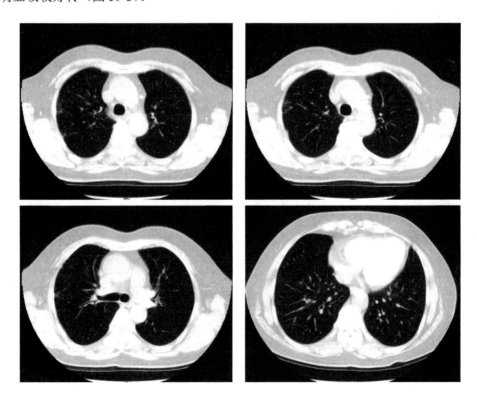

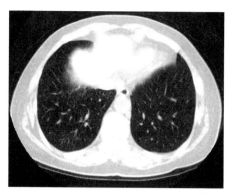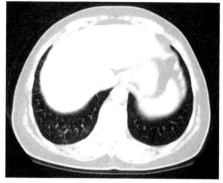

图 59-3　肺部 HRCT：胸廓对称，纵隔居中，气管、支气管通畅，双肺支气管血管束增重，双肺可见散在索条影及小结节影，其内可见钙化；右肺可见散在点絮状磨玻璃影；左肺下叶背段可见结节灶；左肺下叶可见两个钙化灶；右肺下叶多发小叶间隔增厚。纵隔内及左侧肺门多发小淋巴结钙化；心脏形态、大小未见异常；主动脉及冠状动脉可见钙化影。心包未见积液，双侧胸腔未见明显积液。双侧胸膜未见明显增厚

【评析】

　　LIP 相对发病率低，临床并不多见，容易漏诊、误诊。该患者的诊断过程也是曲折多舛，曾经给予过诊断性抗结核治疗而无效，行气管镜检查而无果。当然有些病变随着时间的发展会越来越显现，正如该患者的影像学表现也是由轻加重的，但适当而完备的检查是有利于其早期诊断的，比如支气管肺泡灌洗液的细胞学分析，可惜的是该患者虽曾行支气管镜检查但并未行支气管肺泡灌洗液细胞分析，因此，对于这一类弥漫性间质性肺疾病患者，尽早进行支气管肺泡灌洗是十分必要的。

（万钧）

参考文献

[1] 王辰. 临床呼吸病学. 北京：科学技术文献出版社，2009.

[2] 俞森洋，蔡柏蔷. 呼吸内科主治医师 600 问. 第 2 版. 北京：中国协和医科大学出版社，2009.

第60章 发热8天，胸部CT示左下肺炎症

【病历资料】

一般资料：患者女性，56岁，退休职工，因"发热8天"入院。

患者8天前无明显诱因下出现发热，体温最高达40.0℃，伴有畏寒，体温高时可有寒战，全身乏力，无咳嗽、咳痰，无头晕、头痛，无鼻塞、流涕，来我院门诊就诊，给予头孢克肟、头孢西丁、左氧氟沙星等抗感染，患者体温未下降，拍胸部CT提示左下肺炎症。今日为进一步诊治，拟"左下肺炎"收住入院。患者病程中无恶心、呕吐，无腹痛、腹泻，无尿频、尿急、尿痛，饮食、睡眠尚可，大小便无明显异常，近期体重无明显减轻。患者既往体健。

查体：T 39.2℃、P 94次/分、R 18次/分、BP 100/60mmHg，发育正常，营养中等，神志清楚，精神稍差，步入病房，全身皮肤黏膜无黄染，全身浅表淋巴结未扪及肿大，头颅大小正常，无畸形，双眼睑无水肿，双侧瞳孔等大等圆，对光反射存在，鼻腔通畅，外耳道通畅，咽部无明显充血，两侧扁桃体无肿大；颈无抵抗，气管居中，颈静脉无怒张，胸廓对称，叩诊呈清音，左下肺呼吸音低，双肺未闻及明显干湿性啰音。心率94次/分，律齐，各瓣膜听诊区未闻及杂音，腹平软，无压痛及反跳痛，肝、脾肋下未及，无移动性浊音，肠鸣音正常，肝肾区无叩击痛，双下肢无水肿，脊柱与四肢无畸形。生理反射存在，病理反射未引出。

辅助检查：（2010-5-7）胸部CT示左下肺炎症（图60-1）。

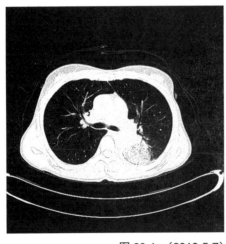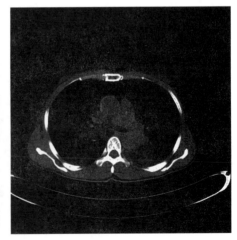

图60-1 （2010-5-7）胸部CT示左下肺炎症

【诊断】

左下肺社区获得性肺炎。

【诊断依据】

① 患者既往体健，此次因"发热 8 天"入院。

② 查体：T 39.2℃，左下肺呼吸音低，双肺未闻及明显干湿性啰音。

③ 辅助检查：胸部 CT 示左下肺炎症。

【下一步诊疗计划】

1. 检查计划

行血常规、C 反应蛋白、生化指标及病原学等检查进一步明确诊断。

2. 治疗计划

按社区获得性肺炎临床路径常规抗感染、化痰等治疗。

治疗 3 天期间，患者面部及身体躯干部出现散在红斑，无瘙痒、疼痛等不适，对症处理后好转，患者仍有发热，体温最高可达 41℃，热前有寒战，咳嗽，咳少量白痰，有时痰中带暗红色血丝，胸闷、呼吸促。

查体：神志清，双肺呼吸音粗，左肺满布干湿啰音，呼气相明显，右中肺可闻及干啰音，吸气相及呼气相均可闻及。心率 96 次 / 分，律齐，各瓣膜区未闻及杂音，腹平软，无压痛、反跳痛，肝、脾肋下未及，双下肢不肿。

辅助检查：血气分析：pH 7.499、$PaCO_2$ 26.4mmHg、PaO_2 60.2mmHg、HCO_3^- 20.7mmol/L、乳酸（Lac）2.4mmol/L。血常规示白细胞计数 $4.24×10^9$/L、血红蛋白 108g/L、中性粒细胞比率 80.4%、淋巴细胞比率 15.5%。D- 二聚体 718mg/L。生化示白蛋白 21g/L，谷丙转氨酶 72U/L，谷草转氨酶 127U/L，乳酸脱氢酶 415U/L。血培养阴性。尿常规示红细胞 31/μL。行纤维支气管镜检查气管分泌物不多，仅见支气管黏膜轻度充血、水肿，取活检送病理。胸部 CT（2010-5-14）提示左肺病灶进展，右肺出现新病灶（图 60-2）。

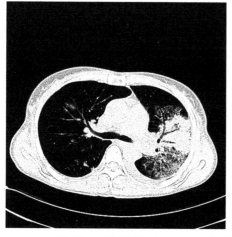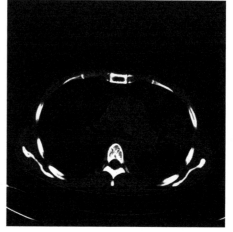

图 60-2　胸部 CT（2010-5-14）提示左肺病灶进展，右肺出现新病灶

【诊断】

两肺炎症：病毒性？细菌性？

【诊断依据】

① 患者面部及身体躯干部出现散在红斑，仍有发热，体温最高可达 41℃，咳嗽，咳少量白痰，有时痰中带暗红色血丝。

② 查体：双肺呼吸音粗，左肺满布干湿啰音，呼气相明显，右中肺可及干啰音，吸气相及呼气相均可闻及。

③ 辅助检查：血气分析示 pH 7.499、$PaCO_2$ 26.4mmHg、PaO_2 60.2mmHg、HCO_3^- 20.7mmol/L、Lac 2.4mmol/L。血常规示白细胞计数 $4.24×10^9$/L、中性粒细胞比率 80.4%、淋巴细胞比率 15.5%。血培养阴性。胸部 CT 示两肺肺炎伴两侧胸腔积液，与前片比较有进展。行纤支镜检查气管分泌物不多，仅见支气管黏膜轻度充血、水肿，取活检送病理。

【下一步诊疗计划】

1.检查计划
① 查甲型流感病毒抗体。
② 再次送检痰培养。

2.治疗计划
① 莫西沙星联合万古霉素抗感染。
② 调节水、电解质、酸碱失衡。

症状：治疗一周，患者仍有发热，咳嗽、咳痰症状无改善，胸闷加重。

查体：颊黏膜出现散在破溃点，听诊左肺满布湿啰音，左下肺可及干啰音，右中肺可及少量湿啰音。

辅助检查：血气分析示 pH7.4、$PaCO_2$ 29.9mmHg、PaO_2 57.3mmHg、HCO_3^- 23.8mmol/L、Lac 2.5mmol/L、K^+ 3.3mmol/L。谷丙转氨酶 214U/L，谷草转氨酶 330U/L，乳酸脱氢酶 641U/L，白蛋白 18g/L。复查血常规中性粒细胞比率 91.3%，血红蛋白 104g/L，余基本正常。血培养阴性。抗核抗体系列检查中抗组蛋白抗体弱阳性，抗 SS-A 抗体阳性，抗核抗体 1∶100 阳性；c-ANCA、p-ANCA、蛋白酶 3、髓过氧化物酶阴性。痰涂片查见革兰阳性球菌，未找见霉菌。甲型流感病毒抗体阴性。气管镜病理示：左下叶背段肺泡腔内见渗出的纤维素，肺泡隔增宽，毛细血管床减少，可见急慢性炎细胞浸润，纤维组织增生，结合临床符合机化性肺炎的形态学改变。

【诊断】

机化性肺炎：隐源性？结缔组织病相关性？

【诊断依据】

① 抗感染治疗效果不佳，病情进展迅速。
② 抗核抗体 1∶100 阳性，抗 SS-A 抗体阳性，抗组蛋白抗体弱阳性。
③ 气管镜病理符合机化性肺炎的形态学改变。

【下一步诊疗计划】

1. 检查计划

复查生化、血常规及血沉、超敏 C 反应蛋白等指标。

2. 治疗计划

① 甲泼尼龙 500mg/d 冲击治疗 5 天，并逐渐减量。

② 联合抗感染。

③ 保肝、护胃等对症治疗。

④ 输注静脉用丙种球蛋白及白蛋白等治疗。

患者病情逐渐好转，体温下降，复查血沉、CRP 等下降，给予激素逐渐减量、抗生素降级。复查胸部 CT（2010-5-27）示两侧肺炎伴左侧胸腔少量积液，较前有所吸收（图 60-3）。患者病情平稳，给予出院。

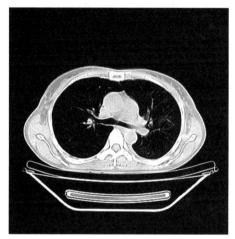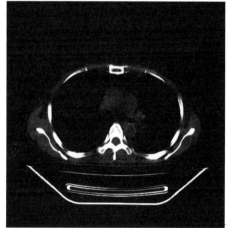

图 60-3 （2010-5-27）胸部 CT 示两侧肺炎伴左侧胸腔少量积液，较前有所吸收

3 个月后随访复查胸部 CT（图 60-4）。

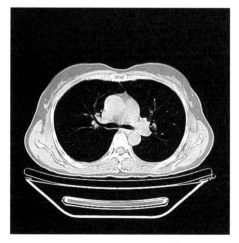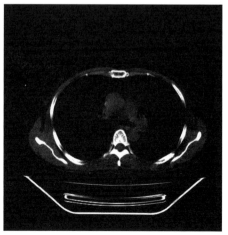

图 60-4 CT 3 个月后随访

> 10个月后因"发热3天"入住我院风湿科，明确诊断为干燥综合征后出院，目前一般情况可，无发热、咳嗽等不适。

【讨论】

该患者既往无特殊病史，根据该患者入院时症状、体征、实验室及影像学检查结果，初步诊断为社区获得性肺炎，按指南推荐，给予常规抗感染治疗。但治疗效果不佳，病情迅速进展，在1周内肺内渗出性病灶明显增多，出现呼吸衰竭，疾病进展情况与社区获得性肺炎常见病原体感染病程不一致，因此在诊断方面需考虑到其他感染及非感染性疾病，如病毒性肺炎、间质性肺炎等。而病理学在其中仍占重要地位。该患者在入院3天治疗无效情况下，行气管镜检查，最终病理提示机化性肺炎，为使用激素冲击治疗提供了依据。

机化性肺炎（organizing pneumonia，OP）为肺损伤所致的非特异性病理反应。可究其病因的，包括感染、药物、结缔组织病、吸入等，称为继发性OP（secondary organizing pneumonia，SOP）；而无明确病因的，称为特发性OP，或称为隐源性OP（cryptogenic organizing pneumonia，COP）。目前，临床上对于COP已有较多认识，而SOP常由于病情的干扰，以致不能及时发现病因及给予对因治疗。结缔组织病相关性机化性肺炎（connective tissue disease-related organizing pneumonia，CTD-OP），作为继发性OP的一种，相关报道不多。有文献报道除性别及ANA阳性等原发病特征外，CTD-OP在临床特征上与COP无明显差别。本例患者通过随访，最终诊断为结缔组织病（干燥综合征）相关性机化性肺炎，并予对因治疗，目前暂未复发。

【评析】

随着临床上对于隐源性机化性肺炎的认识，诊断该病也越来越多，但与此同时，不要忘了继发性OP的存在，对因治疗才是关键。

（黄静　林勇）

参考文献

Yoo J W, Song J W, Jang S J, et al. Comparison between cryptogenic organizing pneumonia and connective tissue disease-related organizing pneumonia. Rheumatol, 2011, 50: 932-938.

第61章 发热、咳嗽3月，伴两肺多发阴影

【病历资料】

一般资料：女性，53岁，籍贯为上海。因"间断发热伴咳嗽、咳痰3月"于2012年2月29日入住同济医院呼吸科。该患者于3月前无明显诱因下出现发热，最高体温达38.5℃，伴咳嗽、咳痰，为淡黄色黏痰。无畏寒、寒战、胸闷、盗汗、皮疹、关节疼痛等。2个半月前我院急诊胸部CT提示右肺门旁团片状模糊影，右侧少许胸腔积液（图61-1）。血常规示中性粒细胞比例达77%。予以头孢美唑、左氧氟沙星抗炎3天，症状无缓解。1周后于外院住院，胸部CT提示右肺上下叶炎症（图61-2）。遂行支气管镜检查，镜下未见新生物，腔内见较多白色分泌物。病理检查未见肿瘤细胞。先后予以西迪林、帕珠沙星、亚胺培南-西司他丁（泰能）、丁卡、舒普深等治疗，患者症状无改善，仍咳嗽、咳痰，伴间断发热，体温波动于37.8～38.5℃。1个半月前至另一医院住院治疗。期间再次行支气管镜检查，见隆突处较多泡沫痰，右下叶背段黏膜肿胀、管口狭小。复查CT显示右肺炎症伴少量胸腔积液，纵隔淋巴结肿大（图61-3）。入院后予以美洛西林-舒巴坦＋阿奇霉素治疗，患者体温降至正常，咳嗽、咳痰改善，但复查胸片右肺病变无明显吸收（图61-4）。1月前予以泼尼松25mg/d口服，1周后开始逐渐减量。2周前复查胸片，病灶吸收明显，予以停用泼尼松（总疗程25天）。十余天前患者再次发热，体温最高38℃，午后升高，伴咳嗽、咳痰、白色泡沫痰及活动后气促，同时伴双膝关节疼痛、无关节红肿、活动障碍等。我院门诊予以头孢呋辛6天治疗无效，为进一步诊治收入我科。既往史：无特殊。家族史：其父猝死（具体不详）。无生食等不良嗜好。

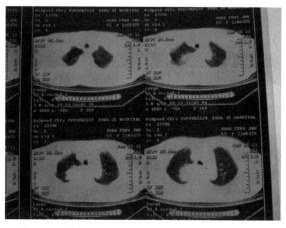

图61-1 胸部CT（2011-12-16）示右上肺团片影

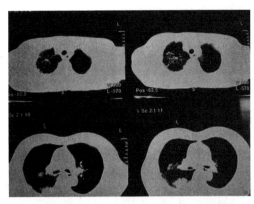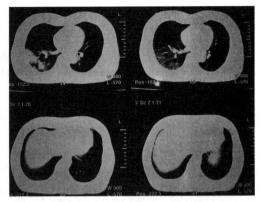

图61-2　胸部CT（2012-1-9）示右下肺出现新发实变影、磨玻璃影，右上肺阴影部位形态有所变化

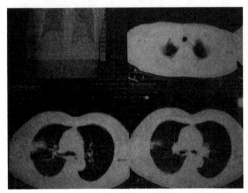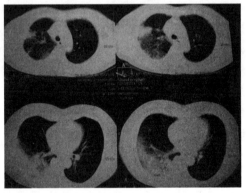

图61-3　胸部CT（2012-1-16）示右上肺阴影部位有所变化，右下肺阴影范围扩大

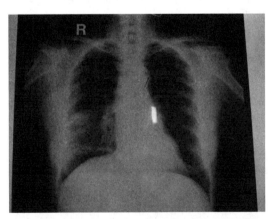

图61-4　胸部平片（2012-2-16）示右上肺斑片影吸收明显

查体：T 38℃；P 96次/分；R 18次/分；BP 140/80mmHg。神清，自主体位，全身皮肤未见黄染及皮疹。口唇无发绀，胸廓对称，右下肺语音传导、呼吸音增强，两肺未及明显干湿啰音。心率80次/分，律齐，各瓣膜区未及病理性杂音。腹部体检无殊。四肢关节无红肿、活动障碍等。

辅助检查：痰液基细胞学检查示少量中性粒细胞、散在淋巴细胞，未见肿瘤细胞。血常规示 Hb 105g/L，WBC 5.8×10⁹/L；N 65.3%；L 23%；E 1.4%；G 试验阴性。血培养阴性。抗环瓜氨酸抗体 1043RU/mL；抗核抗体、ds-DNA、抗 SS-A/SS-B、抗 Sm 等抗体阴性。抗 p-ANCA、抗 c-ANCA 阴性。HIV 阴性。血气分析示 pH 7.40，PaO_2 91mmHg，$PaCO_2$ 39mmHg，AB 27.2mmol/L，BE 3.3mmol/L，SaO_2 96%。痰细菌涂片和培养示正常菌群。痰真菌涂片培养为白色念珠菌。痰结核菌涂片阴性。尿常规示脓细胞 6 ~ 7/HP，红细胞 1 ~ 2/HP。肝肾功能、血糖、血脂正常。ESR 119mm/h；肿瘤指标 AFP、CA72-4、SCC、CEA、NSE 等正常。军团菌、肺炎支原体、立克次体、肺炎衣原体、腺病毒、乙型流感病毒、副流感病毒、呼吸道合胞病毒抗体均阴性。肺功能检查示 VC 85.3%；FEV_1% 83.8%；FVC% 88.2%；FEV_1/FVC 77.13%；PEF% 67.3%；MVV% 91.6%；DLCOSB 57.2%。

胸部 CT（2012-3-1）示右上中肺、左上肺斑片影（图 61-5）。

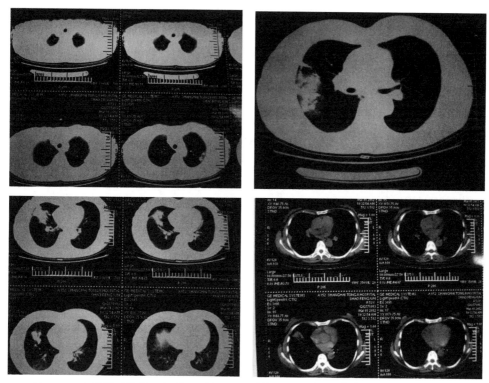

图 61-5　入我科后胸部 CT（2012-3-1）示右肺上、中肺出现斑片影，左上肺少许阴影

【初步诊断】

右肺阴影原因待查。

（1）感染性疾病。

① 侵袭性肺真菌病？

② 肺结核？

（2）非感染性疾病。

① 肿瘤性疾病？

② 结缔组织病？

③ 间质性肺病。

【诊断依据】

1. 感染性疾病

依据：该患者总病程已 3 个月，于外院已先后应用大量广谱抗生素针对细菌及非典型病原体，疗效欠佳，故一般感染不予考虑。需考虑特殊感染。

① 侵袭性肺真菌病依据：持续发热，抗感染疗效不佳均支持真菌感染，但该患者一般情况好，无气促、发绀等表现，G 试验阴性。

② 肺结核依据：发热、咳嗽、病程较长，抗感染无效等表现均支持肺结核的诊断；但其无明显的盗汗、纳差等结核中毒表现；两次支气管镜下、BALF 的真菌、结核菌检查均未及异常；且对激素治疗有效，故两者可能性较小。

2. 非感染性疾病

① 肿瘤性疾病依据：该患者两次支气管镜下均发现大量泡沫样分泌物，肺泡细胞癌需要除外，但该患者一般情况好，且胸部 CT 显示病灶呈游走性，此外两次支气管镜病理检查未发现肿瘤细胞，经激素治疗病灶一度有吸收，故肺癌可能性不大。肿瘤方面还需考虑 MALT（肺黏膜相关性淋巴瘤）的可能，该症亦可表现为发热、肺内多发实变影伴支气管充气征。但该患者病变部位呈游走性，不支持该症，需行活检进一步除外。

② 结缔组织病依据：该患者为中年女性，肺内病灶对激素敏感，抗环瓜氨酸抗体升高，故需考虑。但其无皮疹、关节痛等表现，其他特异性抗体均阴性，故目前依据不足。

③ 间质性肺病依据：结合该患者病史，发热、咳嗽、咳痰、轻度活动后气促，胸部影像学呈实变并游走性变化，肺功能提示弥散障碍；抗感染治疗无效，对激素敏感，故考虑隐源性机化性肺炎可能大。

【下一步检查计划】

经皮右肺穿刺活检。

病理报告右肺穿刺病理学检查：肺泡上皮增生，肺泡腔内有纤维素性渗出物，淋巴、浆细胞，少量组织细胞浸润，部分肺泡腔内有肉芽组织填充，形态学呈急性肺损伤表现，结合临床符合闭塞性细支气管炎伴机化性肺炎（BOOP，图 61-6）。

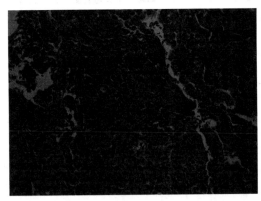

图 61-6　病理示：肺泡腔内有纤维素性渗出物，淋巴、浆细胞，少量组织细胞浸润，部分肺泡腔内有肉芽组织填充，结合临床符合 BOOP

(HE×100)

【最后诊断】

隐源性机化性肺炎。

【诊断依据】

患者有发热、咳嗽等表现；影像学表现为两肺内多发阴影，呈多态性、游走性和反复发作；抗感染治疗无效；肺功能提示弥散功能减退，激素治疗有效；最终病理学证实。临床上无感染、结缔组织病等明确病因，故诊断为 COP。

【下一步治疗计划】

泼尼松 30mg，qd，po。

随访：次日体温正常。1 周后咳嗽、咳痰基本改善。胸部 CT（图 61-7）示病灶吸收明显。予以出院门诊随访。

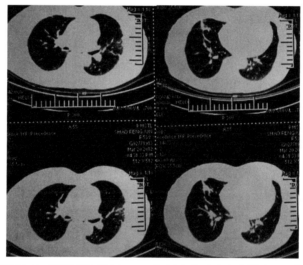

图 61-7　胸部 CT（2012-3-20）示右中叶肺实变影明显吸收

【讨论】

隐源性机化性肺炎（cryptogenic organizing pneumonia, COP）是指没有明确致病原（感染）或其他临床伴随疾病（如结缔组织病）所出现的机化性肺炎，是特发性间质性肺炎（IIP）的一个亚型。1983 年，Davison 等首先提出机化性肺炎的概念，1985 年 Epler 等又提出闭塞性细支气管炎伴机化性肺炎（BOOP）的概念，原因不明者为特发性 BOOP。COP 与特发性 BOOP 的病理表现相同，2002 年美国胸科医师协会（ATS）/ 欧洲呼吸学会（ERS）关于 IIP 的最新共识中，以 COP 替代 BOOP。近年来随着对 COP 认识和诊断手段的不断提高，诊断的病例数逐年增多。COP 的临床表现缺乏特征性；影像学改变有一定特征，表现为多发性、多态性、多变性、多复发性和多两肺性，但确诊仍有赖于病理发现机化性肺炎。此外，尚需除外有特定病因的机化性肺炎，如感染、结缔组织病等。

本例患者起病表现为呼吸道感染症状；影像学表现为右肺多发实变影和磨玻璃影，多位于胸膜下，部分呈游走性变化；肺功能检查提示弥散功能减退；大量抗生素治疗无效，且对激素治疗效果好，均符合 COP 诊断标准。经病理检查证实为 COP。

【评析】

对于该病例的诊治过程中我们有以下体会。

1. 两肺阴影病例在抗感染治疗无效时应拓宽思路

对于发热、咳嗽、胸部 CT 提示两肺阴影患者，早期诊断肺炎无可厚非。然而当反复广谱抗感染治疗无效时应及时开拓诊断思路，从多方面进行讨论，以避免延误治疗及大量抗生素应用可能造成的不良反应。

2. COP 的激素治疗需足够的疗程

COP 的治疗方法目前尚无国际、国内统一的规范。部分学者认为，治疗原则为早期、足量、足疗程，以减少并发症、降低复发率和病死率。一般泼尼松起始剂量为 0.5 ～ 1mg/（kg·d），4 周后减量，4 ～ 6 个月后减至维持量 7.5 ～ 10mg/d，由于多数患者在减量过程中（剂量 <15mg/d）或停药后出现病情反复，故现目前推荐总疗程在 1 年以上。该患者在病程中曾接受激素治疗，但疗程不足。而前次激素减量过快、剂量和疗程不足导致疾病未能控制。

（余莉　邱忠民）

参考文献

[1] 李惠萍，范峰，李秋红等. 肺活检证实隐源性机化性肺炎 25 例临床诊治体会. 中华结核和呼吸杂志，2007, 30(4): 259-264.

[2] American Thoracic Society European Respiratory Society. American Thoracic Society/European Respiratory Society International Multidisciplinary Consensus Classification of the Idiopathic Interstitial Pneumonias. This joint statement of the American Thoracic Society (ATS), and the European Respiratory Society (ERS) was adopted by the ATS board of directors, June 2001 and by the ERS Executive Committee, June 2001. Am J Respir Crit Care Med, 2002 Jan 15, 165(2): 277-304.

第62章 反复咳嗽、咳痰2年，呼吸困难2月

【病历资料】

一般资料：患者，孙××，男，76岁，福建连江人。因反复咳嗽、咳痰2年，气促2个月，加剧1周入院。入院前2年反复咳嗽，咳少量白黏痰。每年均有发作，每次发作时间不等，季节交换时发作明显，无气促、胸闷，多次于当地诊所予消炎等对症处理（具体用药不详），症状可缓解，但易反复。2个月前受凉后出现咳嗽、咳痰加剧，咳中等量黄脓痰，伴气促明显，平路行走及咳嗽后即感气喘，夜间尚可平卧，无夜间阵发性呼吸困难，无咳粉红色泡沫样痰。1个月余前入住连江县医院摄胸部CT示右下肺斑片状阴影，诊断为右下肺炎、慢性支气管炎、阻塞性肺气肿、高血压病，予头孢哌酮-舒巴坦、左氧氟沙星抗感染等对症治疗9天，症状好转后出院。出院后患者仍时有咳嗽、咳痰、活动后稍气促。3周余前就诊我院门诊予口服莫西沙星、头孢地尼等治疗10天，症状有改善。1周前上述症状加剧，稍动即喘，伴发热，无明显热型，体温波动37.8～39.0℃，无夜间阵发性呼吸困难，无水肿、尿少。既往史：4年前患有双眼白内障，于东南眼科医院行左侧眼白内障手术，右侧未行手术治疗，右眼失明。2年前患有高血压病，收缩压最高达160mmHg。个人史：吸烟30年，每天约1包；否认酗酒史。

查体：T 38.9℃，P 97次/分，R 23次/分，BP 147/95mmHg。急性面容，呼吸稍急促，桶状胸，双肺叩诊过清音，右下肺语颤减弱，余肺语颤正常。双肺呼吸音减弱，右下肺闻及少量湿性啰音。未闻及胸膜摩擦音。

辅助检查：2011年8月18日连江县医院心脏彩超示主动脉瓣少许钙化，轻度反流，左心室顺应性减退，收缩功能正常。2011年8月22日连江县医院肺部CT示肺气肿，双肺纹理增多紊乱伴斑点影散在分布，以两下肺为著。右下肺并见小斑片模糊影，边缘不清，密度不均。右下肺并见小斑片模糊影，边缘不清，密度不均。2011年9月25日血常规示WBC 11.5×10^9/L，N 84.2%，Hb 109g/L。血气分析示pH 7.482，$PaCO_2$ 31.4mmHg，PaO_2 62.9mmHg，HCO_3^- 20.3mmol/L。电解质、心肌酶、肾功能、血糖（急查）正常。

【初步诊断】

（1）慢性阻塞性肺疾病急性发作。

（2）右肺阴影。

①炎症?

②肿瘤?

（3）高血压病。

【诊断依据】

1. 慢性阻塞性肺疾病急性发作

依据：老年男性，长期吸烟，每日1包，2年来反复咳嗽、咳痰，以冬春季节易发，每次发作时间不等，多次于当地诊所予消炎等对症处理（具体用药不详），症状可缓解，但易反复。2个月前受凉后出现咳嗽、咳痰加剧，咳中等量黄脓痰，伴气促明显，平路行走及咳嗽后即感气喘；体征可见桶状胸，双肺叩诊过清音，右下肺闻及少量湿性啰音；血常规示中性粒细胞比例升高；胸部CT示肺气肿，双肺纹理增多紊乱伴斑点影散在分布，以两下肺为著。建议行痰涂片及痰培养、肺功能检查。

2. 右下肺阴影

① 炎症依据：老年男性，长期吸烟每日1包；慢性咳嗽、咳痰病史，2个月前受凉后出现咳嗽、咳痰加剧，咳中等量黄脓痰；肺部CT示右下肺并见小斑片模糊影，边缘不清，密度不均。右下肺并见小斑片模糊影，边缘不清，密度不均；血常规示WBC 11.5×10^9/L，N 84.2%,；建议行痰涂片及痰培养检查。

② 肿瘤依据：老年男性，长期吸烟，每日1包，为肿瘤高危人群；慢性咳嗽、咳痰病史，2个月前受凉后出现咳嗽、咳痰加剧，咳中等量黄脓痰；肺部CT示右下肺并见小斑片模糊影，边缘不清，密度不均；未见明显分叶征及胸膜凹陷征；建议痰找瘤细胞或纤支镜检查。

3. 高血压病

依据：病史，最高血压160mmHg。入院BP 147/95mmHg。

【下一步诊疗计划】

1. 检查计划

① 痰涂片找细菌，痰找瘤细胞、抗酸杆菌，痰培养＋药敏试验。

② ESR，D-二聚体，超敏C反应蛋白。

③ PPD试验。

④ 肺功能。

2. 治疗计划

① 一般处理：氧疗，卧床休息，床边心电监护。

② 化痰，抗感染：左氧氟沙星0.2g，iv gtt，bid；阿莫西林-舒巴坦钠1.5g，iv gtt，q8h; 氨溴索60mg，iv gtt，bid；多索茶碱0.2g，iv gtt，bid。

③ 维持水、电解质平衡。

④ 降血压。

第5天后，患者主诉呼吸困难，咳嗽，咳痰，较前减轻，无发热，大小便正常。可自行下地行走。入院后患者体温变化见图62-1。

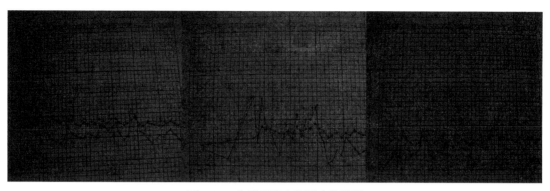

图 62-1　入院后患者体温变化情况

查体：T 36.8℃，P 94 次 / 分，R 20 次 / 分，BP 135/80mmHg。神志清楚，急性病容。双肺呼吸音粗，右下肺湿啰音消失。心率 94 次 / 分，律齐，各瓣膜听诊区未闻及杂音。双下肢无水肿。其余检查（－）。

辅助检查：血常规（2011-9-30）示 WBC $6.96×10^9$/L，RBC $3.59×10^{12}$/L，PLT $282×10^9$/L，N 72.3％，E 2.3％。ESR 122mm/h。D- 二聚体 4.20mg/L。BNP 22.9pg/mL。血气分析（2011-9-30）示 pH 7.432，$PaCO_2$ 39.4mmHg，PaO_2 75.9mmHg，HCO_3^- 21.5mmol/L。痰涂片可见革兰阳性菌及革兰阴性菌。痰培养 2 次无致病菌生长。连续 3 次痰找抗酸杆菌（－），痰找瘤细胞（－）。PPD（＋）。肺功能示混合性通气功能障碍。肺部 CT（2011-9-27）示肺气肿，双肺纹理增多紊乱伴斑点影散在分布，以两下肺为著。右下肺并见大斑片模糊影，边缘不清，密度不均（图 62-2）。

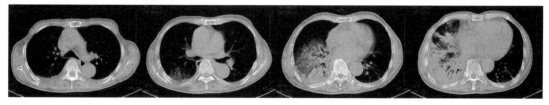

图 62-2　2011 年 9 月 27 日胸部 CT

【进一步考虑诊断】

① 右下肺炎。

② 慢性阻塞性肺疾病急性发作。

【诊断依据】

1. 右下肺炎

依据：患者咳嗽、咳黄脓痰，肺部有啰音，白细胞及中性粒细胞升高，胸部 CT 右下肺并见大斑片模糊影，边缘不清，密度不均。予以抗炎治疗后症状改善，白细胞正常。

2. 慢性阻塞性肺疾病急性发作

依据：老年男性，长期吸烟每日 1 包，2 年来反复咳嗽、咳痰，以冬春季节易发，每次发作时间不等，多次于当地诊所予消炎等对症处理（具体用药不详），症状可缓解，但易反复。2个月前受凉后出现咳嗽、咳痰加剧，咳中等量黄脓痰，伴气促明显，平路行走及咳嗽后即感气喘；体征可见桶状胸，右下肺闻及少量湿性啰音；血常规示中性粒细胞比例升高；胸部CT示肺气肿，双肺纹理增多紊乱伴斑点影散在分布，以两下肺为著。肺功能示混合性通气功能障碍支持。

【下一步诊疗计划】

继续抗炎治疗，复查胸部CT。

肺部CT（2011-10-8）示右下肺并见斑片模糊影，边缘不清，密度不均。与CT（2011-9-27）相比，右下肺病灶明显吸收（图62-3）。

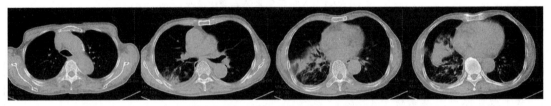

图62-3　2011年10月8日胸部CT

第17天患者发热39℃，无畏冷，气促、咳嗽、咳痰未见明显加剧。

查体：T 39.0℃，肺部右下肺闻及少量湿性啰音；血常规（2011-10-8）示 WBC 7.49×10^9/L，N 76.2%，Hb 109g/L。血气分析（2011-10-8）示 pH 7.397，$PaCO_2$ 32.2mmHg，PaO_2 65.9mmHg，HCO_3^- 20.5mmol/L。

胸片（2011-10-12）示右下肺并见斑片模糊影，边缘不清，密度不均与外院比病灶明显吸收（图62-4）。

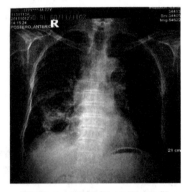

图62-4　2011年10月12日胸片

【下一步诊疗计划】

继续抗炎治疗，改抗生素莫西沙星、头孢地秦；复查CT及胸片。

3天后患者体温恢复正常，咳嗽咳痰未加剧，体征双肺可闻及广泛细湿性啰音。血常规（2011-10-11）示 WBC 7.24×10^9/L，N 74.5%，Hb 112g/L。血气分析（2011-10-11）示 pH 7.366，$PaCO_2$ 30.2mmHg，PaO_2 60.1mmHg，HCO_3^- 22.3mmol/L。血气分析（2011-10-19）示 pH 7.436，$PaCO_2$ 32.2mmHg，PaO_2 58.1mmHg，HCO_3^- 18.3mmol/L。

肺部CT（2011-10-19）示：双肺野见广泛斑片，磨玻璃模糊影，边缘不清，密度不均。与CT（2011-10-8）相比病灶明显增多（图62-5）。胸片（2011-10-21）示双肺并见磨玻璃、斑片模糊影，边缘不清，密度不均，与前片（2011-10-12）比右下肺病灶吸收，余肺野病灶明显增加（图62-6）。

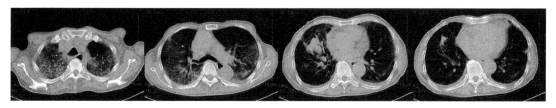

图 62-5　2011 年 10 月 19 日胸部 CT

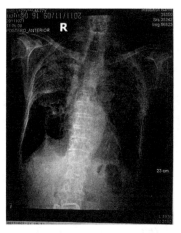

图 62-6　2011 年 10 月 12 日胸片

【进一步考虑诊断】

① 隐源性机化性肺炎？

② 病毒性肺炎？

【诊断依据】

1. 隐源性机化性肺炎

依据：隐源性机化性肺炎患者主要以咳嗽、咳痰和呼吸困难等呼吸系统症状为主；体征肺部细湿啰音，无哮鸣音；影像学表现示肺部斑片状肺泡实变影，通常为两侧、靠近胸膜周边分布，多有迁徙性或游走性，且出现低氧血症。建议短期复查 CT 及行纤维支气管镜检查。

2. 病毒性肺炎

依据：患者为老年长期吸烟者，免疫力差，出现咳嗽、咳痰和呼吸困难、发热，无畏冷；白细胞未升高，肺部病灶以间质渗出为主；建议查病毒抗体。

【下一步诊疗计划】

继续抗炎治疗改抗生素，行纤支镜检查及病毒抗体。

2011 年 10 月 21 日外院病毒抗体均（-）。

2011 年 10 月 22 日纤支镜检查并 TBLB。

---

3 天后患者气促明显加剧，稍动即促，伴反复发热，体温波动于 38.0℃，咳嗽、咳痰未见改变。查体：双肺闻及细湿啰音。血常规（2011-10-22）示 WBC 7.56×10^9/L，N 69.5%，Hb 111g/L。血气分析（2011-10-22）示 pH 7.411，$PaCO_2$ 28.2mmHg，PaO_2

51.1mmHg，HCO_3^- 19.5mmol/L。2011 年 10 月 25 日病理回报：右上叶后段 TBLB，符合机化性肺炎（图 62-7）。2011 年 10 月 26 日予以甲泼尼松 40mg bid 治疗，停用抗生素；2 天后患者气促明显改善，肺部啰音减少，胸部 CT、胸片病灶吸收明显（图 62-8、图 62-9）。复查血气分析（2011-11-4）pH 7.422，$PaCO_2$ 40.2mmHg，PaO_2 83.1mmHg，HCO_3^- 22.7mmol/L。

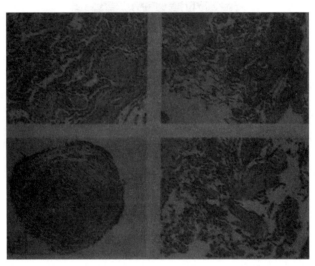

图 62-7　病理提示纤维组织增生及 II 型肺泡上皮增生伴纤维斑块形成，符合机化性肺炎

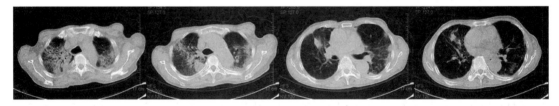

图 62-8　2011 年 10 月 26 日胸部 CT

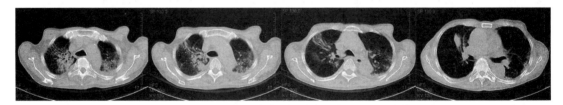

图 62-9　2011 年 11 月 2 日胸部 CT

【最后诊断】
　　①隐源性机化性肺炎。
　　②慢性阻塞性肺疾病急性发作。

【诊断依据】
　　1.隐源性机化性肺炎
　　依据：患者老年男性，出现咳嗽、咳痰、气促，肺部可闻及细湿性啰音；肺功能有限

制性功能障碍，低氧血症；胸部病灶呈游走性、多态性、多发性、多变性、多双肺受累。且病理回报右上叶后段 TBLB，符合机化性肺炎。

2. 慢性阻塞性肺疾病急性发作

依据：老年男性，长期吸烟，每日 1 包。2 年来反复咳嗽、咳痰，以冬春季节易发，每次发作时间不等，多次于当地诊所予消炎等对症处理（具体用药不详），症状可缓解，但易反复。2 个月出现气促，平路行走及咳嗽后即感气喘；体征可见桶状胸，双肺叩诊过清音等肺气肿体征；右下肺闻及少量湿性啰音；血常规示中性粒细胞比例升高；胸部 CT 示肺气肿，双肺纹理增多紊乱伴斑点影散在分布，以两下肺为著。肺功能示混合性通气功能障碍支持。

【下一步诊疗计划】

① 激素治疗：低剂量，短疗程。泼尼松起始剂量 0.75mg/（kg·d），4 周；然后减为 0.5mg/（kg·d），6 周；20mg/d，6 周；5mg/d，6 周。总疗程大约 6 个月。

② 对症处理：解痉、化痰等。

【讨论】

本例患者，老年男性，2 年来反复咳嗽，咳少量白黏痰。每年均有发作，每次发作时间不等，季节交换时发作明显，无气促、胸闷，多次于当地诊所予消炎等对症处理（具体用药不详），症状可缓解，但易反复。2 个月前受凉后出现咳嗽、咳痰加剧，咳中等量黄脓痰，伴气促明显，平地行走及咳嗽后即感气喘，夜间尚可平卧，无夜间阵发性呼吸困难，无咳粉红色泡沫样痰。1 个月余前摄胸部 CT 示右下肺斑片状阴影，诊断为右下肺炎、慢性支气管炎、阻塞性肺气肿、高血压病，予头孢哌酮 - 舒巴坦、左氧氟沙星抗感染等对症治疗 9 天，症状好转后出院。出院后患者仍时有咳嗽、咳痰、活动后稍气促。3 周余前就诊我院门诊，予莫西沙星、头孢地尼等治疗 10 天，症状有改善。1 周前上述症状加剧，稍动即喘，伴发热，无明显热型，体温波动于 37.8 ～ 39.0℃，无夜间阵发性呼吸困难，无水肿、尿少。体征：T 38.9℃，P 97 次 / 分，R 23 次 / 分，BP 147/95mmHg，急性面容，呼吸稍急促，桶状胸，双肺叩诊过清音，右下肺语颤减弱，余肺语颤正常。双肺呼吸音减弱，右下肺闻及少量湿性啰音。辅助检查：血常规感染血象。血气分析逐渐出现低氧血症。肺部后期双肺有湿啰音。胸部 X 线改变呈病变游走性、多态性、多发性、多变性。诊断上只有依靠病理报告；行纤维支气管镜 TBLB 活检可作为一项不错的选择。

【评析】

隐源性机化性肺炎（cryptogenic organizing pneumonia，COP）指原因不明的机化性肺炎；COP 这一命名既突出了以机化性肺炎为主的特点，又避免了与其他原因所致的细支气管炎的相互混淆，为广大学者所接受。2002 年在美国胸科学会和欧洲呼吸学会发表的 IIP 的国际共识中，正式将其命名为 COP，并按照发生率的高低，将 COP 排列在 IIP 的第三位。COP 男女发病情况相近，上海肺科医院报道男女比例为 0.31 ∶ 1。本病在 50 ～ 60 岁发病率较高。

1. COP 的诊断及其相关问题

（1）病理诊断　首先必须有机化性肺炎（OP）的组织学依据，亦即需取得病理组织活检。取材方法最好为经胸腔镜肺活检或小切口肺活检。经纤维支气管镜肺活检（TBLB）在 COP 的诊断中也有一定的价值。

（2）临床 - 影像 - 病理诊断　COP 的诊断必须在获得机化性肺炎病理诊断的基础上，结合临床、影像及其他辅助检查资料进行综合分析，排除可能导致机化性肺炎的其他疾病后，方能考虑为原因不明的机化性肺炎即 COP。

COP 的影像学特点可总结为"五多一少"，即多态性、多发性、多变性、多复发性、多双肺受累，蜂窝肺少见。

COP 的病理学特点：① 远端气腔（包括细支气管、肺泡管、肺泡腔）内的机化性炎症。小气道和肺泡管内过多的肉芽组织增殖。肺泡腔内肉芽组织呈芽生状，由疏松的结缔组织将成纤维细胞包埋而构成，可通过肺泡孔从一个肺泡扩展到邻近的肺泡，形成典型的"蝴蝶影"。病灶以小气道为中心向远端延伸。② 病灶呈片状分布。③ 肺部结构不受损。④ 镜下病变均匀一致。⑤伴轻度的间质慢性炎症、Ⅱ型肺泡上皮细胞化生和肺泡腔内巨噬细胞（有些为泡沫细胞）增加。

2. 常见的继发性 COP 的原因

① 感染性疾病：包括细菌、病毒、真菌、原虫等。

② 与药物或其他治疗相关的 OP：包括各种药物反应，博来霉素、甲氨蝶呤、可卡因、干扰素 -α、干扰素 -β1a 等；放射性损伤，如乳腺癌放疗术后少数患者可发生 COP。

③ 各种原因所致的吸入性损伤：如胃内容吸入、毒性气体的吸入等。

④ 其他不明原因的情况

3. 其他辅助检查在 COP 诊断中的价值

① 血常规：可表现为白细胞总数增加、中性粒细胞比例增加等。

② 血沉和 C 反应蛋白可增高。

③ 抗核抗体和类风湿因子偶尔出现阳性，但滴度不高。

④ γ- 谷氨酰转移酶和碱性磷酸酶可升高，尤其多次复发的患者升高明显。

⑤ 肺功能变化通常为轻度的限制性通气障碍。部分患者可出现轻度的低氧血症。个别重症 COP、病情快速进展者，可出现严重的低氧血症。

⑥ 肺泡灌洗液 (BALF) 中细胞成分的变化对 COP 的诊断有一定的预测价值。典型的 COP，BALF 中淋巴细胞 >25%，CD4/CD8<0.9；如果再结合至少以下两项以上指标：巨噬细胞 >20% 或中性粒细胞 >5% 或嗜酸粒细胞 >2% 但 <25%，对 COP 诊断的阳性预测值可达到 85%。

4. COP 的治疗和有关问题

皮质激素是主要治疗措施。

临床症状常常在 48h 内得到改善，影像学病变常常在几周内明显吸收。一种为低剂量、短疗程，如 Cordier 等泼尼松起始剂量 0.75mg/(kg·d)，4 周；然后减为 0.5mg/(kg·d)，6周；20mg/d，6 周；5mg/d，6 周，总疗程大约 6 个月。另一种为起始高剂量、长疗程，如 Epler 等起始用较高剂量的泼尼松 [1mg/(kg·d)]，1～3 个月，然后改为 40mg/d，用 3 个月；10mg/d 或 20mg 隔天 1 次，维持 1 年。起始用泼尼松 [1～1.5mg/(kg·d)] 4～8 周，然后减量至 0.5～1mg/(kg·d)，4～6 周，以后逐渐减量至停药。Wells 等则起始用大剂量甲泼尼龙（0.75～1g/d）静脉滴注 3 天，然后改为泼尼松 40mg/d，10～14 天；10mg/d，1～2 个月；20mg 隔天 1 次，维持 1 年。COP 预后良好。有报道 COP 的 5 年生存率达到 73%～98%。复发并不增加死亡率。部分病例尚有自行逆转的趋势。

（林剑东　陈晓红）

参考文献

[1] American Thoracic Society/European Respiratory Society. American Thoracic Society/European Respiratory Society International multidiscipliary consensus classification of the idiopathic interstitial pneumonias. Am J Respir Crit Care Med, 2002, 165: 277-304.

[2] 李惠萍. 隐源性机化性肺炎研究进展. 中华医学会第七次全国呼吸病学术会议暨学习班论文汇编. 2006.

[3] Poletti V, Cazzato S, Minicuci N, Zompatori M, Burzi M, Schiattone M L. The diagnositic value of bonchoalveolar lavage and transbronchial lung biopsy in cryptogenic organizing pneumonia. Eur Respir J, 1996, 9: 2513-1526.

[4] Jean-Francois Cordier. Cryptogenic organizing pneumonia. Clin Chest Med, 2004,25(4): 727-738.

[5] Epler G R. Bronchiolitis obliterans organizing pneumonia. Arch Intern Med, 2001, 161: 158-164.

[6] Wells A U. Cryptogenic organizing pneumonia. Semin Respir Crit Care Med, 2001; 22: 449-459.

[7] Romain Lazor, Andre Vandevenne, Antoine Pelletier, Pascal Leclerc, Isabelle Court-Fortune, Jean-Francois Cordier. Cryptogenic Organizing Pneumonia-Characteristics of Relapses in a Series of 48 Patients. Am J Respir Crit Care Med, 2000, 162: 571-577.

[8] Lohr R H, Boland B J, Douglas W W, Dochrell D H, Colby T V, Swensen S J, et al. Organizing pneumonia: features and prognosis of cryptogenic, secondary, and focal variants. Arch Intern Med ,1997, 157: 1323-1329.

第63章 乳腺癌手术及化疗后出现双肺多发阴影、呼吸衰竭

【病历资料】

一般资料：患者，女性，40岁，已婚，农民。住院号225488。因"咳嗽、咳痰伴气促3月，加重1月"于2012年12月24日入院。既往发现乳腺癌1年，在外院经过6个周期化疗（采用CET方案，环磷酰胺700mg，第1天，盐酸表柔比星140mg，第1天，多西他赛100mg，第2天）后于2012年5月行乳腺癌根治手术，术后按原方案进行第七周期化疗，过程中出现全身红斑、瘙痒，考虑药物性皮炎，经治疗症状缓解但出现反复，皮疹由初始的躯干部逐渐波及全身，曾多次于外院皮肤科门诊就诊，诊断不确定，考虑药物性皮炎/皮肌炎，予以相应的治疗但效果欠佳。11月皮疹逐渐加重，红斑融合成片，伴少许脱屑，瘙痒加剧，12月1日入住我院皮肤科，诊断药物性皮炎，给予甲泼尼龙片（40mg，qd）及抗过敏等治疗，症状减轻，期间查胸片（图63-1）示双肺感染，建议CT进一步检查。胸CT示双上肺索条状影，双肺多发片状和结节病变，双胸腔少量积液；纵隔内未见肿大淋巴结（图63-2）。请呼吸内科会诊，追问病史，患者自10月份开始出现阵发性咳嗽，咳少许白色黏痰，气促，活动后明显，且逐渐加重，近日休息时亦有气短，间断发热，体温最高达38.5℃，热型无规律性，伴纳差，乏力，消瘦，诊断双肺阴影，建议转专科进一步明确诊断。患者自起病以来体重减轻约6kg。

查体：T 36.5℃，BP 135/85mmHg，P 110次/分，R 21次/分。神志清楚，全身浅表淋巴结未触及肿大。颜面部轻度水肿，面部、躯干、四肢皮肤呈对称弥漫性红斑，皮损呈圆形，边界欠清楚，中心呈紫红色，部分融合成片状，表面干燥伴有少量脱屑，呈细糠状。右侧乳腺缺如。双肺呼吸音减弱，双肺未闻及干湿性啰音。心率110次/分，律齐，未闻及杂音。腹部检查（−）。双下肢无水肿。

辅助检查：血常规示WBC $8.61×10^9$/L，RBC $5.03×10^{12}$/L，Hb 137g/L，PLT $215×10^9$/L，N 70.9%。尿常规示酮体（+）。生化示GLU 6.58mmol/L，肌酐 31.2μmol/L，总胆固醇（CHOL）8.05mmol/L，TG 3.20mmol/L，AST 53U/L，余正常。甲状腺功能示 T_3 0.62 nmol/mL，偏低。血气分析示pH 7.450，$PaCO_2$ 4.13kPa，PaO_2 9.59kPa，AB 21.1mmol/L（未吸氧），呼吸性碱中毒，氧合指数342.5。心电图示窦性心动过速。腹部B超未见异常。2012年12月26日胸部CT（图63-3）示双肺多发片状影、结节状影和实变影，较2012年12月5日增大。

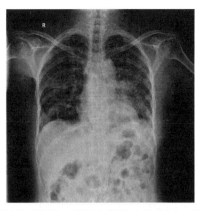

图 63-1　双肺纹理粗乱，间见斑片渗出性病灶，以双下肺明显

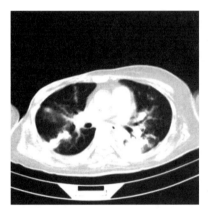
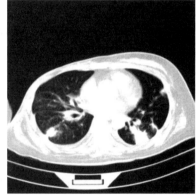

图 63-2　双肺多发片状和结节病变，双侧胸腔少量积液

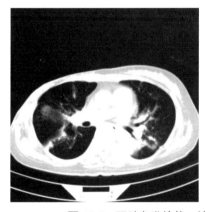
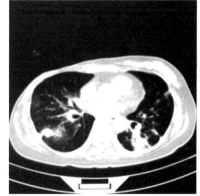

图 63-3　双肺多发片状、结节状影和实变影，较前增多

【初步诊断】

（1）双肺阴影。

①乳腺癌肺转移？

②真菌性肺炎？

③肺结核？

（2）肺部感染。

（3）药物性皮炎。

（4）乳腺癌术后。

【诊断依据】

1. 双肺阴影

① 乳腺癌肺转移依据：中年女性，乳腺癌病史明确，3 个月前开始出现咳嗽、咳痰、气促，且呈进行性加重，抗感染效果差，胸部 CT 以双肺多发结节为主，双侧胸腔积液，结合起病隐匿，病程长，考虑乳腺癌沿淋巴管肺转移可能。需组织病理学检查以明确。

② 真菌性肺炎依据：中年女性，有乳腺癌手术史和 7 周期化疗史，机体免疫力低下，因皮疹长时间使用糖皮质激素，为真菌性肺炎的高危因素，既往抗细菌感染治疗无效，胸 CT 表现为磨玻璃影、斑片影和实变影，纵隔内未见肿大淋巴结，真菌性肺炎不能排除。建议行痰涂片找真菌菌丝、G 试验。

③ 肺结核依据：中年女性，有乳腺癌手术史和 7 周期化疗史，机体免疫力低下，出现发热，以中低热为主，出汗，咳嗽，咳痰，气短，伴纳差，乏力，消瘦。查体体征不多。胸 CT 双上肺可见索条状影，双肺多发片状和结节影，其中片状阴影沿支气管分布，胸腔积液，需进一步排除肺结核可能。建议行痰涂片找抗酸杆菌 ×3 次、血沉检查。

2. 肺部感染

依据：中年女性，有咳嗽、咳痰症状，感染血象，胸 CT 双肺可见多发片状影，可诊断。

3. 药物性皮炎

依据：起病前有明确用药史，红斑呈对称弥漫性，以躯干部为主，皮损呈圆形，边界清楚，中心呈紫红色，部分中央有水疱。口腔黏膜糜烂。可明确诊断。

4. 乳腺癌术后

依据：既往史。

【下一步诊疗计划】

1. 检查计划

① 痰涂片找抗酸杆菌 ×3 次，痰涂片找真菌菌丝，痰细菌培养 + 药敏试验。

② 巨细胞病毒抗体、呼吸道病原体检测。

③ 痰脱落细胞学检查。

④ 血沉、C 反应蛋白、G 试验、肿瘤标志物、BNP。

2. 治疗计划

① 氧疗。

② 化痰、抗感染、保持呼吸道通畅：溴己新葡萄糖针 5g，iv gtt，bid。头孢他啶针 2.0g，iv gtt，bid，联合左氧氟沙星针 0.4g，iv gtt，qd。

③ 维持水、电解质、酸碱平衡及对症支持治疗。

痰涂片找抗酸杆菌（−）。痰涂片可见革兰阳性球菌、革兰阴性球菌、革兰阴性杆菌，未见真菌。痰细菌培养无致病菌生长。巨细胞病毒抗体（IgM）为弱阳性，巨细胞病毒抗体 IgG 为阳性。肺炎支原体抗体（＋）。痰脱落细胞未查见恶性肿瘤细胞。血沉 52mm/L。超敏 C 反应蛋白 6.01mg/mL。G 试验正常。肿瘤标志物铁蛋白（SF）

233.07ng/mL。CA125 72.87kU/L，稍偏高。BNP 正常。

　　经上述治疗 2 周，患者气促较前加重，咳嗽稍减轻，咳少许白色黏痰，胸闷，精神疲倦，睡眠、食欲欠佳。查体：T 36.6℃，BP 110/70mmHg，P 125 次 / 分，R 36 次 / 分。双肺呼吸音粗，双肺可闻及散在干啰音，双下肺可闻及湿啰音。心率 125 次 / 分，律齐。2013 年 1 月 6 日复查血常规示 WBC $6.57×10^9$/L，RBC $5.01×10^{12}$/L，Hb 136g/L，PLT $250×10^9$/L，N 68.8%。血气分析示 pH 7.428，$PaCO_2$ 4.88 kPa，PaO_2 13.68kPa，AB 23.6mmol/L（吸氧 2L/min），氧合指数（PaO_2/FiO_2）354。胸部 CT 双肺叶可见多发片状及结节影，双上肺叶病变范围较前扩大，双侧胸腔积液较前增多，左侧腋窝可见数枚淋巴结（图 63-4）。

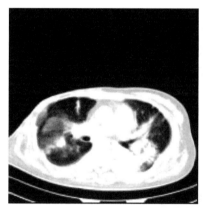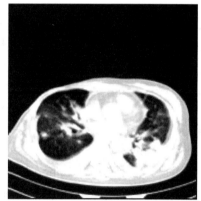

图 63-4　双肺多发片状、结节状影和实变影，双侧胸腔积液，较前增多

【下一步治疗计划】

　　① 加强抗感染：亚胺培南 - 西司他丁针 1.0g，iv gtt，q8h。

　　② 解痉平喘：沙丁胺醇、布地奈德、异丙托溴铵雾化吸入；多索茶碱针 0.2g，iv gtt，q12h。

　　经上述治疗 4 天，患者气促较前加重，频繁咳嗽，咳少许白色黏痰，乏力明显，纳差，消瘦。查体：T 36.2℃，BP 120/77mmHg，P 130 次 / 分，R 32 次 / 分。双肺呼吸音粗，双肺可闻及散在哮鸣音，双下肺可闻及湿啰音。心率 130 次 / 分，律齐。病情重，1 月 11 日组织科内讨论。

【进一步考虑诊断】

　　双肺阴影。

　　① 乳腺癌肺转移？

　　② 真菌性肺炎？

　　③ 原发性支气管癌？

【诊断依据】

① 乳腺癌肺转移依据：患者乳腺癌病史明确，咳嗽、咳痰、气促且呈进行性加重，经多种抗生素包括亚胺培南 - 西司他丁治疗无效，胸CT双肺多发片状及结节影继续增多，考虑乳腺癌沿淋巴管肺转移可能。建议行全身骨显像、头颅CT了解有无肿瘤远处转移的依据；行经皮肺活检术组织病理学明确。

② 真菌性肺炎依据：短时间内胸CT双肺多发片状及结节影继续增多，考虑合并感染，入院后经多种抗生素包括亚胺培南-西司他丁治疗无效，结合患者有真菌性肺炎的高危因素，真菌性肺炎不能排除。建议诊断性抗真菌治疗。

③ 原发性支气管癌依据：短时间内胸CT双肺多发结节影持续增多，需注意肺腺癌可能。建议复查血CEA。

【下一步诊疗计划】

检查计划

① 痰涂片找真菌菌丝。

② D- 二聚体、CEA，BNP、G试验、血气分析。

③ 心电图、胸CT、全身骨显像、头颅CT。

④ 经皮肺活检。

治疗计划

① 告病重，监测生命体征。

② 无创呼吸机辅助呼吸。

③ 抗真菌治疗。卡泊芬净针70mg，iv gtt，qd，第1天；第2天续以50mg，iv gtt，qd。

④ 糖皮质激素抗炎平喘。甲泼尼龙针40mg，iv gtt，bid。

⑤ 营养支持。

痰涂片未见真菌菌丝。D- 二聚体定量2.75mg/L，升高。CEA正常。BNP正常。G试验123.5 pg/mL。（2013-1-14）血气分析示pH 7.487，$PaCO_2$ 6.33kPa，PaO_2 9.23 kPa，AB 35.1mmol/L（吸氧浓度40%），氧合指数173，提示Ⅰ型呼吸衰竭。心电图示窦性心动过速。头颅CT正常。全身骨显像不能配合进行。因患者气促明显，不能较长时间俯卧位，经皮肺穿刺活检不能配合完成。

经抗真菌治疗，患者气促较前减轻，G试验升高，亚胺培南 - 西司他丁（泰能）针使用7天后于1月14日停用。1月16日患者咳嗽，咳少量白色泡沫样痰，气短，纳差。查体：T 36.9℃，BP 130/85mmHg，P 128次/分，R 26次/分。皮肤红斑较前消退。双肺哮鸣音较前减少，双肺可闻及细湿啰音。心率128次/分，律齐。2013年1月16日血气分析示pH 7.449，$PaCO_2$ 7.44 kPa，PaO_2 10.93kPa，AB 37.8mmol/L（吸氧浓度40.0%），氧合指数205，提示Ⅱ型呼吸衰竭、代谢性碱中毒，予相应调整呼吸参数。呼吸困难搬动不便，改查胸片，2013年1月16日床边胸片示：① 双肺感染较前加重，其间夹杂实变影不排除外乳腺肺转移；② 双侧胸前积液较前增多。2013年1月17日血气分析示pH 7.510，$PaCO_2$ 6.30 kPa，PaO_2 11.45 kPa，AB 36.9mmol/L（吸氧浓度40%），氧合指数215，提示Ⅰ型呼吸衰竭、代谢性碱中毒。

1月18日查体发现双肺可闻及 Velcro 啰音。复查血常规示 WBC 10.28×10^9/L，RBC 4.47×10^{12}/L，Hb 121g/L，PLT 326×10^9/L，N 72.8%。血气分析示 pH 7.505，$PaCO_2$ 6.07 kPa，PaO_2 12.14kPa，AB 35.1mmol/L（吸氧浓度 40%），氧合指数 228。G 试验 123.5 pg/mL。

【进一步考虑诊断】

（1）双肺阴影。

① 药物性间质性肺炎？

② 结缔组织相关性肺炎？

（2）真菌性肺炎。

【诊断依据】

1. 双肺阴影

① 药物性间质性肺炎依据：患者乳腺癌化疗史明确，药物性皮炎明确，化疗药物既然可引起皮肤损害，同样可导致肺脏的损害，回顾胸部 CT 可见小叶间隔呈粗细不均增厚，肺结构扭曲，而肺淋巴管转移癌肺结构是正常无扭曲的，且近期肺部听诊闻及 Velcro 啰音，糖皮质激素治疗有效。

② 结缔组织相关性肺炎依据：女性患者，因皮疹外院皮肤科曾诊断皮肌炎，当时查抗核抗体（+），结缔组织疾病可导致肺病，建议行抗核抗体初筛、抗核抗体谱及请风湿免疫科会诊。

2. 真菌性肺炎

依据：真菌性肺炎的高危因素，经抗真菌治疗患者气促较前减轻，复查 G 试验升高，临床诊断。

【下一步诊疗计划】

① 抗核抗体初筛、抗核抗体谱。

② 补体、免疫四项。

抗核抗体初筛均质型 1∶100（+），余正常。抗核抗体谱（−）。CK、C3、IgG、IgM 正常。风湿免疫科会诊：不考虑结缔组织疾病，皮疹考虑药物疹可能性大。2013年1月22日复查胸部 CT 对比 2013 年 1 月 6 日可见部分病灶较前有所增大；双肺弥漫性多发病变；气管厚壁椭圆形低密度灶，较前无明显变化，考虑痰栓可能，不排除外气管肿瘤的可能；双侧胸腔积液，大致同前；左侧腋窝数枚增大淋巴结。

经上述治疗，患者症状减轻，查体双肺啰音减少，复查胸 CT 病灶较前增多（图63-5），于 1 月 29 日邀请外院及我院相关科室会诊。会诊意见如下：① 药物引起的机化性肺炎可能性大；② 不排除乳腺癌肺转移；③ 真菌感染也不能完全排除。感染存在无疑问，但考虑为并发。风湿免疫科不考虑结缔组织病，故结缔组织病引起的肺部改变不考虑。

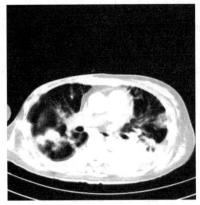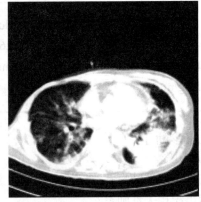

图 63-5　双肺多发片状、结节状影和实变影，较前增多

【下一步诊疗计划】

① 目前卡泊芬净抗真菌治疗已 19 天，可考虑换用伏立康唑口服，因自费患者家属拒绝。
② 肺部病灶如为乳腺癌肺转移，根据 KPS 评分，患者未达到 60 分，未达到化疗指征。③
按疾病可治性原则，目前针对机化性肺炎用药，主要是激素应用的问题。④ 若治疗有效，
病情能稳定下来，就可争取时间，积极行侵袭性检查（经皮肺穿刺活检、支气管镜等）以进
一步明确诊断。⑤ 甲泼尼龙琥珀酸钠加量 80mg，qd；乙酰半胱氨酸加量 1800mg/d；加用氨
溴索针 120mg/d 治疗。

---

2 月 5 日复查血常规示 WBC 8.56×10^9/L，RBC 4.39×10^{12}/L，Hb 116g/L，PLT
335×10^9/L，N 70.9%。肝功能示 ALT 69.98U/L，AST 114U/L。血沉 34mm/h。肿瘤标
志物 SF 470.33ng/mL，CA125 443.21kU/L。肾功能、电解质未见明显异常。G 试验正
常。痰涂片可见革兰阳性球菌、革兰阴性杆菌、革兰阳性杆菌，未见抗酸杆菌及真菌。
痰细菌培养示醋酸不动杆菌，据药敏选择哌拉西林 - 他唑巴坦抗感染治疗。胸 CT 示双
肺弥漫性多发病变，较前无明显好转（图 63-6）。

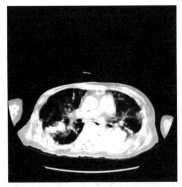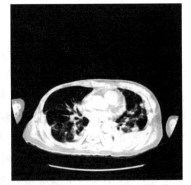

图 63-6　双肺多发片状、结节状影和实变影，较前无明显好转

患者症状减轻，但仍有胸闷、气促，2 月 8 日邀请外省专家会诊，意见如下。诊

断方面：① 慢性弥漫性肺间质性疾病并肺部感染，考虑药物性引起可能性大。依据是患者原发病乳腺癌病史明确，长期使用化疗药物，并出现进行性呼吸困难，胸部 CT 示以纤维化改变为主，诊断考虑本病，预后差。② 药物性皮炎。依据是患者女性，因乳腺癌行化疗后出现面部、躯干、四肢皮肤呈对称弥漫性红斑，经抗过敏治疗好转，诊断明确。治疗方面继续予以无创机械通气、糖皮质激素抗炎、抗感染及营养对症支持治疗。

【最后诊断】
　　① 药物性间质性肺炎。
　　② 肺部感染。
　　③ 药物性皮炎。
　　④ 乳腺癌术后。

　　按会诊意见执行医嘱，患者症状好转维持了 15 天，之后依次出现 Ⅱ 型呼吸衰竭合并代谢性酸中毒、肝功能损害、窦性心动过速、急性左心衰竭、症状性癫痫，患者家属拒绝气管插管有创机械通气等积极处理措施，2 月 21 日患者出现昏迷，家属放弃治疗办理自动出院。

【讨论】
　　许多药物可引起肺部病变，以细胞毒性剂的有害作用发病率最高。据报道，接受细胞毒性剂化疗的病例中发生有害反应的高达 10%。药物可在肺实质内引起多种类型病理反应，包括以下 5 种：① 慢性肺炎和纤维化；② BOOP；③ 过敏性肺病和嗜酸粒细胞性肺炎；④ 非心源性肺水肿和有 ARDS 的弥漫性肺泡损害；⑤ 闭塞性细支气管炎。不同的药物可引起同类型病变，而同一种药物又可以引起多种类型肺部反应。它可以急性起病表现为急性型，亦可以在用药后的数个月甚至数年内发病表现为缓进型；与药物的累积剂量可以有关亦可以无关；药物性间质性肺炎胸 CT 无特异性表现，必须要根据用药和发生肺异常时间之间的关系才能诊断，常见的影像表现有网状阴影伴肺结构变形、结节影、毛玻璃影、斑片影、实变影和胸腔积液。本例患者胸 CT 上述几种表现在疾病的终末期均可见，此时诊断虽明确，却已无回天之力，如何早期诊断、早期干预，是疾病预后的关键。

【评析】
　　从本例的诊治过程，我们有以下几点体会。
　　1. 对药物性间质性肺炎的缓进型认识不足
　　我们通常遇到的药物性间质性肺炎，多在用药过程中或用药结束后出现，即急性型，而本例患者乳腺癌停用化疗药 5 个月后才开始出现干咳，查胸片正常，就诊于门诊，被诊断为急性上呼吸道感染、急性气管 - 支气管炎；过了 3 个月，患者开始出现咳少量白色黏痰，伴气短，胸 CT 示双下肺及右中叶内侧段多发条索影及斑片高密度影，边缘不清，右肺下叶前基底段见一直径 4.6mm 结节状高密度影，边界清楚，双侧胸膜增厚粘连，肺门及纵隔未见肿大淋巴结，被诊断为陈旧性肺结核。又过了 3 个月，患者呼吸困难加重，此时胸 CT 表现为双肺多发片状影、实变影和结节病变，被诊断为乳腺癌肺转移合并肺部感染；当双肺闻及 Velcro 啰音时，距离最初干咳症状已历时 8 个月，这种缓慢进展的药物性间质性肺炎我们认识不足，再由于诊治的非连贯性，结果造成了本病的误诊。

2. 对药物性间质性肺炎的影像表现认识不足

回顾其胸 CT 的动态演变过程，发现在疾病的不同阶段可出现以不同类型为主的影像表现，纤维条索、网状阴影伴肺结构变形是药物性间质性肺炎最常见、也是最为人们所熟悉的类型，一般不容易误漏诊；以毛玻璃影、斑片影、实变影为主要表现时易误诊为肺炎；以结节影、胸腔积液为主要表现时易误诊为肺结核、癌肺转移。殊不知药物在肺实质内可引起 5 种类型的病理反应，这是导致误诊的原因之一。

3. 肺结构正常或扭曲是鉴别癌肺淋巴管转移与药物性间质性肺炎的关键

本例患者是癌肺淋巴管转移？还是药物性间质性肺炎？两者胸 CT 均可表现为支气管血管周围间质增厚、小叶间隔增厚、叶间裂增厚、胸腔积液，病灶呈弥漫性、斑片状、双侧分布，难以区分，关键在于观察肺结构是否正常。本例患者肺结构遭破坏，提示药物性间质性肺炎。

（黄华萍　李羲）

参考文献

潘纪成. 高分辨率肺部 CT. 第 3 版. 北京：人民军医出版社，2007.

第64章 乏力、呼吸困难2月

【病历资料】

一般资料：患者中年男性，49岁，油漆工。患者因咳嗽、呼吸困难2月于2012年3月26日入院。患者于2012年1月20日无明显诱因出现咳嗽，为干咳；并有呼吸困难，活动后明显。2012年1月27日接触油漆后第二天出现双手、颜面部红肿，双膝关节疼痛，呼吸困难加重，咳少量白色痰。自感发热，未测体温，无胸痛、咯血及盗汗。在当地医院给予地塞米松等治疗后双手、颜面部红肿及双膝关节疼痛减轻，但仍有呼吸困难，并进行性加重，渐至不能上二楼，夜间可平躺。2012年2月27日在当地市医院门诊诊断为肺部感染，给予抗感染、祛痰等治疗，患者呼吸困难未见明显好转，伴有发热，体温最高达38℃，无畏寒、寒战，发热无规律性。2012年3月8日因呼吸困难加重入当地医院，给予抗感染、祛痰治疗后呼吸困难症状无明显缓解，仍有干咳，间断发热，体温不超过38℃。为求进一步诊治，遂入我院。既往患有慢性萎缩性胃炎10年，否认结核病史及其接触史，无药物过敏史。从事油漆工10余年。

查体：T 36.6℃，P 92次/分，R 25次/分，BP 96/62mmHg。神志清，精神可，双侧腋窝及腹股沟可扪及淋巴结肿大，质韧，边界清楚，活动可，表面光滑，无压痛，直径为1～3cm，皮肤及巩膜无黄染，掌指关节及指间关节可见皮疹，脱屑。瞳孔等大等圆，对光反射灵敏，口唇无发绀，颈静脉无充盈，气管居中，胸部对称，双肺叩诊过清音，双肺呼吸音减弱，双下肺可闻及细湿性啰音，心界不大，HR 92次/分，律齐，无杂音，腹软，无压痛及反跳痛，肝、脾未扪及，移动性浊音阴性，肠鸣音正常，双肾区无叩击痛，双下肢无水肿，四肢肌力5（-）级，肌张力正常。神经系统未引出病理征。

辅助检查：（2012-3-21）血常规示 WBC $5.6×10^9$/L，N 78.0%，L 11.3%，RBC $3.64×10^{12}$/L，Hb 109g/L，PLT $157×10^9$/L。凝血常规示 APTT 48.50s，FIB 4.06g/L。痰革兰染色＋抗酸染色示少量革兰阳性球菌及阴性杆菌，抗酸染色阴性。肝胆胰脾B超示未见异常。ENA+狼疮全套示抗核抗体阳性。免疫全套＋风湿全套示补体C_3 546.00mg/L。肺功能示中度限制性通气功能障碍。CT肺动脉成像：① 右中肺外侧段，左上叶下舌段及双下肺渗出病灶，考虑感染可能性大。② 肺动脉CTA示肺动脉主干及大分支未见明显肺动脉栓塞征象。血气分析示 pH 7.37，$PaCO_2$ 34mmH$_2$O，PaO_2 58mmHg。

【初步诊断】

（1）双肺病变。

① 肺部感染？

② 肺结核？

③ 淋巴瘤？

④ 结缔组织病？

（2）Ⅰ型呼吸衰竭。

【诊断依据】

1. 双肺病变

① 肺部感染依据：患者有咳嗽、咳痰症状，发热，查体可闻及双下肺湿啰音，实验室检查血象示中性粒细胞百分比升高，肺部 CT 可见右中肺外侧段，左上叶下舌段及双下肺渗出病灶，考虑肺部感染存在。应进一步查痰涂片、痰培养＋药敏试验。

② 肺结核依据：患者病程较长，咳嗽，多为干咳，发热，为低热，病程较长，病程 2 月余，右中叶及左舌叶可见渗出病灶，在外院抗感染治疗效果差，需排查结核感染。进一步查 PPD 皮试、血沉、结核抗体、痰找抗酸杆菌可明确诊断。

③ 淋巴瘤依据：有化学物质长期接触史。双肺可见浸润阴影，抗感染治疗效果欠佳，且不规则发热、进行性呼吸困难，不能用普通感染解释。查体可见腋窝及腹股沟淋巴结肿大。必要时可行淋巴结活检术。

④ 结缔组织病依据：患者肺部 CT 可见双下肺小叶间隔增厚，为间质改变，肺功能为限制性通气功能异常，实验室检查 ENA＋狼疮全套示抗核抗体阳性。补体 C3 升高。结缔组织病引起的肺间质改变不排除。

2. Ⅰ型呼吸衰竭

依据：血气分析可见氧分压小于 60mmHg，二氧化碳分压正常。存在Ⅰ型呼吸衰竭。但呼吸衰竭原因不明。应进一步查明原因。

【下一步诊疗计划】

1. 检查计划

① 痰涂片，痰找抗酸杆菌，痰培养＋药敏试验。

② PPD 皮试，血沉，结核抗体，DIC 全套。

③ 动脉血气分析。

④ 肺部高分辨 CT，支气管镜检查。

2. 治疗计划

① 一般处理：吸氧，休息，加强营养。

② 抗感染，化痰：头孢他啶针 2g，iv gtt，q8h；联合阿奇霉素针 0.5g，iv gtt，qd。溴己新葡萄糖注射液 4mg，iv gtt，bid。

③ 维持水、电解质平衡。

予以抗感染，化痰治疗后患者仍有呼吸困难、咳嗽、少痰，并出现食欲差、四肢乏力、活动后气促严重。

查体：T 37.2℃，P 84 次/分，R 22 次/分，BP 110/60mmHg。神志清，精神欠佳。双肺叩诊过清音，双肺呼吸音减弱，双下肺可闻及支气管呼吸音，未闻及干湿啰音。心率 92 次/分，律齐，各瓣膜听诊区未闻及杂音。双下肢无水肿。四肢肌力 4 级，肌张力正常。其余检查（－）。

　　辅助检查：血常规示白细胞计数 3.9×10^9/L，红细胞计数 3.51×10^{12}/L，血红蛋白 109g/L，血小板计数 165×10^9/L，中性粒细胞计数 2.6×10^9/L，淋巴细胞计数 0.6×10^9/L，中性粒细胞百分比 66.0%。血沉 53.00mm/h。尿、粪常规正常。结核抗体阴性。PPD 皮试（－），抗酸杆菌液基集菌夹层杯法（3 次）阴性。痰革兰染色少量革兰阳性球菌。肝功能示白蛋白 27.9g/L，球蛋白 29.9g/L，谷丙转氨酶 174.0U/L，谷草转氨酶 296.7U/L。肾功能示尿素 2.78mmol/L，尿酸 132.3μmol/L。血脂常规示甘油三酯（TG）2.89mmol/L，高密度脂蛋白 HDL 0.71mmol/L，载脂蛋白 A10.88g/L。心肌酶谱示乳酸脱氢酶 465.2U/L，肌酸激酶 269.5U/L，肌红蛋白 86.9μg/L。电解质常规正常。血糖正常。GM 试验 +G 试验正常。凝血常规示活化部分凝血活酶时间 49.90s，纤维蛋白原 4.49g/L。支原体、衣原体、军团菌、呼吸道合胞病毒血清抗体阴性；抗 HIV 阴性。CEA 63.170ng/mL。降钙素原半定量 <0.20ng/mL。支气管镜下示支气管炎症表现，送细菌培养、真菌培养及抗酸染色均为阴性结果。肺部 CT 示右中叶外侧段、左上叶下舌段及双下肺仍可见片状渗出病灶，以双下肺显著，范围大致同前。各叶段支气管尚通畅。纵隔未见明显增大淋巴结，无胸腔积液征（图 64-1）。

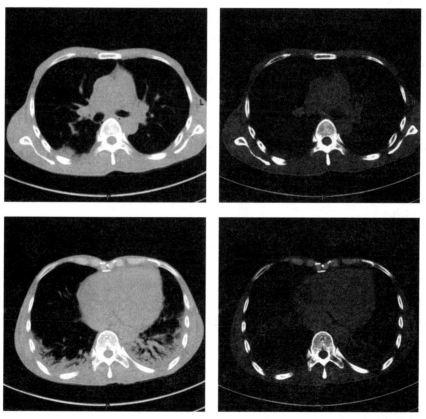

图 64-1

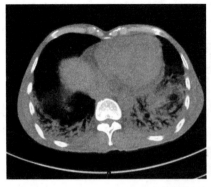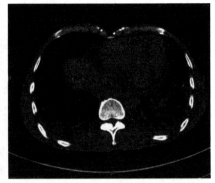

图 64-1 胸部 CT

【进一步考虑诊断】

（1）双肺病变。

① 淋巴瘤？

② 肺部肿瘤？

（2）肝功能损害。

【诊断依据】

1. 双肺病变

① 淋巴瘤依据：患者中年男性，肺部 CT 可见多处浸润阴影，但肺部咳嗽、咳痰症状不明显，表现为进行性呼吸困难。抗感染治疗后患者复查肺部 CT 浸润病灶较前无改变。查体可见腋窝及颈部淋巴结肿大。考虑淋巴瘤可能性大。可行淋巴结活检明确诊断。

② 肺部肿瘤依据：患者肺部有多处渗出病灶，但抗感染治疗效果差，且患者呼吸困难症状明显。查血 CEA 明显升高，故考虑肺部肿瘤。必要时可行肺穿刺活检明确诊断。

2. 肝功能损害

依据：查血生化患者转氨酶明显升高，存在肝功能损害，考虑药物及感染中毒可能，需进一步排除病毒性肝炎。

【下一步诊疗计划】

1. 检查计划

① 淋巴结活检术。

② 肝炎全套。

③ 肺穿刺活检。

2. 治疗计划

护肝治疗：门冬氨酸鸟氨酸针 2.5g，iv gtt，qd。

淋巴结活检病理结果示反应性增生，乙肝全套阴性。患者及家属不同意肺穿刺活检。

【下一步检查计划】

行全身 PET-CT 检查。复查血 CEA。

PET-CT：① 两下肺胸膜下多量斑片状、条索状影，PET 于相应部位见淡淡放射性

浓聚影，考虑感染性病变。② 全身其他部位未见明显异常。

PET-CT 未见恶性肿瘤依据。复查 CEA 1.930ng/mL。目前不考虑肿瘤。但患者呼吸困难仍进行性加重，四肢无力，不能下床活动。查体：可见四肢肌力 4 级，以近端肌力下降为主。双肘关节伸面可见紫红色皮疹，指间关节、掌指关节僵硬。复查肝功能：总蛋白 51.3g/L，白蛋白 22.5g/L，球蛋白 28.8g/L，谷丙转氨酶 222.0U/L，谷草转氨酶 328.0U/L，余项正常。心肌酶示乳酸脱氢酶 447.0U/L，肌酸激酶 221.0U/L，肌酸激酶同工酶 24.0U/L，肌红蛋白 113.8μg/L。复查 CEA 正常。

【进一步考虑诊断】

① 皮肌炎？
② 肺间质病变并感染。

【诊断依据】

1. 皮肌炎

依据：经 PET-CT、淋巴结活检及 CEA 复查未发现恶性肿瘤依据，结合患者有多系统受累——肺部、皮肤、关节及肌酶升高，曾用糖皮质激素治疗症状好转，ENA+ 狼疮全套示抗核抗体阳性，免疫全套 + 风湿全套示补体 C3 546.00mg/L，应考虑结缔组织疾病可能，尤其是皮肌炎可能性大，建议查肌电图及肌肉活检。研究表明无肌酶谱升高或轻度升高的 DM 患者更易发生肺间质病变，对治疗效果差。

2. 肺间质病变并感染

依据：肺部 CT 可见小结节，小叶间隔增厚，存在肺间质病变。考虑为皮肌炎引起。皮肌炎（DM）是可累及多系统的全身性自身免疫性疾病，其中肺间质病变（ILD）是其常见的严重并发症，影像学检查中胸片或 CT 表现往往表现为不规则线形阴影、小结节状、网络状和毛玻璃样变，而蜂窝肺并不常见。临床表现多为干咳，进行性呼吸困难，且容易继发感染和耐药。本例患者有咳嗽、咳痰症状，血象高，肺部 CT 可见渗出病灶，考虑肺部感染存在。

【下一步诊疗计划】

1. 检查计划
① 肌电图检查。
② 肌肉活检。
③ 请风湿免疫科会诊。
2. 治疗计划
治疗暂不更改。

肌电图检查示：① 肌源性损害电生理改变；② 右腓总神经部分受累；③ 左肱二头肌未行肌电检查。风湿科会诊考虑皮肌炎，肺间质病变并感染。控制感染使用激素及沙利度胺等治疗。肌肉活检结果回报时间较长。

【最后诊断】

① 皮肌炎，肺间质病变。

②肺部感染，Ⅰ型呼吸衰竭。

【诊断依据】

1.皮肌炎，肺间质病变

依据：患者中年男性，发热、咳嗽起病，病程较长，抗感染治疗效果欠佳。肺部CT可见双下肺间质改变，无肿瘤依据。肘关节伸面及掌指关节伸面可见紫红色皮疹。四肢近端肌力减退。实验室检查心肌酶及转氨酶升高。肌电图示肌源性损害。肌肉活检未回报。皮肌炎容易累及肺部，患者肺部CT可见双下肺小叶间隔增厚，为间质改变。皮肌炎目前可诊断。皮肌炎/肌炎与恶性肿瘤的发生有高度相关性。对于年龄大于40岁的皮肌炎/肌炎患者都应该进行肿瘤的筛查，特别是临床有弥漫性皮疹并发肺间质病变。患者已行PET-CT检查，目前无肿瘤依据。

2.肺部感染

依据：患者有咳嗽、咳痰症状，发热，肺部听诊可闻及湿啰音。实验室检查血常规示中性粒细胞百分比升高，肺部CT可见渗出病灶，肺部感染存在。

【下一步诊疗计划】

检查计划

①心肌酶、肝功能。

②ENA+狼疮全套、风湿全套、免疫全套。

治疗计划

①激素、免疫抑制药及对症治疗：甲泼尼龙针40mg/d，羟氯喹片0.2g，po qd；沙利度胺片50mg，po，qn；钙尔奇D片0.6g，po，qd。

②抗感染：左氧氟沙星针0.3g，iv gtt，qd。

③转风湿科治疗。

患者转风湿科治疗2月后未再出现发热，无咳嗽、咳痰症状，可下床活动。复查肺部CT可见双下肺间质改变较前减轻（图64-2）。

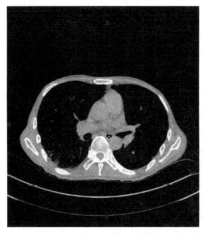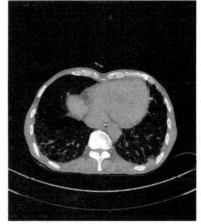

图64-2　复查肺部CT

【讨论】

本例患者，中年男性，2个月前无明显诱因出现咳嗽、呼吸困难，使用油漆漆门后呼吸困难加重，并出现双手、颜面部红肿，双膝关节疼痛，激素治疗后好转。呼吸困难渐渐加重，于当地医院抗感染治疗效果欠佳，并出现发热，体温最高达 38℃，无畏寒、寒战，发热无规律性。查体：T 36.6℃，P 92 次 / 分，R 25 次 / 分，BP 96/62mmHg。神志清，精神可，双侧腋窝及腹股沟可扪及淋巴结肿大，质韧，边界清楚，活动可，表面光滑，无压痛，直径 1～3cm，皮肤及巩膜无黄染，掌指关节及指间关节可见皮疹、脱屑。瞳孔等大等圆，对光反射灵敏，口唇无发绀，颈静脉无充盈，气管居中，胸部对称，双肺叩诊过清音，双肺呼吸音减弱，双下肺可闻及细湿性啰音，心界不大，HR 92 次 / 分，律齐，无杂音，腹软，无压痛及反跳痛，肝、脾未扪及，移动性浊音阴性，肠鸣音正常，双肾区无叩击痛，双下肢无水肿，四肢肌力 5（-）级，肌张力正常。神经系统未引出病理征。辅助检查：中性粒细胞百分比升高。ENA+ 狼疮全套 + 免疫全套 + 风湿全套示抗核抗体阳性，补体 C3 546.00mg/L。肺功能示中度限制性通气功能障碍。CT 肺动脉成像：① 右中肺外侧段，左上叶下舌段及双下肺渗出病灶，考虑感染可能性大。② 肺动脉 CTA 示肺动脉主干及大分支未见明显肺动脉栓塞征象。肺动脉 CTA 未见肺栓塞征象，双下肺可见肺实变，并有支气管含气征。考虑肺部感染，予以化痰、抗感染治疗，患者仍感呼吸困难，食欲、睡眠、饮食差，实验室检查 CEA 明显升高，完善腋窝淋巴结活检及全身 PET-CT，排除肿瘤可能。但患者一般情况差，四肢肌力渐渐下降，实验室检查转氨酶及心肌酶明显升高，完善肌电图、肌肉活检等检查后考虑皮肌炎累及肺引起肺间质病变。转风湿科予以激素及免疫抑制药治疗后患者一般情况较前好转。

肺间质性疾病是以弥漫性肺泡单位炎症和纤维化为主要病理特征的一组疾病。其中以特发性肺间质纤维化（IPF）常见。但应注意与结缔组织病、肺癌、肺结核及其他类型的特发性间质性肺炎相鉴别，如急性间质性肺炎、特发性非特异性间质性肺炎。IPF 是一种病因尚不明确的多发病，以弥漫性肺泡炎和肺泡结构紊乱为特征，并最终导致肺间质纤维化。结缔组织病所致肺间质纤维化有明确病因，恶性肿瘤所致肺间质病变亦有其特殊表现，应注意鉴别。

【评析】

从上述皮肌炎并肺间质病变 1 例患者的诊治过程中，我们有以下体会。

① 重视全面的体格检查。本例患者起病初期主要表现为肺部症状即咳嗽、气促，随病情进展患者出现四肢肌力减退，此时应重视新出现的症状和体征。

② 肺间质性疾病可以是全身性疾病的肺部表现。对于不明原因的肺间质疾病，应想到全身性疾病的可能，特别是伴有肺部以外的症状和体征的患者。对于该类患者的诊断应系统全面。

③ 对于明显异常的实验室检查指标与临床不相符合可再次复查。本例患者第一次查 CEA 明显升高，考虑肿瘤可能，但第二次复查正常。临床工作中我们应该综合分析各项实验室指标，主观与客观相结合，将各种临床资料综合起来分析，不可偏废。

④ PET-CT 检查有助于良恶性疾病的鉴别。

（苏晓丽　何俊）

参考文献

[1] 程文星. 皮肌炎并肺间质病变 1 例及文献复习. 临床肺科杂志，2008(13): 1236.
[2] 孙丽蓉. 结缔组织病的肺部表现. 临床肺科杂志，2006, 11(4): 496-498.
[3] 高飞等. 皮肌炎 / 肌炎并发恶性肿瘤 10 例临床分析. 齐齐哈尔医学院学报，2068-2069.

第 65 章　双肺弥漫性病变

【病历资料】

一般资料：患者男性，70岁，退休工人。因反复咳嗽、咳痰十余年，再发伴气促1月于2007年5月收住院。曾住院诊断"慢性支气管炎、慢性阻塞性肺气肿"。1个月前因受凉后出现咳嗽，咳白色黏痰，不易咳出，气促，活动后明显，夜间休息不能平卧，2天前出现发热，体温最高达39℃，为进一步诊治而入院。既往有高血压病史。无吸烟史。

查体：T 38.5℃，P 106次/分，R 24次/分，BP 130/70mmHg。神志清楚，口唇、肢端轻度发绀。颈静脉无怒张，气管居中。桶状胸，肺气肿征，双肺呼吸音减弱，闻及散在哮鸣音及广泛湿啰音。HR 106次/分，律齐，无杂音。其余检查（－）。

辅助检查：血常规示 WBC $11.4×10^9$/L，RBC $5.04×10^{12}$/L，Hb 146g/L，PLT $171×10^9$/L，N 68.9%。血气分析示 pH 7.42，PaO_2 46mmHg，$PaCO_2$ 60mmHg，HCO_3^- 37mmol/L。痰培养示产气肠杆菌。肺功能检查 VC实/预31%，FEV_1实/预21.7%，FEV_1/FVC 55.90%，提示混合性通气功能障碍。心脏彩超示左、右心室舒张功能减低，二尖瓣、三尖瓣轻度反流。

【初步诊断】

①慢性喘息型支气管炎并肺部感染。

②高血压病3级，极高危组。

【诊断依据】

1.慢性喘息型支气管炎并肺部感染

依据：反复咳嗽、咳痰十余年，再发伴气促1个月于2007年5月收住院。曾住院诊断"慢性支气管炎、慢性阻塞性肺气肿"。1个月前因受凉后出现咳嗽，咳白色黏痰，不易咳出，气促，活动后明显，夜间休息不能平卧，2天前出现发热，体温最高达39℃。查体见桶状胸，肺气肿征，双肺呼吸音减弱，闻及散在哮鸣音。肺功能检查 FEV_1/FVC 55.90%。

2.高血压病3级，极高危组

依据：根据病史。

【下一步诊疗计划】

①抗感染：头孢他啶针2.0g，静脉点滴，每日2次。

②平喘：氨茶碱针0.25g，静脉点滴，每日1次。万托林雾化液1mL，雾化，每8h 1次。

③ 肾上腺皮质激素：甲泼尼龙针 40mg，静脉推注，每日 2 次。

④ 氧疗：持续低流量吸氧，2L/min。

经治疗后病情加重。精神差，气促加重，发热不退，进食少。

【进一步考虑诊断】

① 亚急性血行播散型肺结核？

② 慢性喘息型支气管炎并肺部感染。

③ 高血压病 3 级，极高危组。

【诊断依据】

1. 亚急性血行播散型肺结核

依据：患者发热，咳嗽、咳痰，抗感染治疗效果欠佳，ESR 34mm/h。胸部 CT 见双肺结节状病灶。

2. 慢性喘息型支气管炎并肺部感染

依据同前。

3. 高血压病 3 级，极高危组

依据同前。

【进一步诊疗计划】

1. 检查计划

① 再次痰培养。

② 查血沉。

2. 治疗计划

① 抗结核：异烟肼（INH）0.3g，每日 1 次。利福平（RFP）0.45g，每日 1 次。比嗪酰胺（PZA）0.5g，每日 3 次。乙胺丁醇（EMB）0.75g，每日 1 次。

② 抗感染：头孢他啶针 2.0g，静脉点滴，每日 2 次。

③ 平喘：氨茶碱针 0.25g，静脉点滴，每日 1 次。万托林雾化液 1mL，雾化，每 8h 1 次。

④ 肾上腺皮质激素：甲泼尼龙针 40mg，静脉推注，每日 2 次。

⑤ 氧疗：持续低流量吸氧，2L/min。

经上述治疗十余天内，患者仍有发热、呼吸困难、口唇发绀。痰培养结果为小红酵母菌。ESR 34mm/h。

【进一步考虑诊断】

① 弥漫性泛细支气管炎？

② 慢性喘息型支气管炎并肺部感染。

③ Ⅱ型呼吸衰竭。

④ 高血压病 3 级，极高危组。

【诊断依据】

1.弥漫性泛细支气管炎

依据：患者有咳嗽、咳痰，活动后气促，经抗结核 2 周及抗感染后加重。查体双肺可闻及广泛湿啰音。血行播散型肺结核诊断可能不正确。需考虑是否为弥漫性泛细支气管炎。

2.慢性喘息型支气管炎并肺部感染

依据同前。

3. II 型呼吸衰竭

依据：血气分析示 pH 7.42，$PaCO_2$ 60mmHg，PaO_2 46mmHg，HCO_3^- 37mmol/L

4.高血压病 3 级，极高危组

依据同前。

【下一步诊疗计划】

1.检查计划

① 冷凝集试验。

② 胸部 CT。

③ 鼻窦 CT。

2.治疗计划

① 继续抗结核治疗。

② 抗感染治疗：头孢他啶，静脉点滴，每日 3 次。

③ 氧疗：持续低流量吸氧，2L/min。

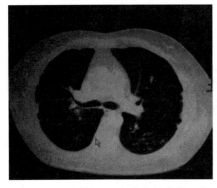

图 65-1　双肺叶可见多发小结节灶，分布不均，双下肺较多

> 经上述治疗后病情加重。精神差，气促加重，发热不退，进食少。查体双肺可闻及广泛湿啰音。血气分析示 pH 7.38，PaO_2 63mmHg，$PaCO_2$ 87mmHg，HCO_3^- 49mmol/L（FiO_2 29%）。冷凝集试验 1：16。鼻窦 CT 未做。胸部 CT 双肺叶可见多发小结节灶，较前增多，尤以双下肺分布居多（图 65-1）。

【进一步考虑诊断】

① 弥漫性泛细支气管炎。

② II 型呼吸衰竭。

③ 高血压病 3 级，极高危组。

【诊断依据】

1.弥漫性泛细支气管炎

依据：患者咳嗽、咳痰、气促 1 月，既往有慢性支气管炎病史。抗结核、抗感染治疗

无效。查体双肺可闻及广泛湿啰音。肺功能检查提示混合性通气功能障碍。动脉血气分析示
Ⅱ型呼吸衰竭。胸部 CT 双肺叶可见多发小结节灶，较前增多，尤以双下肺分布居多。抗感染、抗结核治疗无效。

2. Ⅱ型呼吸衰竭。

依据同前。

3. 高血压病 3 级，极高危组。

依据同前。

【治疗计划】

① 停用抗结核药物。

② 阿奇霉素 0.5g，静脉点滴，每日 1 次。

③ 氧疗：持续低流量吸氧，2L/min。

经阿奇霉素治疗 3 天后体温降至正常，治疗 16 天，症状明显改善，复查血气分析示 pH 7.53，PaO_2 64mmHg，$PaCO_2$ 59mmHg，HCO_3^- 49mmol/L。出院后院外坚持服用红霉素片 0.25g，每日 3 次，治疗 1 年半，期间无复发，复查胸部 CT 示双肺结节影消失（图 65-2）。

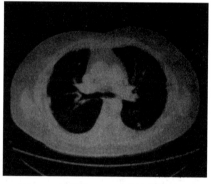

图 65-2　复查 CT 双肺结节影消失

【最后诊断】

① 弥漫性泛细支气管炎。

② Ⅱ型呼吸衰竭。

③ 高血压病 3 级，极高危组。

【讨论】

弥漫性泛细支气管炎（diffuse panbronchiolitis，DPB）是一种气道慢性炎症性疾病，主要累及呼吸性细支气管以后的终末气道。由于炎症病变弥漫性地分布并累及呼吸性细支气管壁的全层，故称之为弥漫性泛细支气管炎。病因尚不清楚，可能与遗传因素有关的免疫异常、感染和吸入刺激性有害气体有关。其显微镜下组织病理学特点为在呼吸性细支气管区域有淋巴细胞、浆细胞和组织细胞浸润，导致细支气管、呼吸性细支气管管壁增厚甚至肉芽组织增生导致管腔狭窄、阻塞；肺泡间隔和间质可见泡沫样细胞改变，进而引起继发性支气管扩张和末梢气腔的过度膨胀。其突出的临床表现是咳嗽、咳痰和活动后气促。严重者可导致慢性肺源性心脏病、呼吸衰竭。本病有人种和地域的差异，以日本、韩国、中国为代表的东亚地区较为常见。DPB 的误诊率高，日本有资料显示，DPB 病例初诊正确者仅为 10%。日本于 1998 年修订了细支气管炎（DPB）的临床诊断标准，包括主要条件和次要条件。主要条件：① 持续咳嗽、咳痰及活动时呼吸困难；② 合并有慢性副鼻窦炎或有既往史；③ 胸部 X 线见两肺弥漫性散在分布的颗粒样、结节状阴影或胸部 CT 见两肺弥漫性、小叶中心性颗粒样结节状阴影。次要条件：① 胸部听诊断续性湿啰音；② $FEV_{1实/预}<70\%$ 或 $PaO_2<80$mmHg；③ 血清冷凝集试验在 1：64 以上。确诊：符合主要条件①、②、③，加上

次要条件 2 项以上。一般诊断：符合主要条件①、②、③。疑诊：符合主要条件①、②。

患者具备主要条件①、③及次要条件②，为临床疑诊病例，虽然没有病理活检确诊，但经红霉素治疗，症状、体征明显改善，疗程 1.5 年，复查胸 CT 结节状阴影全部消失。

我们的体会是，有咳嗽、咳痰，活动后气促症状几乎同时出现的患者，肺部可闻及广泛湿啰音，胸部 CT 表现为双肺弥漫性、散在性、边缘不清的颗粒样结节状阴影，以两下肺为著，结节间无融合趋势，结节与胸壁有少许间隔，间或可见小支气管扩张时，要考虑到 DPB 可能，行鼻窦 CT、冷凝集试验、肺功能及血气分析进一步明确。本病应注意与亚急性、慢性血行播散型肺结核相鉴别，该患者就曾被误诊为肺结核，后者胸部 CT 表现为双肺弥漫分布、大小不一的小结节样增高影，边缘清晰，部分病灶有融合，以双上中肺为著，结节与胸壁无明显间隔，且常可同时存在有不同病程阶段的病变，有区别。如临床可疑，患者又拒绝行肺组织活检时，可给予红霉素诊断性治疗，一般用药 2 周左右症状可明显改善。DPB 不管痰细菌种类如何，均应首选红霉素小剂量长期治疗，急性期给予静脉滴注红霉素 0.5g，每日 2 次，痰量减少，咳嗽、呼吸困难减轻后改口服红霉素片 0.25g tid，疗程 1 ～ 2 年，亦可凭肺通气/灌注扫描见肺部尤其是肺下叶通气/灌注已基本恢复正常为停药指征。

由上可见，DPB 如能早期诊断、早期治疗，是可以治愈的，故应加强对本病的认识，以提高患者的生存率。

【评析】

① 患者反复咳嗽、咳痰十余年，曾于门诊及住院诊断"慢性支气管炎、慢性阻塞性肺气肿"。此次起病亦有咳嗽、咳痰，但有明显气急。应用抗感染、支气管扩张药物疗效欠佳。但患者双肺广泛湿啰音。胸部 CT 表现为双肺弥漫分布、大小不一的小结节样增高影。用慢性支气管炎、阻塞性肺气肿不能解释。应考虑到弥漫性泛细支气管炎。

② 住院期间，曾被误诊为亚急性血行播散型肺结核，抗结核治疗十余天无效，且病情加重。此时，转变诊断思路，诊断为弥漫性泛细支气管炎，应用红霉素治疗取得效果明显，治疗 1 年余结节影基本消失。本例诊治经过给笔者深刻体会。

（李羲　黄华萍）

参考文献

[1] 李羲，张劲夫主编. 实用呼吸病学. 北京：化学工业出版社，2010.

[2] 肖东楼主编. 实用肺结核病影像学诊断图谱. 北京：人民卫生出版社，2006.

[3] 黄华萍、李羲，刘畅. 弥漫性泛细支气管炎 2 例报告. 临床肺科杂志，2012, 17(1): 187-188.

第66章 咳嗽、咳痰4天即出现Ⅱ型呼吸衰竭

【病历资料】

一般资料：患者男性，46岁，农民。因咳嗽、咳痰4天，活动后气促2天于2009年4月16日由门诊拟"慢性阻塞性肺疾病（AECOPD）"收住院。患者4天前受凉后出现咳嗽、咳痰，先为白色泡沫痰，后为黄色黏痰，量多，易咳出，伴发热，最高体温达39.0℃，无畏寒，于当地医院就诊，给予"青霉素"静滴2天（具体用药不详），咳嗽、咳痰有所缓解，但出现活动后气促，伴喘息，休息后可缓解，无心悸，无夜间阵发性呼吸困难，无尿少，无双下肢水肿。既往80年代时曾有咳嗽、咳痰、喘息发作史，之后未发作；高血压病史1年，最高为160/100mmHg，口服硝苯地平片10mg tid、卡托普利片25mg tid，血压控制可，无血栓性静脉炎病史及家族史。吸烟史20余年，20支/天。

查体：T 37.6℃，P 90次/分，R 30次/分，BP 130/80mmHg。神志清楚，肥胖体型，急性病容，呼吸浅促，半卧位。满月脸，口唇、肢端发绀。气管居中。胸廓对称，触觉语颤均等，双肺叩诊呈清音，双肺呼吸音增粗，双肺闻及散在湿啰音，未闻及干啰音。心前区无异常隆起，心界无扩大，心率90次/分，律齐，各瓣膜听诊区未闻及杂音。腹软，无压痛及反跳痛，肝、脾肋下未触及，墨菲征阴性，麦氏点无压痛，肝肾区无叩击痛。双下肢无水肿。病理征未引出。

辅助检查：血常规示 WBC 6.71×10^9/L，RBC 5.67×10^{12}/L，PLT 277×10^9/L，N 4.58×10^9/L。血气分析示 pH 7.36，$PaCO_2$ 56mmHg，PaO_2 34mmHg，HCO_3^- 31.0mmol/L（吸氧2L/min）。电解质、心肌酶、肾功能、血糖均正常。心电图示窦性心动过速，偶发性房性早搏。胸部CT示双肺弥漫性大量小片状絮状、磨玻璃状高密度改变，其内可见少量支气管扩张，右下肺靠近右后胸壁有一软组织影，纵隔内多个淋巴结肿大（图66-1）。

【初步诊断】

① 肺部感染。

② 慢性支气管炎急性发作期。

③ 双侧支气管扩张症。

④ Ⅱ型呼吸衰竭。

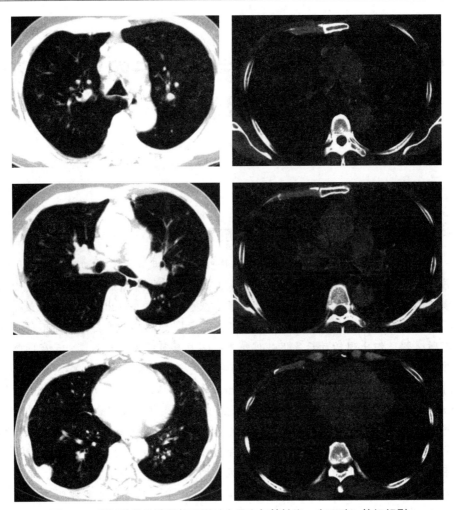

图 66-1　双肺弥漫性片絮状阴影，少量支气管扩张，右下肺一软组织影

【诊断依据】

1. 肺部感染

依据：中年男性，起病急，受凉后出现咳嗽，咳痰，发热，胸痛，气促，查体双肺呼吸音增粗，双肺闻及散在湿啰音，胸部 CT 提示有渗出影，可考虑。

2. 慢性支气管炎急性发作期

依据：中年男性，有长期吸烟史，80 年代有咳嗽，咳痰症状，可考虑，但患者之后未出现长期咳嗽、咳痰，无消瘦，无肺气肿体征，依据不足。

3. 双侧支气管扩张症

依据：胸部 CT 已提示。

4. Ⅱ型呼吸衰竭

依据：血气分析提示 $PaCO_2 > 50mmHg$，$PaO_2 < 60mmH$，已明确。但患者为什么会出现Ⅱ型呼吸衰竭？常见的病因如下。①气道阻塞性病变：常见的有气管 - 支气管肿瘤、异物、纤维化瘢痕及慢性阻塞性肺病变（慢性支气管炎、阻塞性肺气肿、COPD 等）。该患者无慢性肺疾病病史，CT 未发现肿瘤、异物等病变，支持点不多。②肺组织病变：如肺炎、肺气

肿、严重肺结核、弥漫性肺纤维化、肺水肿、硅沉着病等。该患者虽有肺炎表现，氧合指数低，但应以缺氧、过度通气为主。③ 肺血管疾病：如肺栓塞、肺血管炎等，该病例不支持。④ 胸廓与胸膜病变：如连枷胸、气胸、脊柱畸形、大量胸腔积液或伴有胸膜肥厚与粘连、强直性脊柱炎、类风湿脊柱炎等，根据病史、体征及影像学改变，亦可排除。

【下一步诊疗计划】

1. 检查计划

① 痰涂片找细菌，痰找抗酸杆菌，痰培养 + 药敏试验。

② D- 二聚体。

③ 监测血气分析。

④ 肺功能、心电图、腹部 B 超。

2. 治疗计划

① 一般处理：休息，床边心电监护，无创呼吸机辅助呼吸。

② 化痰，抗感染：溴己新注射液 100mL，iv gtt，bid。阿莫西林 - 克拉维酸钾针 2.4g，iv gtt，bid。

③ 解痉平喘：布地奈德溶液 2mg+ 沙丁胺醇溶液 1mL，雾化吸入 q8h；多索茶碱针 0.2g，iv gtt，bid。

第 2 天，患者病情无明显改变，仍有喘息、气促、咳嗽、咳痰、发热，食欲、睡眠差，大小便正常。查体：T 37.8℃，P 105 次 / 分，R 25 ～ 30 次 / 分，BP 135/70mmHg。神志清楚。口唇、肢端发绀。双肺呼吸音粗，双下肺闻及湿啰音，未闻及干啰音，呼气相未延长。辅助检查：D- 二聚体阴性。复查血气分析示 pH 7.28，$PaCO_2$ 83mmHg，PaO_2 73mmHg，HCO_3^- 37.0mmol/L（吸氧 2L/min）。氧合指数 292mmHg。痰涂片可见革兰阳性球菌，未见抗酸杆菌及真菌。肝功能正常。心电图示窦性心动过速，偶发房性早搏。

【进一步考虑诊断】

① 弥漫性泛细支气管炎？

② 肺部感染。

③ Ⅱ 型呼吸衰竭。

【诊断依据】

1. 弥漫性泛细支气管炎

依据：患者经抗感染、无创通气支持后病情继续恶化，患者仍有咳嗽、咳痰、气促，呼吸衰竭加重，胸部 CT 提示弥漫性小结节影伴树芽征，分布不均匀，密度不均，无融合，以双中下肺为主，伴小气道的细支气管扩张，右下肺斑片状实变影，考虑 DPB 可能性大，行肺功能、鼻窦照片检查协助诊断。

2. 肺部感染

依据：中年男性，起病急，受凉后出现咳嗽、咳痰、发热、胸痛、气促，查体双肺呼吸音增粗，双肺闻及散在湿啰音，胸部 CT 提示有渗出影。

3. Ⅱ型呼吸衰竭

依据同前。

【下一步诊疗计划】

1. 检查计划

① 鼻窦平片。

② 肺功能。

2. 治疗计划

① 停用阿莫西林 - 克拉维酸钾针，改用红霉素针 60 万 U iv gtt qd+ 哌拉西林 - 他唑巴坦钠针 4.5g iv gtt bid。

② 甲泼尼龙针 40mg，iv，q12h。

鼻窦平片示双侧上颌窦、额窦及筛窦未见异常。肺功能示混合性通气功能障碍，FEV_1/FVC 60%。痰培养示无致病菌生长。患者鼻窦平片未发现有鼻窦炎表现，DPB 诊断不够，但肺功能为混合性通气功能障碍，DPB 诊断高度可疑。

【下一步检查计划】

行鼻窦 CT 检查。

鼻窦 CT 示双侧筛窦及左侧蝶窦可见软组织密度影，考虑炎症改变。鼻中隔偏曲。右下鼻甲增厚。

【最后诊断】

① 弥漫性泛细支气管炎。

② 肺部感染。

③ Ⅱ型呼吸衰竭。

【诊断依据】

1. 弥漫性泛细支气管炎

依据：中年男性；咳嗽，咳痰，活动后气促；双肺可闻及湿啰音；胸部 CT 示双中下肺为主的弥漫性小结节影伴树芽征，分布不均匀，密度不均，无融合，伴远端的细支气管扩张，右下肺斑片状实变影；鼻窦 CT 示双侧筛窦及左侧蝶窦鼻窦炎；$FEV_1/FVC<70\%$；$PaO_2<80mmHg$，诊断成立。

2. 肺部感染

依据：中年男性，起病急，受凉后出现咳嗽，咳痰，发热，胸痛，气促。查体双肺呼吸音增粗，双肺闻及散在湿啰音，胸部 CT 提示有渗出影，可考虑。

3. Ⅱ型呼吸衰竭

依据同前。

【下一步治疗计划】

①继续无创呼吸机辅助呼吸，并嘱患者配合。

②继续使用红霉素针治疗。

③抗炎：甲泼尼龙针暂不更改。

④解痉平喘：继续雾化吸入＋多索茶碱针静滴。

⑤祛痰。

⑥对症治疗。

使用红霉素针治疗 3 天后，患者气促逐渐缓解，可做轻体力活动，咳嗽、咳痰减轻，无发热。查体：T 36.8℃，P 95 次 / 分，R 20 ～ 25 次 / 分，BP 125/70mmHg。口唇、肢端发绀减轻。双肺呼吸音增粗，双肺闻及散在湿啰音，未闻及干啰音。心率 95 次 / 分，律齐。

【下一步检查计划】

治疗 2 周后复查胸部 CT。

---

2 周后患者气促基本缓解，咳嗽、咳痰明显减轻，无发热，双肺闻及散在湿啰音较前减少。复查血气分析示 pH 7.37，$PaCO_2$ 57mmHg，PaO_2 67mmHg，HCO_3^- 32.0mmol/L（未吸氧）。胸部 CT 示双肺弥漫性大量小片状絮状、磨玻璃状高密度病灶明显吸收，纵隔内肿大淋巴结较前变小，右下肺软组织影无明显变化（图 66-2）。

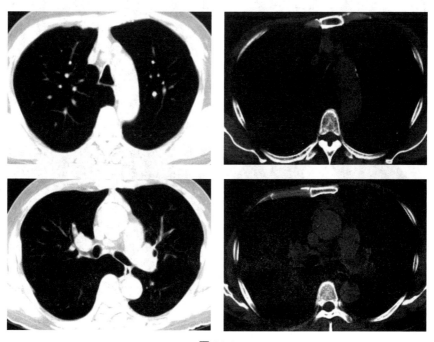

图 66-2

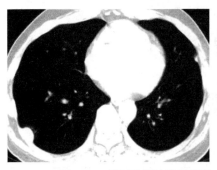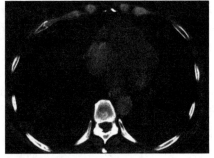

图 66-2　双肺弥漫性片状絮状、磨玻璃状高密度病灶明显吸收

【下一步治疗计划】

① 停用无创呼吸机辅助呼吸。

② 停用红霉素针、哌拉西林 - 他唑巴坦钠针。改口服红霉素片 0.5g，tid。

③ 停用甲泼尼龙针。

④ 继续雾化吸入。

　　治疗 12 天后，患者气促基本缓解，无咳嗽、咳痰，无发热，双肺闻及少许湿啰音。复查胸部 CT 示双肺弥漫性大量小片状絮状、磨玻璃状高密度病灶继续吸收减少（图 66-3）。

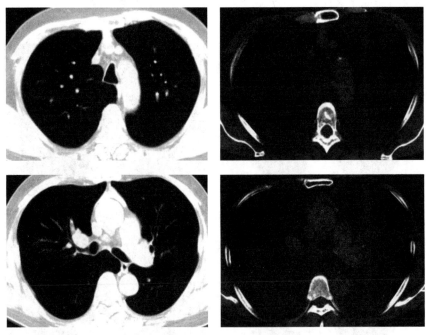

图 66-3

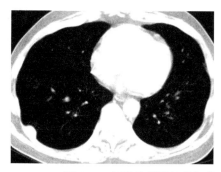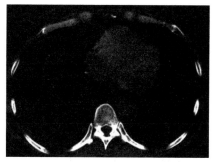

图 66-3　双肺弥漫性片状絮状、磨玻璃状高密度病灶继续吸收

患者出院，院外嘱继续服用红霉素片 0.5g，qd，门诊随访，总疗程应达 2 年。

【讨论】

弥漫性泛细支气管炎（diffuse panbronchiolitis，DPB）是一种特发性炎性疾病，东亚地区人种易发，以 20～50 岁为发病高峰。DPB 的诊断主要参照日本厚生省 1998 年第 2 次修订的临床诊断标准。诊断包括主要条件及次要条件。主要条件包括：① 持续性咳嗽、咳痰及劳累性呼吸困难；② 合并慢性副鼻窦炎或有既往史；③ 胸部 X 线表现为两肺弥漫或散在分布的颗粒样或小结节样阴影；胸部 CT 表现为两肺弥漫性小叶中心型颗粒样结节状阴影。次要条件包括：① 胸部断续性啰音；② $FEV_1/FVC<70\%$；$PaO_2<80mmHg$；③ 血清冷凝集实验效价升高（>1 : 64）。确诊：符合主要条件①、②、③加上次要条件中的 2 项以上。一般诊断：符合主要条件①、②、③；疑诊：符合主要条件①、②。因我院未开展血冷凝集试验项目，故未行该项检查，但根据诊断标准，此病例仍可达确诊要求。日本厚生省还推荐了尽早使用红霉素治疗。研究证实，红霉素治疗疗效明显并提高生存率，患者 10 年生存率从 12.4% 提高到 90%。

本例患者，中年男性，既往有长期吸烟史，有咳嗽、咳痰病史。发病前有受凉，出现咳嗽、咳痰、发热，最高体温达 39.0℃，无畏寒，随后出现活动后气促，伴喘息，无心悸，无夜间阵发性呼吸困难，无尿少，无双下肢水肿。入院后查体：T 37.6℃，P 90 次 / 分，R 30 次 / 分，BP 130/80mmHg。神志清楚，肥胖体型，急性病容，呼吸浅促，半卧位。满月脸，口唇、肢端发绀。气管居中。胸廓对称，触觉语颤均等，双肺叩诊呈清音，双肺呼吸音增粗，双肺闻及散在湿啰音，未闻及干啰音。心前区无异常隆起，心界无扩大，心率 90 次 / 分，律齐，各瓣膜听诊区未闻及杂音。腹软，无压痛及反跳痛，肝、脾肋下未触及，墨菲征阴性，麦氏点无压痛，肝肾区无叩击痛。双下肢无水肿。病理征未引出。辅助检查：血气分析提示 Ⅱ 型呼吸衰竭；胸部 CT 提示双肺弥漫性大量小片状絮状、磨玻璃状改变，其内可见少量支气管扩张，右下肺靠近右后胸壁有一软组织影，纵隔内多个淋巴结肿大。患者有长期吸烟史，但无慢性咳嗽、咳痰病史，是否存在慢性支气管炎？胸部影像学不支持，入院时不能行肺功能检查，此诊断明显不够标准。该患者入院后按慢性支气管炎急性发作进行处理，按常见 CAP 选用抗生素抗感染，患者咳嗽、气促加重，$PaCO_2$ 继续升高，病情恶化，且患者无长期咳嗽、咳痰病史，无慢性支气管炎体征，慢性支气管炎诊断显然不成立。但患者无慢性支气管炎病史，起病 4 天时间即出现 Ⅱ 型呼吸衰竭？显然不能用单纯的 CAP 解释。急性 Ⅱ 型呼吸衰竭病因多见于气道阻塞疾病，如呼吸道感染、呼吸道烧伤、异物、喉头水肿等致上呼吸道急性梗死而引起，本病例无上气道梗死，不支持；神经肌肉疾病如吉兰-巴雷综合征、重症肌无力、脑卒中、CO中毒等致呼吸肌无力、呼吸中枢抑制等病史、体征不支持，而且患者影像学提示肺本身有明显病变，神经肌肉疾病无表现。我们再来看慢性呼吸衰竭病因，如COPD、肺结核、弥漫性肺间质纤维化、肺尘埃沉着病、支气管哮喘等气流阻塞性疾病，从患者病史及胸部的影像学表现，均不支持。我们再仔细阅读胸部影像，胸部CT表现：双中下肺为主的弥漫性小结节影伴树芽征，分布不均匀，密度不均，无融合，伴远端的细支气管扩张，右下肺斑片状实变影；此为DPB的影像改变，即马上更改红霉素针治疗。并行肺功能检查（FEV$_1$/FVC<70%），但鼻窦平片未见异常，DPB诊断成立吗？再坚定行鼻窦CT检查（双侧筛窦及左侧蝶窦鼻窦炎）；根据诊断标准，诊断成立。经过红霉素治疗，患者病情逐渐好转，症状、体征减轻，胸部病灶明显吸收，再次证明了该诊断正确，治疗适当。

【评析】

从此病例诊治过程中，我们有以下几点体会。

1. 事出反常必有因

该患者咳嗽、咳痰4天，气促2天入院，病程短，发展快，无慢性肺部疾病史，先出现低氧、过度通气多见，但该患者出现Ⅱ型呼吸衰竭，有些"反常"，是否有"因"存在？如何寻找？经过反复询问病史（无慢性支气管炎、哮喘、风湿性疾病史）、仔细查体（肥胖、浅表淋巴结不大、无哮鸣音、呼气相未延长、神经系统体征阴性）、仔细阅片（双中下肺为主的弥漫性小结节影伴树芽征，分布不均匀，密度不均，无融合，伴远端的细支气管扩张），抓住疾病的特点（影像学改变），进一步检查（肺功能、鼻窦照片），并及时给予治疗，最终成功抓获了"因"。

2. 易误诊

DPB最易误诊为慢性支气管炎。慢性支气管炎的症状、体征有时不易与DPB鉴别，该患者刚入院时就误诊为慢性到气管炎，但仔细从胸部CT表现分析，慢性支气管炎表现肺纹理紊乱、增粗，而DPB为双肺弥漫分布的小结节影并树芽征。肺功能方面，慢性支气管炎多为轻度阻塞性通气功能障碍，残气量增加，而DPB则多为混合性通气功能障碍。80%的DPB患者合并慢性鼻窦炎或有鼻窦炎家族史，且DPB患者血冷凝集效价大于1∶64，还是能鉴别。

3. 临床思维要开拓

该患者有长期吸烟史，曾有咳嗽病史，出现Ⅱ型呼吸衰竭，就考虑慢性支气管炎，思路太狭隘，Ⅱ型呼吸衰竭有很多疾病都能引起，应该对各种疾病有充分的考虑，针对患者的病例特点进行分析。本病例起始诊断就是对DPB的认识及影像改变缺乏足够认识。

（刘畅　李義）

参考文献

[1] Kadota J, Mu kae H, Fujii T, et al. Clinical similarities and differences between human T-cell ly photropic virus type 1-associated bronchiolitis and diffuse panbronchiolitis. Chest 2004, 125(4): 1239-1247.

[2] Polet ti V, Casoni G, Chilosi M, et al. Diffuse panbronchiolitis. Eur Respir J, 2006, 28(4): 862-871.

[3] Ding K, Liu M B, Wu J L, et al.Diffuse panbronchiolitis in China: analysis of 45 cases. Chin Med J (Engl), 2007, 120(22): 2046-2048.

[4] 黄贤亮，范贤明. 弥漫性泛细支气管炎的研究进展. 西南军医，2010, 13(3): 502-505.

第 67 章　反复咳嗽、咳痰、憋喘

【病历资料】

一般资料：患者男，20 岁。化肥厂工人。因咳嗽、咳痰 5 年余，憋喘 4 年余，发热 3 天于 2002 年 11 月 25 日入院。患者自幼有鼻窦炎、中耳炎病史，于 1997 年开始常年咳嗽、咳痰，每次受凉后加重，自 1998 年初出现气喘，活动后加重，上述症状呈逐年加重趋势。无发热。曾在外院就医予以抗感染、抗结核及糖皮质激素治疗，均无效。无饲禽史，无种植蘑菇及务农史。于 2000 年曾在北京某综合三甲医院门诊行胸部 CT 检查诊断为"弥漫性泛细支气管炎"，给予"罗红霉素 150mg"每日二次，治疗 1 年，无显效。

查体：体温 36.9℃，呼吸 20 次 / 分，脉搏 76 次 / 分，血压 110/70mmHg。浅表淋巴结不大。右侧额窦区压痛明显，口唇无发绀，颈静脉无怒张，甲状腺不大。胸廓无畸形，两肺叩诊呈清音，闻及广泛湿性啰音及哮鸣音。未触及心震颤，心界无扩大，心律齐，各瓣膜听诊区未闻及杂音。肝、脾未触及肿大。双下肢无水肿，未见杵状指。

辅助检查血常规检查：白细胞 9.52×10^9/L，中性粒细胞 75.7%，淋巴细胞 13.0%；红细胞 5.38×10^{12}/L，血红蛋白 120g/L，血冷凝集试验 1:32。风湿多肽抗体阴性，抗核抗体阴性。血沉 82mm/h。CEA 1.55ng/L，类风湿因子 <20U/mL，抗"O" 68.02U/mL，免疫球蛋白及补体正常，抗中性粒细胞胞浆抗体（ANCA）阴性。痰细菌培养示铜绿假单胞菌。肺功能示 pH 7.36，FEV_1% 86.93%，VC% 64.3%，残气量 / 肺总量（RV/TLC）41.63%，MVV% 87.1%，PaO_2 74mmHg，$PaCO_2$ 42.8mmHg，HCO_3^- 24mmol/L。副鼻窦 CT 示双上颌窦窦腔弥漫性密度增高，左侧窦内见一小气液面。胸部 HRCT 示双肺斑点状及小结节状密度增高影，以右肺中下叶及左肺舌叶著，纵隔淋巴结肿大（图 67-1）。

【初步诊断】

（1）弥漫性肺疾病。

① 过敏性肺炎。

② 肺尘埃沉着病。

③ 含铁血黄素沉着症。

④ 结节病。

⑤ 间质纤维化。

⑥ 风湿病性肺损害。

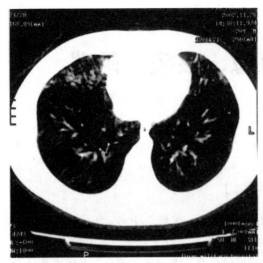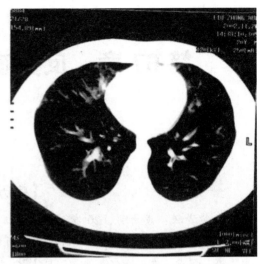

图 67-1　患者胸部 CT 表现：两肺弥漫性小结节及斑点状阴影，尤以右肺中叶及左肺舌叶著

（2）感染性疾病。

① 肺结核。

② 变态反应性肺曲霉病（ABPA）。

【诊断依据】

本例患者有明显肺部弥漫性小结节阴影作为主要诊断线索，且病史较长，据此可将鉴别诊断限制在一个相对有限的范围内，不像有些原因不明的疾病那样一开始给人一种"无从下手"的感觉。

1. 弥漫性肺疾病

患者胸部 CT 示两肺斑点状及小结节状密度增高影，病史中无发热症状，且病史较长，故首先应考虑非感染性原因所致的弥漫性肺疾病。

① 过敏性肺炎：即早先所说的外源性变应性肺泡炎。患者胸部 CT 表现与本例所见者相似，呈弥漫性小结节影。过敏性肺炎系因反复吸入某些具有抗原性的有机粉尘所致，国内以农民肺、蔗渣工肺、蘑菇工肺、饲鹦鹉工肺和湿化器肺等类型多见，因此，询问病史对诊断过敏性肺炎尤其重要。病史多能问及相应生活史。在 X 线影像学表现相似的情况下，病史对于鉴别诊断尤为重要。本例无相关病史，不支持过敏性肺炎诊断。

② 职业性肺病（肺尘埃沉着病）：尘肺的原因具有多元性，其影像学表现并无特征性，故仅从影像学表现很难诊断为尘肺。然而，病史对于肺尘埃沉着病诊断至关重要。没有病史，仅有影像学表现是无法诊断肺尘埃沉着病的，只有在职业病史的基础上结合影像学表现才能诊断尘肺。本例虽有在化工厂工作史，但并无有价值导致尘肺的职业接触史，故尘肺诊断无基础，可排除尘肺。

③ 特发性间质性肺炎（IIP）：弥漫性间质性肺疾病（ILD）系指以肺泡壁为主包括肺泡周围组织及相邻支持结构病变的一组疾病群。由于 ILD 不仅限于肺泡间质，常同时累及诸如肺泡等肺实质，引起肺泡炎，固又称之为弥漫性肺实质疾病（DPLD）。IIP 是 ILD/DPLD 中的一种。特发性间质性肺炎又包括 7 种亚型，分别为：a. 寻常型间质性肺炎（UIP）即特发性肺间质纤维化（IPF）；b. 非特异性间质性肺炎（nonspecific interstitial pneumonia，NSIP）；

c. 隐源性机化性肺炎（cryptogenic organizing pneumonia，COP）；d. 急性间质性肺炎（acute interstitial pneumonia，AIP）；e. 呼吸性细支气管炎性间质性肺疾病（respiratory bronchiolitis associated interstitial lung disease，RBILD）；f. 脱屑性间质性肺炎（desquamative interstitial pneumonia，DIP）；g. 淋巴样间质性肺炎（lymphoid interstitial pneumonia，LIP）。在 IIP 中以 IPF 最常见亦最为临床所关注。ATS/ERS/ 日本呼吸学会（JRS）/拉丁美洲胸科协会（ALAT），于 2011 年发布特发性肺间质纤维化诊治循证医学指南指出，所有表现为原因不明的慢性劳力性呼吸困难，并且伴有咳嗽、双肺底爆裂音和杵状指的成年患者均应考虑 IPF 的可能性。其发病率随年龄增长而增加，典型症状一般在 60 ～ 70 岁出现，<50 岁的 IPF 患者罕见。男性明显多于女性，多数患者有吸烟史。目前，HRCT 已成为临床诊断 IPF 的重要手段和诊断流程中的重要组成部分。HRCT 上 UIP 的特征为胸膜下和肺基底部的网格状阴影和蜂窝影，常伴有牵张性支气管扩张，尤其是蜂窝影对 IPF 的诊断有很重要的意义。HRCT 上的蜂窝影指成簇的囊泡样气腔，蜂窝壁边界清楚。囊泡直径在 3 ～ 10mm，偶尔可大至 25mm。磨玻璃影常见，但病变范围少于网格状影。如果 UIP 型合并胸膜病变，如胸膜斑块、胸膜钙化或大量的胸腔积液，则提示 UIP 型病变可能由其他疾病所致。HRCT 上出现大量微结节、气体陷闭、非蜂窝样囊泡、大量磨玻璃样改变、肺实变或者病变以沿支气管血管束分布为主，应该考虑其他诊断。部分患者可伴纵隔淋巴结轻度增大（短径通常 <1.5cm）。HRCT 诊断 UIP 的阳性预测值为 90%～ 100%。若 HRCT 无蜂窝影，但其他影像特征符合 UIP 标准，定义为可能 UIP，需进行外科肺活检确诊。

特发性肺间质纤维化诊治循证医学指南关于 IPF 的诊断标准为诊断 IPF 需要符合：a. 排除其他已知病因的 ILD（例如家庭和职业环境暴露、结缔组织疾病和药物）；b. 未行外科肺活检的患者，HRCT 呈现 UIP 型表现（表 67-1）；c. 接受外科肺活检的患者，HRCT 和肺活检组织病理类型符合特定的组合（表 67-2）。IPF 诊断的准确性随着临床、影像和病理间相互联系的增加而增加，特别是在影像学表现和组织病理学表现不一致的时候，多学科讨论就显得更为重要。单纯 HRCT 或病理表现符合 UIP 型表现时诊断 IPF 并非 100% 特异。

④ 结节病：典型的结节病以胸部 X 线影像学表现分为 3 期：Ⅰ期为单纯纵隔淋巴结重大；Ⅱ期则纵隔淋巴结重大与肺部小结节阴影并存；Ⅲ期纵隔淋巴结肿大消退，仅留下肺部损害，且肺部病变常由原来的可逆性小结节阴影发展为不可逆性的纤维化，重者呈现"蜂窝肺"之表现，本例病史较长，并纵隔淋巴结肿大征象，应高度考虑结节病之可能。

表 67-1 IPF 的 HRCT 标准

UIP 型（所有 4 个特征）	可能 UIP 型（所有 3 个特征）	不符合 UIP 型（7 个特征中任意 1 个）
• 病变主要位于胸膜下和肺基底部 • 异常的网格影 • 蜂窝样改变，伴或不伴牵张性支气管扩张 • 无不符合 UIP 型的任何 1 条（见不符合 UIP 型栏）	• 病变主要位于胸膜下和肺基底部 • 异常的网格影 • 无不符合 UIP 型的任何 1 条（见不符合 UIP 型栏）	• 病变主要分布于上、中肺 • 病变主要沿支气管血管束分布 • 广泛磨玻璃样影（范围超过网格影） • 大量微结节（双侧，上肺分布为主） • 散在的囊泡影（多发、双侧、远离蜂窝肺区域） • 弥漫性马赛克征 / 气体陷闭（双侧、三叶或多肺叶受累） • 支气管肺段 / 肺叶实变

表 67-2　IPF 的组织病理学标准

UIP 型 （满足所有 4 条标准）	很可能 UIP 型	可能 UIP 型 （满足所有 3 条标准）	不符合 UIP 型 （满足下列 6 条标准中任意 1 条）
• 存在显著的纤维化 / 结构扭曲变形，伴或不伴主要分布于胸膜下 / 间隔旁的蜂窝样改变 • 肺实质内片状分布的纤维化 • 存在成纤维母细胞灶 • 无任何不符合 UIP 型的特征（见第 4 列）	• 存在显著的纤维化 / 结构扭曲变形，伴或不伴蜂窝样病变 • 肺实质内片状分布的纤维化和成纤维母细胞灶两者中缺少任意 1 条 • 无任何不符合 UIP 型的特征（见第 4 列） • 或仅存在蜂窝样改变	• 肺实质片状或弥漫性纤维化，伴或不伴肺间质炎症 • 不存在其他符合 UIP 型的特征（见第 1 列） • 无任何不符合 UIP 型的特征（见第 4 列）	• 透明膜 • 机化性肺炎 • 肉芽肿 • 远离蜂窝区有明显的间质炎症细胞浸润 • 病变沿气道为中心分布 • 其他提示另一种诊断的特征

⑤ 肺特发性含铁血黄素沉积症：虽然本病属少见疾病，但在年轻患者弥漫性肺病变的鉴别诊断时，应想到本病。典型肺特发性含铁血黄素沉积症的胸部 X 线表现以出血时的片状阴影和弥漫性小结节影或斑点状阴影为特征。由于该病的肺内出血多呈阵发性。与之同步，肺部可表现为自行消散和反复出现的阴影。除此之外，患者多合并有贫血及咯血，即所谓肺特发性含铁血黄素沉积症"三联征"。本例的影像学及临床表现均不符合肺特发性含铁血黄素沉积症。由于铁血黄素沉积症多见于年轻人，本例患者发病时仅 16 岁，故应疑及本病。仅就影像学而言无法令人信服地排除本病。然而，本病的应该有其本身相对特征性的症状：咯血或贫血，此在本例患者缺如。另外，肺含铁血黄素沉积症的胸部影像学表现多呈阵发性和多变性。当出血时，肺部出现弥漫性结节或片状阴影，随着出血吸收，阴影可自行明显减少或消失。而本例的肺部阴影持续性存在。借此两点可初步排除含铁血黄素沉积症。

⑥ 风湿病肺损害：相当一部分风湿病患者可有肺损害，尤以类风湿关节炎、干燥综合征和皮肌炎更为常见。但是风湿病仅以肺部病变为唯一表现而无其他系统损害尤其是皮肤、关节、肌肉损害者实属少见。风湿病的肺部影像学表现与特发性肺间质纤维化表现相似。本例仅表现为副鼻窦和肺部病变，实验室检查抗核抗体和 ENA 抗体均未见异常，且影像学表现与风湿病性肺病变者不同，故而不支持风湿病。

2. 感染性疾病

① 血行播散型肺结核：血行播散型肺结核分为急性血行播散型和亚急性血行播散型肺结核。前者即粟粒型肺结核，因其为大量结核菌短时间内入血并播散，影像学表现为三均匀特点，即病变密度均匀、大小均匀和分布均匀，本例不符合。更为重要的是缺乏病史支持。患者病史已 4 年余，呈缓慢发展趋势，与粟粒型肺结核的病程严重不符，或许仅此一条便可除外急性血行播散型肺结核。亚急性血行播散型肺结核为结核菌小量多次入血液的播散方式，故肺部病变常以不同的病理改变为基础，表现为钙化、硬结、纤维化和浸润的共存现象，及临床俗称的"三代同堂"。本例影像学变现呈均质性，与亚急性血行播散型不同。

② ABPA：ABPA 的临床表现主要为哮喘和嗜酸粒细胞增多。本例虽有憋喘，但是肺功能并未提示有阻塞性通气障碍，嗜酸粒细胞未见增高，且曾接受过糖皮质激素治疗但无效。除此之外，影像学表现与 ABPA 者不同。

3.肺癌

肺癌有弥漫性和局限性之分。弥漫性肺癌影像学表现呈均匀分布的小结节影。本例需与之鉴别。然而，弥漫性和局限性肺癌的临床过程却差别甚大，前者病情发展快，后者发展较慢，常数年无明显进展。若本例为肺癌应属弥漫性，病情应进展较快，但是患者病史已达4年，仍相对稳定，不支持该诊断。

【下一步诊疗计划】

下一步的诊疗计划分两步进行。第一步先进行一些检查，其主要目的在于借此为除外属于鉴别诊断范围内的且可能性很小的某些疾病寻找排除的证据。第二步进行必要的包括有创检查在内的一些方法确诊。

①痰查含铁血黄素细胞。

②血管紧张素转化酶。

③免疫球蛋白。

④风湿 ENA 多肽抗体。

> 经检查痰未查及含铁血黄素细胞，未能发现支持肺特发性含铁血黄素沉积症之证据；血管紧张素转化酶检查正常范围；免疫球蛋白即风湿多肽抗体和抗中性粒细胞胞浆抗体（ANCA）均无异常，未查及结节病和风湿病肺损害证据。
>
> 由于以上检查未查及异常，故不能为相关的疾病提供可信服的诊断依据，初步除外肺含铁血黄素沉积症、结节病、风湿性疾病肺损害。当然，由于临床医学的复杂性，暂时检查阴性并不能排除假以时日阳性的可能，因为临床上，症状与试验时检查结果的不同步性非常普遍。

【下一步诊疗计划】

经皮或开胸肺活检。

> 由于上述检查仍未能明确患者诊断。故经患者同意于 2002 年 12 月 7 日行开胸肺活检。病理学表现为：阻塞性细支气管炎，腔内充满中性粒细胞，管壁见大量淋巴细胞及少量浆细胞浸润；少数病变区呈早期轻度机化性肺炎；小支气管周围上皮增生，间质轻度炎症；部分肺泡腔扩大、融合，呈局限性肺气肿表现。鉴于 DPB 为一新病种，当时国内报告尚少，临床及病理科医生均缺少经验，故将病理片子送北京协和医院会诊。会诊意见：病变符合弥漫性泛细支气管炎（图 67-2）。

虽患者诊断已经明确，但是早先应用罗红霉素治疗 1 年，症状及胸部 X 线影像学均无明显疗效，故换用红霉素 250mg、每日 3 次治疗。患者于 2002 年 12 月 28 日出院。出院医嘱：继续红霉素治疗。其间随访中断。患者于 2004 年 5 月 3 日来院复诊。自述服用红霉素 2 个月后，症状明显缓解。其间并未复查胸部 CT。至服药约 1 年时自行停药。5 月 3 日胸部 CT 复查，肺部病变完全消失。

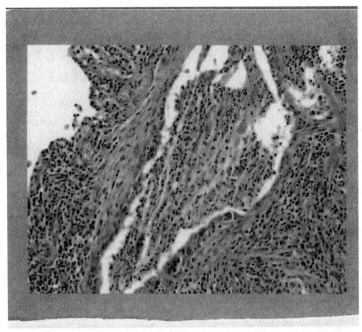

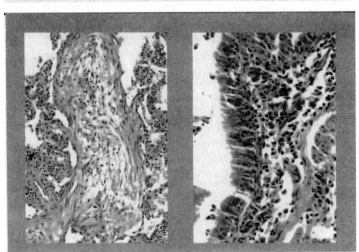

图 67-2　患者开胸肺活检的病理改变，病变符合弥漫性泛细支气管炎

【评析】

1.本例鉴别诊断的思路

弥漫性肺疾病是一个疾病谱，影像学上表现为弥漫性病变的疾病颇多，病因复杂。由于弥漫性肺疾病的影像学表现常常不具有归属于某一疾病的特异性表现，加之诸如经皮肺活检和开胸肺活检等确诊手段或因患者肺功能较差不能耐受或因创伤大而拒绝接受等原因致使临床上可操作性较差，实施受限，从而造成诊断困难。因此，将弥漫性肺疾病进行归类梳理，做到心中有谱，对于这类疾病的诊断和鉴别诊断尤为重要。

弥漫性肺疾病中的一大类疾病是间质性肺炎，其涵盖 7 种疾病。这种将临床、影像和病理融为一体的诊断术语本身即反映其临床确诊的难度所在。好在弥漫性肺疾病病谱中的间质性肺炎的影像学表现具有相对特异性，使临床凭借影像学分析较有把握地诊断间质性肺炎成为可能。间质性肺炎的影像学主要特征包括：① 典型的以肺外带和中下肺野为主的病变分布特征，以胸膜下线尤为典型且普遍，之所以说其普遍，是指在绝大多数患者可看到此类影像学表现，不像在肺曲菌感染患者的"晕征"和"空气半月征"等影像学表现那样，很少或较少见到。这种影像学表现虽然典型，但因其敏感性较低使其临床价值大打折扣。② 网状阴影及进而发展所形成的蜂窝状阴影是间质性肺炎的特征性影像，这种影像学表现也可见于其他病变，但是肺部网状阴影沿胸壁聚集走行而形成的弓形曲线，使网状阴影的分布特征比其阴影本身更具临床意义。③ 磨玻璃样阴影是间质性肺炎的又一个相对特征性的表现，所谓磨玻璃样阴影其实是一种与炎性渗出所致的密度增高的实变影相区分而言，实变影密度高至掩盖肺血管影，而磨玻璃阴影则仍然可看到其间的肺血管影，尽管诸如卡氏肺孢子菌肺炎等肺部感染性疾病亦可表现为广泛的磨玻璃影，但病史迥异，可此鉴别。④ 小叶间隔增厚。系统性疾病如类风湿关节炎、皮肌炎、干燥综合征等所引起的肺损害的影像学表现几乎与原发性间质性肺炎相同。在7种间质性肺炎中的一个例外是隐源性机化性肺炎，影像学表现为斑片状阴影，动态观察有明显游走性特点。典型者见到一次便会留下深刻印象。

除间质性肺炎的其他弥漫性肺病的X线影像学表现几乎均呈弥漫性小结节影、网状影、多发性斑片状阴影等影像学表现。其中较为常见的早先称之为外源性变应性肺泡炎，现在称为过敏性肺炎者的影像学表现几乎均呈多发粟粒状或小结节状阴影。仅靠影像学表现可能无法与其他疾病鉴别。然而，过敏性肺炎几乎均可问及相关病史，以资鉴别。

2. 关于肺部结节性阴影的影像学鉴别

临床上肺部结节性阴影常分为孤立性和多发性。本例属多发性小结节影范围。一般将 <3cm 的病灶称为肺结节，>3cm 称为肿块。直径 3 ～ 5mm 的结节称为微结节，<1cm 者为小结节，>1cm 者为大结节。肺部不同的组织均可产生结节状阴影，从而奠定了肺部结节影因来源不同而形态各异的组织病理学基础。来自肺间质的结节，边缘多比较清楚；来自气腔的结节，边缘模糊，多呈磨玻璃样密度，而腺泡结节则表现为腺泡大小的小结节。来自小气道的结节呈树芽征。

3. 关于 DPB 的特殊表现

DPB 是一个相对新发现的独立病种，我国于 1996 年才首例报告。因日本首先发现本病，故目前仍按照日本厚生省所制定的诊断标准执行。对本病的最大误诊原因是本病的临床表现与慢性支气管炎相似，加之某些临床医生根本不知道有这样一个疾病。其实如果能够在诊断过程中想到本病，即便是基层医院没有相关条件对本病确诊，只要是应用大环内酯类药物试验治疗有效，影像学表现提示病变吸收，便可临床诊断本病。以临床疗效来判断诊断是临床工作中经常遇到的情况，尽管这种结论可能夹杂着不准确性和不客观性。本例有以下特殊性：① 本病如未接受大环内酯类药物治疗，病情呈进行性发展，预后很差，5 年生存率仅 60% 左右。而本例病程较长，发展相对缓慢。患者来诊时，病史已 5 年余，但是除咳嗽、咳痰外，患者呼吸困难并不明显，肺功能和动脉血气分析检查均无明显异常。② 大环内酯类药物对 DPB 有明显疗效，尤以红霉素首选。但是临床上发现有些 DPB 患者对红霉素反应较差。文献多称"除部分支气管扩张病例外，几乎所有病例在用药 4 周至 3 个月后，各种临床症状均获不同程度改善。停药后复发病例，再使用仍然有效。"，并认为"对红霉素反应不佳的 DPB 可能代表一个亚组"。文献有报道，DPB 患者对红霉素疗效不好时，可换用其他 14 元环的大环内酯类药物或 15 元环的阿奇霉素治疗，有望获得较好疗效。而本例开始用罗红霉素治疗一年，无明显疗效。并因此怀疑 DPB 诊断。然而，患者症状及胸部影像学表现仍然无法将 DPB 完全排除。这种临床表现与治疗效果之间的矛盾现象的确会造成临床医生的极大困惑，并使诊断经过曲折化。后经开胸肺活检确诊为 DPB，并改用红霉素病情得到控制。在 DPB 的治疗上，本例所给我们的启迪之一是不仅是一如文献所述，当红霉素治疗无效时应换用其他 14 元环或 15 元环的大环内酯类药物治疗，而且红霉素以外的其他大环内酯类药物譬如本例的罗红霉素也有可能治疗无效。大环内酯类药物对 DPB 所具有的优良疗效本来就机制不明，这一不同种类大环内酯类药物的迥异疗效使本来就不明的机制更加不明，给我们继续探索 DPB 的防治留下了更大的空间。③ 文献记载，支气管扩张是 DPB 常见的病理或影像学表现。但本例病史较长达 5 年之久，影像及病理均未见支气管扩张。④ 冷凝集试验的诊断价值。根据日本厚生省制定的标准，血清冷凝集试验效价在 1∶64 以上是诊断标准之一。本例冷凝集试验效价为 1∶32，未达诊断标准。但是有文献报道，我国 DPB 患者冷凝集试验效价多达不到 1∶64 之标准，其机制不明。需要进一步观察和探讨。

（张劲夫）

参考文献

American Thoracic Society Documents：An Official ATS/ERS/JRS/ALAT Statement: Idiopathic Pulmonary Fibrosis: Evidence-based Guidelines for Diagnosis and Management. Am J Respir Crit Care Med, 2011, 183: 788-824.

第 68 章　咳嗽，咳痰，肺部磨玻璃影

【病例资料】

一般资料：患者刘某某，男，43岁。因"咳嗽，咳痰1个月，加重伴上腹不适2天"入院。入院前1个月，患者因受凉后出现咳嗽，声音重浊，影响日常生活，不影响睡眠，咳嗽无金属声，咳痰，为白色黏痰，痰量约50mL/d，无明显胸痛，无痰中带血及咯血，无发热，无潮热盗汗、午后低热，无呼吸困难，自觉病情不严重，未诊治。2天前，感咳嗽、咳痰较前加重，并伴中上腹胀痛不适，无呕吐，无口苦、烧心，无腹泻、呕血、黑粪，故入院治疗。自患病以来，精神欠佳，饮食尚可，无午后潮热及夜间盗汗。既往史：否认高血压、糖尿病史，否认肝炎、结核病史，否认外伤手术史，无输血史，否认食物及药物过敏史。预防接种史不详。个人史：生长于本地，未到外地久居。无血吸虫病疫水接触史，无工业毒物、粉尘、放射性物质接触史，吸烟200（年·支），无饮酒嗜好。婚育史：无特殊。家族史：否认家族遗传病史。

查体：T 36.5℃，P 78次/分，R 20次/分，BP 129/84mmHg。发育正常，营养中等，神志清楚，步入病房，言语清晰，反应正常，自动体位，查体合作。全身皮肤无黄染、水肿、瘀点、瘀斑、出血点、蜘蛛痣及肝掌等，浅表淋巴结无肿大。头颅无畸形，双眼睑结膜无苍白，巩膜部结膜无黄染，双侧瞳孔直径约3mm，光反射灵敏，外耳道无溢液，鼻腔通畅，口唇发绀，口腔黏膜无溃疡，伸舌居中，双侧扁桃体无肿大，咽部无充血，咽反射正常。颈软，气管居中，甲状腺无肿大。胸廓对称，胸壁无压痛，双肺稍叩浊，语颤减弱，双肺呼吸音稍粗，双肺未闻及干湿啰音。心界正常，心率78次/分，律齐，心音降低，$A_2 = P_2$，各瓣膜听诊区未闻及杂音。腹平坦，未见胃肠型及蠕动波，腹肌软，肝、脾肋下未扪及，肝肾区无叩痛，移动性浊音（−），肠鸣音3次/分。肛门及外生殖器未查。脊柱无畸形，四肢无畸形，双下肢无水肿。四肢肌力、肌张力正常，生理反射存在，病理征阴性。

辅助检查：胸部CT示双肺炎性改变，以间质为主。

【初步诊断】

① 间质性肺炎？

② 支气管肺泡细胞癌？

【诊断依据】

1. 间质性肺炎

依据：患者中年男性，起病隐匿，以咳嗽、咳痰为主要症状。体征：胸廓对称，胸壁无压痛，双肺稍叩浊，语颤减弱，双肺呼吸音稍粗，双肺未闻及干湿啰音。胸部 CT 示双肺炎性改变，以间质为主。有待血常规、血气分析、肺功能等检查以助诊断。

2. 肺癌

依据：有咳嗽、咳痰症状。查体：双肺可出现实变体征。胸部 CT 示弥漫型可侵及多肺或双侧肺野，表现为磨玻璃影，实变影，小叶间隔增厚及铺路石征。肿瘤标记物、肺活检可助鉴别。

【下一步诊疗计划】

查血常规，血沉，尿、粪常规，肝肾功能，电解质，血气分析，血免疫学检查，肿瘤标记物，高分辨 CT，肺功能检查。

给予对症治疗，病情无明显好转。

经过入院检查，血常规示 WBC 5.91×10^9/L，RBC 5.37×10^{12}/L，N 53.54%，L 32.14%，Hb 169.00g/L，PLT 94.40×10^9/L，E 8.04%，余未见明显异常。尿、粪常规正常。血沉正常。肝功能示 ALT 67.00U/L，AST 37.00U/L，AKP 45.00U/L，AST/ALT 0.55，GGT 50.00U/L，TP 77.40g/L，ALB 47.10g/L，GLO 30.30g/L，A/G 1.55，TBIL 21.00μmol/L，DBIL 5.30μmol/L，IBIL 15.70μmol/L，TBA 7.20μmol/L。肾功能示 Urea 6.25mmol/L，CREA 72.60μmol/L，UA 357.00μmol/L，CHE 326 U/L。心肌酶示磷酸肌酸激酶 73U/L，肌酸激酶同工酶（CK-MB）14U/L，乳酸脱氢酶（LDH）225.00U/L，α-羟丁酸脱氢酶（HBDH）152.00U/L。血气分析示 pH 7.43，PaO_2 79mmHg，SO_2 99%，$PaCO_2$ 42mmHg，HCO_3^- 22.8mmol/L。结核抗体阴性。痰涂片查抗酸杆菌 3 次均为阴性。肿瘤标记物均为阴性。免疫学检查示类风湿因子 19.0U/L（0~20），抗链球菌溶血素 O（ASO）25.0U/L，C 反应蛋白（CRP）29.0mg/L。抗着丝点抗体（−）。抗心磷脂抗体（−）。抗中性粒细胞胞浆抗体＋抗中性粒细胞核周抗体（−）。抗核抗体 10 项：抗 ds-DNA（−）、抗 U1nRNP（−）、抗 SM（−）、抗 SS-B（−）、抗 Scl-70（−）、抗 Jo-1（−）、抗 CENP（−）、抗 SS-A（−）。胸部平扫加高分辨示双肺弥漫分布不规则片状磨玻璃样影，呈"铺路石"征部分实变，较前片变化不明显，考虑肺泡蛋白沉积症（图 68-1）。

肺功能检查示：患者存在轻度限制性通气障碍，大气道气流轻度受阻，小气道气流中度受阻，弥散功能中度降低，通气储备轻度下降，过度通气，肺功能中度受损。根据以上结果，除外肺结核、风湿免疫性疾病。肺泡细胞癌的可能性不大。

【进一步考虑诊断】

① 肺泡性肺水肿？

② 巨细胞病毒性肺炎？

③ 肺孢子菌肺炎？

④ 肺泡蛋白沉积症？

【诊断依据】

1. 肺泡性肺水肿

依据：急性起病，突发呼吸困难、咳嗽，严重的可咳粉红色泡沫痰。查体：肺部可闻及湿啰音，可有心率增快等异常体征。X 线胸片显示肺门蝶形阴影，心影增大；CT可显示有肺门对称高密度影，心影异常，胸腔积液等。

2. 巨细胞病毒性肺炎

依据：可出现发热、咳嗽、咳痰。查体：双肺稍叩浊，语颤减弱。胸部影像学表现可出现两侧弥漫性间质性肺炎或肺泡浸润。补体结合试验、CMV 抗体检测、双份血清抗体呈 4 倍或 4 倍以上增加可明确诊断。

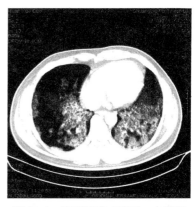

图 68-1　双下肺磨玻璃影，有碎石路征

3. 肺孢子菌肺炎

依据：可出现咳嗽、咳痰症状。查体可出现肺实变体征。胸部 CT 可见弥漫分布的磨玻璃影，免疫缺陷者易患此病。

4. 肺泡蛋白沉积症

依据：中年男性，以咳嗽、咳痰为主要症状。查体：心、肺未见明显异常。胸部平扫加高分辨示双肺弥漫分布不规则片状磨玻璃样影，有铺路石征，部分实变。本症患者有呼吸道症状的严重度和肺泡的影响学异常表现不相符的特点。

【下一步诊疗计划】

心脏彩超，腹部彩超，纤维支气管镜（纤支镜）检查，支气管肺泡灌洗，血免疫学检查。

心脏彩超：未见明显异常。腹部彩超示：肝实质回声增强，脾脏稍增大。感染病原学检查：HBsAg 0.031ng/mL，HBsAb 8.598ng/mL，HBeAg 0.021PEIU/mL，HBeAb 0.180PEIU/mL，HBcAb 0.701PEIU/mL，HCVAb（-），HIV（-），TPPA（-），TRUST（-）。纤支镜检查示：声带活动度好，气管通畅，隆突锐利，左右各叶段支气管通畅，双肺下叶支气管均可见白色泡沫状分泌物，用 30℃生理盐水行肺泡灌洗，灌洗液呈白色米汤样改变。标本送检。纤维支气管镜诊断：肺泡蛋白沉着症。纤维支气管镜刷片：未查见肿瘤细胞。病理诊断：符合"肺泡蛋白沉着症"改变（图 68-2）。

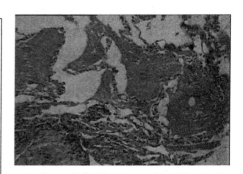

图 68-2　肺泡腔内嗜伊红蛋白样物质见针状裂隙

【最后诊断】

肺泡蛋白沉积症。

> 　　除外肺泡性肺水肿、巨细胞病毒性肺炎、肺孢子菌肺炎，确诊为肺泡蛋白沉积症。经过皮下注射 GM-CSF、支气管肺泡灌洗治疗病情好转出院。

【讨论】

　　肺泡蛋白沉积症（PAP）是以肺泡及终末呼吸性细支气管内富含类似于肺泡表面活性物质的脂蛋白样物质沉积为特点的少见疾病。自国内首例报道以来，目前报道不足 700 例。临床医师和影像对此病的诊断不够熟悉。

　　肺泡蛋白沉积症是以一种少见的综合征，但世界范围内均有报道，1958 年 Rosen 等首先报道。国内 1976 年诊断首例，现据不完全统计约 700 例。其以表面活性物质积聚，包括肺泡巨噬细胞和肺泡的气体交换导致的严重的无症状的呼吸功能不全到呼吸衰竭乃至死亡的临床表现。

　　PAP 综合征可以分为原发和继发两种类型。原发型 PAP 是由细胞浆移动，GM-CSF 信号中断所致。继发型 PAP 是与 PAP 相关和认为导致 PAP 的几种疾病的结果之一。

　　本病的临床症状有呼吸困难、咳嗽、稍有咳痰或咯血，也有咳白色泡沫痰、咯血、发热和体重减轻的报告。体格检查没有特异性，但可出现吸气爆裂音、呼吸音粗，严重病例出现发绀。杵状指（趾）不常见。机会性感染常见，包括诺卡菌病、真菌、新隐球菌、曲霉、毛霉和肺孢子菌。感染发生在肺内和全身，可涉及中枢神经系统。

　　常规检查除了乳酸脱氢酶外通常正常。肺功能检查在许多患者中也正常，但严重病例可有限制性通气功能障碍，用力呼气容积、肺总量、肺弥散功能减退。组织缺氧常见，在一些严重病例与肺泡动脉弥散斜率降低有关。继发型 PAP 的表现，比如血液肿瘤、二氧化硅也被假设与病理学改变和临床紊乱相关。

　　自身免疫的 PAP 的影像典型表现与没有心力衰竭征象的肺水肿征象相似。磨玻璃影和在重症病例的实变都可发现，典型但不总是双侧，侵及中肺野及肺门周围。特征性影像是磨玻璃影与不规则多角形的线条影重叠存在，典型的在双肺呈斑片状分布。这些征象虽有特征性，但不具有诊断性，因在淋巴管癌病、结节病、非特异性间质性肺炎、肺孢子菌肺炎、慢性过敏性肺炎、脂质性肺炎、支气管肺泡癌、急性呼吸窘迫综合征中也可见。PAP 的 CT 变化与疾病的严重性、疾病进展的实变类型相关，可以被弥漫性感染、融合的界限清楚的实变重叠改变。由 GM-CSF 导致的原发型 PAP 可有相似的 CT 的表现。继发型 PAP 的各种 CT 表现相当多见。急性硅蛋白沉着症，可有支气管充气征的气腔实变，小叶中心结节，纵隔淋巴结肿大。在 PSMD 患者中，从急性肺损伤 / 急性呼吸窘迫综合征到慢性间质性肺炎的放射影像学表现均可见到。

　　病理组织切片中，肺泡被嗜伊红的脂蛋白的表面活性物质和过碘酸雪夫反应物充填。通常情况下，肺泡壁保存完好，偶尔可见纤维化。泡沫肺泡巨噬细胞在肺泡腔经常出现，细胞核消失的细胞残存的鬼影细胞可能出现。

　　生物标记：GM-CSF 的信号中断，包括肺泡血氧斜度、乳酸脱氢酶、GM-CSF 自身抗体、黏蛋白 KL6、CEA、血浆表面蛋白 SPA、SPB、SPD、CD11b 刺激标记和 GM-CSF 等一系列的临床检查和生物标记在 PAP 患者的潜在作用被发现。血浆 GM-CSF 自身抗体水平在 3μg/mL（多克隆标准）或 0.5μg/L（一种新的单克隆标准）可以诊断自身免疫 PAP，但与疾病的严重性不相关。尽管在危重点上血浆水平与自身免疫性 PAP 的肺部表现活跃性相关，因此为降低血浆 GM-CSF 自身抗体水平的治疗策略提供一个新的临床结果评估。

　　临床诊断：在患者有呼吸困难和肺泡的放射学异常表现，特别是双侧的渗出表现与患者的症状严重程度不相符时应考虑 PAP 的诊断。血浆 LDH、CEA、细胞角蛋白 19、KL6，SPA、SPD 水平增高很常见，但无特异性。肺功能检查除 DLCO 通常减退外，其余指标一般正常。相应的病史，典型的 HRCT 表现，支气管肺泡灌洗回收液的细胞学检查，和（或）支气管肺活检的组合对诊断 PAP 更受到欢迎。有特征性放射学表现的患者，血浆 GM-CSF 自身抗体检测对诊断自身免疫 PAP 的敏感性及特异性接近 100%。有呼吸困难的患者高的血浆 GM-CSF 抗体水平，胸部 CT 的特征表现，BAL，或许足够建立 PAP 诊断和临床亚型。开胸肺活检是那些不能确诊的患者的预备手段。GM-CSF 自身抗体在继发型 PAP 中的诊断价值有限。继发型 PAP 的诊断依耐 PAP 病理组织学表现和潜在的临床异常，这些病例中当胸部 CT 和 BAL 不清楚时，支气管和开胸肺活检就显得必需了。

　　达到 50L 大容量的肺泡灌洗的生理盐水灌洗每侧肺，洗出表面物质脂质液体和蛋白质作为 PAP 的标准治疗已超过四十年。各种改良的程序包括拍打胸部，灌洗期间交替仰卧或俯卧，各种容量的注射液，高压氧舱的应用。灌洗通常连续进行，直到液体外观清亮为止，并发症可有低氧血症、肺炎、全身炎症反应、液气胸和急性呼吸窘迫综合征。PAP 接受 GM-CSF 皮下注射［5～20μg/（kg·d）］大约 50% 患者的病情，治疗反应不稳定，依耐剂量和疗程，8 周后才可观察到疗效反应。雾化 GM-CSF 用于治疗自身免疫 PAP，总有效率 62%，一定程度上好于皮下注射的治疗方法。其他有潜力的治疗自身免疫 PAP 的策略包括可以降低 GM-CSF 自身抗体水平的血浆净化和 B 淋巴细胞清除。肺移植在大多数 PAP 病例不是适当的选择。

【评析】

　　① 对隐匿进展的呼吸困难，应详细询问病史，仔细查体，尤其注意呼吸频率及幅度、呼吸音强弱、啰音、爆裂音、杵状指等重要体征。

　　② 胸部 X 线片出现肺部弥漫性病变者，尤其是心缘旁肺泡浸润影，蝴蝶样分布或双肺斑点样肺泡浸润影，并伴有隐匿进展的气促，病变范围与病情的严重程度不符时，本例患者即具有以上特点，要注意肺泡蛋白沉积症的可能，应注意与肺炎、肺结核、肺泡细胞癌鉴别。

　　③ 对于拟诊间质性肺疾病的尤其是有所谓"磨玻璃"影像患者，应积极做肺部高分辨 CT 检查，发现"铺路石征"则高度怀疑本病的存在，多为双侧基本对称病变，行支气管肺泡灌洗和经支气管镜肺活检，行心脏超声及肺功能检查评价心肺功能，并完成与肺结核、肺泡癌等疾病的鉴别诊断的相关检查。

（阳云平）

参考文献

[1] 蔡后荣，李惠萍. 实用间质性肺疾病. 北京：人民卫生出版社，2010.

[2] 马楠，文仲光等. 肺泡蛋白沉积症 2 例并文献回顾. 临床肺科杂志，2010, 7: 916-918.

[3] Schwarz M I, King T E. Interstial Lung Disease. 5ed. PMPU-USA SHELTON, CT, 2011: 1079-1093.

[4] XiaoY L, Cai H R, WangYH, MengF Q, Zhang D P. Pulmonary alveolar proteinosis in an indium-processing

worker. Chin Med J(Engl), 2010, 123: 1347-1350.

[5] 刘鸿瑞. 肺非肿瘤性疾病诊断病理学. 北京：人民卫生出版社，2010.

[6] 李维华，纪小龙. 呼吸系统病理学. 北京：人民军医出版社，2011.

[7] Sakagami T, Uchida K, Suzuki T, et al. Human GM-CSF autoantibodiies and reproduction of pulmonary alveolar proteinosis. N Engl J Med, 2009, 361: 2679-2681.

[8] Inoue Y, Trapnell B C, Tazawa R,et al .Characteristics of a Large Cohort of Autoimmune Pulmonary Alveolar Proteinosis Patients in Japan. Am J Respir Crit Care Med, 2008, 177: 752-762.

[9] Tazawa R, Trapnell B C, Inoue Y, et al. Inhaled granulocyte/coloy-stimulating factor and lung immunity in pulmonary alveolar proteinosis. Am J Respir Crit Care Med, 2010, 181: 1345-1354.

[10] Luisetti M, Rodi G, Perotti C, et al. Plasmapheresis for treatment of pulmonary alveolar proteinosis. Eur Respir J, 2009, 33: 1220-1222.

第69章　间断胸痛、气促近1年

【病历资料】

一般资料：男性，38岁，摩托车修理工。因间断胸痛、气促1年，于2007年12月20日入院。患者2007年1月无明显诱因出现阵发性胸痛、气促，当时未经何治疗。2007年10月症状加重，入我院住院。查胸部CT示双肺弥漫性病变，下肺明显（图69-1）。血常规示嗜酸粒细胞计数增高；经皮肺活检示间质性肺炎。诊断"过敏性肺炎？肺纤维化？"并予糖皮质激素治疗。患者症状好转，带药出院。但出院后上诉症状反复，并逐渐加重，渐伴咳嗽、咳痰，为求进一步诊治再次入院。既往无糖尿病、高血压病史等。无吸烟史，否认结核、乙肝等传染病史，否认长期粉尘或有机化学物接触史。

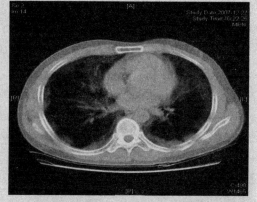

图69-1　胸部CT示双肺弥漫性病变，下肺明显

查体：体温36.2℃，血压120/80mmHg，呼吸22次/分，心率90次/分，神志清晰，浅表淋巴结未触及，口唇无发绀，无杵状指，气管居中，胸廓对称，双肺呼吸音粗，双下肺可闻及细湿啰音。心脏及腹部查体未见明显异常。各关节活动正常，双下肢无水肿。神经系统体征阴性。

辅助检查：血常规示WBC 9.3×10^9/L，N 0.63，L 0.26。肝肾功能、电解质无明显异常。动脉血气分析示pH 7.395，PaO_2 60.1mmHg，$PaCO_2$ 48.8mmHg，SaO_2 94.1%（FiO_2 33%）。结核菌素试验（PPD）阴性。血沉（ESR）7mm/h。C反应蛋白（CRP）0.59mg/L。

【初步诊断】

胸痛、气促查因。

①过敏性肺泡炎。

②肺间质性疾病。

③肺癌。

【诊断依据】

①过敏性肺泡炎依据：胸痛、气促等肺部症状，血常规示嗜酸粒细胞计数增高；糖皮

质激素治疗症状好转。查血清 IgG 抗体、皮肤抗原试验有助鉴别。

②肺间质性疾病依据：胸痛、气促等肺部症状反复，并逐渐加重；胸部 CT 示双肺弥漫性病变；经皮肺活检示间质性肺炎。建议肺功能检查、免疫相关抗体实验室检查、风湿全套及抗中性粒细胞胞浆抗体（ANCA）检查等，必要时再行肺穿刺组织活检鉴别并区分特发性或继发性。

③肺癌依据：胸痛、气促等肺部症状反复，并逐渐加重；胸部 CT 示双肺弥漫性病变；抗感染、抗炎症状无明显好转。建议肺部 CT 增强扫描、多肿瘤标志物芯片检查、痰找癌细胞、纤支镜下活检及肺泡灌洗液检查。

【下一步诊疗计划】

1. 检查计划

①查血清 IgG 抗体，皮肤抗原试验。

②肺功能检查，免疫相关抗体试验，风湿全套及抗中性粒细胞胞浆抗体（ANCA）检查。

③肺部 CT 增强扫描，多肿瘤标志物芯片检查。

④必要时肺穿刺组织活检。

2. 治疗计划

①氧疗；动脉血气监测。

②甲泼尼龙 40mg+ 生理盐水 100mL，iv gtt，qd，同时支持对症处理。

③维持水、电解质平衡。

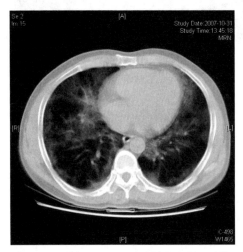

图 69-2　胸部 CT 示两肺斑片状阴影，边缘清晰，密度较淡，以双肺外带及下叶为主，呈"地图样"表现，与前片对照病变增多

治疗 1 周后，患者胸痛稍缓解，仍气促，血氧不稳定，暂未肺穿刺。血清 IgG 抗体正常，皮肤抗原试验（-），血常规示嗜酸粒细胞计数正常。激素冲击治疗无效，基本排除过敏性肺泡炎。肺功能提示轻度限制性通气功能障碍，肺总弥散量中度减少。FiO_2 为 0.21 时，动脉血气分析示 pH 7.38，PaO_2 74.3mmHg，$PaCO_2$ 36.5mmHg；24 小时动态血氧监测示平均血氧饱和度 91%，最低血氧饱和度 80%。ESR、CRP、RF、ANA、ds-DNA、ANCA 均正常；风湿全套检查均为阴性。抗中性粒细胞胞浆抗体（ANCA）阴性。可基本排除结缔组织等继发性肺间质性疾病。但需考虑特发性间质性肺疾病。痰找癌细胞（-）；多肿瘤标志物芯片结果均阴性。胸部 CT 示两肺斑片状阴影，边缘清晰，密度较淡，以双肺外带及下叶为主，呈"地图样"表现，与 2007 年 10 月 31 日对照，病变较前增多（图 69-2）；血 LDH 334U/L。据以上检查结果可暂不考虑肺癌。

【进一步考虑诊断】

特发性间质性肺疾病——肺泡蛋白沉积症。

【诊断依据】

胸部 CT 呈"地图样"表现特征；血乳酸脱氢酶明显异常，高度提示。

【下一步诊疗计划】

1. 检查计划

① 复查肝肾功能及相关生化等。

② 痰过碘酸雪夫（PAS）染色。

2. 治疗计划

① 氧疗；动脉血气监测。

② 停用甲泼尼龙，支持对症处理。

③ 维持水、电解质平衡。

患者胸痛、气促仍间有发作。吸氧浓度（FiO_2）为 0.3 时，动脉血气分析示 pH 7.38，PaO_2 90.3mmHg，$PaCO_2$ 36.5mmHg；24 小时动态血氧监测示平均血氧饱和度 93%，最低血氧饱和度 85%。血常规示 WBC $8.6×10^9/L$，N 0.56，L 0.26；肝肾功能无异常，电解质正常范围；血乳酸脱氢酶 461U/L。痰 PAS 染色（＋）。

【下一步诊疗计划】

1. 检查计划

① 经皮肺组织活检。

② 肺泡灌洗液 PAS 染色。

2. 治疗计划

纤维支气管镜下肺泡灌洗。

经皮肺活检病理：部分肺泡上皮稍增生，肺泡腔内充满淡红色渗出液，考虑肺泡蛋白沉积症（图 69-3）；行纤维支气管镜下肺泡灌洗，见回收灌洗液为乳白色混浊液体，灌洗液 PAS 染色阳性。

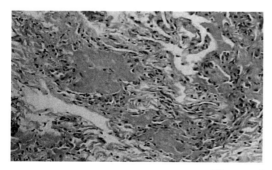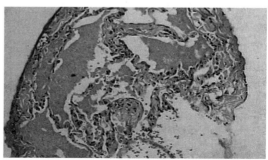

图 69-3　经皮肺活检病理

【最后诊断】

肺泡蛋白沉积症。

【诊断依据】

胸部 CT 呈"地图样"表现。血生化乳酸脱氢酶明显异常。肺泡灌洗液 PAS 染色阳性。经皮肺活检病理示部分肺泡上皮稍增生，肺泡腔内充满淡红色渗出液，考虑肺泡蛋白沉积症。肺泡灌洗液 PAS 染色阳性。

【讨论及评析】

肺泡蛋白沉积症（pulmonary alveolar proteinosis，PAP）是一种病因未明的肺部疾病，是以肺泡和细支气管腔沉积 PAS 染色阳性的不可溶性富磷脂蛋白质物质为特征的疾病。临床表现主要为进行性气促，低氧血症。本病罕见，误诊率高。

临床常呈现渐进性呼吸困难，本病可以自发缓解，也可因肺炎或呼吸衰竭而死亡。多数见于 20～50 岁，男：女为（2～4）：1。PAP 病因及发病机制不明确。目前认为 PAP 可能和肺泡表面活性物质代谢异常或肺泡巨噬细胞对它们的清除有关；也可能和粉尘或化学物质吸入引起机体的特异性反应或自身免疫机制障碍等有关。PAP 主要临床表现为活动后气短，胸痛、咯血比较少见，但常有乏力、不适、体重下降。

本病往往无肺内体征，主要是由于周边含气肺组织被蛋白样物质所填充，吸入气流难以使其移动，从而不能在呼吸的过程中产生湿啰音。

临床检查中胸部影像学和 BALF 最重要。典型的胸部 X 线表现为从两侧肺门向外放散的弥漫细小的羽毛状或结节状阴影，酷似肺水肿表现。胸部高分辨 CT（HRCT）对 PAP 有诊断性价值，其主要表现为两肺斑片状阴影，致密影中可见支气管气影征，边缘清晰、锐利，病灶与周围正常肺组织形成鲜明的对照，形成一种"地图"状。本例患者即有此特征性改变，给了临床提示。

PAP 的肺功能检查与肺内受累程度呈正相关，随病情加重表现为限制性通气功能障碍和弥散功能下降。血气分析表现为 PaO_2 和 SaO_2 下降，$PaCO_2$ 也降低，但 pH 多正常。

其他常规检查中最常见的是乳酸脱氢酶（LDH）升高，其缺乏特异性，但其与疾病严重程度和预后相关。本例患者有此生化变化给临床思维提供了线索。

PAP 确诊主要靠病理诊断，经皮或支气管肺活检获取肺组织，但其阳性率低，对操作者要求较高。本例患者曾于首次入院经皮肺活检示间质性肺炎，给诊断带来了一定的困惑。

支气管肺泡灌洗术创伤小、安全、患者依从性好，灌洗液检查其外观具有特征性改变，其沉淀可经 PAS 染色发现与病理组织一致阳性的富含磷脂物质，并在残存的吞噬细胞内发现 PAS 阳性物质，电镜扫描检查则可进一步发现具有高电子密度的板层小体。本例患者灌洗液检查为诊断提供了进一步确诊的依据。

目前支气管肺泡灌洗（bronchoalveo lar lavage，BAL）法是治疗肺泡蛋白症的有效方法，其作用机制主要是以机械性的冲洗方法除去积聚在肺泡内的磷脂类物质，灌洗后患者症状可望改善，但不少患者需反复多次行 BAL。BAL 可分为全肺灌洗和肺叶灌洗，前者疗效较好，但创伤较大，手术风险大，患者常难以接受；而后者操作相对简单，安全性大，但效果比前者差，常需多次灌洗。我们对该例肺泡蛋白沉积症患者共计 5 次全肺灌洗，取得了良好的临床效果。

由于肺泡蛋白症患者有约 40% 可自行缓解，故一经确诊，不必急于用灌洗疗法治疗。

凡患者无进行性呼吸困难，能胜任日常工作和自由活动者，可以观察一段时间。

（李建斌）

参考文献

［1］顾恺时主编. 顾恺时胸心外科手术学. 上海：上海科学技术出版社，2003.

［2］杨斌，闻胜兰，周大春. 重度肺泡蛋白沉积 6 例患者肺灌洗的麻醉管理. 中华麻醉学杂志，2005，25(6): 469.

［3］Rosen S H, Castheman B, Lie bow A A. Pulmonary alveolar proteinosis. New Eng l J Med, 1958, 258: 1123-1126.

［4］徐萧洪，宋作庆，范贤明. 肺泡蛋白沉积症的研究进展. 国际呼吸杂志，2006，11(26): 856-859.

［5］Bonfield T L, Russell D, Burgess S, et al. Autoantibodies againstgranulocyte macrophage colony stimulating factor are diagnosistic for pulmonary alveolar proteinosis. Am J Resp ir Cell Mol Bio 2002, 27: 481-486.

［6］陈明霞，杨少毅. 肺泡蛋白沉积症的细胞超微结构的观察. 电子显微学报，2002，6(21): 856-858.

［7］Parker L A, Novotny D B.Recurrent alveolar proteinosis following double lung transplantation. Chest, 1997, 111: 1457-1458.

［8］李冀. 肺泡蛋白沉积症 2 例报告. 山东医药，2010，10(1): 676-678.

第70章 咳嗽、弥漫性肺部病灶

【病历资料】

一般资料：患者男性，36岁，云南人，公务员。因咳嗽1个月于2011年9月20日由门诊收住院。患者1个月前受凉后出现咽痛、流涕、咳嗽，多为干咳，少痰，无发热、心悸、盗汗和咯血，无胸闷、胸痛，无活动后气促，后咽痛、流涕好转，但是仍持续咳嗽，当地医院胸部CT检查示两肺弥漫性病变（图70-1），先给予左氧氟沙星0.5g，iv gtt，qd，10天后改左氧氟沙星0.5g qd po，4天，咳嗽仍无明显好转，来我院就诊，拟"两肺弥漫性病变"收住院。近1个月患者胃纳可，睡眠可，大小便正常，无明显体重改变。患者既往曾有关节疼痛，检查考虑类风湿关节炎可能，未服药，平时偶有关节疼痛，无吸烟、喝酒嗜好。

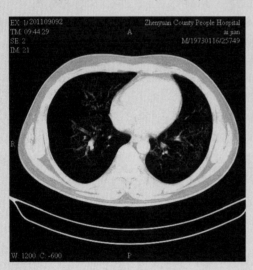

图70-1 胸部CT示两肺间质改变，呈向心性分布

查体：体温37.0℃，心率70次/分，呼吸16次/分，血压130/70mmHg。一般状态尚可，口唇无发绀，浅表淋巴结未触及，颈静脉无怒张，气管居中，双肺呼吸音粗，未及明显啰音。心界不大，心率70次/分，律齐，各瓣膜区未及明显病理性杂音。全腹软，无压痛，肝、脾未及。双下肢无水肿，无关节变形，未见杵状指（趾）。

辅助检查：血常规示血红蛋白112g/L，白细胞$4.54×10^9$/L，血小板$180×10^9$/L，中性粒细胞70.0%。尿常规（−）。粪常规（−）。肝功能示总胆红素8.4μmol/L，谷丙转氨酶34U/L，谷草转氨酶15U/L，乳酸脱氢酶示154U/L。肾功能示尿素氮5.8mmol/L，肌酐76μmol/L。心电图示窦性心律，72次/分。腹部B超未见明显异常。胸部CT示两肺间质改变，请结合临床。

【初步诊断】

两肺间质改变。

① 病毒性肺炎？

② 类风湿性关节炎继发肺间质纤维化？

③ 肺部真菌感染病。

④ 肺泡蛋白沉积症？

⑤ 肺泡细胞癌？

【诊断依据】

① 病毒性肺炎依据：患者，青年男性，发病初有上感症状，后上感症状好转，但是持续咳嗽，血象正常，胸部 CT 见两肺间质改变，病毒感染常常可造成肺间质炎症改变，根据病史诊断病毒性肺炎，需复查胸部 CT 比较病灶有无变化，并建议进一步检查卡萨奇病毒、EB 病毒等抗体检查。

② 类风湿关节炎继发肺间质纤维化依据：青年男性，既往曾诊断"类风湿关节炎"可能，有咳嗽表现，胸部 CT 示两肺间质改变，需进一步做类风湿因子检查协助诊断。

③ 肺部真菌感染病依据：青年男性，两肺弥漫性间质改变，血常规正常，抗生素治疗 2 周症状及影像学均无改善，隐球菌等真菌感染也可有上述表现。进一步需痰真菌涂片、培养及 G 试验、GM 试验检查。

④ 肺泡蛋白沉积症依据：青年男性，有咳嗽症状，胸部 CT 示两肺间质改变，肺内病灶呈磨玻璃样，向心分布，患者无明显胸闷、活动后气促等表现，明确诊断可进一步支气管肺泡灌洗 PAS 染色检查协助诊断，必要时肺活检。

⑤ 肺泡细胞癌依据：患者，青年男性，胸部 CT 示两肺间质改变。肺泡细胞癌呈浸润生长，可以出现肺间质上述改变，痰脱落细胞学检查及血 CEA 等可协助诊断。

【下一步诊疗计划】

1. 检查计划

① 卡萨奇病毒、EB 病毒等常见病毒抗体，类风湿因子、自身免疫及 ANCA 等免疫抗体检查，G 试验、GM 试验、血 CEA。

② 痰涂片及培养，痰真菌涂片及培养、痰脱落细胞学。

③ 胸部 HRCT。

④ 肺功能检查

2. 治疗计划

化痰对症处理：乙酰半胱氨酸 0.6g，tid，po。

治疗 1 周患者咳嗽无明显变化。

查体：体温 36.8℃，心率 65 次/分，呼吸 14 次/分，血压 120/70mmHg。口唇无发绀，浅表淋巴结未触及，颈静脉无怒张，气管居中，双肺呼吸音粗，未及明显啰音。心界不大，心率 65 次/分，律齐，各瓣膜区未及明显病理性杂音。全腹软，无压痛，肝、脾未及。双下肢无水肿，无关节变形，未见杵状指（趾）。

辅助检查：痰细菌涂片正常菌群，痰真菌涂片阴性，痰脱落细胞学 3 次未见恶性细胞。柯萨奇病毒抗体、EB 病毒抗体、支原体抗体、军团菌抗体阴性，类风湿因子、抗环瓜氨酸抗体、ANCA、抗核抗体、抗 SS-A、抗 SS-B 抗体均为阴性，β-D-葡聚糖阴性，血 CEA 15.3ng/ml。胸部 CT 示两肺间质改变，与前比较无明显变化。肺功能示轻度限制性通气功能障碍。

【进一步考虑诊断】

① 肺泡蛋白沉积症。

② 病毒性肺炎。

③ 肺泡细胞癌。

【诊断依据】

1. 肺泡蛋白沉积症

依据：青年男性，有咳嗽症状，胸部 CT 示两肺间质改变，肺内病灶呈磨玻璃样，向心分布，患者无明显胸闷、活动后气促等表现，抗感染治疗 1 个月复查胸部 CT 较前无明显变化。

2. 病毒性肺炎

依据：发病初有上感症状，后上感症状好转，但是持续咳嗽，血象正常，胸部 CT 示两肺间质改变，病毒感染后肺间质改变一般在 2 周后逐渐消退，重症者需 3 ～ 6 周才能完全吸收。

3. 肺泡细胞癌

依据：患者，青年男性，胸部 CT 示两肺间质改变，而肺泡细胞癌浸润生长，可以出现肺间质上述改变，血 CEA 升高，虽然患者痰脱落细胞学检查阴性，但是仍不能排除。

【下一步诊疗计划】

1. 检查计划

① 支气管肺泡灌洗、PAS 染色。

② 复查血 CEA。

③ 必要时肺活检。

2. 治疗计划

止咳对症处理。

患者血 CEA 14.4ng/mL，支气管肺泡灌洗液呈乳白色，PAS 染色阳性。诊断为肺泡蛋白沉积症。血 CEA 升高考虑与间质损伤修复有关，有报道肺泡蛋白沉积症患者血清和肺泡灌洗液中 CEA 可明显升高。

【下一步治疗计划】

因患者无胸闷、活动后气促等表现，考虑有些肺泡蛋白沉积症是自限性疾病，甚至可自行缓解，因此早期肺泡蛋白沉积症无自觉症状者可暂不治疗，密切观察病情变化。

【下一步检查计划】

2 个月后随访胸部 CT。

患者于 2 个月后复查胸部 CT，较前仍无明显变化。

【下一步治疗计划】

全肺灌洗：间隔 1 个月先后灌洗 2 次后患者胸部 CT 病灶较前变淡，范围较前缩小

（图 70-2）。

【最后诊断】

肺泡蛋白沉积症。

【诊断依据】

青年男性，有咳嗽症状，胸部 CT 示两肺间质改变，肺内病灶呈磨玻璃样，向心分布，支气管肺泡灌洗液呈乳白色，PAS 染色阳性，间隔 1 个月先后灌洗 2 次后患者胸部 CT 病灶较前变淡，范围较前缩小。

【讨论】

肺泡蛋白沉着症（pulmonary alveolar proteinosis，PAP）是一类由肺泡腔和远端气道内积聚大量富含磷脂蛋白质样物质为特征的罕见疾病，原发性 PAP 能够产生对抗粒细胞巨噬细胞集落刺激因子（GM-CSF）的抗体，证实 PAP 是一种自身免疫性疾病。

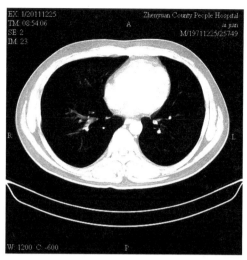

图 70-2　胸部 CT 示病灶较前变淡，范围较前缩小

1953 年美国麻省总医院的 Castleman 医生诊断了首例 PAP，PAP 的组织病理学特征是肺泡腔内填充着大量的无细胞形态的过碘酸雪夫（PAS）阳性物质，肺泡间隔正常，没有显著的细胞浸润。1965 年 Larson 和 Gordinier 提出了 PAP 患者肺泡腔内的填充物是肺泡表面活性物质，可能是由于产生过量，清除障碍或肺泡表面活性物质异常所致。1980 年 Martin 等利用肺段灌洗的方法特异性地诊断了 PAP。外科肺活检获得的组织病理学结果仍然是确定诊断的"金标准"，随着胸部 HRCT 的应用，多数患者（75%）可以根据病史、特征性的影像学表现和支气管肺泡灌洗液检查确立诊断。全肺灌洗能够安全、有效地清除肺泡内蛋白样沉积物，目前仍然是治疗 PAP 的标准治疗方法。

本例患者为青年男性，胸部 CT 两肺间质性改变，抗感染 2 周无明显好转。查体无阳性体征，结合部胸部 CT 两肺间质性改变，磨玻璃样，且呈向心分布，支气管肺泡灌洗液呈乳白色，PAS 染色阳性，确立肺泡蛋白沉积症的诊断，考虑部分患者可自愈，观察 2 个月，但病灶无明显变化，后间隔 1 月先后灌洗 2 次后患者胸部 CT（图 70-2）病灶较前变淡，范围较前缩小，进一步证实 PAP 诊断。

包括 PAP 在内的间质性肺病是临床诊治的一大难题，具有以下特点。① 病因诊断困难：包括感染、结缔组织病、肿瘤等均可引起肺部间质性改变，据统计引起间质性肺病的病因达到 180 多种，尤其影像学表现不典型时诊断极其困难，最终确诊往往依赖开胸肺活检病理检查，本例患者胸部 CT 两肺间质性改变，磨玻璃样，且呈向心分布，但并无典型铺路石样改变，最终结合肺泡灌洗、PAS 染色及治疗好转确立诊断。② 治疗效果差：大部分间质性肺病无根本有效的治疗办法，特别是中晚期病灶呈现纤维化时治疗基本无效，因此应尽早发现和治疗。③ 预后差：因为没有切实有效地治疗办法，所以相当一部分间质肺病纤维化程度不断加重，最终严重影响生活治疗，甚至急性加重死亡。但本例 PAP 患者在明确病因和针对性治疗后，往往能制病有效控情，甚至治愈。

【评析】

从肺部弥漫性疾病 1 例的诊治过程，我们有以下几点体会。

1. 肺部间质性疾病需早诊断、早治疗

病因诊断困难、治疗效果差、预后差是间质性肺病的特点，如肺内病灶已纤维化，任何治疗措施都是无效的，因此需早诊断，尽量肺活检明确病理类型，明确诊断后针对病因治疗，不能明确的渗出期的治疗预后亦明显好于病灶已纤维化再治疗。

2. 肺泡蛋白沉积症 CEA 可升高

很多间质性肺病由于反复的损伤修复可出现 CEA 升高，这可能是间质性肺病易并发肿瘤的原因。肺泡蛋白沉积症 CEA 可升高，但是 CEA 不等于肺癌或并发肺癌，需密切随访 CEA 及肺部影像学改变。

3. PAS 染色是诊断 PAP 的重要依据

大多数肺间质疾病的诊断依赖病理，PAP 的诊断金标准也是病理，但因病理学检查为有创检查，有时难以实现，这时肺泡灌洗液 PAS 染色结合病史及临床、胸部影像学检查可对大多数 PAP 作出诊断。

4. 肺灌洗是治疗 PAP 的有效方法

目前认为只有通过肺灌洗机械弃除蛋白样物质和脂质才是 PAP 有效的治疗方法。因为：① 肺灌洗能清除肺泡内的蛋白和脂质，改善肺泡的通气和换气功能；② 肺灌洗能清除影响肺泡巨噬细胞功能的肺泡内物质，使肺泡巨噬细胞功能恢复，从而打断恶性循环，阻止肺泡内蛋白和脂质的重新沉积。

（陈强　邱忠民）

参考文献

[1] 容中生. 肺泡蛋白沉积症. 见：侯杰主编. 现代肺弥漫性疾病学. 北京：人民军医出版社，2003.
[2] 康健. 弥漫性间质性肺疾病. 见：王吉耀主编. 内科学. 北京：人民卫生出版社，2005.

第 71 章　反复发作呼吸困难 16 年、双肺弥漫性病变

【病历资料】

一般资料：患者女性，62 岁，工人。患者因气促 16 年，加重 1 月余于 2012 年 3 月 16 日由门诊以双肺弥漫性病变收入院。患者自 1996 年闻油烟后出现气促，无咳嗽、咳痰，无咯血，无胸痛，伴喉鸣，在外院诊断为"支气管哮喘"，予以泼尼松治疗 5 个月后患者渐好转。其后一直自服中药治疗（具体不详），自觉活动后仍有气促，闻油烟后可加重。2012 年 2 月 17 日患者诉受凉后气促加重，轻微活动即感呼吸困难，并有咳嗽、咳出黄色脓痰及白色黏痰。遂至当地医院就诊，予"消炎"治疗（具体不详）后无好转，查胸片示双肺间质性病变可能性大，建议转上级医院治疗，遂来我院。患者诉既往有高血压病史，最高 180/130mmHg，一直未行治疗。

查体：T 36.8℃，P 80 次 / 分，R 20 次 / 分，BP 170/118mmHg。神志清，精神欠佳，慢性面容，查体合作。全身皮肤无黄染，浅表淋巴结未扪及肿大；头颅、五官无畸形，颈软，颈静脉无充盈，气管居中，甲状腺不大；双侧胸廓无畸形，语颤正常，叩诊清音，双肺呼吸音清，双肺可闻及细湿啰音；心前区无隆起，触无震颤，心尖搏动位于左第 5 肋间锁骨中线内 0.5cm 处，心界不大，心率 80 次 / 分，律齐，无杂音，无心包摩擦音；腹部平软，无压痛、反跳痛，肝、脾肋下未扪及，移动性浊音阴性，双肾区无叩痛，肠鸣音正常，4 次 / 分，无气过水声；双下肢无水肿。双膝腱反射正常，双侧布氏征、巴宾斯基征、克氏征阴性。

辅助检查：肺部平片（外院，2012-2-24）示双肺间质性病变可能性大，建议 CT 检查。肺部 CT（外院，2012-2-24）示双肺渗出性病灶，考虑支原体肺炎？霉菌感染？其他待排，建议治疗后复查。

【初步诊断】

（1）双肺病变查因。

①肺间质纤维化并感染？

②结缔组织病？

③过敏性肺炎？

（2）Ⅰ型呼吸衰竭。

（3）支气管哮喘？

（4）原发性高血压（3 级，极高危组）。

【诊断依据】

1. 双肺病变查因

① 肺间质纤维化并感染依据：患者老年女性，双肺可见肺间质病变，患者此次病情加重，咳出黄色脓痰，查体双肺可闻及细湿啰音。支气管含气征，考虑存在肺部感染。建议进一步查肺部高分辨 CT、肺功能、痰革兰染色、抗酸染色及痰培养 + 药敏试验。

② 结缔组织病依据：患者老年女性，双肺可见弥漫性间质改变，需排查结缔组织病。建议进一步查风湿全套、免疫全套、狼疮全套 +ENA。

③ 过敏性肺炎依据：油烟味时出现气促，予以激素治疗后病情曾一度好转，现出现肺间质病变，可能为过敏所致。

2. Ⅰ 型呼吸衰竭

依据：患者多次查血气示 $PaO_2 < 60mmHg$，同时 $PaCO_2 < 50mmHg$，故诊断成立。

3. 支气管哮喘

依据：患者闻油烟味时气促明显，并有喉鸣，病程 16 年，激素治疗症状好转。考虑患者有支气管哮喘。建议行肺功能检查。

4. 原发性高血压（3 级，极高危组）

依据：患者既往有高血压病史，诊断明确。

【下一步诊疗计划】

1. 检查计划

① 痰涂片，痰抗酸染色、痰培养 + 药敏试验。

② 风湿全套、狼疮全套 +ENA，动脉血气分析。

③ 肺部高分辨 CT。

④ 支气管镜检查。

⑤ 肺功能检查。

2. 治疗计划

① 一般治疗：休息，吸氧。

② 控制血压。

③ 硝苯地平控释片 30mg，po，qd。

④ 抗纤维化：乙酰半胱氨酸片 0.6g，po，tid。

⑤ 化痰、抗感染：细辛脑针 16mg，iv gtt，bid。阿奇霉素针 0.5g，iv gtt，qd；联合哌拉西林 - 他唑巴坦针 4.5g，iv gtt，qd。

---

2 天后患者因活动后出现明显呼吸困难，并有咳嗽、咳出黄白色痰。患者一般情况尚可，饮食睡眠欠佳。

查体：T 36.8℃，P 78 次 / 分，R 20 次 / 分，BP 148/98mmHg。神志清，精神欠佳。全身皮肤无黄染，浅表淋巴结未扪及肿大；头颅、五官无畸形，颈软，颈静脉无充盈，气管居中，甲状腺无肿大；双侧胸廓无畸形，语颤正常，叩诊清音，双肺呼吸音清，双下肺可闻及细湿啰音及散在哮鸣音；心前区无隆起，触诊无震颤，心尖搏动位于左第 5 肋间锁骨中线内 0.5cm 处，心界不大，心率 80 次 / 分，律齐，无杂音，无心包摩擦音；腹部平软，无压痛、反跳痛，肝、脾肋下未扪及，移动性浊音阴性，双肾区无叩痛，肠鸣音正常，4 次 / 分，无气过水声；双下肢无水肿。双膝腱反射正常，双侧布氏征、巴宾斯基征、克氏征阴性。

辅助检查：血常规示 WBC 11.8×10^9/L，中性粒细胞计数 10.3×10^9/L，N 87.6%，Hb 130g/L，PLT 131×10^9/L。CEA 5.720ng/mL；免疫全套示补体 C3 821.00mg/L，余基本正常。肝肾功能、电解质、心肌酶、血清蛋白、风湿全套、狼疮全套、ENA 测定、抗 CCP 抗体、抗中性粒细胞胞浆抗体、抗核小体抗体、G+GM 试验、尿便常规、血沉、DIC 回报大致正常。HIV 抗体、结核抗体、乙肝三对示阴性。动脉血气分析示 PaO_2 53mmHg，$PaCO_2$ 39.8mmHg，pH 7.382，SO_2 98%。肺部高分辨 CT 示双肺弥漫磨玻璃样、网格状高密度灶，边缘模糊，下叶间隔增厚。气管及支气管通畅，纵隔未见明确肿大淋巴结影，心影不大，胸腔未见积液（图 71-1）。支气管镜检示支气管炎症（影像学所示病变镜下未窥及）；支气管分泌物病检报告示涂片中见纤维柱状上皮细胞个别鳞状上皮表层细胞及淋巴细胞，PAS（－）。肺功能示中度阻塞性通气功能障碍及中度限制性通气功能障碍，舒张试验阳性。

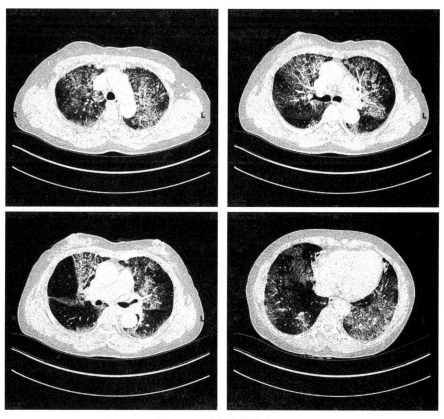

图 71-1　肺部高分辨率 CT

【进一步诊断考虑】

（1）双肺病变查因。

① 肺泡蛋白沉着症？

② 肺间质纤维化？

（2）Ⅰ型呼吸衰竭。

（3）支气管哮喘。

（4）原发性高血压（3级，极高危组）。

【诊断依据】

1. 双肺病变查因

① 肺泡蛋白沉着症依据：患者老年女性，病程16年，主要临床表现为气促，肺部CT为双肺弥漫性间质改变，可见网格样、磨玻璃样改变，以肺门附近明显。考虑肺泡蛋白沉着症。建议行肺穿刺活检术。

② 肺间质纤维化依据：患者老年女性，病程长，进行性气促，肺部CT表现为双肺弥漫性间质改变，双下肺胸膜下可见磨玻璃及网格样改变，肺功能示中度限制性通气功能障碍。血气分析示低氧血症。但患者双上肺亦可见肺间质改变。建议行肺穿刺活检术明确诊断。

2. Ⅰ型呼吸衰竭

依据同前。

3. 支气管哮喘

依据：患者老年女性，气促16年，多于闻油烟味时明显气促，肺功能示存在阻塞性通气功能障碍，支气管舒张试验阳性。

4. 原发性高血压（3级，极高危组）

依据同前。

【下一步诊疗计划】

1. 检查计划

肺穿刺活检术。

2. 治疗计划

治疗同前。

2012年3月30日病理结果回报:（左肺）送检肺组织肺泡腔内见较多蛋白性物质，区域肺泡壁纤维组织增生，少量炎细胞浸润，结合临床，符合肺泡蛋白沉着症。特染：PAS（＋），抗酸染色（－）（图71-2）。

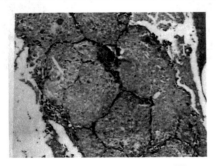 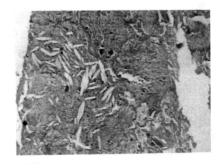

图71-2　病理回报

【最后诊断】

①肺泡蛋白沉着症。

② I 型呼吸衰竭。

③原发性高血压（3 级，极高危组）。

④支气管哮喘。

【诊断依据】

1. 肺泡蛋白沉着症

依据：患者老年女性，气促 16 年，气促渐渐加重，肺部 CT 表现双肺弥漫性磨玻璃影，网格样影，以肺门附近明显。肺穿刺活检示肺泡内可见较多蛋白性物质，PAS（+）。肺泡蛋白沉着症诊断明确。

2. I 型呼吸衰竭

依据同前。

3. 原发性高血压（3 级，极高危组）

依据同前。

4. 支气管哮喘

依据同前。

【下一步治疗计划】

①肺灌洗治疗。

②舒张支气管：沙美特罗替卡松吸入粉剂 50/250，50μg，吸入，bid。

患者诊断明确后转科至我院 ICU 病房行肺灌洗。

【讨论】

本例患者，老年女性，17 年前闻油烟味时出现气促，并伴有喉鸣，诊断为支气管哮喘，予以泼尼松治疗后自觉症状好转。但仍有活动气促。1 个月前气促加重，轻微活动即感气促，并咳出黄色脓痰，抗感染治疗效果欠佳。查体：T 36.8℃，P 80 次 / 分，R 20 次 / 分，BP 170/118mmHg。神志清，精神欠佳，慢性面容。全身皮肤无黄染，浅表淋巴结未扪及肿大；头颅、五官无畸形，颈软，颈静脉无充盈，气管居中，甲状腺不大；双侧胸廓无畸形，语颤正常，叩诊清音，双肺呼吸音清，双肺可闻及细湿啰音；心前区无隆起，触无震颤，心尖搏动位于左第 5 肋间锁骨中线内 0.5cm 处，心界不大，心率 80 次 / 分，律齐，无杂音，无心包摩擦音；其余体查（-）。辅助检查：肺部 CT 双肺弥漫性间质改变。根据以上临床资料考虑肺间质纤维化并感染，予以抗感染治疗后患者仍有明显呼吸困难。根据肺部高分辨 CT 考虑肺泡蛋白沉着症，在 CT 引导下行肺穿刺活检诊断为肺泡蛋白沉着症。

肺泡蛋白沉着症在临床上是一种少见病，需与特发性肺间质纤维化（IPF）相鉴别，其鉴别要点是：① IPF 肺部阴影呈弥漫性；PAP 在病变周围有正常肺组织，即 CT 上的地图样表现。② IPF 肺内见粗大网状影伴结节状，同时有蜂窝状气肿或大疱；PAP 因小叶间隔增厚呈碎石路样表现，没有蜂窝状气肿或大疱。③ IPF 罕有肺实变影；PAP 晚期常有肺实变影。④ IPF 的灌洗液中有较多细胞成分；而 PAP 则极少见细胞结构，PAS 染色阳性，PAS-AB 复染可见彩色小体。⑤ 两者病理学表现完全不同，IPF 表现为肺间质的纤维增生，而肺泡蛋白沉着症则表现为肺泡内的 PAS 阳性。肺泡蛋白沉着症的影像学可表现为以下五种：① 地图样分布，即两肺弥漫性斑片状浅淡阴影，阴影边界与正常组织分界清楚；② 肺水肿样表现，即自肺门向外放射状分布的实变阴影；③ 碎石路样表现，即斑片状阴影边缘呈多边形；④ 肺实变样表现，即两肺密度增高，以下肺明显的实变影，内见充气支气管征；⑤ 肺质纤维化样表现，即双肺见粗大网状影及结节影，双肺呈磨玻璃状改变。

　　泡蛋白沉积症目前尚无确切有效的治疗药物，肺泡灌洗是唯一有效的治疗方法。肺泡灌洗可以有效清除肺泡内蛋白和脂质，改善肺泡的通气和换气功能。全麻下全肺灌洗具有效果明显、疗效持续时间长等优点，在临床的应用越来越广泛。有人提出肺灌洗的指征包括：① 泡蛋白沉积症诊断明确；② 分流率 >10%；③ 呼吸困难症状明显；④ 活动后明显低氧血症。

　　肺灌洗一般有 3 种方法。① 全肺灌洗：全肺灌洗是全麻双腔支气管插管下分次进行的一侧肺灌洗。即在全身麻醉下插入双腔管，一侧进行肺灌洗，另一侧以高浓度氧进行机械通气，一次灌洗 10～50L，每隔 3～5 天灌洗一侧肺。此法由于操作技术复杂，灌洗液体量大，故有一定的危险性。② 经纤维支气管镜分段或分叶肺灌洗：每个肺叶灌洗 200～300mL，每侧肺 1000mL 左右，间隔 1～2 周，两肺交替进行。此法的优点可能是灌洗充盈量的减少而缩短了排空时间，使灌洗引起的低通气、低灌注及肺内分流增加等不良反应减轻。适用于诊断性治疗或因缺氧症状严重，估计不能一次性耐一侧肺通气的患者，作为改善缺氧症状的手段，为进一步全肺灌洗做准备。③ 体外循环支持下的双肺灌洗：主要适用于婴幼儿和老年人心肺功能代偿差的患者。对于病情严重的患者，以上各种灌洗治疗均可在高压氧舱中进行。

　　粒 - 巨噬细胞集落刺激因子（GM-CSF）基因缺陷或机体产生（GM-CSF）抗体，继之引起 II 型肺泡上皮细胞和肺巨噬细胞活性缺乏，不能有效地清除肺泡表面活性物质。对于此种患者可以给予 GM-CSF 替代疗法。一般给予重组的疗程 3 个月左右。

　　本例患者病程 17 年，因合并支气管哮喘，一直按支气管哮喘治疗。但以后治疗效果不佳，并出现双肺弥漫性改变。因合并支气管哮喘，患者肺泡蛋白沉着症表现不典型，与病程不符。加之肺泡蛋白沉着症在临床上少见，故不容易想到肺泡蛋白沉着症的诊断。在临床上不明原因的双肺弥漫性病变，患者一般情况可以耐受肺穿刺活检尽可能去活检明确诊断，可以避免误诊、漏诊。

【评析】

　　从以上肺泡蛋白沉着症 1 例患者的诊治过程，我们有以下体会。

　　① 肺泡蛋白沉着症的确诊需依赖纤维支气管镜肺泡灌洗液或肺活检的 PAS 检查。肺泡蛋白沉着症的影像学表现可以多种多样，主要和蛋白沉积的部位相关。有时影像学表现不典型，最终确诊需做肺泡灌洗液或肺穿刺活检的 PAS 染色。但在临床工作中应结合患者多种检查资料，有步骤地进行检查、判断。

　　② 对于弥漫性肺间质性疾病无法明确诊断的患者，选择性地进行肺活检是有必要的。经皮肺穿刺主要的并发症是气胸和出血，但只要掌握好适应证，还是一种较为安全的检查。例如本例患者肺穿刺后出现气胸，经抽气后患者气胸愈合。在疾病的诊断和鉴别诊断的过程中，应按照先简单、后复杂，先无创、后有创的原则，有步骤地进行检查，必要时可以根据

患者的身体状况，选择合适的有创方法进行检查。

③ 对于肺部弥漫性间质改变，伴有咳嗽、咳黄痰患者，抗感染治疗无效时应考虑肺泡蛋白沉着症，及时取病检行 PAS 染色。

④ 肺间质病变患者应行肺功能检查，对于有阻塞性通气功能障碍的患者应加做舒张试验，排查支气管哮喘的可能。本例患者呼吸困难病程长，多为闻油烟味时明显，并伴有喘鸣音，考虑存在过敏，肺功能提示阻塞性通气功能障碍可逆，故考虑合并哮喘。在临床工作中应做到问诊仔细，检查力求合理全面，避免漏诊。

（苏晓丽　何俊）

参考文献

［1］余秉翔，磨国鑫，汪建新等 . 全麻下全肺灌洗治疗肺泡蛋白沉积症 1 例报告并文献复习 . 2006, 6(13): 2468-2469.

［2］侯杰，主编 . 现代肺弥漫性疾病学 . 北京：人民军医出版社，2003.

［3］陈小燕、阳甜、杨勇等 . 肺泡蛋白沉积症诊治进展 . 国际呼吸杂志 . 2010, 30(18): 1148-1149.

［4］沈策，李惠民 . 肺泡蛋白沉着症的临床和影像学分析 . 中国医学计算机成像杂志，2002, 8:(15): 167.

第72章 反复咳嗽、咳痰、咯血5年，加重伴气促3月

【病历资料】

一般资料：患者女性，40岁，汉族。主诉：反复咳嗽、咳痰、咯血5年，加重伴气促3月。患者5年前无明显诱因出现反复咳嗽、咳痰、咯血，每次发作每日咯5～6口，色鲜红，无发热，无咽痛，无胸闷、气喘等不适。先后在多家医院就诊，考虑为"支气管扩张症"，给予抗感染及止血等处理后，症状可稍缓解，但仍反复发作。3月前患者上述症状加重并出现气促，平路步行数十米即感气促，爬楼及平卧时气喘明显加重，咳嗽剧烈时伴有胸痛。

查体：声音嘶哑，左侧触觉语颤减弱，左肺呼吸音低，语音传导减弱，双肺未闻及明显干湿性啰音。未触及肿大浅表淋巴结。

辅助检查：外院CT提示气管及左主支气管狭窄，气道壁钙化明显。

【初步诊断】

气管狭窄原因待查。

① 气管淀粉样变性？

② 支气管内膜结核？

③ 复发性多软骨炎？

④ 气管支气管骨化病？

【诊断依据】

诊断思路主要从大气道狭窄伴钙化这一CT影像表现出发，常见可以导致此种影像表现的疾病包括气管支气管淀粉样变性、复发性多软骨炎、气管支气管骨化病以及支气管内膜结核。明确诊断需要获取病理或病原学诊断。

【下一步诊疗计划】

1. 检查计划

① 复查CT。

② 行气管镜检，并完善相关病原学检验、检查及病理活检。

2. 治疗计划

行气管镜检，并拟在气管镜下行介入治疗，改善气道狭窄情况以改善症状。

入院后 CT 检查如图 72-1，入院后行纤支镜检查，镜下图像如图 72-2。行支气管灌洗，灌洗液送检结核菌涂片、查肿瘤细胞均为阴性。行经纤支镜支气管黏膜活检，病理回报为：黏膜及黏膜下见大片淀粉样物质沉积。

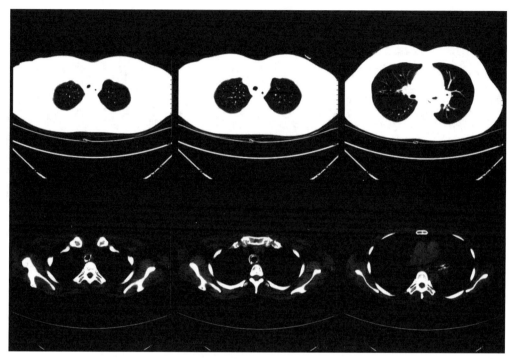

图 72-1　CT 示气管管壁增厚，多发钙化，左主支气管狭窄

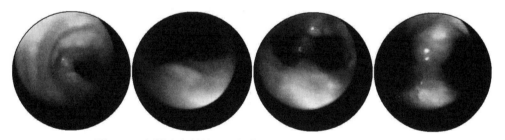

图 72-2　纤维支气管镜下见气管狭窄，管壁不规则结节样突起

【最后诊断】

气管支气管淀粉样变。

治疗及转归：经纤支镜下行氩气刀治疗，目前咳嗽、咳痰、咯血、气促症状均已消失，复查胸部 CT 如图 72-2。1 年后，患者气促症状再次出现，复查胸部 CT 如图 72-3，再次行经纤支镜氩气刀治疗。

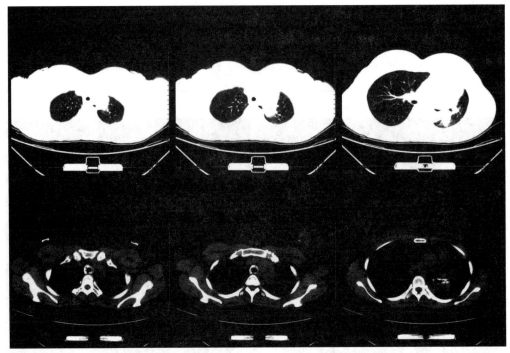

图72-3　CT 示气管管壁增厚，多发钙化，左主支气管狭窄伴左肺不张

【讨论】

患者为中年女性，表现为慢性病程，以咳嗽、咳痰、咯血、气促为主要表现，虽然曾在基层多家医院就诊均考虑为支气管扩张症，其诊断依据可能是患者的咳嗽、咳痰、咯血表现。在基层医院未进行详细的辅助检查，仅根据经验诊断为支气管扩张，并予以相应治疗，治疗效果不佳，而又未深究其原因，因而导致诊断的延误，病情呈进行性加重。但此次出现气促症状后，行 CT 检查发现大气道病变，根据 CT 表现支气管扩张的诊断已经可以否定。

气管支气管淀粉样变性（tracheobronchial amyloidosis，TBA）表现出咳嗽、咳痰、咯血及气促症状主要源于淀粉样物质异常沉着于气管、支气管黏膜下，从而导致气道狭窄、黏膜下血管易出血。其症状无特异性，临床常误诊为支气管扩张症、哮喘等。在 CT 影像上，TBA 常表现为大气道狭窄伴气道壁钙化，通过 CT 扫描应当很容易与支气管扩张症、支气管哮喘鉴别。但相似的 CT 影像表现还可见于复发性多软骨炎、骨化性气管支气管病、支气管内膜结核等。

复发性多软骨炎（relapsing polychondritis，RP）是一种病因不明的多系统疾病，临床少见，以进行性反复发作的软骨组织自身免疫性炎症为特点，可累计全身多脏器的透明软骨组织。RP 常累及气管、支气管，造成气管、支气管软化而导致大气道狭窄，并可以此为首发表现。累及气道的 RP 临床表现主要为大气道下载所致的进行性气促、咳嗽、声音嘶哑甚至呼吸衰竭。CT 影像的主要特点是包括气道狭窄，气管、大支气管管壁呈弥漫性光滑增厚但不累及膜部，可伴有或不伴气道壁钙化。临床上可通过上述 CT 改变以及观察其他部位软骨是否受侵犯与其他疾病鉴别。

骨化性气管支气管病（tracheobroncheopathia osteochondroplastica，TO）是一种罕见的累及大气道的疾病，发病机制不明，其特征为气管、支气管黏膜下多发骨质或软骨组织结节状增生并突向管腔内部，并可导致气道狭窄。与 RP 类似，TO 几乎从不累及气管膜部。临床上，TO 的常表现慢性咳嗽，并可能伴有咯血、气喘、声音嘶哑以及气促。CT 影像主要表现为突向管腔内部的不规则钙化影，不累及膜部。

支气管内膜结核（entobronchial tuberculosis，EBTB）又称支气管结核，是发生在气管、支气管黏膜或黏膜下层的结核病。活动性病变以气道黏膜水肿，黏膜增生、溃疡形成为特点，治疗后可出现气道瘢痕狭窄。其常见临床表现除可出现典型结核中毒症状外还可因累及大气道造成气道狭窄、气道壁炎症而出现咳嗽、咳痰、咯血、气促等症状。气管支气管管壁增厚、钙化伴管腔狭窄是 EBTB 的主要 CT 征象，管腔内可见不规则隆起，无上述 RP、TO 的不累及膜部的特点。EBTB 常伴有阻塞性肺不张、沿支气管血管束分布的分支状小结节影（树芽征）等间接征象，肺内或胸膜常可发现结核病灶。

为明确诊断，此类患者通常需要行纤维支气管镜检查及经纤支镜组织病理活检。RP 的镜下表现主要为气道塌陷、狭窄。TO 在气管镜下表现常具有诊断意义，常表现为气管前壁、侧壁多个结节状突起，质硬、无蒂，呈灰白色或灰黄色，也可融合成片状，可造成管腔狭窄。EBTB 镜下表现常为气道黏膜红斑、黏膜颗粒样改变、黏膜溃疡以及瘢痕狭窄，根据纤支镜下表现，EBTB 分为干酪坏死型、充血水肿型、结核结节型、溃疡型、肿瘤型、纤维狭窄型、非特异性支气管炎型七种类型。TBA 通常需要行病理活检以明确诊断。

【评析】

1854 年德国学者 Virchow 首次发现一种沉淀于组织的物质，这种物质接触到碘和硫酸时可呈现与淀粉相似的颜色反应，因此命名为淀粉样变（amyloidosis）。淀粉样变是多种原因所致的一组临床综合征，其特点为于难溶性淀粉样蛋白在组织细胞外异常沉积。蛋白质构象改变在其发病过程中发挥了重要作用，蛋白质异常构象的形成，使得正常情况下可溶性的蛋白质转变为难溶性的致病蛋白质。虽然目前所发现的淀粉样蛋白种类很多，但都具有相似的超微结构——β2 反褶层片状结构。这种超微结构也决定了淀粉样物质的某些特性，经刚果红染色后，在偏光显微镜下呈黄、绿二色性双折射光体，在电子显微镜下淀粉样物质呈现为特征性纤维丝状结构。淀粉样物质具有与纤维素相同的染色特性，对结晶紫有异染性，可被过碘酸雪夫（PAS）染色成紫色，对刚果红有嗜染性。所谓淀粉样物质实质是蛋白质，而并非淀粉样物质，但由于传统习惯，"淀粉样变"这一旧名词沿用至今。淀粉样物质在病变部位沉积后，虽沉积蛋白的数量增加，逐渐破坏局部组织结构，最终导致受累组织及气管的完整性及功能受损从而致病。沉积的部位可以是单个气管，也可能是系统性的，病变进展速度不等，可迅速进展致死。

依据淀粉样多肽的成分不同，淀粉样变可分为多种类型，较为常见的有以下几种类型：免疫球蛋白轻链（AL）型、淀粉样 A 物质（AA）型、β 淀粉样蛋白（Aβ）型、胰淀素型。AL 型淀粉样变是各类淀粉样变种最常见的类型，主要与单克隆浆细胞功能异常相关，部分该类患者可合并多发性骨髓瘤或 B 细胞淋巴瘤。AA 型淀粉样变常见于慢性疾病如类风湿关节炎、强直性脊柱炎、家族性地中海热等，可见于慢性感染。Aβ 型淀粉样变常与阿尔茨海默病、21- 三体综合征、遗传性淀粉样脑血管病相关。胰淀素型淀粉样变可能 2 型糖尿病的发病相关。

气管支气管淀粉样变（tracheobronchial amyloidosis，TBA）为局限于气管、支气管的淀粉样蛋白沉积，其病理特点为气道黏膜下淀粉样蛋白沉积。TBA 是淀粉样变中较少见类型，由 Lesser 首次报道于 1877 年。其常见临床症状为气促、咳嗽、咯血、声音嘶哑，多无特异性。根据累及气道部位不同，TBA 可分为累及近端、中间、远端气道 3 种类型，其临床表现各具特点。累及"近端"气道的 TBA 主要侵犯上段气管（声门下 2～6cm），偶可累及声带，主要表现为大气道狭窄所致的气促症状；累及"中间"气道的 TBA 主要侵犯气管下段、隆突及双侧主支气管，主要表现为肺叶不张、反复发作的气道及肺部炎症；累及"远端"气道的 TBA 主要侵犯叶、段支气管及其分支，常表现为支气管扩张症、反复发作的肺炎等。

纤维支气管镜检查及经纤支镜病理活检是明确 TBA 诊断的重要手段，TBA 常见的纤支镜下改变为气管支气管腔多发斑块样结节，无蒂、宽基地，可融合成片，也可呈腔内肿块或息肉样改变。CT 检查可发现气道腔外病变及远端气道病变，气管、支气管管壁不规则增厚、管腔狭窄及管壁钙化是最常见的影像学表现，与上述 RP、TO 不同，TBA 的气道侵犯可包括气道膜部在内，可伴有纵隔淋巴结钙化、远端支气管扩张、肺不张等表现。

TBA 的治疗目前并无标准手段，文献报道多种可用于其治疗，包括支气管镜下介入治疗（激光烧灼、冷冻治疗、球囊扩张、支架治疗等），全身药物治疗（使用秋水仙碱、mephaplan、糖皮质激素等），放射治疗。也有 TBA 未经治疗自行缓解的报道。由于病变部位组织脆性增大以及淀粉样蛋白侵犯局部血管，支气管镜镜检及镜下介入操作时极易出血。支气管镜下介入治疗仅改善管腔狭窄，并不能纠正其病理生理过程，因此镜下介入治疗后气管管壁增厚、钙化的 CT 表现并并无改变，但肺功能检查改善较为明显。镜下介入治疗后，TBA 所致的气道狭窄易复发，多数患者需要反复多次行镜下介入治疗，部分患者需要行气管切开术。使用全身药物治疗疗效并不确切。放射治疗的机制源于浆细胞对射线敏感，报道称放射治疗可减轻支气管壁水肿，改善管壁增厚。

（叶嘉　赖国祥）

参考文献

[1] Ernst A, Rafeq S, Boiselle P, et al. Relapsing polychondritis and airway involvement. Chest, 2009, 135(4): 1024-1030.

[2] Abu-Hijleh M, Lee D, Braman S S. Tracheobronchopathia osteochondroplastica: a rare large airway disorder. Lung. 2008, 186(6): 353-359.

[3] Rikimaru T. Endobronchial tuberculosis. Expert Rev Anti Infect Ther. 2004; 2(2): 245-251.

[4] Lee J H, Chung H S. Bronchoscopic, radiologic and pulmonary function evaluation of endobronchial tuberculosis. Respirology. 2000, 5(4): 411-417.

[5] Lachmann H J, Hawkins PN. Systemic amyloidosis. Curr Opin Pharmacol, 2006; 6(2): 214-220.

[6] Sideras K, Gertz M A. Amyloidosis. Adv Clin Chem, 2009, 47: 1-44.

[7] O'Regan A, Fenlon H M, Beamis J F Jr, et al. Tracheobronchial amyloidosis. The Boston University experience from 1984 to 1999. Medicine (Baltimore). 2000; 79(2): 69-79.

[8] Capizzi S A, Betancourt E, Prakash U B. Tracheobronchial amyloidosis. Mayo Clin Proc, 2000; 75(11): 1148-1152.

[9] Poovaneswaran S, Razak A R, Lockman H, et al. Tracheobronchial amyloidosis: utilization of radiotherapy as a treatment modality. Medscape J Med, 2008, 10(2): 42.

第73章 活动后呼吸困难、左侧胸腔积液

【病历资料】

一般资料：患者女性，38 岁，因"活动后呼吸困难 1 年，体检发现左侧胸腔积液 1 月"，于 2005 年 8 月 27 日入院。患者自 2004 年 9 月始出现上三楼及其他较剧烈活动后呼吸困难，休息后症状可自然缓解，无发热、咳嗽、胸痛，无心悸、胸闷、心前区疼痛、夜间阵发性呼吸困难等其他不适主诉，曾在当地医院检查（未摄片），诊断为"胃下垂"，治疗后症状无明显变化。2005 年 7 月行健康体检时胸片检查发现"左侧胸腔积液"，遂在当地医院住院治疗。先后四次抽胸腔积液（量不清），检查提示"乳糜胸"，反复查结核、丝虫、梅毒等均阴性，因治疗效果欠佳来我科。2004 年 11 月以来曾 4～5 次咯血，每次量小于 1mL，为鲜红色血痰。既往史无特殊。育有 3 个子女。月经周期不规则：持续 3～5 天 / 周期 20～45 天。

查体：一般情况良好，体温 36.5℃，脉搏 85 次 / 分，呼吸 20 次 / 分，血压 115/75mmHg。浅表淋巴结未及肿大，口唇无发绀，左下肺叩诊浊音，呼吸音消失，无胸膜摩擦音，心率 85 次 / 分，律齐，无杂音，腹部查体无阳性体征，双下肢无水肿。

辅助检查：血常规、尿常规、粪常规、血沉、生化、风湿三项、血癌胚抗原（CEA）、胸腔积液 CEA 均正常。血结核抗体 IgM 阳性，雌二醇 1284pmol/L（正常最高值 1001pmol/L）。血气分析（未吸氧）示动脉血氧分压（PaO_2）65mmHg，动脉血二氧化碳分压（$PaCO_2$）35mmHg，血氧饱和度（SO_2）94%；胸腔穿刺抽出粉红色混浊胸腔积液，胸腔积液常规示白细胞（WBC）$11×10^6$/L，红细胞（HBC）$210×10^6$/L，胸腔积液生化示总蛋白 36g/L，糖 5.4mmol/L，乳酸脱氢酶（LDH）122U/L，甘油三酯 >6.49mmol/L，胆固醇 1.4mmol/L。胸片提示左侧胸腔积液。

【初步诊断】

左侧乳糜胸。

【诊断及鉴别诊断分析】

住院医师：患者病例特点：① 青年女性，慢性病程，以活动后呼吸困难为主要症状，体检发现胸腔积液；② 月经周期不规则；③ 查体为左侧胸腔积液体征，余无特殊；④ 辅助检查胸腔积液甘油三酯 > 6.49mmol/L，胆固醇 1.4mmol/L，提示乳糜胸。综合上述特点，患者左侧乳糜胸诊断明确，在引起乳糜胸的病因中，肿瘤占 50% 以上，其中 75% 为淋巴瘤。此外，创伤所致胸导管损伤也是引起乳糜胸的重要原因，但患者又无无手术外伤史，因此重点应排查有无肿瘤的可能。

主治医师：本病例实际上是乳糜胸的鉴别诊断问题，首先需要与假性乳糜胸液鉴别。假性乳糜胸液外观上也呈乳糜样，但其甘油三酯 <100mg/dL，胆固醇 > 6.5mmol/L，真性乳糜液甘油三酯 >110mg/dL，胆固醇 <5.7mmol/L，该患者真性乳糜胸是可以明确的。虽然淋巴瘤是乳糜胸常见的病因，但患者无发热、淋巴结肿大等表现，首先考虑淋巴瘤似乎欠妥。患者为生育期女性，有活动后呼吸困难、咯血、乳糜胸等表现，综合分析，考虑肺淋巴管肌瘤病（LAM）的可能性更大，建议行胸部 CT、肺功能及肺活检等检查。

主任医师：从病史分析，该患者外伤性乳糜胸、医源性乳糜胸可基本除外，其他导致乳糜胸最常见的原因是肿瘤，这其中又以淋巴瘤最常见。如果是肿瘤相关的乳糜胸，患者除了胸腔积液表现外，一般还有肿瘤相关的其他临床表现。该患者最突出的临床症状为活动后呼吸困难，并曾因此而就医，未得到良好诊治；患者曾有少许咯血，虽然引起患者注意，但因次数少、症状轻而未就诊，此次乳糜胸则是在体检中发现的。将这些似乎无关联的症状结合在一起分析，再加上患者为生育期女性，我们应高度怀疑 LAM，为明确诊断，同意行胸部 CT、肺功能检查，并且要建议患者行肺活检，同时完善腹部超声等其他检查，以除外淋巴瘤等其他疾病。治疗方面，在病因未明时主要予以对症处理，局部置管引流，患者乳糜液的大量丢失会导致营养不良，应加强支持治疗。

完善胸部 CT、纤支镜肺活检等检查后组织多学科联合查房。

呼吸内科医师：患者行胸部高分辨 CT（HRCT）检查，两肺可见弥漫性囊状低密度影，均匀分布于两肺肺野内，囊壁光滑，密度较高，两肺内未见结节影，考虑肺淋巴管肌瘤病（图 73-1）。肺功能检查示混合型通气功能障碍、弥散功能中度损害，肺活量（VC）占预计值 43.7%，1 秒用力呼气容积（FEV_1）占预计值 28.2%，FEV_1/ 用力肺活量（FVC）为 66.8%，一氧化碳弥散量（DL_{CO}）占预计值 47%，支气管扩张试验阳性。纤支镜检查双侧支气管呈慢性炎症改变，于左下叶行经纤支镜肺活检术。病理示肺泡间隔增宽，肺泡上皮增生及轻度不典型增生免疫组化黑色素相关抗原（HMB_{45}）、雌激素受体（ER）、孕激素受体（PR）间质细胞均为阴性（图 73-2）。从 CT 及肺功能检查结果，支持 LAM 诊断，但肺活检免疫组化 HMB_{45}、ER、PR 均阴性，似乎又不支持诊断。

放射科医师：实际上这位患者的 HRCT 表现非常有特点，是典型的 LAM 表现，即两肺广泛均匀分布的薄壁囊状影，无区域分布差异，同时不伴肺内结节影，小叶间隙增厚或肺结构变形扭曲改变。这些特征是 LAM 与其他肺疾病鉴别的有力根据。肺内呈多发囊状阴影的还可见于末期肺间质纤维化、支气管扩张症、朗格汉斯细胞组织细胞增生症。末期肺间质纤维化呈广泛蜂窝状影，其囊状呈厚壁、形状不规则，多呈灶性分布，且以两下肺胸膜下分布为主，同时并肺内小叶间隔增厚及肺结构扭曲，所有这些表现与 LAM 的 HRCT 表现明显不同。支气管扩张症可呈囊状影，但其通常沿支气管树分布，囊壁较厚，同时可见扩张的支气管呈轨道征。朗格汉斯细胞组织细胞增生症患者 HRCT 呈囊状影同时有多发结节影。结合患者临床表现，我们全科阅片后认为患者 LAM 诊断可以成立。目前随着 CT 检查技术的进展，它在 LAM 的诊断中占有越来越重要的地位，典型的 HRCT 表现可以作为确诊依据。

病理科医师：从组织学分类，目前已将 LAM 归入血管周上皮样细胞（perivascular epitheliod cell,PEC）相关的病变家族中。PEC 位于毛细血管附近，有许多独特的胞质突起包绕在毛细血管周围，它来源于迁徙到微血管外壁的具有潜能的间叶细胞，能分化为平滑肌细胞、脂肪细胞和吞噬细胞。因此有人认为 LAM 是肺部肿瘤性疾病，肿瘤细胞即为异常增生的平滑肌细胞（LAM 细胞），这些细胞具有产生黑色素的特殊分化能力，并且 ER、PR 阳性。LAM 细胞增生形成结节状突起，阻塞气道和淋巴管，引起小气道及淋巴管阻塞、扩张，导致肺囊腔形成和乳糜胸。虽然免疫组化 HMB$_{45}$、ER、PR 阳性是诊断 LAM 的特异性指标，但国内报道的病例其阳性率并不高，考虑国内报道病例多经纤支镜取肺活检，所取组织太小，所以阳性率不高。本病例虽然 HMB$_{45}$、ER、PR 均阴性，但镜下所见肺泡间隔增厚明显，且有结节突起样增生，结合影像学表现以及典型的临床症状，我们认为病理表现可以报告为符合 LAM 诊断（图 73-2）。

【最后诊断】

肺淋巴管肌瘤病。

【治疗】

予以甲羟孕酮 750mg 口服 1 次 / 月，同时予以他莫西芬 10mg 口服 2 次 / 日。胸腔积液引流后胸腔内注射 50% 葡萄糖 100mL 及凝血酶 800U，1 周后复查胸片正常。随访 6 个月，患者呼吸困难明显缓解，胸腔积液无复发，此后失访。

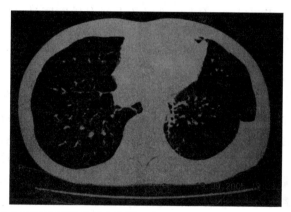

图 73-1　胸部 HRCT 检查示两肺弥漫性薄壁囊状影，未见明显结节影，左侧液气胸，结合病史考虑肺淋巴管肌瘤病

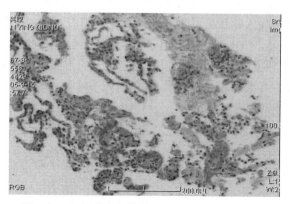

图 73-2　经纤维支气管镜肺组织活检（HE 染色）

【讨论】

肺淋巴管肌瘤病（PLAM）是一种少见病，其发病机制尚不明确，推测雌激素、孕激素可能与 LAM 发病有关，分子生物学研究认为 LAM 可能与 TSC$_2$ 等位基因的缺失有关。

LAM 有典型的临床表现，主要症状为呼吸困难、咯血、气胸、乳糜胸。国外资料这些症状的发生率分别为 88%～94%、28%～44%、39%～81%、7%～28%。国内资料这些症状的发生率分别为是 96.3%、63%、37%、33.3%。乳糜胸无论在国内外统计资料中都不十分常见。由于这些症状缺乏特异性，在疾病早期患者因呼吸困难、咯血等就诊时常被误诊，最常被误诊的疾病为肺间质纤维化、支气管扩张症、支气管哮喘、COPD 等。实际上 LAM 有非常特征性的 HRCT 表现，大部分患者可以通过 HRCT 检查与上述疾病鉴别。因此为了减少误诊和漏诊，对于育龄期妇女，出现不明原因呼吸困难、咯血、反复气胸、乳糜胸等症状之一时，HRCT 检查是十分必要的。肺功能检查对 LAM 的诊断、疗效判断及预后都很重要。从国内外资料分析，LAM 的肺功能改变，主要表现为阻塞性通气功能障碍和弥散功能障碍，出现胸腔积液、气胸等并发症时可伴限制性通气功能障碍。国外报道认为 FEV_1/FVT 下降和 TLC 升高提示预后不良。病理检查是确诊依据，但不能仅因为免疫组化 HMB_{45}、ER、PR 阴性而否定诊断。

2010 年全球第一部淋巴管肌瘤病的诊断和治疗指南中也有对 PLAM 患者并发症和合并症的详细描述。对于大多数患者，气胸的发生会导致住院时间显著延长，而且经常反复发作，尤其是肺部存在大的囊泡样改变的患者，甚至会在短的时间内导致肺功能的急剧恶化，保守的治疗与经胸引流管或手术的胸膜固定术相比有更高的复发率 PLAM 患者发生乳糜胸时可以几乎没症状或有严重呼吸困难；其处理应考虑到胸腔积液的量、复发情况、呼吸状况和将来肺移植与否表现明显散发的 LAM 患者也可能患有遗传病结节性硬化症，2010 年淋巴管肌瘤病的诊断和治疗指南推荐所有 LAM 患者或疑诊 LAM 患者在诊断或检查时完成腹部-盆腔 CT 检查，以确定有无血管肌脂瘤和其他腹部病变 LAM 增加患者脑膜瘤的风险，黄体酮会促进脑膜瘤生长，对于接受黄体酮治疗的患者，应确认有无脑膜瘤。

由于发病原因不明，LAM 一直缺乏有效的治疗。与其他肺部疾病相同，鼓励 LAM 患者保持正常体重，并避免吸烟。女性患者应该避免含雌激素的治疗，包括口服避孕药和激素替代治疗。肺康复治疗包括吸氧等可考虑提供给那些呼吸困难的 LAM 患者。吸入支气管扩张药应在气流受限的患者中试用，如有疗效可以继续使用。LAM 患者不应该常规使用口服或肌内注射黄体酮，在肺功能或症状迅速恶化的患者中可试用肌内注射的黄体酮，如果连续使用 12 个月后肺功能和临床症状仍以相同速度恶化，则应该停药，除黄体酮以外的激素不应该在 LAM 患者中使用。卵巢切除一般用于甲羟孕酮治疗无效的患者，但其疗效也不容乐观。对于晚期并发严重呼吸衰竭的患者，肺移植是唯一的治疗手段，但移植肺仍可再次发生 LAM。LAM 预后不良，多数患者在发病后 10 年内死于呼吸衰竭。

（徐虹　黄文杰）

参考文献

[1] Johnson S R, Cordier J F, Lazor R, et al. European respiratory society guidelines for the diagnosis and management of lymphangioleiomyomatosis. Eur Respir J, 2010, 35: 14-26.

[2] Astinidis A, Khare L, Carsillo T, et al. Mutational analysis of the tuberous sclerosis gene TSC2 in patients with pulmonary lymphangioleiomyomatosis. J Med Genetics, 2000, 37(1): 55-57.

[3] Benden C, Rea F, Behr J, Lung transplantation for lymphangioleiomyomatosis: the European experience. J

Heart Lung Transplant, 2009，28(1): 1-7.

［4］Angelo M, Taveira-DaSilva, Mario P et al.Decline in lung function in patients with lymphangioleiomyomatosis treated with or without progesterone Chest, 2004, 126(6): 1867-1874.

［5］Ye L, Jin M，Bai C. Clinical analysis of patients with pulmonary lymphangioleiomyomatosis (PLAM) in mainland China. Respir Med，2010，104(10): 1521-1526.

第74章　咳嗽、胸闷5天，左侧胸腔中等量积液

【病历资料】

一般资料：患者女性，51岁工人，因"咳嗽、胸闷5天"于2009年9月16日入院。患者入院5天前无明显诱因出现干咳，伴胸闷不适，活动时感气促，不伴畏寒、发热，无咳嗽、咳痰，无盗汗、消瘦、咯血，无胸痛，无皮疹、关节肿痛等其他不适。患者自行休息后无好转，遂于外院就诊，行胸片提示左侧胸腔中等量积液，为系统诊治门诊以"左侧胸腔积液性质待查"收治入院。既往史：患者曾患甲肝；高血压病史5年，最高180/120mmHg，长期服用珍菊降压片治疗，未行血压监测；有高脂血症病史；2009年6月因皮疹于华山医院就诊，明确诊断为血管炎，曾服激素治疗；有头孢菌素类过敏史。月经史：15岁初潮，48岁绝经，既往月经规则，但近期有不规则月经来潮。个人史、婚育史、家族史均无殊。

查体：T 36.7℃，P 102次/分，BP 150/90mmHg，神志清，营养良好，发育正常。全身皮肤黏膜无黄染，浅表淋巴结未及肿大。双侧瞳孔等大等圆，对光反射正常。鼻中隔无偏曲，唇无发绀，咽无充血，双侧扁桃体未见肿大。颈软，颈静脉无怒张，气管居中，甲状腺未及肿大。胸廓无畸形，右肺及左上肺叩诊清音，左下肺叩诊浊音，右肺呼吸音清，左下肺呼吸音低，心浊音界未见异常，心率102次/分，律齐，未闻及病理性杂音。腹软，无压痛及反跳痛，肝、脾肋下未及，移动性浊音（-）。脊柱、四肢无畸形，双下肢无水肿。病理反射未引出。

辅助检查：门诊胸片示左侧胸腔中等量积液。

【初步诊断】

（1）左侧胸腔积液待查。

① 血管炎相关性胸腔积液。

② 梅格综合征。

③ 结核性胸膜炎。

④ 恶性胸腔积液。

（2）高血压病3级，高危组。

（3）高脂血症。

【诊断依据】

1.左侧胸腔积液待查

依据：患者有胸闷、活动性气促症状。查体：左下肺叩诊浊音，左下肺呼吸音低。胸片示左侧胸腔中等量积液。因此左侧胸腔存在积液证据充分。考虑胸腔积液的病因有以下可能。

① 血管炎相关性胸腔积液依据：患者中年女性，有血管炎病史，因此要考虑结缔组织病相关性胸腔积液，但患者近期无皮疹、关节肿痛，且该疾病导致的胸腔积液多为双侧，因此需行胸腔积液相关检查及自身免疫指标检查予明确。

② 梅格综合征依据：患者中年女性，近期出现月经紊乱及单侧胸腔积液，要考虑患有卵巢肿瘤伴发胸腔积液即梅格综合征的可能，但该类胸腔积液右侧多见，可行卵巢 B 超予以明确。

③ 结核性胸膜炎依据：结核性胸膜炎是国内最常见的导致单侧胸腔积液的病因，因此需考虑，但患者无盗汗、低热、消瘦等结核中毒症状，需行 PPD 试验及胸腔积液相关检查予以明确。

④ 恶性胸腔积液依据：患者中年女性，为肿瘤好发年龄，且恶性胸腔积液为常见的单侧胸腔积液病因，需行胸部 CT、肿瘤标志物、胸腔积液相关检查予以明确。

2.高血压病 3 级，高危组

依据：患者高血压病史明确，根据最高血压及合并高脂血症，该诊断成立。

3.高脂血症

依据：患者既往病史明确。

【下一步诊疗计划】

1.检查计划

① 完善入院常规检查项目（血、尿、粪三大常规及肝肾功能、血脂、血糖等）。

② 行胸腔积液 B 超定位，予以胸穿抽取胸腔积液送检胸腔积液常规、生化、乳酸脱氢酶、腺苷脱氨酶、肿瘤标记物、涂片找抗酸杆菌、液基细胞学检查等检查。

③ PPD 试验。

④ 卵巢 B 超。

⑤ 自身免疫相关指标（血）。

⑥ 肿瘤相关指标（血）。

2.治疗计划

① 一般处理：氧疗，卧床休息。

② 胸穿后给予胸腔闭式引流，减少胸腔积液量，缓解胸闷、气促症状。

③ 监控血压、血脂等对症治疗。

患者入院当天下午行胸腔积液 B 超定位后行胸腔闭式引流术，抽取乳白色胸腔积液 400mL 送上述胸腔积液检查，并引流至 800mL 夹管，后患者胸闷、气促症状明显好转。入院第 2 天查体：T 36.5℃，P 89 次 / 分，BP 145/80mmHg，左下肺叩诊浊音，左下肺呼吸音偏低，余查体同前。

辅助检查：胸腔积液常规示无凝块、乳白色、混、有核细胞计数 370×10^6/L、N

3%、L 90%、间皮细胞 4%、组织细胞 3%、李凡他试验（＋）。胸腔积液生化示葡萄糖 7.8mmol/L、蛋白 42g/L、氯化物 103mmol/L。胸腔积液 ADA 12U/L、胸腔积液 LDH 132U/L。胸腔积液找抗酸杆菌（－）；胸腔积液肿瘤标志物正常；胸腔积液细菌涂片阴性。血常规示 Hb 157g/L，WBC 7.9×10⁹/L，PLT 294×10⁹/L，N 64.5%，E 1.8%；CRP 6mg/L；血沉 22mm/h。尿常规正常；血糖 7.08mmol/L；肝功能示 TB/CB 19.1/2.7μmol/L，A 37.9g/L，ALT/AST 20/21U/L。肾功能示 BUN 2.17mmol/L，Scr 60μmol/L，UA 426μmol/L；TC/TG 5.77/1.67mmol/L；钾/钠/氯 3.4/139/106mmol/L；体液免疫（lgA、lgG、lgE、lgM、C3、C4、抗 O、RF）正常；血肺肿瘤标志物（CEA、CA21-1、NSE、SCC）正常；自身免疫（ANA、ANCA、ss-DNA、ds-DNA、抗 SS-A、抗 SS-B、抗 RNP、抗 Sm、抗 Scl-70、抗 Jo-1、抗 PM-1）阴性。盆腔 B 超示子宫肌瘤，卵巢无特殊。5UPPD 试验强阳性。

【进一步考虑诊断】
（1）乳糜胸原因待查。
① 真性乳糜胸？
② 假性乳糜胸？
（2）高血压病 3 级，高危组。
（3）高脂血症。

【诊断依据】
1.乳糜胸原因待查
依据：患者胸腔积液呈乳白色，考虑为乳糜胸，乳糜胸需先区分真性乳糜胸还是假性乳糜胸
① 真性乳糜胸依据：真性乳糜胸胸腔积液多呈现为该患者这种的乳状混浊样，胸腔积液乳糜试验阳性，胸腔积液中甘油三酯的含量增高而胆固醇不增高。
② 假性乳糜胸依据：假性乳糜胸胸腔积液多呈暗褐色，胸腔积液中乳糜试验阴性，胸腔积液中甘油三酯的含量不增高而胆固醇增高，可见于陈旧性结核性胸膜炎等。
2.高血压病 3 级，高危组
依据同前。
3.高脂血症
依据同前。

【下一步诊疗计划】
① 行胸腔积液乳糜试验。
② 行胸腔积液甘油三酯定量测定。

结果回报：胸腔积液甘油三酯 29.81mmol/L；胸腔积液乳糜试验（＋）。

【进一步考虑诊断】

　　① 真性乳糜胸原因待查。

　　② 高血压病 3 级，高危组。

　　③ 高脂血症。

【诊断依据】

　　1. 真性乳糜胸原因待查

　　依据：患者胸腔积液呈乳白色，胸腔积液乳糜试验（+），胸腔积液甘油三酯明显升高，因此为真性乳糜胸，考虑可能病因如下。

　　① 肺淋巴管平滑肌瘤病：常导致乳糜胸，常发生于育龄期妇女，发病机制与性激素紊乱有关，该患者有月经紊乱，因此要高度怀疑该病。此病胸部 CT 有特征性表现（两肺多发囊性改变），诊断靠病理，行相关检查予以明确。

　　② 胸导管破裂：是真性乳糜胸常见的原因，但多有外伤史，本患者无外伤史，可行胸导管造影予以排除。

　　③ 丝虫病：可导致淋巴管炎，造成淋巴液回流障碍从而导致真性乳糜胸，但该患者血嗜酸性粒细胞无升高，因此可能性小，可行丝虫抗体检查予以排除。

　　2. 高血压病 3 级，高危组

　　依据同前。

　　3. 高脂血症

　　依据同前。

【下一步诊疗计划】

　　① 胸部 CT（尽量在胸腔积液引流至较少的情况下做）。

　　② 雌激素、孕激素等性激素水平检测。

　　③ 胸外科肺活检。

　　④ 胸导管造影。

　　⑤ 丝虫血清抗体检查。

　　患者拒绝肺活检。丝虫血清抗体阴性。性激素检测示黄体生成素 2.17U/L（绝经期 15 ～ 64U/L）、促卵泡生成素 4.11U/L（绝经期 23 ～ 116.3U/L）、雌二醇 0.54nmol/L（绝经期 <01.4 nmol/L）、孕酮 15.28nmol/L（绝经期 0 ～ 3nmol/L）。胸部 CT 示两肺多发囊性病变（图 74-1）。下腹部 CT 示腹膜后及盆腔内多发淋巴结肿大，部分融合（以左髂血管周围明显），盆腔积液。上腹部 CT 示肾门平面及以下腹膜后稍肿大淋巴结。肺功能示 FEV_1 2.21L，$FEV_{1实/预}$ 86.2％，FVC 2.67L，FEV_1/FVC 82.83％，RV 1.16L，TLCO 5.38mmol/（min•kPa）。

【进一步考虑诊断】

　　① 肺淋巴管平滑肌瘤病。

　　② 高血压病 3 级，高危组。

　　③ 高脂血症。

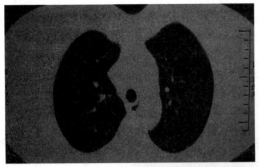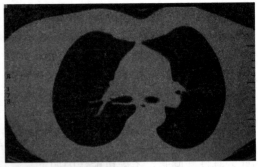

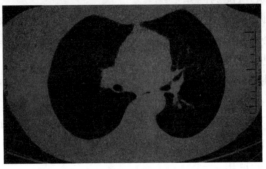

图 74-1　胸部 CT 示两肺多发囊性病变

【诊断依据】

1. 肺淋巴管平滑肌瘤病

依据：患者女性，左侧胸腔积液相关检查提示真性乳糜胸，体内雌激素、孕激素水平增高，胸部 CT 呈特征性两肺多发囊性病变，因此诊断基本成立，但确诊靠病理。

2. 高血压病 3 级, 高危组

依据同前。

3. 高脂血症

依据同前。

【下一步诊疗计划】

患者拒绝行肺活检，而淋巴管平滑肌瘤病确诊要靠受累组织的活检病理，与患者再次沟通后行胸导管造影术及在腹腔镜下行受累肿大的盆腔淋巴结活检术。

> 左髂总血管走行附近的二枚淋巴结病理：符合淋巴管平滑肌瘤病（图 74-2）。免疫组化：梭形细胞 Vim（波形蛋白）(＋), desmin（结蛋白）(＋), SMA（平滑肌激动蛋白）(＋), ER（雌激素受体）(＋), PR（孕激素受体）(＋), HMB45（人类黑色素单克隆抗体）(＋), 脉管 CD34 (＋)。胸导管局部有狭窄。

【最后诊断】

① 肺淋巴管平滑肌瘤病。

② 高血压病 3 级，高危组。

③ 高脂血症。

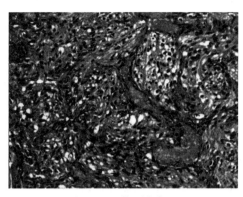

图 74-2 淋巴结病理

【诊断依据】

1.肺淋巴管平滑肌瘤病

依据：患者女性，左侧胸腔积液相关检查提示真性乳糜胸，体内雌激素、孕激素水平增高，胸部 CT 呈特征性两肺多发囊性病变，左髂总血管走行附近的肿大淋巴结活检病理支持。

2.高血压病 3 级，高危组

依据同前。

3.高脂血症

依据同前。

【下一步治疗计划】

患者属于该疾病的早期，以对症处理为主，予以高分子金葡素进行左侧化学性胸膜闭锁术，复查胸腔积液明显减少后予以出院。

> 患者出院时无胸闷、气促等任何不适。查体：双肺叩诊清音，双肺呼吸音对称。嘱患者出院后 3 周复查胸腔积液 B 超，每 3 个月复查胸部 CT 和性激素水平，每 6 个月复查 1 次肺功能。如病情进展迅速，建议服用孕激素。

【讨论】

淋巴管平滑肌瘤病为累及多组织器官的罕见疾病，发病率低，目前国内报道约几十例，其中累及肺组织最常见（即肺淋巴管平滑肌瘤），其次依次常累及肾、腹膜后淋巴结、盆腔淋巴结，确诊主要依赖受累组织活检病理。发病者绝大多数为育龄期妇女，平均发病年龄（32±8.9）岁，妊娠、口服避孕药可加重病情。目前认为与体内雌激素水平增高有关，部分文献提示与结节性硬化 1 基因或结节性硬化 2 基因突变相关。临床表现：活动性呼吸困难，反复发作的气胸、咳嗽、咯血、乳糜性胸腹腔积液。其中自发性气胸为最常见的首发症状（50%），病程中 80% 会出现自发性气胸；60% 的患者出现乳糜性胸腔积液（淋巴管旁平滑肌增生导致淋巴管阻塞造成），少数出现乳糜性腹腔积液。胸部影像学早期表现为弥漫性均匀分布的囊状改变，囊状改变周围肺组织正常无炎性改变。这种表现是由于肺间质支气管、血管、淋巴管周围未成熟平滑肌异常增生形成结节，造成气道和淋巴管阻塞导致远端小气道及淋巴管扩张形成囊肿而造成。囊肿随病程进展扩大、融合，目前认为囊腔直径与疾病程度正相关。胸部影像学晚期表现为弥漫性蜂窝状改变。肺功能绝大多数表现为阻塞性通气功能障碍、弥散功能障碍、低氧血症。病理为确诊依据，表现为分化差的不成熟平滑肌细胞增生［镜下组织内可见增生的梭形平滑肌细胞，Vim（+），desmin（+），SMA（+）］，免疫组化 HMB45（+）为本病特点。早期治疗以对症治疗为主，对反复发作的气胸及顽固性乳糜胸可行化学性胸膜闭锁术。抗雌激素治疗是目前的主要治疗方法，包括外源性孕激素、雌激素、三苯氧胺、促性腺激素释放激素等，目前认为孕激素最有效，但不能明显改善症状及肺功能，只能减慢病程进展速度；因效果欠佳，且需雌激素替代治疗，不主张卵巢切除术或卵巢放疗。晚期可考虑肺移植，但有文献报道行肺移植后部分患者移植肺再次出现肺淋巴管肌瘤病，因此移植后仍需抗雌激素治疗。预后总体较差，早期报道出现症状后一般存活时间不到 10 年，使用抗雌激素治疗，病程有所延长。

【评析】

从这例肺淋巴管平滑肌瘤病的诊治过程，我们有以下几点体会。

1. 肺淋巴管平滑肌瘤病发患者群具有特定性

肺淋巴管平滑肌瘤病发病主要与体内雌激素水平增高有关，因此其发患者群具有特定性，绝大部分为育龄期妇女，本病为绝经期女性（52 岁），极为罕见，该患者病史存在雌激素、孕激素水平增高的相关症状——月经再次来潮。

2. 乳糜性胸腔积液是肺淋巴管平滑肌瘤病的重要特征

60% 的肺淋巴管平滑肌瘤病患者出现乳糜性胸腔积液，而临床上导致真性乳糜性胸腔积液的疾病很少，因此乳糜性胸腔积液是肺淋巴管平滑肌瘤病的重要特征，在排除胸导管破裂和丝虫病等后要考虑到肺淋巴管平滑肌瘤病。

3. 肺淋巴管平滑肌瘤病影像学表现具有独征性

肺淋巴管平滑肌瘤病虽罕见，但其胸部影像学表现具有独特性，即两肺弥漫性均匀分布的囊状改变，且囊状改变周围肺组织正常无炎性改变，这为临床上考虑该疾病提供了重要依据，减少了漏诊误诊的概率。

4. 受累组织的活检是确诊肺淋巴管平滑肌瘤病的依据

肺淋巴管平滑肌瘤病的确诊依赖受累肺组织病理中见到分化差的不成熟的平滑肌细胞的增生，因此肺活检最直接最常采用，但肺活检创伤较大、患者接受度低。淋巴管平滑肌瘤病是累及多组织器官的疾病，肺淋巴管平滑肌瘤病是该病在肺的改变，因此临床上活检受累肿大的盆腔淋巴结不仅较易为患者接受，亦能为确诊提供依据。

5. 肺淋巴管平滑肌瘤病早期肺功能检查可正常

肺淋巴管平滑肌瘤病肺功能绝大多数表现为"阻塞性通气功能障碍、弥散功能障碍、低氧血症"，而本病例肺功能正常，可能与该患者处于疾病的早期阶段，异常增生的平滑肌造成气道阻塞较轻有关。

（侯静静　杨忠民）

参考文献

［1］ Kitaichi M, Nishimura K, Itoh H, et al. Pulmonary Lymphangiomyo-matosis: a report of 46 patients including a linicopathologic study of prognostic factors. Am J Resp ir Crit CarMed, 1995, 151 (5): 527‒533.

［2］ Carsillo T ,Ast rinidis A , Henske E P. Mutations in t he tuberous sclerosis complex gene TSC2 are a cause of sporadic pulmonarlymphangioleiomyomatosis. PNSA, 2000, 97 (11), 6085‒6090.

［3］ Wilson A M, Slack H L, Soosay S A, et al. Lymphangioleiomyomatosis. A series of three case reports illustrating the link with high oestrogen states. ScottMed J, 2001, 46 (2) : 150‒152.

［4］ Bittmann I, Dose T B, Muller C, et al. Lymphangioleiomyomatosis: recurrence after single lung transplantation. Hum Pat hol, 1997, 28 (12): 1420‒1423.

第75章　反复咳嗽伴咳血丝痰、气促1月余

【病历资料】

一般资料：患者，女，49岁，银行职员。既往体健，否认糖尿病、肝炎及结核病史等。2007年4月起反复干咳，以夜间为甚，当时无气急、尿少，亦无双下肢及颜面水肿，未及时就诊。2007年5月1日因明显咳嗽、咳痰，痰呈黄白色，间有血丝，活动时气促，能平卧，入当地县医院住院治疗。住院期间查血常规示WBC 12.5×10⁹/L，N 78.6%。胸片示：① 两肺间质性炎性改变；② 右肺及左上肺继发型肺结核。肝功能、血尿素氮、血肌酐正常。静脉用抗生素及抗结核治疗，咳嗽、气促无好转。患者渐出现发热（37.5～39.5℃），伴夜间明显咳嗽，咳黄白色黏痰，气促加重，并咯出暗红色血液约10mL，于2007年5月4日转来我院入住传染科。

查体：T 37.8℃，BP 100/62mmHg。双肺底可闻及散在湿啰音。心率97次/分，律齐，心脏各瓣膜区未闻及杂音。腹部体征（-）。各关节活动轻度受限，双下肢无水肿。生理反射存在，病理反射未引出。

辅助检查：血常规示WBC 9.1×10⁹/L，N 80%，L 18%，RBC 2.67×10¹²/L，Hb 72g/L，BUN 12.4mmol/L，Cr 135μmol/L。血沉125mm/h，C反应蛋白149mg/L，抗核抗体阴性。血气分析示pH 7.35，PaO_2 98mmHg，$PaCO_2$ 26.8mmHg，HCO_3^- 23.1mmol/L（吸氧流量2L/min）。

【初步诊断】

① 肺结核？
② 肺炎？
③ 肺癌？

【诊断依据】

1.肺结核

依据：中年女性，咳嗽、咳血丝痰伴发热。胸片示右肺及左上肺继发型肺结核，首先考虑。建议行多次痰涂片找抗酸杆菌、PPD试验、结核芯片等检查。

2.肺炎

诊断依据：中年女性，有发热伴咳嗽、咳痰等肺部症状，双肺底可闻及湿性啰音。胸片显示"两肺间质性炎性改变"，该诊断成立，必须再明确感染病原体（细菌性、真菌性或其他），建议行痰涂片及痰培养检查、血培养及药敏试验。

3.肺癌

诊断依据中年女性，咳嗽、咳血丝痰伴发热，抗感染及抗结核无效，需考虑诊断。拟

行胸片或胸部 CT 影像进一步检查了解病灶，查多肿瘤标志物芯片等检查，以利鉴别。

【下一步诊疗计划】

1. 检查计划

① 多次痰涂片找抗酸杆菌，PPD 试验，结核芯片。痰涂片及痰培养检查，血培养及药敏试验。

② 复查血、尿常规及肝肾功能等检查。

③ 胸片或胸部 CT 影像进一步检查。

④ 多肿瘤标志物芯片等检查。

2. 治疗计划

① 卧床休息，一般支持对症治疗，心电监护。

② 继续抗结核治疗。

③ 静脉给予左氧氟沙星（0.5g，iv gtt，qd）联合头孢他啶 - 舒巴坦（2.5g，iv gtt，q8h）抗感染治疗。

④ 维持水、电解质平衡，监测血气分析。

患者发热、咳嗽、气促不明显好转，仍咳血丝痰，咯血约 35mL。5 月 6 日出现呼吸衰竭转呼吸内科监护治疗。当日急查血常规示 WBC 20.2×10^9/L，N 90%，L 18%，RBC 2.73×10^{12}/L，Hb 68g/L，床边胸片示两肺弥漫性渗出（图 75-1）。期间（5 月 6 ~ 10 日）体温波动于 38.5 ~ 39.8℃，多次血培养及痰培养未见细菌生长，痰培养及涂片也未找到抗酸杆菌，PPD 试验（-），结核芯片结果均阴性。胸部 CT 示双肺斑片状影，肺门及纵隔淋巴结未见肿大。多肿瘤标志物均在正常范围。血肌酐由 135μmol/L 升至 308μmol/L，尿量尚可，尿常规示尿蛋白（+），沉渣红细胞 120/μL，白细胞 58/μL。

目前，患者痰培养及涂片也未找到抗酸杆菌，PPD 试验（-），结核芯片结果均阴性；抗结核治疗体温仍波动于 38.5 ~ 39.8℃；肺结核可暂不考虑。胸部 CT 未见肿块病灶及多肿瘤标志物均正常，肺癌也可暂缓考虑。患者呼吸衰竭，血常规 WBC 呈上升趋势，抗感染效果无明显疗效，同时，出现肾脏受累。

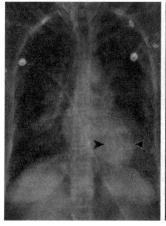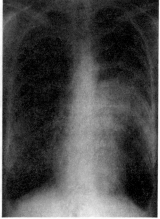

图 75-1　床边胸片示两肺弥漫性渗出

【进一步考虑诊断】

（1）全身性疾病肺表现。

① 肺出血 - 肾炎综合征。

② 血管炎。

（2）重症肺炎。

【诊断依据】

1. 全身性疾病肺表现

① 肺出血 - 肾炎综合征依据：反复咯血，咳血丝痰。胸部 CT 示双肺斑片状影。尿床规示尿蛋白（＋），沉渣红细胞 120/μL，白细胞 58/μL。建议行 T 淋巴细胞亚群、补体等自身免疫相关检查，肺或肾活检确诊。

② 血管炎依据：发热，各关节活动轻度受限，贫血 Hb 68～72g/L，血沉 125mm/h，C反应蛋白 149mg/L。行 ANCA 检查、肺组织活检可资鉴别。

2. 重症肺炎

依据：咳嗽、气促等肺部症状；体温 38.5～39.8℃，血常规 WBC 20.2×10^9/L，N 90%；胸片示两肺弥漫性渗出；呼吸衰竭。再行痰培养及药敏试验以利指导抗感染。

【下一步诊疗计划】

1. 检查计划

① T 淋巴细胞亚群，补体等自身免疫相关检查；ANCA 检查。

② 痰培养及药敏试验。

③ 肺穿刺组织活检。

2. 治疗计划

① 机械通气，保护心、脑、肾等器官。

② 心电监护。

③ 继续抗感染治疗。

　　5月 11～18 日痰培养先后回报：嗜麦芽窄食单胞菌、铜绿假单胞菌，考虑院内感染，根据药敏结果分别选用头孢哌酮、美洛培南抗感染，患者仍发热，体温波动于 38.1～39.3℃，复查床边胸片示两肺弥漫性渗出无明显变化。5月 19 日相关结果回报：T 淋巴细胞亚群——总 T 淋巴细胞数 44.2%，T 辅助细胞数 32.3%，T 抑制细胞数 9.4%，均低于正常值。CRP 63.79mg/L，补体 C3 1.26U/mL，补体 C4 0.15 U/mL，补体 CH_{50} 52.70U/mL，pANCA 检测阳性，cANCA 阴性，抗核抗体阳性，双链 ds-DNA 抗体阳性，血沉 133mm/h。肺穿刺活检病理提示间质高度纤维增生，散在性炎性细胞浸润，灶性加重，肺泡未见明显病变（图 75-2）。

【进一步考虑诊断】

显微镜下多血管炎。

【诊断依据】

pANCA 检测阳性。肺穿刺活检病理提示间质高度纤维增生，散在性炎性细胞浸润。

【下一步诊疗计划】

① 予甲泼尼龙 500mg/d，静脉滴注，同时口服吗替麦考酚酯胶囊 0.5g/d。

② 根据药敏结果仍抗感染。

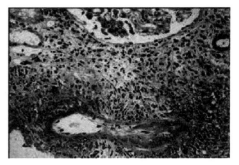

图 75-2　肺穿刺活检病理

2 天后脱离机械通气，3 天后体温趋于正常，咳嗽、气促好转，血肌酐从 308μmol/L 降至 114μmol/L，治疗 2 周后复查 ANCA 阴性，复查胸片明显吸收。于 6 月 7 日复查 CT 示两肺弥漫性渗出完全吸收。目前口服泼尼松 30mg/d 和吗替麦考酚酯胶囊 0.25g/d，门诊随诊。

【最后诊断】

显微镜下多血管炎并重症肺炎。

【诊断依据】

发热，咯血，咳血丝痰。各关节活动轻度受限。尿蛋白（＋），沉渣红细胞 120/μL，白细胞 58/μL；血肌酐 308μmol/L。贫血 Hb 68 ～ 72g/L。pANCA 检测阳性。肺穿刺活检病理提示间质高度纤维增生，散在性炎性细胞浸润。体温 38.5 ～ 39.8℃。血常规 WBC 20.2×10⁹/L，N 90%；胸片示两肺弥漫性渗出；呼吸衰竭。痰培养示嗜麦芽窄食单胞菌、铜绿假单胞菌。

【讨论及评析】

显微镜下多血管炎（MPA）是多脏器受累的自身免疫性疾病，基本病理改变为血管壁的炎症及纤维素样坏死。主要累及小血管，包括微动脉、微静脉及毛细血管，伴或不伴中小动脉受累的节段坏死性血管炎。以累及肺、肾等器官最常见。MPA 肺受累的特点多报道以咯血或出血为主要表现，约 75% 的 ANCA 相关小血管炎患者具有。MPA 是中性粒细胞胞浆抗体（ANCA）相关性血管炎的一种，ANCA 在原发性小血管炎的发病机制中起着重要作用，据报道 ANCA 在 MPA 的阳性率一般 75％，多为外周中性粒细胞胞浆抗体（P-ANCA），而且滴度的变化与疾病活动性相关，治疗后随病情的好转滴度明显下降，因此检测 ANCA 对 MPA 的诊断有帮助，并可用于判断临床病情活动和复发。

随着对 MPA 认识的逐步提高，国外文献报道显微型多血管炎肺部受累患者越来越多，其中超过一半的病例表现为咯血、痰中带血，部分患者可有肺大出血；半数以上患者有肺部阴影，少数病例表现为肺间质纤维化，肺内多发结节和多发薄壁空洞，甚或单纯胸膜病变，多数不能及时确诊，易被误诊为肺部感染、肺结核和肿瘤等，正如本病例。

ANCA 相关小血管炎的一些早期临床特点，如发热、肌肉关节疼痛和皮疹等，本例患者早期并无，比较隐匿，在临床上必须引起足够重视以免漏诊误诊。多数微血管炎患者实验室检查还有贫血，且贫血与出血或肾功能下降不平行是其一大特点，同时多有血白细胞计数升高、C反应蛋白升高和血沉明显增快，本例患者基本相符。

　　总之，对于有多系统受累、肺肾综合征、久治不愈的肺部感染或炎症、与出血或肾功能下降不平行的贫血者、血沉显著增快和血白细胞增高，应考虑到ANCA相关小血管炎的可能性，及早进行ANCA检测和相关检查（包括经皮肺活检等），使患者得到早期诊断和及时治疗，对于改善预后极为重要。目前，对显微型多血管炎的患者诊断和治疗，可参照中华医学会风湿病学分会颁布的显微镜下多血管炎诊治指南。

（李建斌）

参考文献

［1］ Kelly W, Harris E, Ruddy S, et al.J extbook of Rheumatology. the sixth edition. Volume2, United State of America:W.B.Saunders Company, 2001 May, 68(8): 1176-1181.

［2］ Takahashi K, Hayashi S, Ushiyama O et al. Development of microscopic polyangiitis in patients with chronic airway disease. Lung. 2005 Jul-Aug, 183(4): 273-281.

［3］ Travis W D. Pathology of pulmonary vasculitis. Semin Respir Crit Care Med, 2004 Oct, 25(5): 475-482.

［4］ Lhote F, Cohen P. Genereau Microscopic Polyangiitis:clinical aspects and treatment.Ann Med lnterne(paris), 1996, Sep, 147(2): 165-177.

［5］ Short A K，Zhao M H, Lockwood C M.Autoantibodies:their usefulness in distinguishing different forms of vasculitis.International Yearbook of Nephrology Dialysis Transplantation.Nephrol Dialy Transplant, 1995 Mar, 10(Supple): 61.

［6］ Zhao M H, Lockwood C M. ANCA defienes clinical disease manifestations of vasculitis. Sarcoidosis vasculitis and diffuse lung Diseases, 1996 Aug，13（3）: 221-226.

［7］ Kuboshima S, Tsuruoka K, Shirai S, Sasaki H, et al. An autopsy case of microscopic polyangiitis complicated with pulmonary aspergilloma and cytomegalovirus pneumonia. Nippon Jinzo Gakkai Shi, 2007, 49(2):125-129.

［8］ Katae M, Takahashi K, Noto K, et al. Microscopic polyangitis with pleuritis as the only pulmonary complication. Nihon Kokyuki Gakkai Zasshi, 2000 Mar, 38(3): 217-222.

［9］李建斌. 显微镜下多血管炎合并重症肺炎1例报道. 中国误诊学杂志，2007, 7(24): 5940-5941.

［10］朱元珏、陈文彬. 呼吸病学. 北京：人民卫生出版社，2003.

第76章 发热、双肺多发病变

【病历资料】

一般资料：患者女性，57岁，农民。因咳嗽、咳痰、间断痰中带血、低热、消瘦4月以"双肺阴影待查"收入院。患者于2006年4月无明显诱因出现咳嗽，咳少量白色黏痰，间断痰中带血丝，并伴见低热，体温波动于37.5～37.9℃，乏力，胃纳差，消瘦，体重较前减轻5kg多，无盗汗。当时尚可行走活动。外院根据胸CT示双肺多发浸润阴影（图76-1）。在某三甲医院感染科诊断为"肺结核"，给予INH、RFP、PZA、EMB联合左氧氟沙星针抗结核治疗2个月，症状加重，体重较前减轻15kg多，并出现气促，不能平卧，无双下肢水肿。复查胸部CT示双肺多发浸润阴影较前明显增多、增大，又拟诊"葡萄球菌肺炎"，予以万古霉素针抗感染治疗1个月，病情进一步恶化，伴头晕、左耳痛，听力下降，左眼疼痛，不能行走，坐着轮椅入院。为进一步诊治转入我院。患者既往有慢性胃窦炎病史。长期从事农活，近期无皮肤外伤史，无农药接触史。

查体：T 36.5℃，P 85次/分，R 23次/分，BP 130/70mmHg。神清，慢性病容，贫血貌，恶病质，被动体位。球结膜充血。口腔黏膜见多个溃疡面。胸廓无畸形，双侧呼吸运动对称，语颤对称，未触及胸膜摩擦感，双肺叩诊清音，听诊呼吸音减弱，双下肺可闻及湿啰音，未闻及干啰音。心界大小正常，可闻及早搏，各瓣膜听诊区未闻及杂音。腹软，肝脾未触及。其余检查（-）。

辅助检查：血常规示WBC 12.2×10^9/L，N 75.6%，L 19.7%，RBC 2.66×10^{12}/L，Hb 68g/L，PLT 343×10^9/L。血 K^+ 3.11mmol/L，Na^+ 133.1，Cl^- 94.3，Ca^{2+} 2.16mmol/L。尿常规正常。肝功能ALT 48U/L，AST 78U/L，ALP154 U/L，TP 58.4g/L，ALB 23.4g/L。血 Cr 51.6mmol/L，BUN 0.95mmol/L。TG 1.08mmol/L，Cho 12.99mmol/L，UHDL 0.79mmol/L，LDL 1.98mmol/L。TB 8.6mmol/L，UDB 4.2mmol/L，IBI 4.4mmol/L。PT 15.0 Sec，PT-INR 1.02，FIB 5.54g/L，APTT 39.6s。ESR 88mm/h。血气分析示pH 7.52，PaO_2 136mmHg，$PaCO_2$ 28mmHg，HCO_3^- 23mmol/L。C反应蛋白9mg/L。痰培养（-）。PPD（-）。心电图示频发性房性早搏伴室内差异性传导，心肌劳损，窦性心动过速。B超示肝、胆、脾、胰腺、双肾未见异常。

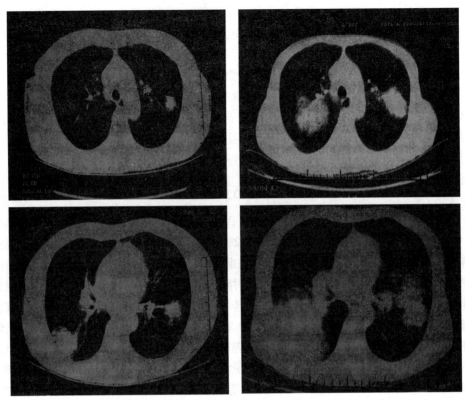

图 76-1　双肺多发团块状阴影，部分边缘不清

【初步诊断】

（1）发热原因待查。

① 原发性支气管癌？

② 肺炎？

（2）慢性胃窦炎。

【诊断依据】

1. 发热原因待查

① 原发性支气管癌依据：患者为中年女性，咳嗽、咳痰、间断痰中带血、气促。伴有乏力，胃纳差，消瘦明显，双下肺可闻及湿性啰音。外院胸部 CT 示双肺多发浸润阴影。

② 肺炎依据：患者为中年女性，咳嗽、咳痰、间断痰中带血、发热、消瘦 4 个月。血常规示 WBC 12.2×10^9/L，N 75.6%，L 19.7%，RBC 2.66×10^{12}/L，Hb 68g/L。痰找脱落细胞检查未见癌细胞。外院胸部 CT 示双肺多发浸润阴影。考虑诊断为肺炎。

2. 慢性胃窦炎

依据：患者既往有慢性胃窦炎病史。

【下一步诊疗计划】

1. 检查计划

① 痰找脱落细胞检查。

② 肿瘤标志物检查。

③乙型肝炎标志物、丙型肝炎标志物、人免疫缺陷病毒抗体、梅毒初筛试验。

④复查胸部 CT。

⑤支气管镜检查。

2. 治疗计划

①抗感染治疗：头孢哌酮 - 舒巴坦针 2.0g，静脉滴注，每日 2 次。

②吸氧。

③必要时吸痰。

　　肿瘤标志物检查示 AFP 4.82ng/mL，CEA 4.08ng/mL，CA125 36.5kU/L，CA153 40.83kU/L。HBsAg（-），HBsAb（-），HbeAg（-），HbeAb（-），HbcAb（-）。丙型肝炎标志物（-）、人免疫缺陷病毒抗体（-）、梅毒初筛试验（-）。痰找脱落细胞未见癌细胞。我院胸部 CT 示：右肺上叶后段、下叶背段、后基底段及左肺上叶尖后段、下叶前基底段均见不规则阴影，边缘模糊，内见多发低密度溶解空洞。纵隔未见明显淋巴结肿大。右侧胸腔及右侧斜裂胸膜增厚，右侧少量胸腔积液（图 76-2）。

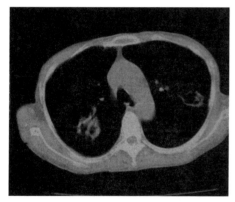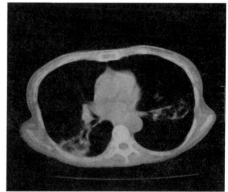

图 76-2　多发阴影中见不规则空洞

【进一步考虑诊断】

（1）发热原因待查。

①肺炎、金黄色葡萄球菌肺炎？

②肺血管炎？

（2）慢性胃窦炎。

【诊断依据】

1. 发热原因待查

①肺炎依据：患者咳嗽、咳痰、发热。血白细胞计数及中性粒细胞增加。胸部 CT 示双多发不规则阴影，边缘模糊，内见多发低密度融解空洞。纵隔未见明显淋巴结肿大。右侧胸腔及右侧斜裂胸膜增厚，右侧少量胸腔积液。考虑金黄色葡萄球菌肺炎可能。

②肺血管炎依据：患者咳嗽、咳痰、间断痰中带血、低热、消瘦 4 个月。头晕、左耳痛，听力下降，左眼疼痛，球结膜充血。口腔黏膜见多个溃疡面。血沉明显增快。胸部 CT

示双肺多发浸润阴影进展为双肺多发不规则边缘模糊阴影，内见多发低密度溶解空洞。抗结核2月及万古霉素抗感染效果欠佳。因此，肺结核及肺炎诊断可能不正确，需考虑其他疾病，如肺血管炎。

2.慢性胃窦炎

依据同前。

【下一步诊疗计划】

1.检查计划

① 抗核抗体谱。

② 抗中性粒细胞胞浆抗体（ANCA）。

2.治疗计划

① 抗感染治疗：万古霉素0.5g，静脉滴注，每8h1次。

② 辅助治疗。

应用万古霉素治疗5天，患者病情无减轻，仍发热、咳嗽，痰中带血。因患者不能耐受支气管镜检查无法进行。

抗核抗体初筛结果，核均质型阴性、核颗粒型阴性、核仁型阴性、胞浆型阴性。ANCA结果pANCA（-），cANCA（+）

【最后诊断】

① 韦格纳肉芽肿。

② 慢性胃窦炎。

【诊断依据】

1.韦格纳肉芽肿

依据：患者咳嗽、咳痰、间断痰中带血、低热、消瘦4个月。头晕、左耳痛，听力下降，左眼疼痛，球结膜充血。口腔黏膜见多个溃疡面。血沉明显增快。胸部CT示双肺多发浸润阴影进展为双肺多发不规则边缘模糊阴影，内见多发低密度融解空洞。抗结核2月及万古霉素抗感染效果欠佳。ANCA检查pANCA（-），cANCA（+）。

2.慢性胃窦炎

依据同前。

【治疗计划】

应用肾上腺皮质激素，泼尼松片35mg［按1mg/（kg·d）］口服。

经泼尼松治疗2周后患者症状明显改善，咳嗽、咳痰明显减少，无咯血，无发热，体重较前增加10kg，查体肺部湿啰音较前减少，复查胸CT示双肺病灶较前吸收，病灶范围均减少，空洞样病灶洞壁变薄，各病灶周围渗出性阴影减少，右侧胸腔积液减少。可自行下床活动。病情好转出院。院外口服泼尼松片50mg［按1mg/（kg·d）］联合环磷酰胺100mg［按2mg/（kg·d）］，随诊3个月，临床症状、体征消失，在家可从

事家务劳动。复查 ANCA (-)。胸 CT 示右肺叶、左肺上叶舌段和左肺下叶已吸收,其余与前片同 (图 76-3)。

　　患者自第一次住院出院后应用肾上腺皮质激素、环磷酰胺治疗,一直在我院呼吸内科门诊随诊。至 2011 年,生存期达到 5 年,患者已经 62 岁了。几年中曾因肺部感染在我科住院数次。后因左上肢化脓性感染、皮肤感染、肺部感染病呼吸衰竭,治疗效果欠佳而放弃治疗自动出院。

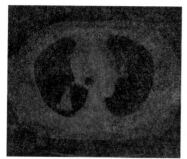 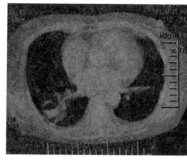 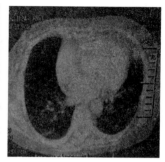

图 76-3　复查胸 CT 示右肺叶、左肺上叶舌段和左肺下叶已吸收,余与前片同

【讨论】

　　韦格纳肉芽肿（WG）是一种病因不明的中、小血管坏死性肉芽肿性炎性疾病。主要累及上下呼吸道和肾脏,也可同时累及其他脏器。临床上分全身型和局限型。全身型有上下呼吸道肉芽肿、坏死性血管炎和肾小球肾炎三种病变;局限型病变仅局限在呼吸系统,无肾脏损害。男、女均可发病,男略多于女,可见于任何年龄,但发病高峰期在 40 ~ 50 岁。其病因尚不清楚,多数认为与免疫反应异常有关。

　　本例主要表现有咳嗽、咳痰、间断痰中带血、发热、消瘦,后期出现气促、中耳炎、巩膜炎、口腔溃疡。实验室检查血常规有白细胞增高,小细胞性贫血;血沉加快;C 反应蛋白升高;cANCA (+)。胸 CT 有 "三多一洞一液" 特点。① 多样性:肺部病灶呈球状、粟粒状、结节状。② 多发性:肺野多处同时或先后出现,以中下肺野居多,常侵犯双侧。③ 变性:肺部病变短时间内变化较大,可增大或缩小,一处消失后在另外又有新病灶出现。④ 空洞形成:肉芽肿有易发生坏死倾向,常形成空洞。⑤ 炎症渗出:单侧或双侧积液。以往认为,WG 的诊断除需具有系统性血管炎的临床表现、上下呼吸道炎症性病变以及坏死性肾小球肾炎以外,组织病理上必须具有炎症性肉芽肿的证据才能确立诊断,但组织活检具有一定危险性,并且表浅的黏膜、皮肤组织由于受局部炎症和感染性病变的影响,往往难以提供明确的诊断依据。近年来有作者认为,只要临床具有血管炎综合征、上或下呼吸道炎症及肾炎综合征,同时伴有高滴度 cANCA 即可诊断为 WG。本例临床具有血管炎综合征表现、下呼吸道炎症,同时伴有高滴度 cANCA,故临床诊断为 WG。

　　循证医学证实大多数 WG 患者对糖皮质激素和环磷酰胺反应良好。临床 WG 的治疗包括三个阶段:诱导治疗、缓解期维持治疗和复发时的治疗。诱导治疗通常采用泼尼松 [按 1mg/（kg·d）] 联合 CTX [按 2mg/（kg·d）] 治疗;缓解期维持治疗常在病情缓解后的 3 ~ 6 个月内停用激素,并继续用 CTX 至 12 个月然后减量,每 2 ~ 3 个月减 25mg 直至停药;复发时的治疗较常采用的是恢复最初的诱导治疗方案。本例给予泼尼松片 50mg 联合环磷酰胺片 100mg 诱导治疗 3 个月，临床症状、体征消失，复查 ANCA（-），胸 CT 病灶大部分吸收好转。缓解期泼尼松片减量每周减 5mg 至停用，环磷酰胺片 100mg 继续用至 1 年。

在免疫抑制药应用于 WG 治疗后，WG 并不是一种严重的致死性疾病，但本病是一种较少见的疾病，易造成误诊。本例患者以咳嗽、咯血、低热、消瘦起病，早期 X 线表现为渗出性病变，继而空洞形成，出现单侧胸腔积液，临床极易与肺结核相混淆。故提高临床医生对本病的认识，早期明确诊断和治疗可提高患者的生存率。

【评析】

本例误诊时间长、所走弯路多。患者因咳嗽、咳痰、间断痰中带血、低热、消瘦 4 个月在外院住院，初步诊断为肺结核、肺炎，住院 1 月余，抗结核、抗感染治疗无效。尤其是出现眼部病变、耳痛，应及时考虑诊断是否正确。患者在外院住院治疗后，病情不仅没有好转，反而加重，出现行走困难。临床医生此时不应满足当时的初步诊断。要及时拓展思路，进一步做有关检查，做出正确诊断，调整治疗方案，才能救患者生命与垂危之中。患者自就诊住院至确诊时间长达 2 月余，不能不说是一个教训。明确诊断并及时调整治疗方案后，效果明显。患者步行出院，在家可从事家务劳动。患者自确诊至 2011 年历经 5 年，与文献报告韦格纳肉芽肿生存期相符。

（李羲　黄华萍）

参考文献

[1] 蔡柏蔷，李龙芸主编. 协和呼吸病学. 北京：中国协和医科大学出版社，2004.

[2] 黄华萍，韩忠，李华. 韦格纳肉芽肿误诊一例. 临床肺科杂志，2008, 13(9): 1224-1225.

第 77 章 发热、皮疹、颈部淋巴结肿大

【病历资料】

一般资料：患者男性，38 岁，厨师。因发热 25 天于 2011 年 10 月 6 日入院。患者于 9 月 11 日淋雨后出现发热，当时未测量体温，伴头痛、畏寒，无鼻塞、流涕，无咽痛，无咳嗽、咳痰，无胸闷、气促，无恶心、呕吐，无腹痛、腹胀，无尿频、尿急、尿痛，无关节疼痛，未做任何处理，体温可自行下降，但反复。9 月 17 日体温高达39.5℃，前往我院门诊就诊，诊断急性上呼吸道感染，给予阿奇霉素联合喜炎平针治疗 4 天，仍间断发热，出现全身皮疹，伴瘙痒，夜间明显，换口服中药汤剂治疗，无效。10 月 5 日 11 时体温再次升高达 39.8℃，伴咽痛、全身肌肉酸痛，双下肢明显，行走困难，伴头昏，无视物模糊，自服感康后体温下降至正常，今为进一步明确诊治收治我科。病程中，患者精神欠佳，饮食、睡眠一般，大小便正常，体重无明显改变。既往有颈部淋巴结肿大病史，未进行诊治。有湿疹病史，表现为胸前皮肤皮疹。有吸烟史 20余年，约 20 支 / 日。无嗜酒史。

查体：T 39.0℃，P 76 次 / 分，R 20 次 / 分，BP 100/70mmHg。发育正常，营养中等，精神疲倦，神志清楚。胸前、背部、四肢可见暗红色斑片状皮疹，无渗出，无脱屑。右侧颈部可触及 2 个肿大淋巴结，最大约 1.5cm×1cm，左侧可触及一个大小约 1cm×1cm的肿大淋巴结，质软，无压痛，活动度好，无粘连。巩膜无黄染。口唇无苍白，咽部充血，双侧扁桃体无肿大，伸舌居中。双侧甲状腺无肿大。胸廓对称，双肺叩诊清音，双肺呼吸音清，未闻及干、湿性啰音。心界不大，心率 76 次 / 分，律齐，各瓣膜听诊区未闻及杂音。腹部检查（-）。四肢关节无红肿，双下肢无水肿，双侧小腿腓肠肌压痛，左侧明显，四肢肌力、肌张力正常，生理反射存在，病理反射未引出，脑膜刺激征阴性。

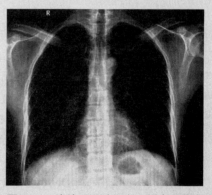

图 77-1 胸片示双肺及心、隔未见异常

辅助检查：血常规示 WBC $30.10×10^9$/L，N 83.4%。尿常规示尿胆原 33μmol/L。双肺及心隔平片未见异常（图 77-1）。

【初步诊断】

（1）发热。

①感染性发热？

　　② 皮肌炎?

　　（2）湿疹?

【诊断依据】

　　1. 发热

　　① 感染性疾病依据：青年男性，受凉后发病，有畏寒发热、咽痛、头痛、全身肌肉酸痛，感染血象，考虑感染性发热。目前部位不明确，无咳嗽、咳痰，无肺部体征，胸片正常，肺部感染依据不足，建议行胸 CT 进一步排除；心脏听诊未闻及杂音，建议行心脏彩超进一步排除感染性心内膜炎；无腹痛及腹泻，无黄疸，无腹部体征，消化道感染依据不足，建议行肝功能、腹部 B 超检查以进一步排除；无尿频、尿急、尿痛，尿常规正常，排除尿路感染；有头痛，无恶心呕吐，脑膜刺激征（-），脑膜炎依据不足，请神经内科会诊进一步排除。病原体不明确，结合海南地区流行病学，立克次体感染高发，且患者有皮疹、颈部淋巴结肿大，建议行外斐试验以进一步排除。

　　② 皮肌炎依据：有发热、皮疹、全身肌肉酸痛症状，查体双侧小腿腓肠肌压痛，可行肌酶学检查、肌电图以进一步排除。

　　2. 湿疹

　　依据：既往有湿疹病史，现胸前、背部、四肢可见斑片状皮疹，无渗出，伴瘙痒，建议请皮肤科会诊以协助诊断。

【下一步诊疗计划】

　　1. 检查计划

　　① 血生化、感染性疾病组套、ESR、血培养 + 药敏试验。

　　② 肥达、外斐试验、ANA 抗体初筛。

　　③ 心电图、腹部 B 超、泌尿系 B 超、心脏彩超。

　　④ 颈部淋巴结活检术。

　　2. 治疗计划

　　① 抗感染：哌拉西林 - 他唑巴坦针 4.5g，iv gtt，bid；左氧氟沙星针 0.3g，iv gtt，qd。

　　② 降温等对症治疗。

　　粪常规正常。肝功能示 ALT 148U/L，AST 95U/L，ALP 226U/L，ALB 28.5g/L，GLB 43.6g/L，TBIL 21.5μmol/L，DBIL 8.24μmol/L。肌酶学正常。感染性疾病组套：RCRP 101.5mg/L，HPT 2.99g/L，AAG 1.7g/L，AAT 1.97g/L，FIB 7.35g/L。红细胞沉降率 94mm/h。肿瘤 12 项示铁蛋白 >600ng/mL，余项正常。血培养无细菌生长。抗核抗体（-）。抗双链 DNA 抗体（-）。甲肝抗体（-）。戊肝抗体（-）。传染病筛查组套（-）。肥达试验（-）。外斐试验（-）。凝血四项（-）。血气分析正常。心电图示窦性心律。腹部彩超示轻度脂肪肝、脾大。泌尿系彩超示前列腺稍大并多发钙化灶。心脏彩超示二尖瓣、三尖瓣及肺动脉瓣轻度反流，心功能未见异常。皮肤科会诊考虑：湿疹。

【下一步治疗计划】

①护肝：还原型谷胱甘肽针 1.2g，iv gtt，qd。

②抗过敏：依匹斯汀胶囊 10mg，qd。

经上述治疗，患者体温逐渐下降至正常，咽痛、肌肉酸痛明显好转，行走自如，无头昏。患者及家属因颈部淋巴结在发病前已有肿大，暂不同意行淋巴结活检术。10月 11 日又出现发热，体温 37.8℃。查体同前。辅助检查：复查肝功能示 ALT 148U/L，AST 95U/L，ALP 226U/L，ALB 28.5g/L，GLB 43.6g/L，TBIL 21.5μmol/L，DBIL 8.24μmol/L。加用复方甘草酸镁针 80mg iv gtt qd 降酶治疗。10月 12 日体温升至 39.3℃，无其他不适。感染性疾病不能排除，予以停用哌拉西林 - 他唑巴坦针及左氧氟沙星针，换用美罗培南针 0.5g，iv gtt，q8h 加强抗感染。

【下一步检查计划】

骨髓穿刺术。

骨髓涂片：感染性骨髓象。

【进一步考虑诊断】

①感染性发热。

②肝功能损害，感染引起的肝功能损害可能性大。

【诊断依据】

1.感染性发热

依据：自 10月 6 日开始抗感染后全身症状好转，骨髓涂片示感染性骨髓象，发热反复考虑抗生素不能覆盖病原体可能性大。

2.肝功能损害

依据：肝功能检查转氨酶、胆红素呈进行性升高，病毒性肝炎抗体阴性，腹部 B 超示脂肪肝，考虑感染引起的肝功能损害可能性大。

【下一步检查计划】

①胸部 CT。

②颈部淋巴结活检术。

胸部 CT：①左肺下叶轻度感染灶，双肺下叶基底段胸膜下线形成。②双肺上叶小叶性肺气肿，以右侧明显。③纵隔内数个淋巴结（图 77-2、图 77-3）。肺功能检查示轻度限制性通气功能障碍（VC$_{实测/预测}$ 72.5%）。右颈部淋巴结组织病理示淋巴结增生性病变，伴有朗格汉斯细胞及组织细胞增生。淋巴结活检免疫组化（图 77-4）示 CD20 和 CD79a（+，滤泡为主），CD3 和 CD45RO（+，副皮质区为主），CD68（+，散在，滤泡和副皮质区比例基本相同），CDLa 和 S-100（+，副皮质区结节内细胞），PLAP（-），

EBER（－），VIM（＋）。但究竟是 LCH 抑或皮病性淋巴结炎存在争议。然而，皮病性淋巴结炎的淋巴结肿大仅限于受侵皮肤的局部，综合患者临床表现，累及多个器官，确立诊断为 LCH。

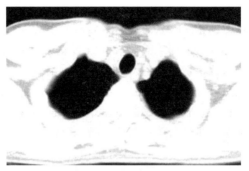

图 77-2　胸部 CT 示双肺上叶多发大小不一低密度区，右侧明显

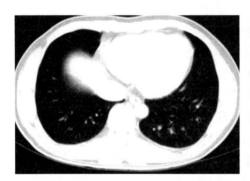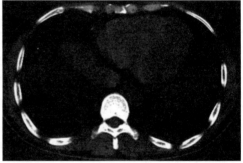

图 77-3　胸部 CT 示左肺下叶少许片絮状影，双下肺基底段胸膜下条状影

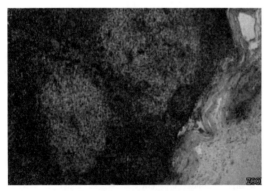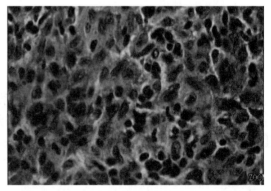

图 77-4　光镜所见淋巴结内滤泡及副皮质区均增生，以副皮质区明显，内见多个结节状病灶，结节内由组织细胞样细胞组成。免疫组化：结节内细胞 CD1a、S-100（＋）

【最后诊断】

朗格汉斯细胞组织细胞增生症。

【诊断依据】

青年男性，有吸烟史，发热、皮疹、肝功能损害、淋巴结肿大，抗感染治疗无效，淋

巴结组织病理见淋巴结增生性病变，伴有朗格汉斯细胞、组织细胞增生，诊断成立。

【下一步诊疗计划】

1. 检查计划

① 肝脏 CT、头颅 MRI。

② SPECT。

2. 治疗计划

① 停用抗生素。

② 泼尼松片 10mg，tid。

③ 护肝。

　　肝脏 CT 示非均匀性脂肪肝。头颅 MRI 示未见明显异常。SPECT 示全身骨骼影响未见明显异常。

　　10 月 28 日泼尼松片使用 6 天后，患者体温恢复正常，无其他不适症状，胸前、背部皮疹消退，双下肢可见少许散在斑片状皮疹。复查肝功能示 ALT 170.87U/L，AST 95U/L，ALP 228U/L，TBIL 12.03μmol/L，DBIL 4.17μmol/L。给予出院，出院后继续口服泼尼松片治疗。

【讨论】

　　本例患者，青年男性，有吸烟史，既往有颈部淋巴结肿大病史，有"湿疹"病史。淋雨受凉后出现发热，伴头痛、畏寒，无呼吸道感染症状，门诊抗生素治疗无效。查体：T 39.0℃，P 76 次 / 分，R 20 次 / 分，BP 100/70mmHg。精神疲倦，胸前、背部、四肢可见暗红色斑片状皮疹，无渗出。右侧颈部可触及 2 个肿大淋巴结，最大约 1.5cm×1cm，左侧可触及一个大小约 1cm×1cm 的肿大淋巴结，质软，无压痛，活动度好，无粘连。双侧小腿腓肠肌压痛，左侧明显。其他系统检查（-）。辅助检查：感染血象。肝功能损害。ESR、RCRP 明显增高。感染性骨髓象。临床考虑感染性发热，部位不明确，给予广谱抗感染治疗，体温正常 2 天后再次出现发热，最高达 40.7℃，分析其可能原因：① 抗生素不能覆盖病原体？换用强有效抗生素美罗培南治疗无效，不支持；② 二重感染？年轻人，无糖尿病、HIV 等免疫功能受损疾病，抗生素使用时间短，出现二重感染可能性小；③ 非感染性发热？患者有皮疹、淋巴结肿大、肝损害，抗感染无效，需要考虑非感染性发热。最后经淋巴结活检，朗格汉斯细胞组织细胞增生症诊断明确。予以泼尼松片治疗 6 天后体温恢复正常，全身症状消失。

　　朗格汉斯细胞组织细胞增生症（Langerhans cell histiocytosis，LCH）是一组疾病的总称，以过量活化的朗格汉斯细胞（Langerhans cell，LC）在器官内增殖、浸润为特征性标志，可有多系统受累，包括肺、骨、皮肤、前列腺、肝脏、淋巴结和胸腺等，唯一流行病学相关因素是吸烟，大约超过 90% 的患者有吸烟史。临床以发热、朗格汉斯细胞及组织细胞增生的器官形态及功能改变为主要表现，40% ～ 80% 患者有皮损，且出现早；淋巴结受累以颈部淋巴结最常见，其次为腹股沟淋巴结；肝脏受累可从胆汁淤积到肝门严重的组织细胞浸润导致肝脾大、肝功能异常和黄疸。可自然缓解也可复发。诊断主要依据为病理组织学，LCH

的镜下诊断必须具备：① 典型的朗格汉斯细胞（LC）大量增生，伴嗜酸粒细胞浸润，可杂有组织细胞但为反应成分；② S-100 蛋白及 CD1a 阳性；③ 电镜下可找到 B irbeck 颗粒。但日常中符合①、②两项亦可诊断。由于各医院医疗设备和技术水平差异，往往难以对 LCH 做出确定诊断，主要依靠临床表现、放射线检查、普通病理学检查做出诊断。临床误诊率高，临床上如有不明原因发热，还有皮疹、肝脾肿大、咳嗽、淋巴结肿大、颅骨缺损等表现时，还应考虑包括 LCH 等少见病。

【评析】

从该病例的诊治过程中，我们有以下几点体会。

1. 发热、外周血白细胞及中性粒细胞升高以及感染性骨髓象是 LCH 的非典型临床表现

本例患者起病时发热，伴有外周血白细胞及中性粒细胞明显升高，出现感染性骨髓象，是临床医生误入"感染性发热"诊断歧途的罪魁祸首，这一点应该引起重视。其结果一是患者花费大，经济负担增加。一是治疗无效，患者继续承受疾病折磨。此时，只有及时评价治疗效果，积极转变诊断思路，方能扭转乾坤，从而挽救生命。

2. LCH 给予糖皮质激素泼尼松治疗以 12 个月后减量至停用为宜

我们共收治 LCH 3 例，1 例经泼尼松治疗症状曾一度缓解，1 个月后减量过程中出现病情恶化而放弃治疗；1 例经规范泼尼松治疗 1 年后减量至停用，现患者肺功能稳定；1 例经泼尼松治疗症状很快缓解，因减量过快，出现病情反复。

（刘畅　黄华萍　李羲）

参考文献

[1] Vassallo R, Ryu J H, Colby T V, et al. Pulm on ary langerhans-cell histiocytosis. N Engl J Med, 2000, 342(26): 1969-1978.
[2] 郭智，何学鹏等. 朗格汉斯细胞组织细胞增生症 3 例临床分析. 实用癌症杂志，2010, 25(4): 402-404.
[3] 黄华萍，李羲. 朗罕细胞组织细胞增多症误诊 1 例. 临床肺科杂志，2009, 14(1): 127-128.

第78章 难治性哮喘合并嗜酸粒细胞升高、肾功能不全

【病历资料】

一般资料：患者女性，59 岁，农民。因"反复发作性喘息 2 年，伴发热 1 周"于 2008 年 7 月 14 日急诊入院。患者 2 年前因受凉后鼻塞、流涕、咳嗽伴喘息，以夜间为著，在当地医院诊断为"支气管炎"，治疗无效。随后在福州某医院五官科诊断为"过敏性鼻炎、慢性鼻窦炎"，治疗效果欠佳。2006 年 8 月 20 日因喘息发作收住福州某医院，诊断为"支气管哮喘"，经甲泼尼龙静滴后症状好转，改泼尼松口服，并予吸入激素治疗。10 天后出院但哮喘未完全控制，口服泼尼松 10 ～ 30mg/d。此后因反复哮喘发作在当地医院住院 8 次，曾发生过心跳、呼吸骤停 1 次。近 1 年来口服甲泼尼龙片（美卓乐）8 ～ 24mg/d，曾吸入沙美特罗替卡松粉吸入剂（舒利迭）、信必可等，仍时有发作喘息，多于全身激素减量时明显。2008 年 2 月 19 日因喘息发作住入我院。入院时查嗜酸粒细胞 1.5%，经甲泼尼龙静滴，改信必可 4.5/160μg q8h 吸入等治疗后喘息缓解。出院前查嗜酸粒细胞 8%。出院后改舒利迭 50/500μg bid 吸入，长期甲泼尼龙片 6 ～ 8mg/d 口服，偶停药后感乏力、头晕，喘息无发作。此次入院前 1 周开始出现发热、轻咳，体温波动于 37.3 ～ 38.2℃，喘息无加重，无咳痰、咯血，无腰痛、尿急、尿痛，无腹痛。当地医院查血常规示白细胞 22.2×10⁹/L，中性粒细胞 0.40，予左氧氟沙星口服无效。遂转诊我院。既往无特殊病史。

查体：体温 36℃，脉搏 106 次/分，呼吸 22 次/分，血压 135/85mmHg，末梢氧饱和度 94%(吸空气)，神志清楚，全身皮肤见多发皮疹，双肺呼吸音清，双肺闻及少许哮鸣音，心界无扩大，心率 106 次/分，律齐，未闻及杂音，腹平软，无压痛、反跳痛，双下肢无水肿。

辅助检查：血常规示白细胞 14.4×10⁹/L，中性粒细胞 0.48，嗜酸粒细胞 0.284。尿常规示蛋白（+），潜血（+），红细胞 33.8/μL。肾功能示尿素氮 6.9mmol/L，肌酐 158μmol/L。心电图示窦性心动过速。C 反应蛋白 57.99mg/L，血沉 46mm/h。全腹 B 超示宫内置环，余未见异常。肺 CT 示右肺下叶背段及左肺下叶后基底段斑片状渗出影。

【初步诊断】

（1）喘息原因待查。

① 支气管哮喘？

② 心源性哮喘？

（2）发热原因待查。

① 肺部感染?

② 泌尿系感染?

（3）肾功能不全。

【诊断依据】

1. 喘息原因待查

① 支气管哮喘依据：患者有过敏性鼻炎，反复发作性喘息2年，夜间为著，且发作时可闻及肺部哮鸣音，经静滴甲泼尼龙或吸入激素治疗后症状可缓解，故可临床诊断支气管哮喘。

② 心源性哮喘依据：患者反复气喘发作，但均未出现端坐呼吸、咳粉红色泡沫痰，查体心界无扩大，未闻及奔马律，双肺底未闻及湿啰音，且既往无心血管基础病，故不支持本病，可查BNP、心彩超等协助诊断。

2. 发热原因待查

① 肺部感染依据：患者此次发病有发热、咳嗽，查体双肺闻及哮鸣音，肺CT示双肺散在斑片状渗出影，故需首先考虑肺部感染引起的发热。

② 泌尿系感染依据：患者有发热，但无尿频、尿急、尿痛等，尿常规示蛋白尿、血尿，未见白细胞，全腹B超示未见明显异常，故暂不支持，必要时可进一步查尿培养。

3. 肾功能不全

依据：根据入院查生化示肌酐均有升高，且有蛋白尿、血尿。

【下一步诊疗计划】

1. 检查计划

痰培养、尿培养、痰涂片革兰染色、痰涂片抗酸染色。

2. 治疗计划

① 一般处理：吸氧。

② 抗感染治疗：头孢吡肟2.0g，iv gtt，bid；氨溴索30mg，口服，tid。

③ 解痉：多索茶碱（安赛玛）0.2g，iv gtt，qd。

入院第3天，患者出现高热，体温最高达39℃。患者补充病史诉右前臂麻木感2周。气喘无加剧，仍有咳嗽，咳少量白痰，无肢体无力。

查体：神情，体温39℃,脉搏109次/分，呼吸23次/分，血压125/70mmHg，全身皮肤仍见多发皮疹，双肺呼吸音清，双肺闻及少许哮鸣音，心界无扩大，心率109/分，律齐，未闻及杂音，腹平软，无压痛、反跳痛，双下肢无水肿。

辅助检查：血常规示白细胞$24.4×10^9$/L，嗜酸粒细胞0.50，尿常规示尿蛋白（++），潜血（++）。痰培养示正常菌群生长。痰涂片未检出抗酸杆菌。尿培养2天无生长。复查肺CT示病灶较前增多，双上肺新增磨玻璃影，小叶间隔增厚，双下肺散在斑片状渗出影，双侧胸腔积液（图78-1）。

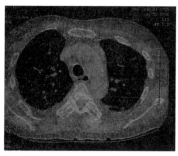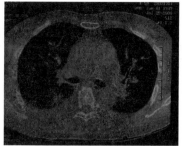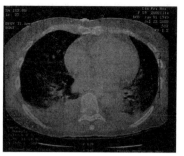

图 78-1　复查肺 CT

【进一步考虑诊断】

气喘、嗜酸粒细胞增高原因待查。

① 过敏性支气管肺曲霉病？

② 变应性肉芽肿性血管炎？

③ 肺嗜酸粒细胞增多症？

【诊断依据】

① 过敏性支气管肺曲霉病依据：患者有反复气喘的病史，外周血嗜酸粒细胞增多，肺部浸润影，需考虑本病的可能，可进一步查曲霉抗原划痕试验、曲霉抗原沉淀抗体、血清 IgE 水平等，但该病难以解释患者全身皮疹、右上肢肢体麻木、肾功能不全等。

② 变应性肉芽肿性血管炎依据：该患者有过敏性鼻炎和慢性鼻窦炎病史，有支气管哮喘，且难以控制，常因全身糖皮质激素减量时即再度发作，外周血嗜酸粒细胞升高，同时伴有肾损害，另肢体麻木需考虑有无神经炎可能。故本病应予考虑。

③ 肺嗜酸粒细胞增多症依据：是一组以嗜酸粒细胞增多并伴有咳嗽、胸闷、气急等症状，胸部影像可见肺部浸润影，但无哮喘和血管炎表现，故不支持本病。

【下一步诊疗计划】

1. 检查计划

① 肌电图。

② 肾脏穿刺。

③ 自身免疫全套。

2. 治疗计划

① 甲泼尼龙 40mg，iv gtt，qd。

② 肌电图示上下肢周围神经损害肌电图，运动、感觉纤维均受损。

③ 肾脏穿刺病理示肾小血管炎症。光镜下肾小球轻微病变，轻度肾小管间质病变，肾小血管周围炎；电镜下轻度系膜增生伴基底膜内皮下疏松、水肿，轻度肾小管间质病变，肾小血管周围炎。

④ 自身免疫全套包括 ANCA 均阴性。

患者于肾穿刺后当晚出现喘息再度发作并明显加重，咳嗽，咳泡沫痰，查脑钠素 35800 pg/mL，末梢氧饱和度 60% ~ 80%，经高频正压给氧无改善，考虑"急性左心

> 衰竭"，经强心、利尿、扩张血管、甲泼尼龙、气管插管机械通气等治疗后病情好转。
> 31h 后拔除气管插管停用呼吸机。进一步查心脏彩超示二尖瓣关闭不全 +++ ~ ++++，
> 二尖瓣稍增厚，左心室舒张功能降低。

【最后诊断】

变应性肉芽肿性血管炎。

【下一步治疗计划】

① 甲泼尼龙 iv gtt，200mg×3d，80mg×6d，后加用环磷酰胺 200mg 静滴，甲泼尼龙减量为 40mg/d。经治疗后患者未再发热，咳嗽、喘息缓解。

② 出院后口服甲泼尼龙片（美卓乐）48mg/d，并逐渐减量；环磷酰胺 0.4g/ 周。

【讨论】

本例患者，中年女性，发病初期主要表现为过敏性鼻炎、慢性鼻窦炎及支气管哮喘的病史，在治疗过程中发现经规律吸入 ICS+LABA 治疗，哮喘控制欠佳，需要间断服用全身糖皮质激素治疗后症状缓解，且全身激素减量时气喘常反复，属于难治性哮喘。难治性哮喘常见的危险因素如下。① 依从性差：未正确或规范吸入治疗。② 呼吸道感染：曲霉、肺炎支原体和衣原体感染可能起一定作用。③ 上气道病变未控制：鼻炎、鼻窦炎、阻塞性睡眠呼吸暂停低通气综合征（OSAHS）在难治性哮喘患者中十分常见。④ 环境致喘因素：有接触过敏性物质。⑤ 药源性：包括阿司匹林、青霉素及亚硫酸盐、酒石酸盐食物添加剂等。⑥ 胃食管反流（GRE）。⑦ 社会和心理因素。⑧ 烟雾暴露。⑨ 肥胖。除了以上因素，还需要注意排除类似哮喘发作的相关疾病，如过敏性支气管肺曲霉病和变应性肉芽肿性血管炎。本例患者主要表现为哮喘反复发作，血嗜酸粒细胞升高，右上肢麻木，肌电图示上下肢周围神经损害，肺部可见游走性浸润影，曾患有慢性鼻窦炎，还相继出现肾功能不全、心功能不全。根据 1990 年美国风湿病协会 (ACR) 制定变应性肉芽肿性血管炎的诊断标准：① 哮喘；② 外周血嗜酸粒细胞分类计数 >10%；③ 单发或多发性单神经病变或多发性神经病变；④ X 线表现为游走性肺部浸润；⑤ 鼻旁窦病变；⑥ 组织活检示血管外嗜酸粒细胞浸润。符合以上 6 条中的 4 条或 4 条以上者可诊断为 CSS，敏感性 85.0%，特异性为 99.7%。因此本病例临床诊断为变应性肉芽肿性血管炎成立。

变应性肉芽肿性血管炎是一种以过敏性哮喘、血和组织中嗜酸粒细胞增多、血管外坏死性肉芽肿为特征的系统性小血管炎。1951 年由 Churg 和 Strauss 首先描述，故又称 Churg-Strauss 综合征（Churg-Strauss Syndrome，CSS）。本病患者在出现嗜酸粒细胞增多和系统性血管炎症状前常有数年难治性哮喘的病史，因而很容易误诊。从哮喘发作到系统性血管炎出现时间平均为 3 ~ 4 年（2 个月至 30 年）。CSS 的诊断主要依靠临床表现、外周血嗜酸粒细胞增多和全身性血管炎的组织学改变。组织活检病理学检查是诊断 CSS 的重要依据。典型的病理改变包括：嗜酸粒细胞组织浸润（嗜酸粒细胞肺炎）、血管外肉芽肿形成、坏死性血管炎，但并非每例患者均会出现这三种病理特征。本病属于 ANCA 相关性小血管炎，ANCA 特别是核周型（pANCA）阳性对本病诊断有帮助，但阳性率仅 44% ~ 66%，ANCA 阴性不能排除 CSS。CSS 可累及许多器官，如肺（27% ~ 75%）、周围神经（58% ~ 78%）、皮肤（51% ~ 69%）、心脏（17% ~ 35%）、胃肠道（17% ~ 56%）和肾脏（0 ~ 50%）等。心血

管受累是常见的,可出现嗜酸粒细胞性心肌炎、冠状动脉炎、心包积液等,并进而导致充血性心力衰竭,约半数死亡与心血管损害有关。本病的治疗主要有糖皮质激素及免疫抑制药。疾病严重程度分级可以通过法国血管炎研究组织的5因素评分标准(five-factor score,FFS)来判断,以下5点中如果存在1点即计1分:① 蛋白尿大于1g/d;② 消化道受累;③ 肾功能不全,肌酐大于1.58mg/dL;④ 心肌病;⑤ 中枢神经系统受累。患者无以上危险因素存在(如FFS=0),可以单用糖皮质激素治疗;当患者有1个或1个以上危险因素时,可使用糖皮质激素加环磷酰胺治疗。

【评析】

从本例表现为以支气管哮喘、过敏性鼻炎首发表现的变应性肉芽肿性血管炎的诊治过程,我们有以下两点体会。

① 对于支气管哮喘患者,同时存在外周血嗜酸粒细胞升高,尤其是嗜酸粒细胞比例大于10%者,需注意排除类似哮喘发作的相关疾病如ABPA或CSS,并认真随访。

② 在支气管哮喘的诊治过程中,尤其是成年发病者若常规治疗难以奏效,表现为难治性哮喘者,应进一步查找原因,若出现全身多系统损害比如皮肤、肾脏、神经系统、胃肠道、心脏等,需考虑CSS的可能。

(姚秀娟　谢宝松)

参考文献

[1] 孟庆春,刘五一,郑燕彪.变应性肉芽肿性血管炎的诊治.河北医药,2011,33(16):2505-2507.
[2] 赵立.Churg-Strauss综合征.中国实用内科杂志.2008,28(8):628-630.
[3] 李天水,夏国光.变应性肉芽肿性血管炎的临床特点、治疗及预后新进展.重庆医学,2011,40(2):190-192.
[4] 林江涛,何权瀛,王长征等.难治性哮喘诊断与处理专家共识.中华结核和呼吸杂志,2010,33(8):572-577.
[5] 刘小鹏,尹文杰,沈建良.变应性肉芽肿性血管炎1例报告并文献复习.中国误诊学杂志,2012,12(3):505-507.

第79章　发热、痰中带血、双下肢疼痛、活动后气短半月，双下肢水肿3天

【病历资料】

一般资料：患者女性，30岁。因发热、痰中带血、双下肢疼痛、活动后气短半个月，双下肢水肿3天入院。该患半个月前无明显诱因下出现发热，具体体温不详，伴咳嗽、咳痰，给予抗感染治疗数日后症状略有缓解，体温恢复正常，但仍有咳嗽、咳白痰，无黄痰，并出现双下肢疼痛、活动后气短症状，偶有胸痛，偶有痰中带血，血量不大，鲜红色。3天前出现双下肢水肿，行下肢血管彩超发现深静脉血栓，行肺动脉CTA示双肺动脉栓塞、双下肢深静脉血栓形成。既往史：2006年曾诊断"特发性血小板减少症"。曾给予糖皮质激素治疗，间断复查血常规显示血小板仍低于正常，无进行性下降趋势。

查体：一般状态可，体温36.5℃，脉搏80次/分，呼吸18次/分，血压120/80mmHg，指脉氧饱和度93%。双肺呼吸音清晰，双下肺可闻及少量湿啰音。叩诊心界正常，心率80次/分，律齐，心音正常，$P_2>A_2$，无杂音及额外心音，无心包摩擦音，双下肢略水肿。

辅助检查：D二聚体902ng/mL。胸部CT示双肺散在片状、斑片状密度增高影，以双下肺为著。肺动脉CTA示双肺上叶动脉、右肺中叶动脉、双肺下叶动脉见有条片状充盈缺损，以两肺下叶为著。右肺下叶静脉密度欠均匀，其内似见条状低密度影（图79-1）。双侧下肢深静脉见条状充盈缺损，以左下肢深静脉为著。

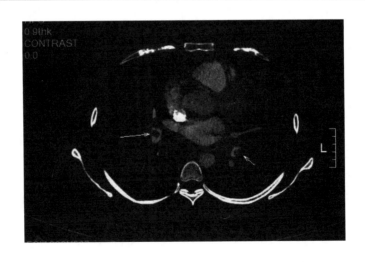

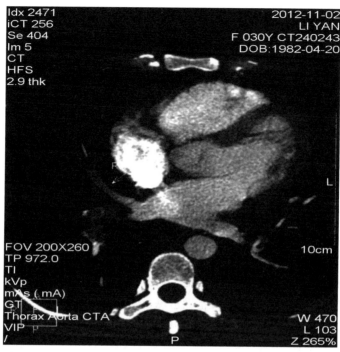

图 79-1　肺动脉 CTA

　　诊断提示：双肺动脉栓塞。右肺下叶静脉密度欠均匀，请结合临床，待除外栓塞所致。双下肢深静脉血栓。双下肢血管彩超示双侧下肢股总、股深、股浅、腘、胫前、胫后动脉内膜不厚，无斑块形成频谱形态、流速未见异常。双侧下肢股总、股深、胫前、胫后静脉血流自然充盈，压之能闭合，吸无反流。左侧股浅静脉中上段至中下段管腔内充满实性回声，无血流信号。右侧腘静脉内可见实性回声，仅可见星点状血流信号。超声提示：双侧下肢动脉未见明显异常，左侧股浅静脉血栓，右侧腘静脉血栓。

【诊断】

　　① 双肺动脉栓塞。

　　② 双下肢深静脉血栓形成。

　　③ 肺部感染。

【诊断依据】

　　① 主诉：呼吸困难、痰中带血伴咳嗽、咳痰半个月，双下肢水肿 3 天。

　　② 查体：双肺呼吸音清晰，双下肺可闻及少量湿啰音。双下肢略水肿。

　　③ 辅助检查：D- 二聚体 902ng/mL。胸部 CT 示双肺散在片状、斑片状密度增高影，以双下肺为著。肺动脉 CTA 示双肺上叶动脉、右肺中叶动脉、双肺下叶动脉见有条片状充盈缺损，以两肺下叶为著。右肺下叶静脉密度欠均匀，其内似见条状低密度影。双侧下肢深静脉见条状充盈缺损，以左下肢深静脉为著。诊断提示：双肺动脉栓塞。右肺下叶静脉密度欠均匀，请结合临床，待除外栓塞所致。双下肢深静脉血栓。双下肢血管彩超示双侧下肢股总、股深、股浅、腘、胫前、胫后动脉内膜不厚，无斑块形成频谱形态、流速未见异常。双侧下肢股总、股深、胫前、胫后静脉血流自然充盈，压之能闭合，吸无反流。左侧股浅静脉中上段至中下段管腔内充满实性回声，无血流信号。右侧腘静脉内可见实性回声，仅可见星点状

血流信号。超声提示：双侧下肢动脉未见明显异常，左侧股浅静脉血栓，右侧腘静脉血栓。

【下一步诊疗计划】

1. 检查计划

① 血尿常规、生化、凝血常规。

② 心电图。

③ 心脏彩超。

2. 治疗计划

① 低分子肝素钙抗凝。

② 抗感染、祛痰。

③ 乌司他汀抗炎、抗肺损伤。

④ 吸氧、对症等。

按上述诊疗后，患者原有症状、体征、辅助检查的变化以及出现的新情况如下。

患者的症状、体征无变化及新的情况出现。

辅助检查回报：血常规示血小板 58×10^9/L。凝血常规示 APTT 71.6s，呈 2 倍延长，INR 正常。肺动脉 CTA 示双肺动脉栓塞。右肺下叶静脉密度欠均匀，请结合临床，待除外栓塞所致。双下肢深静脉血栓。余检查回报无异常。上述情况无法用肺栓塞解释，且血小板减少及 APTT 延长可能影响抗凝治疗安全性。

【诊断】

① 血小板减少症。

② 肺静脉栓塞。

【诊断依据】

① 血常规：血小板 58×10^9/L。

② 肺动脉 CTA：右肺下叶静脉密度欠均匀，请结合临床，待除外栓塞所致。

【下一步诊疗计划】

1. 检查计划

① 骨髓穿刺术检查。

② 抗核抗体谱、ANCA、风湿三项、免疫球蛋白、补体 C3 及 C4、血沉等风湿类疾病检查。

③ 凝血因子。

④ 腹部彩超。

⑤ 抗心磷脂抗体。

⑥ 追问妊娠史。

⑦ 肿瘤标志物全套。

⑧ 免疫常规。

2. 治疗计划

治疗上暂无变化，待上述检查结果。

按上述诊疗后，患者原有症状、体征、辅助检查的变化以及出现的新情况如下。

患者的症状、体征较入院时减轻，仅述双下肢肿胀症状明显。

追问妊娠史，2 年前"死胎"妊娠史 1 次，无反复流产史。

辅助检查：骨髓穿刺术检查回报骨髓增生活跃，血小板散在易见。抗核抗体谱、ANCA、风湿三项、免疫球蛋白、补体 C3 及 C4、血沉无异常。凝血因子Ⅷ、Ⅸ、Ⅺ无异常。腹部彩超示胆囊切除术后，脾大，脾厚 5.9cm，肋下 1.6cm，脾最大长径约 12.3cm。抗心磷脂抗体结果 104U/mL（参考值 0 ～ 12）。肿瘤标志物全套、免疫常规无异常。

【补充诊断】

原发性抗磷脂抗体综合征。

【诊断依据】

①既往死胎妊娠史。

②查体：双下肢略水肿。

③辅助检查：肺动脉 CTA 示双肺上叶动脉、右肺中叶动脉、双肺下叶动脉见有条片状充盈缺损，以两肺下叶为著。右肺下叶静脉密度欠均匀，其内似见条状低密度影。双侧下肢深静脉见条状充盈缺损，以左下肢深静脉为著。诊断提示：双肺动脉栓塞。右肺下叶静脉密度欠均匀，请结合临床，待除外栓塞所致。双下肢深静脉血栓。血小板 $58×10^9$/L。APTT 71.6s。抗心磷脂抗体 104U/mL（参考值 0 ～ 12）。ANA 谱正常。肿瘤标志物全套、免疫常规阴性。白细胞及中性粒细胞正常。

【下一步诊疗计划】

1. 检查计划

无特殊检查需提检。

2. 治疗计划

① 在上述治疗原则的基础上，加用糖皮质激素，甲泼尼龙 80mg/d 静点，连用 5 天后糖皮质激素序贯为泼尼松 40mg/d 口服。监测血小板数量，并激素逐渐减量。

② 低分子肝素钙过渡到华法林口服抗凝治疗，监测 INR 值，根据 INR 值调整华法林剂量。拟 INR 维持在 2 ～ 3，并长期口服。

【讨论】

肺栓塞的诊断思路为疑诊、确诊、求因。在临床工作中，肺栓塞的危险因素以继发性因素为主，原发性因素较为少见。本例患者肺动脉 CTA 即明确肺栓塞及双下肢深静脉血栓形成临床诊断，无创伤、手术、骨折、长期卧床、口服避孕药、肥胖、恶性肿瘤、下肢静脉曲张等继发性易患因素，同时血小板减少、APTT 延长等与肺栓塞形成易患因素相背，故需高度警惕原发性血液系统异常情况。从易栓症及血小板减少角度考虑，该患既往未应用低分子肝素抗凝治疗前即有血小板减少，故排除肝素诱导的血小板减少；数年前，无肺栓塞病时曾诊断为"特发性血小板减少症"，但 APTT 延长不符合其临床特点，故不考虑 ITP；查肿瘤标志物未见异常，无其他系统临床表现，故考虑隐性肿瘤可能性小；追问患者妊娠史，患者述 2 年前死胎妊娠史 1 次，结合血小板减少及多发栓塞临床特点，高度怀疑抗磷脂抗体综合征。经相关化验检查，符合诊断标准，同时排除自身免疫性疾病、感染、肿瘤因素，明确该患原发性抗磷脂抗体综合征临床诊断。

抗磷脂抗体综合征（antiphospholipid syndrome，APS）是指与抗磷脂抗体有关的一组临床综合征，以反复流产或死胎、血小板减少和反复动静脉栓塞为临床特征。抗磷脂抗体主要包括抗心磷脂抗体（anticardiolipin antibody，aCL）、狼疮抗凝物（lupus anticoagulant，LA）、抗 B2 糖蛋白 I 抗体（B2GPI）、抗凝血酶原抗体（aPT）、抗磷脂酰丝氨酸抗体等。发病机制方面，已有研究表明上述抗体是易栓症的独立危险因素，可能是引起血管内皮损伤的始动因素，亦可影响血液系统成分及功能。临床上可分为原发性抗磷脂抗体综合征（primary antiphospholipid syndrome，PAPS）和继发性抗磷脂抗体综合征（secondary antiphospholipid syndrome，SAPS），如果排除 SLE 等自身免疫性疾病、感染、肿瘤等继发性因素，即考虑为 PAPS。PAPS 男女发病比率约为 1：9，女性中位年龄为 30 岁，病因目前尚不明确。该病各个系统、动静脉血管均可受累，下肢深静脉血栓和脑栓塞最常见，其次为肺栓塞、血栓性微血管病、肾梗死、脾梗死等。严重程度依据器官功能受累情况而定，其中较为严重的为急性冠脉综合征、中枢神经系统功能障碍、呼吸衰竭等。最为严重的为临床少见的恶性抗磷脂抗体综合征（catastrophic antiphospholipid syndrome，CAPS），表现为在短期内进行性发生大量血栓形成，同时累及心脑肺肾等数个重要脏器，发生多器官功能障碍甚至衰竭而威胁生命。肺栓塞及肺动脉高压是抗磷脂抗体综合征最主要的肺部表现，其他表现包括肺微血栓形成、肺泡出血、ARDS、致纤维化性肺泡炎等。肺栓塞可为 APS 的首发症状，反复发生肺栓塞即可造成肺动脉高压。

关于原发性抗磷脂抗体综合征的治疗，有临床经验提示，溶栓对 PAPS 并无帮助，因为很快就会再次形成血栓，故以治疗和预防血栓形成或复发为治疗原则。回顾性与前瞻性研究均证实，PAPS 血栓形成者容易复发，需终生抗凝治疗，多数选用华法林，维持 INR 在 2～3，但理想指标并无统一共识，INR 在 2～3 可能并不能完全避免血栓复发。本例患者已经发生肺栓塞及双下肢深静脉血栓形成，长期抗凝治疗方案较为明确，给予低分子肝素过渡到华法林维持 INR 在 2～3。糖皮质激素的应用可减轻免疫反应，预防或减少血小板聚集，同时本例患者有血小板减少情况，为谨慎抗凝考虑，给予糖皮质激素静脉冲击后口服序贯并逐渐减量方案，激素应用 2 天后血小板即恢复正常范围，证明治疗有效。但亦有血小板不低于 $50×10^9/L$ 者无需应用糖皮质激素的主张。抗磷脂抗体综合征动静脉均可发生血栓，为预防动脉血栓形成可应用阿司匹林等抗血小板药物，其他治疗方法包括血浆置换、免疫球蛋白、免疫抑制药、羟氯喹等，但应用价值均未得到统一共识。

本例肺栓塞临床诊治经过，我们总结经验为肺栓塞的危险因素以继发性因素居多的同时，原发性血液系统因素亦需得到临床医生的重视，尤其对于多发栓塞且无明显高危因素的年轻患者。

【评析】

肺栓塞疾病属于呼吸内科的急危重症，按照疾病分类来说应属于血栓形成的一种，本例患者肺动静脉同时出现栓塞情况，及化验检查存在无法用肺栓塞来解释的情况，跟踪相关检查明确更为深层次的原发性抗磷脂抗体综合征临床诊断。可提高呼吸内科医生对原发性血液系统异常所导致肺栓塞的警觉性。同时使我们更加重视病史是疾病诊断及治疗的基础，其中妊娠史是我们临床医生可能非常会遗漏忽视的一部分。其次，本例病例亦提醒我们对化验单的异常情况需警觉以进一步查找原因。综上，原发性抗磷脂抗体综合征为呼吸内科少见病例，肺栓塞的患者需警惕原发性血液系统疾病原发性因素情况。

（董春玲 徐伟）

参考文献

［1］中华医学会风湿病学分会. 原发性抗磷脂综合征诊治指南（草案）. 中华风湿病学杂志，2003, 7(9): 574–576.

［2］Anna Broder, Jonathan N Tobin, Chaim Putterman.High antiphospholipid antibody levels are associated with statin use and may reflect chronic endothelial damage in non–autoimmune thrombosis:cross–sectional study. J Clin Pathol, 2012, 65:551–556.

［3］Li R, Zhou Y S, Jia Y, et al. Analysis of risk factors in development of thrombosis in patients with antiphospholipid syndrome. Beijing Da Xue Xue Bao, 2012, 44(5): 788–791.

［4］Thapamagar S B, Aung T T, Mascarenhas D.Recurrent acute coronary events in a young adult. J Thromb Thrombolysis, 2012, Aug 30: [Epub ahead of print].

［5］郝勇，陶沂，刘筱蓓等. 抗磷脂抗体综合征 1 例报告及文献复习. 中国临床神经科学，2011, 19(3): 242–248.

［6］Savino Sciascia, Chary Lopez–Pedrera, Dario Roccatello, et al.Catastrophic antiphospholipid syndrome (CAPS). Best Practice&Research Clinical Rheumatology, 2012, 26: 535–541.

［7］王海云，高金明. 抗磷脂抗体综合征及其肺部表现. 国外医学呼吸系统分册，2005, 25: 65–67.

［8］Sciascia S, Giachino O, Roccatello D. Prevention of thrombosis relapse in antiphospholipid syndrome patients refractory to conventional therapy using intravenous immunoglobulin. Clin Exp Rheumatol, 2012, 30: 409–413.

第80章 咳嗽，淋巴结肿大，肺部磨玻璃影

【病历资料】

一般资料：患者贾××，男，78岁。因"反复咳嗽、咳痰3年，气促1年，复发5天"入院。患者于入院前3年常于受凉后出现咳嗽、咳痰，以晨起及临睡前为剧，多为白色黏液痰，偶伴畏寒、发热，无胸痛、咯血，无潮热、盗汗，症状反复发作，冬春季多发，无明显迁延特征。1年前出现活动后气促，以登楼或爬坡时明显，休息后可减轻，无夜间阵发性呼吸困难，无双下肢水肿，多次住院诊断为"慢性阻塞性肺疾病"每经治疗后症状可减轻或消失，但病情仍呈渐进性加重，偶有双下肢轻度水肿。5天前患者受凉后又出现咳嗽、咳痰，咳白色黏液痰，气促症状加重明显，无胸痛、咯血、潮热、盗汗，无畏寒、发热，无恶心、呕吐、腹痛、腹泻，无尿频、尿急、尿痛，无肢体功能障碍，无夜间阵发性呼吸困难，自服药物治疗（具体不详），症状无减轻，气促加重明显，故来院诊治，门诊以"慢性阻塞性肺疾病急性加重期"收住院。既往史，个人史，家族史均无特殊。

查体：T 36℃，P 102次/分，R 25次/分，BP 113/72mmHg，发育正常，营养中等，神志清楚，步入病房，慢性病容，言语清晰，反应正常，自动体位，查体合作。全身皮肤无黄染、水肿、瘀点、瘀斑、出血点、蜘蛛痣及肝掌等，右颈浅表淋巴结黄豆大小，质中，可活动，无触痛。头颅无畸形，双眼睑结膜无苍白，巩膜部结膜无黄染，双侧瞳孔直径约3mm，光反射灵敏，外耳道无溢液，鼻腔通畅，口唇发绀，口腔黏膜无溃疡，伸舌居中，双侧扁桃体无肿大，咽部充血，咽反射正常。颈软，颈静脉充盈，气管居中，甲状腺无肿大。胸廓对称呈桶状，胸壁无压痛，双肺叩诊过清音，语颤减弱，双肺呼吸音降低，双下肺可闻及少许细湿啰音。心界叩不清，心率102次/分，律齐，心音降低，$P_2>A_2$，各瓣膜听诊区未闻及杂音。腹平坦，未见胃肠型及蠕动波，腹肌软，肝、脾肋下未扪及，肝肾区无叩痛，移动性浊音（-），肠鸣音3次/分。肛门及外生殖器未查。脊柱无畸形，四肢无畸形，双下肢无水肿。四肢肌力、肌张力正常，生理反射存在，病理征阴性。

辅助检查：随机血糖6.8mmol/L。血常规示WBC $4.17×10^9$/L，RBC $3.65×10^{12}$/L，N 39.64%，L 25.24%，Hb 114.00g/L，PLT $120.40×10^9$/L，EO 18.04%，EO $0.75×10^9$/L。既往外院胸部CT示双肺外周带磨玻璃样改变（图80-1）。

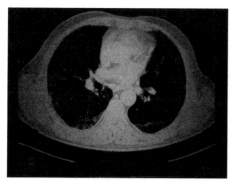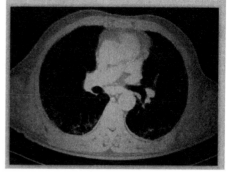

图 80-1　双肺中下肺野外周带可见磨玻璃影，内中带无明显异常，呈"反肺水肿"征

【初步诊断】

① 慢性阻塞性肺疾病急性加重期？

② 肺结核？

③ 肺癌？

【诊断依据】

1. 慢性阻塞性肺疾病急性加重期

依据：老年男性，起病缓，病程长，以咳嗽、咳痰、气促为主要症状，本次复发 5 天，咳嗽、咳痰无明显季节性。无吸烟史。查体：胸廓呈桶状，双肺呼吸音低，双肺可闻及少许细湿啰音。急性加重期可有嗜酸粒细胞增高。本患者无典型的 COPD 病史特点，行胸部影像学和肺功能检查、支气管舒张试验等可协助诊断。

2. 肺结核

依据：起病隐匿，初始症状多种多样，可以渐进发生，可以迅猛发展，以咳嗽、咳痰为主，可伴有倦怠、乏力、食欲缺乏、体重减轻、午后潮热及夜间盗汗、面颊潮红等结核中毒症状。查体：肩胛间区可闻及细湿啰音。胸部影像学检查及痰涂片找抗酸杆菌或肺活检等可明确。

3. 肺癌

依据：老年男性，有咳嗽、咳痰症状。查体：浅表淋巴结肿大，伴或不伴有肺占位病变体征，肿瘤标记物、痰脱落细胞学检查、胸部影像学及纤维支气管镜检查等可明确。

【下一步诊疗计划】

1. 检查计划

查尿、粪常规，血沉，C 反应蛋白，肿瘤标记物，血气分析，痰脱落细胞学检查，痰细菌培养 + 药敏试验，痰涂片找抗酸杆菌，胸部 CT。

2. 治疗计划

一般治疗：普食，低流量吸氧，祛痰，平喘，维持水、电解质平衡等治疗。

经过入院 3 天治疗，患者咳嗽、咳痰、气促症状无明显减轻。查体：右颈浅表淋巴结可扪及，黄豆大小。口唇发绀，咽部充血，咽反射正常。颈软，气管居中。双肺叩诊清音，语颤减弱，双肺呼吸音降低，双下肺可闻及少许细湿啰音。

辅助检查：尿常规未见异常。粪常规未见异常。2011年6月23日肝功能示ALT 13.00U/L，AST 15.00U/L，AKP 66.00U/L，AST/ALT 1.15，GGT 45.00U/L，TP 86.10g/L，ALB 38.80g/L，GLO 47.30g/L，A/G 0.82，TBIL 5.00μmmol/L，DBIL 1.20μmmol/L，IBIL 3.80μmmol/L，TBA 18.30μmol/L。肾功能示 Urea 5.49mmol/L，CREA 64.80μmol/L，UA 358.00μmol/L。血脂示TG 3.34mmol/L，HDLC 0.50mol/L，LDL-C 1.96mmol/L，ApoA 0.85g/L，ApoB 0.67g/L。生化检查（2011-6-25）示电解质钠、钾、氯、钙均正常。血沉 110mm/h。C反应蛋白 7.50mg/L（0～10）。肿瘤标记物结果均正常。血气分析示 pH 7.50，PaO_2 141.00mmHg，$PaCO_2$ 31.00mmHg，HCO_3^- 24.20mmol/l，SO_2 99.00%，提示呼吸性碱中毒。胸部CT（2010-6-23）示双肺非节段性分布的外周分布为主的磨玻璃影，肺门周围密度低，双肺间质改变（图80-2）。心脏彩超示左室舒张功能降低、收缩功能测值正常。心电图示窦性心律，频发交界性早搏。痰培养分离出酵母样菌。痰涂片找抗酸杆菌3次均为阴性。痰脱落细胞学检查未查见肿瘤细胞。可除外慢性阻塞性肺疾病、肺结核、肺肿瘤等疾病。入院后给予吸入特布他林等改善通气及对症治疗，病情未见明显好转。

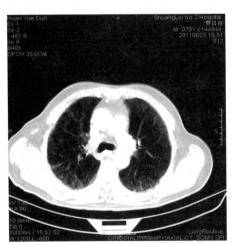
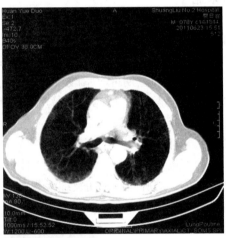
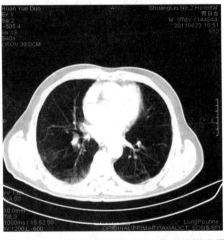

图80-2　2010年6月23日胸部CT可见双侧中下肺野外带膜玻璃样改变，呈"反肺水肿"征

【进一步考虑诊断】

① 慢性嗜酸粒细胞性肺炎？

② Churg-Strauss 综合征？

③ 闭塞性细支气管炎伴机化性肺炎？

④ 外源性过敏性肺泡炎？

⑤ 嗜酸粒细胞增多综合征（HES）？

【诊断依据】

1. 慢性嗜酸粒细胞性肺炎

依据：老年，男性，有咳嗽、咳痰、气促症状。查体：浅表淋巴结肿大，双肺可闻及少许湿啰音。胸部 CT 示肺野外周磨玻璃影双肺非节段性分布的外周分布为主的磨玻璃影，肺门周围密度低，双肺间质改变。外周血嗜酸粒细胞比例增高。

2. Churg-Strauss 综合征

依据：这是一种主要累及中小动脉和静脉，以哮喘、血和组织中嗜酸粒细胞增多、嗜酸粒细胞性坏死性血管炎伴有坏死性肉芽肿为特征的系统性血管炎。男性发病率略高于女性，发病年龄为 15 ～ 75 岁，多为 20 ～ 40 岁起病，全身症状有全身不适、乏力、体重下降等非特异表现。呼吸系统可有过敏性或变应性鼻炎。可有哮喘症状，但一般哮喘治疗效果差。哮喘的严重程度与全身的系统损害程度无明显关系。随着血管炎的出现，哮喘症状可以突然减轻，也有发展成难治性哮喘的可能。嗜酸粒细胞性肺炎的多数患者呈现肺内浸润性病变，影像学无特异性，特点是易变性，阴影可迅速消失，部分严重的可出现咯血、贫血，胸部影像学检查可出现双肺弥漫团块状阴影，约四分之一的患者可出现胸腔积液。本患者的表现不够 CSS 临床标准的诊断，待除外。

3. 闭塞性细支气管炎伴机化性肺炎

依据：可出现发热、干咳、乏力、周身不适等。查体：肺部可出现爆裂音。胸部 X 线可表现为游走性多发斑片状影或弥漫网格影。肺功能表现混合性通气功能障碍，多数患者有弥散功能减退。外周血白细胞和嗜酸粒细胞可轻度增高。血抗核抗体（ANA）及类风湿因子（RF）阳性，BALF 中淋巴细胞比例增高，CD4/CD8 比例降低（<0.30）。糖皮质激素治疗效果良好。

4. 外源性过敏性肺泡炎

依据：可出现发热、咳嗽、气促等症状。查体：肺底部可闻及细小爆裂音，少数还可出现杵状指。胸部 CT 检查可出现磨玻璃影，可伴有蜂窝肺。外周血嗜酸粒细胞增多，支气管肺泡灌洗液淋巴细胞增加。可有低氧血症，肺功能检查 DL_{CO} 降低。本病待除外。

5. 嗜酸性粒细胞增多综合征（HES）

依据：本病的主要特点是 6 个月以上持续外周血嗜酸粒细胞超过 $1.5 \times 10^9/L$，排除寄生虫、过敏或其他原因引起的嗜酸粒细胞增加，器官受累和多器官系统功能异常的证据。本患者虽有以上少部分特点，但依据不够，可能性小。

【下一步诊疗计划】

1. 检查计划

复查血常规，凝血三项，免疫球蛋白检查，支气管肺泡灌洗，肺功能检查。必要时复查胸部 HRCT。

2. 治疗计划

必要时拟行泼尼松试验性治疗。

复查血常规示 WBC 6.54×10^9/L，RBC 3.59×10^{12}，N 55.44%，L 1.68%，Hb 108.00g/L，PLT 120.40×10^9/L，EO 9.34%，EO 0.61×10^9/L。凝血三项示 PT-T 12.3s，PT% 105.2，PT-INR 1.03，PT-R 1.03，APTT-T 25.9s，Fbg 2.388g/L，TT-T 18.5s。支气管肺泡灌洗液（BALF）示细胞总数增高，嗜酸粒细胞比例 41%，中性粒细胞 1.5%，淋巴细胞 7%，巨噬细胞 50.5%。肺功能检查，通气功能正常，弥散功能降低。免疫球蛋白示 IgE 正常。血气分析复查（2011-6-25）示 pH 7.35，PaO_2 101.00mmHg，$PaCO_2$ 40.00mmHg，SaO_2 97.00%，HCO_3^- 22.10mmol/L。痰培养分离出酵母样菌，对抗生素不敏感。

【最后诊断】

慢性嗜酸粒细胞性肺炎。

【诊断依据】

① 有支气管气相的弥漫性肺泡实变和（或）磨玻璃胸部影像，尤其是外周占优势的；② BAL 嗜酸粒细胞分类计数 ≥ 40% 或外周血嗜酸粒细胞 ≥ 1×10^9/L；③ 呼吸系统症状至少 2～4 周；④ 除外其他已知导致嗜酸粒细胞肺疾病（特别是药物所致的肺嗜酸粒细胞增多）。

给予糖皮质激素泼尼松 60mg/d 治疗，病情好转。5 日后复查血常规示 WBC 8.25×10^9/L，RBC 4.09×10^{12}/L，N 54.94%，L 28.14%，Hb 126.00g/L，PLT 203.40×10^9/L，EO 1.94%，EO 0.16×10^9/L。（2011-7-14）胸部 HRCT 复查示双肺野外周可见边缘不清的磨玻璃影，较前片明显减少吸收。住院 23 天后痊愈出院。

【讨论】

慢性嗜酸粒细胞性肺炎是一种病因不明的少见疾病。1952 年 Reeder 和 Gooddrich 报道两例肺部炎症与血嗜酸粒细胞增高，使用激素等药物治愈。1960 年 Christoforidis 和 Molnar 报道两例长期肺部炎症，伴有发热、淋巴结肿大、血嗜酸粒细胞增高的女性病例。后来 Carrington 和他的同事们对本病做过系统研究，本病也称为 Carrington 肺炎。典型的组织学表现为肺泡和间质以嗜酸粒细胞为主的浸润，并见有相关的巨噬细胞和少到中量的淋巴细胞和偶见浆细胞，伴有间质纤维化。也可有轻度的非坏死的微血管炎、局灶性机化性肺炎，嗜酸粒细胞性微脓肿，纵隔淋巴结可见淋巴增生和嗜酸粒细胞浸润。本病可发生于任何年龄，6% 在 20 岁以下，本例 78 岁，高峰年龄在 30～39 岁，女性是男性的两倍，诊断的平均年龄是 45 岁，约有一半的患者有特异质，半数患者系成人始发哮喘，其他的有过敏性鼻炎、药物过敏、鼻息肉、荨麻疹、湿疹。哮喘可以与慢性嗜酸粒细胞性肺炎伴随发生。偶有尽管经过持续的口服泼尼松治疗的 CEP 后，哮喘和（或）持续的气流阻塞可以继续进展。CEP 也可发生在哮喘患者中，也有报道同 Churg-Strauss 综合征相关。绝大部分患者与吸烟无相关性。早期报道诊断前症状出现已持续数年或数月，平均 7.7 个月，近期报道平均 4 个月。造成此原因，主要是医生带本病的认知不足。最常见的呼吸系统症状是咳嗽，其次是呼吸困难和咳痰。少部分人有胸痛，呼吸困难的程度为轻中度。也有病情进展几月后需要机械通气支持的。咯血少见。三分之一左右的患者查体可闻及哮鸣音及湿啰音。胸腔积液不常见。约五分之一的患者有慢性鼻炎或鼻息肉的上呼吸道症状。

系统性症状也很常见，约三分之二的患者有发热，有 57% ～ 75% 的患者有体重下降，约 13% 的人体重下降 10kg 或更多，身软乏力、倦怠不适、食欲缺乏、夜间盗汗为常见症状。

本病的影像学表现也十分有特点。胸部放射检查外周不透明改变见于所有的患者。病灶游走性见于四分之一的患者。它们包括左右对称的边缘不清的不透明影，密度可有磨玻璃影到实变。反肺水肿征让人容易想到 CEP 的诊断，但仅见于四分之一的患者，并且没有特异性。HRCT 更能展现 CEP 的影像学特点，至少 50% 的病例胸部 X 线片有左右对称不透明影，HRCT 发现左右对称的不透明影的比例可从胸片的 80% 提高到 97.5%。上部分肺的不透明影特征性的在外周，且一般包含磨玻璃影和实变两者。在 HRCT 中磨玻璃影和密集的不透明影一起出现见于四分之三的患者。不均一实变和磨玻璃影位于外三分之一的肺实质，密集的融合的肺实变在肺的周边毗连到胸膜。也可有肺段实变或肺叶膨胀不全。间隔增厚是常见的。

平行于胸壁的条带状影也可见到。激素治疗后，实变和磨玻璃影显示大小和宽度迅速减小。

可出现的变化是从实变到磨玻璃影，不均一的阴影到条带影。HRCT 的磨玻璃影通常在胸片上不易出现。空腔病变十分罕见，看似形成空洞的肺膨出或肺大疱，不如说是真正的空洞肺炎，目前无病理证实。纵隔淋巴结肿大见于 17% ～ 50% 的病例。

文献报告 88% 的病例外周血嗜酸粒细胞比例超过 6%，63% 的白细胞计数增高，嗜酸粒细胞分类计数的平均百分比为 26%。外周血嗜酸粒细胞计数通常作为诊断 CEP 的标准之一，CEP 患者的比例及正常人的计数均不明。值得注意的是，患者在服用激素数小时后就可使外周血嗜酸粒细胞减少或缺乏。血嗜酸粒细胞 $>1.0 \times 10^9$/L 和（或）肺泡灌洗液嗜酸粒细胞比例 $>40\%$，平均血嗜酸粒细胞为 5.9×10^9/L，嗜酸粒细胞平均占全血白细胞总数的 32% 可以确诊 CEP。C 反应蛋白在 83% 的病例中增高，血沉增快，平均超过 60mm/h。55% 的患者 IgE 增高，接受激素治疗者回到正常。三分之一的患者存在循环免疫复合物，可能与疾病活跃和爆发相关。偶有 p-ANCA 阳性病例报告。尿的嗜酸粒细胞衍生的神经毒素和尿白三烯 E4 水平在 CEP 患者显著增高。不到一半的病例研究发现约 63% 的患者痰嗜酸粒细胞增高。支气管肺泡灌洗是 CEP 的主要诊断标准之一，的确肺泡嗜酸粒细胞是 CEP 的特征性表现。CEP 是导致 BAL 嗜酸粒细胞增高的最常见原因，超过 40% 的比例。在 CEP 的 BAL 细胞分类中嗜酸粒细胞计数达到或超过 25%，平均约 58%。肺泡嗜酸粒细胞可能与中性粒细胞、肥大细胞、淋巴细胞相关。虽然肺泡淋巴细胞比例正常，但淋巴细胞总数增高。在激素治疗的数周内，BAL 的嗜酸粒细胞计数就会下降。

呼吸道以外的表现不常见，若出现 CEP 的诊断的应慎重考虑。尽管如此，仍有关节痛、心包炎、肝功能异常、肝活检嗜酸粒细胞损伤、多发性神经炎、腹泻、皮肤结节、皮肤的免疫复合物血管炎、嗜酸性肠炎，本例患者有心律失常，频发交界性早搏。一系列的肺外症状多的 CEP 容易让人想到 Churg-Strauss 综合征，在早期接受激素治疗的没有发展成 Churg-Strauss 综合征和嗜酸粒细胞增多症的病例。似乎相当一部分患者与诸如 Churg-Strauss 综合征的初期症状叠加表现。此外，接受激素治疗的 CEP 和肺外症状，将可能掩盖 Churg-Strauss 综合征的典型症状。在一部分病例中 CEP 和 Churg-Strauss 综合征很难区分，CEP 也可能就是 Churg-Strauss 综合征的一个特点。

大多数患者肺功能异常，半数有阻塞性通气功能障碍，半数有限制性通气功能障碍。低氧血症常见，肺泡动脉血氧分压差增大。大多数病例受损的肺功能经过治疗可恢复正常。

一部分病例中会出现通气功能障碍持续的发展，尤其是早期的 BAL 中嗜酸粒细胞显著增高者。

　　慢性嗜酸粒细胞性肺炎的诊断标准：① 有支气管气相的弥漫性肺泡实变和（或）磨玻璃胸部影像，尤其是外周占优势的。② BAL 嗜酸粒细胞分类计数 ≥ 40% 或外周血嗜酸粒细胞 ≥ 1×10^9/L。③ 呼吸系统症状至少 2 ～ 4 周。④ 除外其他已知导致嗜酸粒细胞肺疾病（特别是药物所致的肺嗜酸粒细胞增多）。 CEP 对激素有良好的反应，1 ～ 2 周内症状改善，最快者 2 天。常用激素剂量 20 ～ 60mg/d，55% 的病例肺部实变影清除少于 2 周，有效后逐渐减量，大多数病例需要长程治疗。有报道大剂量吸入激素治疗有效，也可减少口服激素用量。但不能取代口服药物作为第一线药物使用。本病有可能发展为肺纤维化、不可逆的气流阻塞和严重哮喘。

【评析】

　　① 本例患者在长达 3 年的诊疗过程中均没有得到正确的诊断和治疗，存在查体不仔细，颈部的肿大淋巴结没有进行触诊，致使重要的阳性体征遗漏。

　　② 对化验检查血常规中嗜酸粒细胞增加关注度过高，做过骨髓细胞学检查，未能查明原因，没有把肺部的影像学检查所见综合考虑。

　　③ 影像学医师和临床医师对慢性嗜酸粒细胞性肺炎的影像学表现认识不够深入，对比较典型的少见病征象如"反肺水肿征"误为一般疾病征象，应注意常见病的少见表现和少见病的常见表现，本例患者既往胸部 CT 表现的反肺水肿征和本次入院的胸部 CT 检查所表现的反肺水肿征均高度提示慢性嗜酸粒细胞性肺炎可能，值得我们深思。

　　④ 本患者诊疗过程告诉我们，正确的诊断来源于详细的病史、仔细的查体，结合必要的全面的辅助检查。临床医师加深对少见疾病的认识，运用正确的临床思维，在临床工作中缺一不可，间质性肺疾病的正确诊断的最佳模式是临床 - 影像 - 病理（CRP）相结合的模式。

（阳云平）

参考文献

［1］蔡后荣，李惠萍．实用间质性肺疾病，北京：人民卫生出版社，2010.

［2］Schwarz M I, King T E. Interstial Lung Disease. 5thed. PMPU-USA SHELTON, CT, 2011.

［3］Richard W. Webb, Nester L Muller, DavidP Naidich. High-Resolution of the Lung. 4th. Lippincot Williams&Wilkins, Philadelphia, 2008.

第81章 反复咯血2月

【病历资料】

一般资料：患者男性，66岁，退休工人。因"反复咳嗽、咳痰、咯血2月，加重5h"入院；患者于2个月前受凉后开始出现咳嗽、咳痰，伴有咯血，先为咖啡色黏稠痰，后逐渐为鲜红色血丝痰，咳嗽时伴胸闷、胸痛，伴午后、傍晚潮热，夜间盗汗，曾先后到当地医院及广医一院治疗后无明显改善，仍间断咯血。患者于今日凌晨2点无明显诱因下出现咳嗽血，鲜红色整口血痰，约120mL，无咽痛、咽痒，无鼻衄，咯血与体位无明显关系，伴夜间盗汗、乏力，无发热、恶心呕吐，无呼吸困难、腹痛腹泻。今为进一步治疗，由急诊拟"咯血查因"收入我科。患者起病以来，饮食较前减少，睡眠可，大小便正常，体重减轻约5kg。

查体：患者神志清，精神可，血压110/70mmHg，脉搏65次/分，体温36.8℃，呼吸16次/分，双肺呼吸音清，未闻及明显干湿性啰音，心界不大，心率65次/分，律齐各瓣膜听诊区未闻及病理性杂音。右腹部可见1cm×12cm手术瘢痕，肝、脾肋下未及，腹主动脉、肾动脉区未闻及杂音，双下肢无水肿。

既往有"高血压Ⅲ级（很高危）"，20余年一直口服抗高血压药，近3个月血压维持在110/60～130/75mmHg。"主动脉夹层支架植入术后"10个月。"支气管哮喘"30年，近几年使用沙美特罗替卡松粉（50/250）吸入。"胆囊切除术后"5年。否认冠心病、糖尿病、传染病、肾病、输血史。无烟酒嗜好。

辅助检查：血常规结果示白细胞11.00×10^9/L，中性粒细胞79.9%；红细胞3.10×10^{12}/L；血红蛋白85g/L。D-二聚体3171.64ng/mL；血沉83mm/h；降钙素原1.00ng/mL；C反应蛋白188.00mg/L。肝肾功能基本正常。胸部CT示：①左肺下叶炎症；②主动脉夹层术后，隔离腔内空气密度影，请结合临床；③肺动脉CTA未见明显异常；④双能肺灌注双肺多发灌注稀疏区，考虑为肺气肿所致；⑤两侧胸膜增厚（图81-1）。

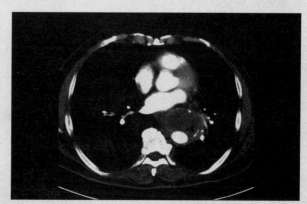

图81-1 胸部CT

【初步诊断】

(1) 咯血查因。

① 支气管扩张症？

② 肺结核？

③ 肺部肿瘤？

④ 肺栓塞？

⑤ 肺血管炎？

(2) 高血压Ⅲ级（很高危）。

(3) 主动脉夹层支架植入术后。

(4) 支气管哮喘（缓解期）。

【诊断依据】

1. 咯血查因

① 支气管扩张症依据：有反复咳嗽、咳痰病史，反复咯血 2 个月，加重 5h。不支持点：多次胸部 CT 未见明显支气管扩张表现。基本可排除。

② 肺结核依据：患者有咯血，血沉增快，考虑有结核可能。但患者无明显盗汗，低热等结核中毒症状，胸部 CT 双肺未见典型结核病灶。基本可排除。

③ 肺癌依据：患者为老年男性，咯血，痰中带血，胸痛，近期出现体重明显下降。胸部 CT 提示左下肺有大斑片状影，双侧胸膜增厚。肺癌在这个年龄段的患者要作为重点排查的疾病。进一步安排肺癌四项等检查明确诊断。

④ 肺栓塞依据：患者有咯血，查 D- 二聚体明显增高，如院后行 PACT 结果示肺动脉未见明显栓塞，可基本排除肺栓塞。

⑤ 肺血管炎依据：患者有咯血病史，血沉明显增快，胸部 CT 肺部有病灶，肺血管炎引起可能，下一步行血管炎 4 项进一步明确诊断。

2. 高血压Ⅲ级（很高危）

依据：病史。

3. 主动脉夹层支架植入术后

依据：病史。

4. 支气管哮喘（缓解期）

依据：病史。

【下一步诊疗计划】

1. 检查计划

① 痰涂片找细菌，痰找抗酸杆菌，痰培养 + 药敏试验。

② 肺癌 4 项、血管炎 4 项、ENA 谱等检查。

③ PPD 试验。

2. 治疗计划

① 一般处理：氧疗，绝对卧床休息，保持气道通畅，常规床旁备有吸痰机。

② 止血：巴曲酶 0.5U，肌内注射，一天一次；氨甲苯酸 0.3g，静脉滴注，一天一次。

③ 止咳：氨酚双氢可待因 500mg，口服，一天三次。

④ 抗感染：左氧氟沙星针 0.5g，静脉滴注，一天一次，联合头孢哌酮 - 舒巴坦 1.5g，

静脉滴注，每 12h 一次。

　　⑤ 降压降脂：氨氯地平阿托伐他汀钙片 1 片，口服，一天一次；美托洛尔 25mg，口服，一天两次；厄贝沙坦 150mg，口服，一天一次。

　　⑥ 解痉抗炎：沙美特罗替卡松干粉 50/250μg 吸入，一天两次。

　　经积极治疗后，患者仍感精神疲倦，仍有咯血，且为鲜红色血液，咳嗽剧烈时左侧胸痛明显，非撕裂样疼痛，无肩背放射痛，与呼吸不相关。

　　查体：右肺呼吸音清，左肺可闻及湿啰音，心律齐，各瓣膜听诊未及病理性杂音。

　　辅助检查：痰培养未发现细菌，涂片未找到抗酸杆菌。肺癌 4 项结果示细胞角蛋白 19 片段 7.27μg/L；神经元特异性烯醇化酶 28.80μg/L；癌胚抗原 6.26μg/L；鳞状上皮细胞癌抗原 1.300μg/L。血管炎 4 项结果示蛋白酶 3 抗体（C）149.70；髓过氧化物酶抗体（P）1.50；心磷脂抗体 ACL-M 11.10；心磷脂抗体 ACL-G 55.80；ENA 谱示双链 DNA 抗体（阴性 <1）；抗 Scl-70（阴性）；抗 -nRNP（阴性）；抗 Jo-1（阴性）；抗核小体抗体（阴性）；抗核抗体（阴性 <1）。尿常规基本正常。

【进一步考虑诊断】

　　咯血原因待查。

　　① 肺癌？

　　② 肺血管炎？

【诊断依据】

　　① 肺癌依据：患者胸痛，咯血，胞角蛋白 19 片段 7.27μg/L；神经元特异性烯醇化酶 28.80μg/L，癌胚抗原 6.26μg/L，肺癌标志物较前升高。左下肺有大斑片状影，双侧胸膜增厚。现患者咯血原因仍不明确，根据患者肺癌标志物升高，不排除肺癌引起咯血可能。

　　② 肺血管炎依据：患者胸痛，咯血，血沉明显增快，胸部 CT 示肺部有病灶，血管炎 4 项示髓过氧化物酶抗体（PANCA）1.50，心磷脂抗体 55.8 较正常增高。

【下一步诊疗计划】

　　1. 检查计划

　　全身 PET-CT。

　　2. 治疗计划

　　给予乳果糖通便，余治疗基本同前。

　　全身 PET-CT 示：① 主动脉弓起始部至腹主动脉（肾动脉水平）夹层动脉瘤形成，管壁周围代谢增高，考虑局部破裂合并感染可能性大；② 左肺下叶炎症；左侧胸腔积液；③ 脂肪肝；④ 脾脏代谢稍增高，请结合临床；⑤ 老年性脑萎缩；⑥ 其余未见异常。见图 81-2。

　　根据全身 PET-CT 检查结果，基本排除肺癌可能。PET-CT 提示夹层动脉瘤形成，管壁周围代谢增高，考虑局部破裂合并感染可能性大，请心内科及心脏外科会诊。心外科会诊意见：患者胸部 CT 提示未见明显破裂及外漏征象，被隔离腔内未见对比剂填充，目前无外科手术指征，建议控制血压、镇痛，请心内科会诊。心内科会诊后考虑肺部感染合并胸主动脉假腔感染可能性大，不排除动脉瘤假腔扩大可能。建议复查胸腹主动脉 CTA，确诊有无动脉假腔扩大可能。对症、镇痛、止咳治疗，防止血压波动及剧烈咳嗽主动脉破裂可能。PANCA 稍微增高，考虑肺部感染引起可能性大，暂无需特殊处理。

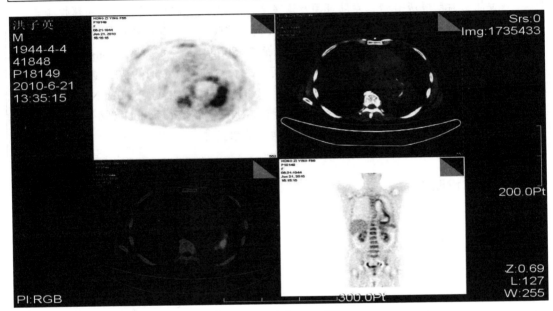

图 81-2　全身 PET-CT

【下一步诊疗计划】

1. 检查计划

① 胸腹主动脉 CTA。

② 胸腔 B 超定位。

2. 治疗计划

继续给予抗感染、降压、通便、止咳治疗。

结果回报：胸腹主动脉 CTA 示① 主动脉瘤腔内隔绝术后复查，对比 2 个月前胸腹主动脉 CTA 片考虑主动脉瘤破裂出血并血肿形成。② 左侧胸腔积液及左肺下叶膨胀不全，见图 81-3。

胸部 B 超提示双侧胸腔积液，但量较少，不宜行胸腔穿刺。

再次请心内科会诊，会诊意见考虑胸腹主动脉 CTA 提示主动脉破裂出血并血肿形成，现患者需主要解决心脏科方面问题，心脏科医师会诊考虑转科专科治疗。再次嘱患者绝对卧床，避免情绪激动，保持大便通畅。

转入心内科后，完善相关术前准备，急诊行主动脉腔内隔绝术。介入手术过程及术中情况：行主动脉腔内隔绝术，术中见胸主动脉开口处夹层撕裂，予以植入支架腔内隔绝，术程顺利。

术后处理：患肢制动，压迫止血，抗感染、双联抗血小板，充分水化以排除对比剂及对症支持治疗。患者精神可，咳嗽、咳痰，痰中带深红色血块，无咯血，无发热，无胸闷、胸痛发作，无呼吸困难。经介入植入胸主动脉支架后，患者咯血明显好转出院。

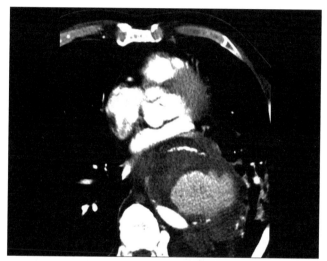

图 81-3　增强后可见夹层中有大量的高密度影，考虑夹层破裂出血

【最后诊断】

主动脉夹层假腔支气管肺瘘。

【诊断依据】

患者有主动脉夹层病史，并给予行植入支架主动脉腔内隔绝术，术后 10 个月出现咯血，咯血时断时续，且间断出现大量咯血，PET-CT 提示夹层动脉瘤形成，管壁周围代谢增高，考虑局部破裂合并感染可能性大。复查 CTA 再次证实主动脉瘤破裂出血并血肿形成，左侧胸腔积液及左肺下叶膨胀不全。行植入支架主动脉腔内隔绝术，术中发现胸主动脉开口处夹层撕裂，予以植入支架腔内隔绝后，患者术后咯血明显好转。

【讨论】

主动脉夹层假腔支气管肺瘘发病率极低，目前国内仅有 2 例报道。第一例主要考虑因肺部感染致临近主动脉感染性动脉瘤引起。第二例患者主要考虑发病前 1 年所行主动脉夹层动脉瘤支架植入有关。此患者考虑主要原因为主动脉夹层范围较广泛，原有支架植入后，再次出现新的溃破口，再次出血后形成的血肿对左肺下叶压迫，局部形成肺不张，引流不畅导致感染，最终血肿和局部组织粘连，形成窦道。随着主动脉壁瘘口逐渐扩大，最终突发出血，发生大咯血。大量失血后，患者血压下降，瘘口自动封闭；随着患者血容量恢复，血压稳定，再次出现大咯血，且呈周期性出血。再次植入支架后，封闭了主动脉夹层新形成的撕裂口，避免血液再次流入血肿中，患者咯血得以治愈。

【评析】

从这一例咯血患者的诊治过程中，我们有如下体会。

① 主动脉夹层可能可以导致主动脉夹层假腔支气管肺瘘，以往认为主要导致主动脉夹层假腔支气管肺瘘的原因是没有肌层的假性主动脉瘤引起的比较多见，但是最近的资料提示，随着主动脉夹层患者越来越多，血管腔内给予支架的治疗的患者越来越多，那些假腔比较大患者，且支架植入前假腔比较大，假瘤周围血肿比较大的，血肿对周围肺组织压迫可能导致感染，最终引起假腔和肺出现窦道，引起咯血，如再次出现夹层破裂出血，可出现大咯血。

② 增强胸部 CT 检查是值得推荐的检查方法。几乎所有病例增强胸部 CT 都能发现主动脉周围血肿，本例尤其难得的是发现主动脉夹层假腔里面有气泡，考虑是和受压的肺组织有窦道导致气体进入夹层里。这是判断主动脉夹层肺瘘的重要征象。

③ 确定主动脉夹层肺瘘以后，血管内支架植入是比较理想的选择。Riyad 在 1999 年报道成功通过血管内植入支架成功救治一例主动脉肺瘘导致大咯血的患者，我们的患者通过血管内植入支架，同样取得比较好的疗效。

（杜海坚　黄文杰）

参考文献

[1] 温治亭，张文清，李翔九. 主动脉 2 肺瘘 1 例. 中华结核和呼吸杂志，1998, 21(5): 272.

[2] 苏凯，李小飞，谷仲平，王小平. 主动脉夹层动脉瘤支架置入后主动脉 2 肺瘘一例. 中国胸心血管外科临床杂志，2010, 17（2）:152.

[3] Riyad Karmy-Jones, Christine A. Lee, Stephen C. Nicholls, Eric Hoffer. Management of Aortobronchial Fistula With an Aortic Stent-Graft. Chest, 1999, 116: 255-257.

第82章 慢性咳嗽、咳痰10年，呼吸困难5年，突发自主呼吸停止、意识障碍

【病历资料】

一般资料：患者男性，66岁，因慢性咳嗽、咳痰10年，呼吸困难5年，间断双下肢水肿2年，加重1天，突发自主呼吸停止、意识障碍于2011年03月11日由心血管科转入我科。该患缘于10年前无明显诱因出现咳嗽，咳少量白色泡沫样痰，自行服用抗感染药物可缓解，因未影响生活，未系统诊治。此后上述症状每于冬春季气候变化或感冒后发作，抗感染治疗后可缓解。5年前上述症状发作时出现气短、呼吸困难症状，活动明显受限，于社区医院住院治疗，诊断为"慢性支气管炎急性发作期，慢性阻塞性肺气肿"，给予抗感染、祛痰、平喘治疗可缓解。2年前上述症状发作后出现双下肢水肿，诊断为"慢性肺源性心脏病"，给予抗感染、祛痰、平喘、利尿及对症治疗可缓解。此后上述症状反复频繁发作，每年发作3次以上，在多家医院呼吸科、心内科住院治疗。入院前日夜间患者着凉后上述症状加重，咳黄色黏液痰，量中等，易咳出，无发热，呼吸困难明显加重，不能平卧，尿量减少，双下肢水肿加重，伴有头晕，晨起到急诊就诊，测血压200/110mmHg，2011年3月11日以"高血压、心力衰竭"收入我院心血管内科，给予抗感染、祛痰、平喘、扩血管、控制血压、利尿及对症治疗，下午呼吸困难症状明显缓解，血压控制在160/80mmHg，头晕症状消失。夜间11:10患者突然出现自主呼吸停止，意识障碍、深昏迷，多功能监护示心率136次/分，呈窦性心动过速，偶有室上性期前收缩，血压150/90mmHg，经皮血氧饱和度20%，立即行气管插管，吸出少量黄色黏痰，简易呼吸器辅助通气，经皮血氧饱和度恢复至80%，转入我科。既往史：高血压病史6年，血压最高达230/110mmHg，平素自行口服左旋氨氯地平片（施慧达2.5mg/d，口服），血压控制不佳，波动在150/80～170/100mmHg；脑梗死病史5年，无明显后遗症。吸烟史40年，每日约20支，戒烟5年。

查体：（控制模式下机械通气）血氧饱和度94%，血压160/90mmHg，心率118次/分，一般状态较差，体型肥胖，意识障碍，颜面轻度水肿，球结膜水肿，气管居中，颈静脉充盈，桶状胸，胸廓扩张度双侧对称减弱，叩诊呈过清音，听诊双下肺可闻及散在湿啰音，双肺呼吸音粗，心尖搏动最强点位于左侧第五肋间锁骨中线上，心率118次/分，律不整，偶可闻及早搏，约3次/分，$A_2<P_2$，三尖瓣听诊区可闻及收缩期1/6级吹风样杂音，腹软，未触及包快，叩诊呈鼓音，双下肢可凹性水肿，病理反射未引出。

辅助检查：入院时急检动脉血气示pH 7.32，PaO_2 80mmHg，$PaCO_2$ 81mmHg，BE（b）6.3mmol/L。2011年3月11日胸部CT示胸廓前后径增宽，双肺纹理增强、紊乱，

右肺下叶可见片状模糊影，双侧胸腔可见条带状液体密度影（图82-1）。3月11日上午心电图示窦性心动过速，不正常心电图，Ⅱ、Ⅲ、aVF 导联见 q 波，肺型 P 波，右心室高电压，偶发房性期前收缩。转入我科后急检动脉血气分析示 pH 7.18，PaO_2 80mmHg，$PaCO_2$ >115mmHg，BE（b）7.3mmol/L。

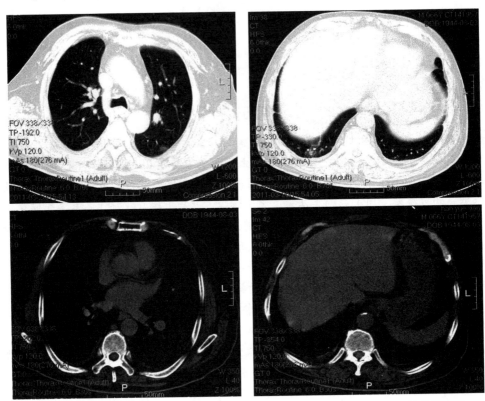

图 82-1　肺部 CT 示胸廓前后径增宽，双肺纹理增强，紊乱，右肺下叶可见片状模糊影，双侧胸腔可见条带状液体密度影

【诊断】

（1）慢性支气管炎急性加重期合并肺部感染。

（2）慢性阻塞性肺气肿。

（3）慢性肺源性心脏病。

① 心律失常——窦性心动过速、房性期前收缩。

② 心功能Ⅳ级。

③ Ⅱ型呼吸衰竭，失代偿性呼吸性酸中毒。

（4）高血压病 3 级（极高危组）。

（5）突发呼吸停止。

① 窒息？

② 脑血管病变？

③ 呼吸肌麻痹？

④ 肺性脑病？

【诊断依据】

1. 慢性支气管炎急性加重期合并肺部感染

依据：患者有吸烟史 40 年，慢性咳嗽、咳痰 10 年，呼吸困难 5 年，加重 1 天。查体：肺气肿体征，听诊双下肺可闻及散在湿啰音。2011 年 3 月 11 日胸部 CT 示胸廓前后径增宽，双肺纹理增强、紊乱，右肺下叶可见片状模糊影。本病诊断明确。

2. 慢性阻塞性肺气肿

依据：吸烟史较长，有慢性咳嗽、咳痰病史，气短、呼吸困难病史 5 年。查体：桶状胸，胸廓扩张度双侧对称减弱，叩诊呈过清音。肺部 CT 示：胸廓前后径增宽，双肺纹理增强、紊乱。

3. 慢性肺源性心脏病

依据：患者有慢性咳嗽、咳痰、呼吸困难病史，2 年前上述症状发作后出现双下肢水肿，当地医院诊断为"慢性肺源性心脏病"。入院前日夜间患者着凉后上述症状加重，呼吸困难明显加重，端坐呼吸，尿量减少，双下肢水肿加重，伴有头晕。查体：一般状态较差，颜面轻度水肿，颈静脉充盈。肺气肿体征，听诊双下肺可闻及散在湿啰音。心脏查体：$A_2 < P_2$，三尖瓣听诊区可闻及收缩期 1/6 级吹风样杂音。双下肢可凹性水肿。心电图示窦性心动过缓，不正常心电图，Ⅱ、Ⅲ、aVF 导联见 q 波，肺型 P 波，右心室高电压。

① 心律失常——窦性心动过速、房性期前收缩依据：查体：心率 118 次 / 分，律不整，偶可闻及早搏，约 3 次 / 分。心电图示窦性心动过速，偶发房性期前收缩。

② 心功能Ⅳ级依据：患者有颜面、双下肢水肿等右心衰竭表现，还有端坐呼吸、头晕等左心衰表现，静息状态下即出现呼吸困难。

③ Ⅱ型呼吸衰竭，失代偿性呼吸性酸中毒依据：有慢性阻塞性肺疾病病史，血气分析示 pH 7.18，PaO_2 80mmHg，$PaCO_2$ >115mmHg，BE（b）7.3mmol/L。

4. 高血压病 3 级（极高危组）

依据：高血压病病史 6 年，血压最高达 230/110mmHg，平素自行口服左旋氨氯地平片（施慧达 2.5mg/d），血压控制不佳，波动在 150/80 ～ 170/100mmHg，晨起急诊测血压 200/110mmHg。突发意识障碍。

5. 突发呼吸停止

① 窒息依据：患者心功能状态治疗好转过程中突发呼吸停止，气管插管后吸出少量黄色黏痰，简易呼吸器辅助通气，经皮血氧饱和度迅速恢复至 80%。考虑本病可能性大。考虑痰阻窒息可能性大，另应注意上气道梗阻、气管狭窄阻塞等。

② 脑血管病变依据：患者有高血压病史，血压控制不佳，突发呼吸停止、意识障碍，深昏迷，应警惕脑血管病变，如脑出血、脑栓塞导致呼吸中枢受损，引起自主呼吸停止。

③ 呼吸肌麻痹依据：患者 COPD 病史较长，呼吸机疲劳，易合并严重酸碱失衡、电解质紊乱，导致呼吸肌疲劳、麻痹，引起自主呼吸停止，不能完全除外本病。

④ 肺性脑病依据：患者存在Ⅱ型呼吸衰竭，血气分析示 pH 7.18，$PaCO_2$ >115mmHg，严重二氧化碳潴留及酸中毒可抑制呼吸中枢功能功能，引起自主呼吸停止。

【下一步诊疗计划】

1. 检查计划

① 急检头部 CT 示放射冠区腔隙性脑梗死。

② 复查动脉血气分析、血尿常规、血生化等。

③检查气道分泌物细菌培养、心脏彩超等。

2. 治疗计划

①氧疗、气管插管、机械通气，吸痰及气道护理。

②抗感染、祛痰、调节血压、纠正心功能、脏器保护及对症支持治疗。

　　按上述诊疗后，患者原有症状、体征、辅助检查的变化以及出现的新情况如下。

　　症状：患者意识迅速恢复，观察1天后病情稳定，恢复自主呼吸，24次/分，意识清楚，咳嗽，能自主咳出少量白色黏液痰，拔出气管插管。拔管后观察到患者清醒状态下（鼻导管低流量吸氧状态下）经皮血氧饱和度可达97%，但睡眠后连续出现呼吸暂停，无鼾声，血氧饱和度可下降至70%以下，最低可达42%，并且不能自己觉醒，家属唤醒患者后血氧饱和度可自行恢复至94%以上。追问病史，患者有睡眠打鼾及呼吸暂停病史数年。

　　查体：一般状态较差，意识清楚，对答如流，颜面轻度水肿，球结膜水肿，气管居中，颈静脉充盈，心率136次/分，律不整，偶可闻及早搏，约3次/分，$A_2 < P_2$，三尖瓣听诊区可闻及收缩期1/6级吹风样杂音，血压150/90mmHg。桶状胸，胸廓扩张度双侧对称减弱，叩诊呈过清音，听诊双下肺可闻及散在湿啰音，双肺呼吸音粗，心尖搏动最强点位于左侧第五肋间锁骨中线上，未触及包块，叩诊呈鼓音，双下肢可凹性水肿，双下肢病理反射未引出。

　　辅助检查：血常规示红细胞计数6.35×10^{12}/L，血红蛋白含量203g/L，血细胞比容60.9%。血脂示甘油三酯1.75mmol/L，总胆固醇5.6g/L，低密度脂蛋白胆固醇3.94mmol/L，载脂蛋白A1 116.6mg/dL，载脂蛋白B 123.7mg/dL。急检头部CT示放射冠区腔隙性脑梗死。

【诊断】

（1）继发性红细胞增多症。

（2）血脂及脂蛋白异常血症。

（3）腔隙性脑梗死。

（4）呼吸暂停。

①中枢性睡眠呼吸暂停低通气综合征？

②阻塞性睡眠呼吸暂停低通气综合征？

③混合型睡眠呼吸暂停低通气综合征？

【诊断依据】

1. 继发性红细胞增多症

依据：患者既往慢性咳嗽、咳痰病史，长期慢性乏氧可继发红细胞增多。红细胞计数6.35×10^{12}/L，血红蛋白含量203g/L，血细胞比容60.9%。

2. 血脂及脂蛋白异常血症

依据：血脂示甘油三酯1.75mmol/L，总胆固醇5.6g/L，低密度脂蛋白胆固醇3.94mmol/L，载脂蛋白A1 116.6mg/dL，载脂蛋白B 123.7mg/dL。

3. 腔隙性脑梗死

依据：患者有高血压病史，血压控制不佳，存在高脂血症、继发性红细胞增多症状态，头部CT示放射冠区腔隙性脑梗死。

4.呼吸暂停

① 中枢性睡眠呼吸暂停低通气综合征依据：患者存在心功能不全，存在腔隙性脑梗死，有发病危险因素，睡眠后连续出现呼吸暂停，无鼾声，血氧饱和度可下降至70%以下，最低可达42%，并且不能自己觉醒，家属唤醒患者后血氧饱和度可自行恢复至94%以上。应警惕本病存在。本病可引起中枢性呼吸停止。

② 阻塞性睡眠呼吸暂停低通气综合征依据：患者肥胖，短颈，颈围粗，追问病史，患者有睡眠打鼾及呼吸暂停病史数年。此次睡眠后连续出现呼吸暂停，虽无鼾声，但血氧饱和度可下降至70%以下，最低可达42%，并且不能自己觉醒，家属唤醒患者后血氧饱和度可自行恢复至94%以上。仍应高度警惕本病，可由于上气道塌陷引起窒息。

③ 混合型睡眠呼吸暂停低通气综合征依据：患者呼吸暂停、低通气症状典型，但中枢性及阻塞性呼吸暂停危险因素均存在，应警惕二者混合存在。

【下一步诊疗计划】

1.检查计划

① 多导睡眠监测。

② 纤维喉镜检查。

2.治疗计划

① 抗感染、祛痰、调节血压、纠正心功能、脏器保护及对症支持治疗。

② 加强对患者看护，侧身睡眠，患者血氧饱和度显著下降时及时唤醒患者。

按上述诊疗后，患者原有症状、体征、辅助检查的变化以及出现的新情况如下。

症状：患者意识清楚，仍有咳嗽，咳少量白色黏液痰，仍有呼吸困难，但较前明显缓解。

查体：一般状态较好，意识清楚，对答如流，仍有轻度口唇及四肢末端发绀，仍有颈静脉充盈，颜面及双下肢水肿无水肿，自主呼吸正常，19次/分，听诊双肺呼吸音弱，未闻及明显干湿性啰音。心率90次/分，律整，$P_2 > A_2$。

辅助检查：复查动脉血气分析示pH 7.32，PaO_2 80mmHg，$PaCO_2$ 81mmHg，BE（b）6.3mmol/L。喉部纤维镜及Muller检查结果回报示：软腭平面左右径0.8cm、前后径1.1cm、Muller'sT++++，舌根平面左右径2.5cm、前后径3.5cm、Muller'sT++，存在口咽区上呼吸道中重度狭窄。行睡眠监测，共记录时间6h，结果回报示呼吸暂停/低通气150次，平均氧饱和度81.3%，氧不饱和度事件361次，呼吸暂停次数92次，阻塞性92次，中枢性0次，最长126.2s；低通气58次，最长81.4s；气流受限指数14.3%。

【诊断】

阻塞性睡眠呼吸暂停低通气综合征（OSAS）。

【诊断依据】

患者肥胖，短颈，颈围粗，既往有睡眠打鼾及呼吸暂停病史，此次突发呼吸停止入院。住院期间睡眠后连续出现呼吸暂停，血氧饱和度可下降至70%以下，最低可达42%，并且不能自己觉醒，家属唤醒患者后血氧饱和度可自行恢复至 94% 以上。纤维喉镜检查结果回报示：软腭平面左右径 0.8cm、前后径 1.1cm、Muller'sT ++++，舌根平面左右径 2.5cm、前后径 3.5cm、Muller'sT ++，存在口咽区上呼吸道中重度狭窄。多导睡眠监测结果回报示：共记录时间 6h，呼吸暂停 / 低通气 150 次，平均氧饱和度 81.3%，氧不饱和度事件 361 次，呼吸暂停次数 92 次，阻塞性 92 次，中枢性 0 次，最长 126.2s；低通气 58 次，最长 81.4s；气流受限指数 14.3%。

【下一步诊疗计划】

① 一般治疗：戒烟、减轻体重，睡前勿饱食、不饮酒，侧卧位、勿服安眠药，同时可吸氧、应用降低气道阻力药物。

② 无创正压通气治疗：患者同时罹患慢性阻塞性肺疾病和阻塞性睡眠呼吸暂停低通气综合征（即重叠综合征），建议选用双水平气道内正压通气 (BiPAP) 治疗，改善患者睡眠时上气道塌陷，减轻呼吸暂停和低氧血症。

③ 3 个月后复查纤维喉镜和多导睡眠监测。如病情恢复较好，继续无创正压通气治疗，如体重控制较好，心肺功能改善，但上气道狭窄不改善可行手术治疗解除上气道狭窄。

【讨论】

本病例为老年男性患者，有长期吸烟史，有慢性咳嗽、咳痰、呼吸困难、双下肢水肿病史及高血压病史，结合查体、入院时检查结果，慢性阻塞性肺疾病合并肺部感染、慢性阻塞性肺气肿、慢性肺源性心脏病、高血压病诊断明确，在心血管内科治疗有效，呼吸困难症状逐渐缓解，但在病情缓解后患者突然发生自主呼吸停止、意识障碍，出人意料，原因耐人寻味，我们考虑原因如下。

① 脑血管意外：患者肥胖，血压高，首先高度怀疑本病，但后来急检头部 CT 提示放射冠区腔隙性脑梗死，由此累及呼吸中枢导致自主呼吸停止可能性较小，且脑梗死致呼吸中枢受累、意识障碍的患者，很难在 1 天之内完全恢复正常意识及自主呼吸，故考虑此种情况可能性较小。

② 痰阻窒息：患者原本意识清楚，虽咳嗽，咳黄白色黏液痰，痰量较多，但痰液较稀薄，且患者咳嗽反射正常，咳嗽驱动力完好，无咳痰障碍，痰液易咳出，痰阻窒息发生概率较小，且气管插管后仅吸出少量痰液，考虑本病可能性较小。

③ 呼吸肌麻痹：患者 COPD 病史较长，呼吸肌疲劳，易合并严重酸碱失衡、电解质紊乱，导致呼吸肌疲劳、麻痹，或因神经肌肉病变导致呼吸肌麻痹，多为渐进性过程，病程较长，且逐渐加重，多不能恢复或迅速恢复，而患者气管插管后 1 天及完全恢复自主呼吸，发病前后均无明显呼吸肌无力症状，考虑本病也较小。

④ 肺性脑病：患者有慢性阻塞性肺疾病病史，在心内科入院时有呼吸困难症状，但当时意识清楚，无嗜睡症状，入院时有头晕症状，但经过抗感染、纠正心功能、控制血压治疗后呼吸困难症状缓解，头晕症状消失，据家属描述患者发病前正常饮食，与家属正常交流，无任何意识障碍，无嗜睡、严重呼吸困难症状，而入科时急检动脉血气示 pH 7.32，PaO_2 80mmHg，$PaCO_2$ 81mmHg，BE（b）6.3mmol/L，且患者突然发病，故考虑患者由于肺性脑病导致突发呼吸停止可能性较小。

那么是什么原因引起突然呼吸停止呢？排除其他因素后我们扔考虑窒息导致突然呼吸停止的可能性大，除外痰阻窒息，还应注意以下几种。①异物窒息：患者无意识障碍，呼吸停止前无溺水、咯血等症状，无进食活动，气管插管过程中及插管后吸痰均未发现异常物质，考虑此可能性较小。② 气管狭窄：本病原因较多，多表现为进行性呼吸困难，伴有吸气性喉鸣、吸气"三凹征"，病情到危重程度后可出现窒息，气管插管困难，患者无上述症状，气管插管过程顺利，且胸部 CT 未见气管狭窄、塌陷及气道内肿物，考虑本病可能性较小。③ 上气道梗阻：可因上气道组织生理性或病理性增生或松弛，在吸气时阻塞气道，多表现为阻塞性低通气或睡眠呼吸暂停综合征。入院时考虑患者睡眠后出现通气明显下降情况，最终因肺性脑病或通气进一步受限导致自主呼吸停止。因此追问病史，患者家属叙述患者既往有睡眠打鼾及睡眠呼吸暂停病史，近期打鼾声音明显减小、消失。拔除气管插管后我们注意观察患者呼吸状态发现，患者清醒状态下（吸氧状态下）指脉氧监护示经皮血氧饱和度 97%，但睡眠后反复发作打鼾及呼吸暂停，呼吸暂停时血氧饱和度可下降至 70% 以下，最低可达 42%，并且无觉醒现象，家属唤醒患者后血氧饱和度可逐渐自行恢复至 94% 以上。我们考虑到两种情况：① 上气道狭窄；② 呼吸睡眠暂停低通气综合征，故行纤维喉镜及多导睡眠监测检查，结果证实了我们的判断。

绝大多数患者都不把睡眠打鼾视为一种疾病，但是呼吸科医师一定要注意本病的诊断和治疗，尤其对于重叠综合征患者，漏诊阻塞性睡眠呼吸暂停低通气综合征可能导致治疗效果不佳，甚至发生窒息危及患者生命。

【评析】

对于慢性阻塞性肺疾病患者一定要重视重叠综合征，即合并阻塞性睡眠呼吸暂停低通气综合征的诊断和治疗，临床医生详细询问病史及对临床症状观察极为重要，及早发现，及早治疗，能够提高治疗效果，避免窒息的发生。

（孟广平　张捷）

参考文献

[1] 陆再英，钟南山. 内科学. 第 7 版. 北京：人民卫生出版社，2010.

[2] 蔡柏蔷，李龙芸. 协和呼吸病学. 第 2 版. 北京：中国协和医科大学出版社，2011.

[3] 赵忠新. 临床睡眠障碍学. 上海：第二军医大学出版社，2003.

[4] 中华医学会呼吸病学分会睡眠呼吸疾病学组. 阻塞性睡眠呼吸暂停低通气综合征诊治指南（2011 年修订版）. 中华结核和呼吸杂志，2012, 35(1): 162-165.

[5] 李宝丽. 上气道梗阻诊断. 中国医疗前沿，2009, 4(10): 2-3.

[6] Dumitrache-Rujinski S, Călcăianu G, Bogdan M. Devices used in non-invasive ventilation for obstructive sleep apnea associating COPD and/or morbid obesity. Pneumologia, 2013, 62(2):106-109.

[7] Valipour A, Lavie P, Lothaller H, et al. Sleep profile and symptoms of sleep disorders in patients with stable mild to moderate chronic obstructive pulmonary disease. Sleep Med，2011, 12(4): 367-372.

[8] Melville A M, Pless-Mulloli T, Afolabi O A, et al. COPD prevalence and its association with occupational exposures in a general population. Eur Respir, 2010, 36(3): 488-493.

[9] Lee R, McNicholas W T. Obstructive sleep apnea in chronic obstructive pulmonary disease patients. Current opinion in pulmonary medicine, 2011, 17:79-83.

[10] Hoeper M M, Andreas S, Bastian A, et al. Pulmonary hypertension due to chronic lung disease: updated Recommendations of the Cologne Consensus Conference 2011. Cardiol, 2011, 154(Suppl 1): S45-S53.

第83章 不明原因乳糜性胸腔积液

【病历资料】

一般资料：患者肖××，男，56岁，因"发热2月，咳嗽、咳痰、呼吸困难十余天"于2012年9月26日入院。患者2月余前无明显诱因开始出现发热，体温最高38℃，自服退热药物可降至正常，伴有咽痛。先后服用头孢菌素类抗生素15天、清热解毒类口服液、罗红霉素1周症状无明显好转。十余天前出现咳嗽、咳白痰、呼吸困难，夜间需左侧卧位入睡，无咯血、胸痛、盗汗、乏力等不适。就诊于当地社区医院，胸片提示"左侧胸腔积液"。转诊于我院，肺部CT提示"左侧大量胸腔积液并左肺下叶不张，腹腔及腹膜后多发肿大淋巴结"。为进一步诊治收入我科。患者自发病以来神志清楚，食欲、睡眠尚可，大小便基本正常，体重下降1.5～2kg。患者既往强直性脊柱炎病史30年。否认高血压、糖尿病、冠心病等病史。否认结核、肝炎、SARS及甲型H1N1流感病史及密切接触史。否认重大外伤史。否认食物、药物过敏史。吸烟30年，10支/日，戒烟半年，不嗜酒。

查体：T 36.0℃，P 98次/分，R 24次/分，BP 130/100mmHg。神清，精神可，全身浅表淋巴结未触及肿大。口唇无发绀。左肺触觉语颤增强。左下肺叩诊浊音，右肺叩诊清音，左肺呼吸音稍低，未闻及干湿性啰音，心率98次/分，律齐，未闻及病理性杂音，腹软，无压痛，肝、脾肋下未触及，双下肢轻度水肿。

辅助检查：肺高分辨CT（2012-9-25）（图83-1）示大量胸腔积液并左肺下叶不张，腹腔及腹膜后多发肿大淋巴结。血气分析（2012-9-26）示 pH 7.418，PaO_2 75.3mmHg，$PaCO_2$ 39.7mmHg，HCO_3^- 25.4mmol/L。

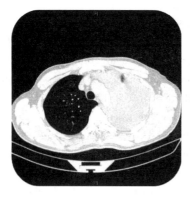
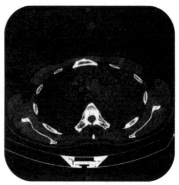

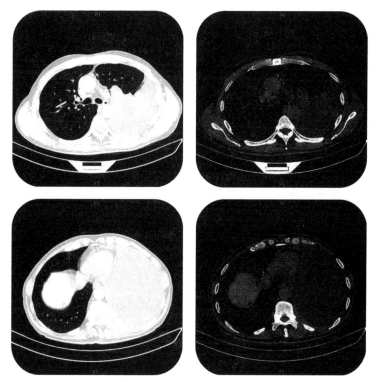

图 83-1　左侧大量胸腔积液并左肺下叶不张，腹腔及腹膜后多发肿大淋巴结

【初步诊断】

（1）左侧胸腔积液性质待查。

①恶性肿瘤胸膜转移？

②结核性胸膜炎？

③结缔组织相关胸腔积液？

（2）低氧血症。

（3）强直性脊柱炎。

【诊断依据】

1. 左侧胸腔积液性质待查

① 恶性肿瘤胸膜转移依据：患者以发热起病，抗感染治疗无效，较短时间内出现大量胸腔积液；结缔组织病是恶性疾病的易患因素，该患者既往有 30 余年强直性脊柱炎病史；CT 可见到腹腔及腹膜后多发肿大淋巴结，综合以上因素需要考虑恶性胸腔积液的可能性，特别是淋巴瘤。

② 结核性胸膜炎依据：我国为结核大国，结核仍是胸膜疾病的主要病因，患者以发热起病，在没有恶性胸腔积液及其他疾病的依据之前，仍应考虑结核性胸膜炎的可能性。

③ 结缔组织相关胸腔积液依据：强直性脊柱炎是结缔组织病中的一种，但合并胸腔积液少见，但多种结缔组织病并存临床不少见，即所谓混合型结缔组织病，该患者不能除外这种情况导致的胸腔积液，应进行相关排查。

2. 低氧血症

呼吸空气时血气分析示 PaO_2 75.3mmHg，$PaCO_2$ 39.7mmHg。

3. 强直性脊柱炎

既往已确诊。

【下一步诊疗计划】

1. 检查计划

①胸腔穿刺抽液行胸腔积液相关检查，如常规、LDH、ADA、蛋白定量、肿瘤标志物等。

②结核相关检查：结核抗体、T-SPOT、血沉、C反应蛋白。

③结缔组织相关检查：抗核抗体、抗ds-DNA抗体等。

④必要时进行胸腔镜检查进行组织病理学检查。

⑤腹部超声检查腹腔淋巴结。

2. 治疗计划

①支持对症治疗。

②必要时胸腔穿刺抽液减轻胸腔内压。

③明确诊断后针对性对因治疗。

症状：无特殊变化。

查体：无明显变化。

辅助检查：生化（2012-9-26）示 ALB 28.9g/L，AST 21U/L，ALT 26U/L，Cr 107.8μmol/L，Na^+ 137.5mmol/L，Cl^- 100.6mmol/L，K^+ 4.2mmol/L。生化（2012-9-29）示 ALB 20.8g/L。生化（2012-10-3）示 ALB 28.2g/L。凝血四项示 PA 79.7%，INR 1.13，APTT 52s，Fbg 190.6mg/dL。尿常规、粪常规、HIV、TP、肝炎病原体无明显异常。

血常规结果如下。

日期	WBC	N	Hb
9月26日	$6.87×10^9$/L	68.6%	107g/L
9月27日	$10.80×10^9$/L	72.5%	105g/L
9月29日	$8.11×10^9$/L	63.0%	103g/L
10月3日	$8.67×10^9$/L	62.6%	114g/L

结核抗体阴性。T-SPOT 0 SFC/10^6PBMC。降钙素原 0.05ng/mL。血沉 7mm/h。N端脑钠肽前体（NTproBNP）89.63pg/mL。心脏彩超（2012-9-29）示心内结构及功能未见明显异常。肿瘤标志物示 CEA 0.95ng/mL，CA19-9 3.36U/mL，CA125 147.50U/mL，sFerr 116.50ng/mL，AFP 3.97ng/mL，CA153 7.52U/mL，SCC 0.74ng/mL，NSE 11.19ng/mL，CYFRA 0.94ng/mL，CA72-4 1.06U/mL。血蛋白电泳示白蛋白29.70%，α1球蛋白2.10%，α2球蛋白4.10%，β1球蛋白54.10%，β2球蛋白2.60%，γ球蛋白7.40%。体液免疫示 IgG 744.00mg/dL，IgA 67.6mg/dL，IgM 8320mg/dL，C3 52.6mg/dL ↓，C4 10.3mg/dL，CRP 0.2mg/dL。抗核抗体阴性。抗ds-DNA抗体阴性。抗中性粒细胞抗体阴性。胸腔积液常规示李凡他实验（++），细胞总数 11301/μL，白细胞数 3301/μL，分类单核细胞98%，分类多核细胞2%。胸腔积液生化示 TP 93.4g/L，GLU 5.87mmol/L，

Cl⁻ 105 mmol/L，LDH 65 U/L，ADA 26U/L，总胆固醇 0.61mmol/L，甘油三酯 2.25mmol/L。胸腔积液肿瘤标记：CEA 0.33ng/mL，CA19-9 2.34U/mL，CA125 890.3U/mL。胸腔积液脱落细胞学检查示胸腔积液涂片间皮细胞、淋巴细胞。腹部超声（2012-9-28）示左肾区异常所见（左肾周可见范围约 9.5cm×4.1cm 无回声，内透声差，其内未见血流信号），建议进一步检查；腹腔及腹膜后多发实性结节——淋巴结？

【进一步考虑诊断】

（1）左侧乳糜性胸腔积液性质待查

① 淋巴瘤？

② 结核性胸膜炎？

（2）低氧血症。

（3）强直性脊柱炎。

【诊断依据】

1. 左侧乳糜性胸腔积液性质待查

① 淋巴瘤依据：根据胸腔积液总胆固醇 0.61mmol/L，甘油三酯 2.25mmol/L，考虑患者为乳糜胸腔积液，同时结合患者有贫血、淋巴结肿大、免疫球蛋白增高，腹部超声提示"腹腔及腹膜后多发实性结节——淋巴结？"追问患者曾使用益赛普（注射用重组人 Ⅱ 型肿瘤坏死因子受体 - 抗体融合蛋白）治疗 2 年，高度怀疑肿瘤可能，特别是淋巴瘤。血液科会诊意见：查血、尿 M 蛋白，行骨穿、骨髓活检，并查骨髓流式免疫分型。

② 结核性胸膜炎依据：临床报道结核性胸膜炎也可引起乳糜性胸腔积液，特别是在病程较长的患者中。可行胸腔镜下胸膜活检明确。

2. 低氧血症

依据同前。

3. 强直性脊柱炎

既往已确诊。

【下一步诊疗计划】

① 查血、尿 M 蛋白。

② 骨穿、骨髓活检。

③ 内科胸腔镜检查并送胸膜组织病理。

④ 腹部增强扫描以进一步明确腹腔淋巴结情况。

　　症状及体征无变化。

　　辅助检查：胸腔镜检查（图 83-2）示引流出 2910mL 橘红色胸腔积液，镜下可见壁层胸膜充血水肿明显，可见少量小结节及白瓷片样改变，膈胸膜血管充盈，无充血，可见白瓷片样改变，脏层胸膜无充血水肿，取胸膜活检行病理检查，留取引流液查常规、生化、ADA、LDH、细胞学检查、病原学检查等。

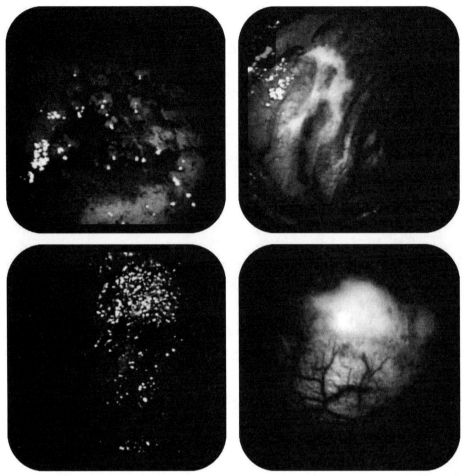

图83-2　胸腔镜检查镜下可见壁层胸膜充血水肿明显，可见少量小结节及白瓷片样改变，膈胸膜血管充盈，无充血，可见白瓷片样改变，脏层胸膜无充血水肿

胸膜活检（2012-10-12）。镜检：镜下见大量淋巴细胞、浆细胞弥漫分布。免疫组化：CD21 示 FDC 网破坏、缩小，CD20 弥漫（＋），CD3 少数（＋），Ki67 指数 <5%，CD38、CD138 部分细胞（＋），Lambda 较多细胞（＋），Kappa 个别细胞（＋）。病理诊断：（壁层胸膜）非霍奇金淋巴瘤，结外边缘区 B 细胞淋巴瘤。骨髓细胞形态学（2012-9-29）（图83-3）：取材染色满意，涂片尚可，骨髓增生活跃，M/E=2.47/1。淋巴样浆细胞 12.0%，其胞体大小不等，部分细胞边缘突起，胞浆量多少不等，以少居多，蓝灰色，个别细胞有空泡，胞核圆，染色质致密，破碎细胞多见。粒系占 55.5%，中幼以下阶段细胞为主，部分细胞胞体偏大。红系占 22.5%，中晚幼为主，可见双核红细胞及核分裂像，成熟红细胞呈缗钱状排列。巨核细胞可见，易见多圆巨，血小板散在。网浆吞噬细胞可见。寄生虫（－）铁染色：细胞内铁 36% 细胞外铁（＋＋）。结论：考虑巨球蛋白血症，请结合临床及相关检查诊断。

骨髓活检（2012-9-29）。大体：灰红色骨组织一条，长 1cm，直径 0.2cm。镜检：骨髓增生大致正常，造血成分约占 40%，以中晚幼粒红细胞占优势，巨核细胞数量及形态大致正常，局灶可见异常聚集的淋巴细胞灶。组化：Retuculum staining（1+），CD20、CD79a、BCl-2（局灶细胞＋），CD3、CD5、CD61（散在少量细胞＋），CD10（个别细胞＋），CD163、CD235a（部分细胞＋），CD23（－）。病理诊断：（左髂后上棘）结合临床符合 B 细胞淋巴瘤累及骨髓。

　　骨髓流式细胞学检查（2012-9-29，道培医院）。检测结果：成熟淋巴细胞占有核细胞 17.39%，T 细胞占淋巴细胞 42%，CD4/CD8=0.4，NK 占淋巴细胞 50%，分散表达 KIR，未见明显异常表达。B 淋巴细胞和浆细胞比例不高，未见单克隆细胞。未见明显非造血细胞。幼稚细胞比例不高，粒细胞占有核细胞 72.42%，未见明显发育异常及异常表达，有核红占有核细胞 4.71%。结论：淋巴细胞比例不高，NK 细胞占淋巴细胞比例明显增多，未见明显异常克隆。异常免疫球蛋白血症和多发性骨髓瘤鉴定报告单：检出患者血清蛋白电泳及免疫固定电泳中 M 成分 IgM-λ、尿 λ 轻链明显高于参考范围。

　　上腹部增强 CT（图 83-4）示肝右叶上段囊肿；左肾形态不规则，肾周大量软密度影，考虑腹膜后淋巴瘤侵犯左肾及肾周，侵及左侧膈肌脚旁、下胸椎椎旁组织；腹膜后及肠系膜多发淋巴结浸润；腹腔少量积液；腹主动脉硬化；左肾静脉走行于腹主动脉后方。

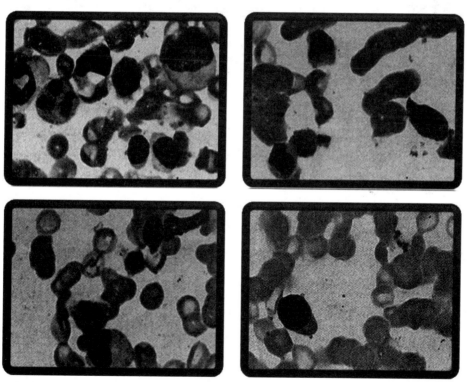

图 83-3　骨髓增生活跃，M/E=2.47/1。淋巴样浆细胞 12.0%，其胞体大小不等，部分细胞边缘突起，胞浆量多少不等，以少居多，蓝灰色，个别细胞有空泡，胞核圆，染色质致密，破碎细胞多见。结论：考虑巨球蛋白血症，请结合临床及相关检查诊断

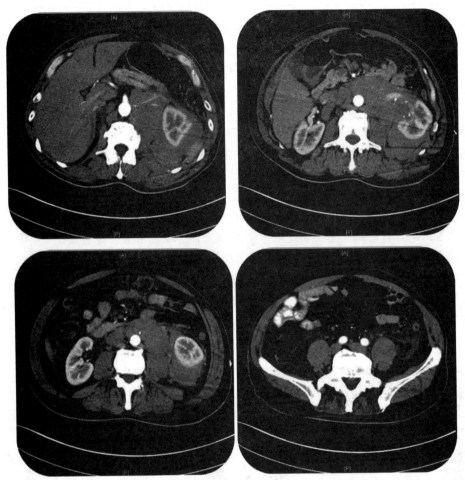

图 83-4　肝右叶上段囊肿；左肾形态不规则，肾周大量软密度影，考虑腹膜后淋巴瘤侵犯左肾及肾周，侵及左侧膈肌脚旁、下胸椎椎旁组织；腹膜后及肠系膜多发淋巴结浸润；腹腔少量积液；腹主动脉硬化；左肾静脉走行于腹主动脉后方

　　综合胸膜活检、骨髓涂片与活检等结果，经与血液科会诊协商，其最后诊断考虑为 Waldenstrom 巨球蛋白血症，乳糜胸为其胸膜累及的表现。

【最后诊断】

（1）Waldenstrom 巨球蛋白血症。

①左侧胸膜受累并大量乳糜胸腔积液。

②腹腔淋巴结受累。

（2）强直性脊柱炎。

【讨论】

　　Waldenstrom 巨球蛋白血症（Waldenstrom macroglobulinemia，WM）于 1944 年由 Waldenstrom 描述，为血中出现异常增多的 lgM 即巨球蛋白血症。是一种源于能分化为成熟浆细胞的 B 淋巴细胞的恶性增生性疾病，有其独特的临床病理特点，主要表现为骨髓中有浆细胞样淋巴细胞浸润，并合成单克隆 IgM。曾作为独立疾病报道，近来欧美淋巴瘤组织（Revised European American Lymphoma）和 WHO 分类系统已经将该病归入淋巴浆细胞淋巴瘤（Lymphoplasmacytic lymphoma，LPL）。绝大多数的 LPL 是 WM。该患者外周血即具备有异常增多的 IgM，同时也发现腹腔淋巴结肿大，骨髓穿刺涂片、活检均提示巨球蛋白血症诊断。

　　淋巴瘤合并乳糜胸文献报道较少，一般认为乳糜胸发生的原因是胸导管或某一分支破裂所致。临床上非创伤性乳糜胸多见于恶性肿瘤，占 50%，其中淋巴瘤引起的乳糜胸约占所有肿瘤的 75%。文献报道恶性肿瘤侵犯胸导管的发生率为 3.0% ~ 3.6%。乳糜胸发生于哪一侧胸腔，取决于胸导管损伤的位置，一般第 5 胸椎以下病变常发生右侧乳糜胸，在此水平以上发生左侧乳糜胸。乳糜胸对患者的不良影响取决于乳糜的丧失量、速度和时间。大量淋巴液的丢失可导致低蛋白血症、电解质紊乱、凝血功能障碍及免疫缺陷等，最终可导致患者死亡。

【评析】

　　该患者诊断过程中有 3 点重要提示：乳糜胸、中心淋巴肿大、免疫球蛋白异常增高。针对这 3 个重要线索我们展开了针对性的检查，最后在较短的时间里确定了诊断。

　　此外，患者有 30 年强直性脊柱炎病史，在结缔组织病患者中淋巴瘤的发生率即较高，而近 2 年来患者使用了益赛普（注射用重组人 II 型肿瘤坏死因子受体 - 抗体融合蛋白）进行治疗，该药的临床研究发现其可导致罹患淋巴瘤的风险提高 3 倍。这些均为其易患者因素，应该引起我们的关注。

（万钧）

参考文献

[1] 陈文明. 华氏巨球蛋白血症诊断与治疗进展. 中国实用内科学杂志，2007, 27(19): 1502-1503.
[2] 闵俊，张海燕，高春记，达万明. 华氏巨球蛋白血症伴乳糜样胸腔积液一例. 中华老年医学杂志，2000, 19(6): 410.
[3] 蔡柏蔷，李龙芸. 协和呼吸病学. 北京：中国协和医科大学出版社，2005.

第84章　反复咯血2年

【病历资料】

一般资料：患者杨××，男，54岁，因"间断咳嗽、咯血2年余，发热1天"于2012年10月30日。患者于2年前（2010年4月）无明显诱因出现大咯血，量约200mL，当地医院检查考虑降主动脉动脉瘤，遂转入安贞医院，考虑降主动脉假性动脉瘤，行支架植入术；术后患者未再咯血。2011年11月，患者因呕血（量较大）就诊，考虑肠系膜动脉栓塞导致小肠、胆囊坏死，遂行手术治疗。术后患者间断出现咯血，每5～6天咯2～3口鲜红色血，最多时每日咯血十余口，伴有咳白痰，痰少能咳出，自行可缓解，无乏力，无盗汗、胸痛、胸闷，曾间断有发热，体温最高38℃，当地医院抗感染治疗后好转。1天前无明显诱因出现发热，体温最高39.5℃，在附近医院应用头孢菌素类抗生素治疗1天，体温有所下降，为进一步诊治来我院。门诊以"咯血待查，降主动脉支架术后"收住院。自发病以来患者一般情况可，饮食可，二便正常，体重无明显改变。有2型糖尿病病史，平素应用诺和锐30R早18U、晚12U，餐前15min皮下注射，血糖控制尚可，有输血史。有青霉素过敏史。生于内蒙古，吸烟40支/日×20余年，已戒2年。饮酒750mL/d×20余年。

查体：T 36.3℃，P 86次/分，R 21次/分，BP 101/60mmHg。神清，精神可，口唇无发绀，双肺叩诊清音，双肺呼吸音粗，未闻及啰音，心律齐，各瓣膜听诊区未闻及杂音，未闻及胸膜摩擦音。腹软，无压痛，肝、脾未触及，双下肢无浮肿。

辅助检查：CTPA（2010-4-8）（图84-1）示降主动脉假性动脉瘤。CTPA（2010-4-20）（图84-2）示降主动脉假性动脉瘤支架植入术后改变。

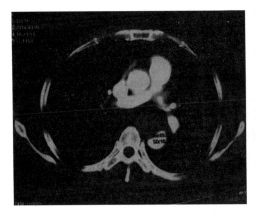
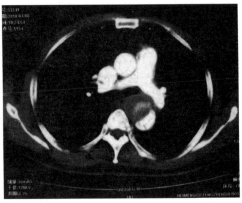

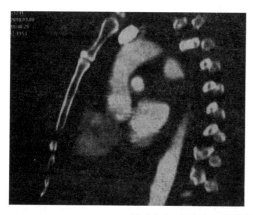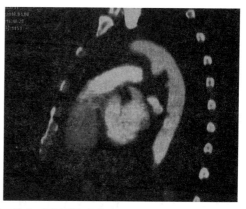

图 84-1　CT 肺血管造影：降主动脉假性动脉瘤

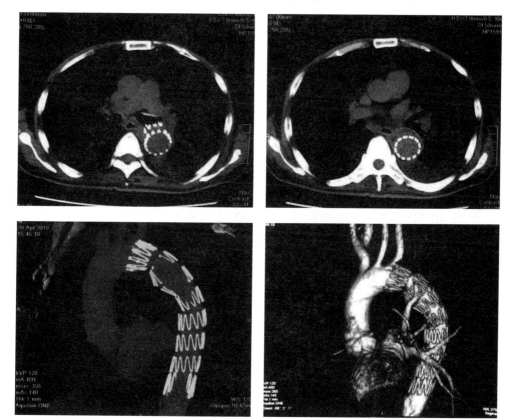

图 84-2　胸部 CT 示降主动脉假性动脉瘤支架植入术后改变

【初步诊断】

（1）咯血原因待查。

① 血管炎？

② 肺栓塞？

（2）肺炎。

（3）降主动脉支架术后。

（4）2 型糖尿病。

【诊断依据】

1. 咯血原因待查

① 血管炎依据：患者间断咯血2年余，曾行假性降主动脉瘤支架植入术，并因小肠及胆囊坏死行手术治疗，提示多处系统病变，需要考虑血管炎可能，但病变常累及皮肤、肾脏、肺脏等，临床表现可见皮肤红斑、结节、血疱、血尿、蛋白尿、咯血等。其诊断有赖于自身抗体、血管造影等多项检查。

② 肺栓塞依据：患者反复咯血，需要除外反复肺血栓栓塞的可能性，可行CTPA、下肢静脉彩超等除外。

2. 肺炎

依据：患者近1天来发热，曾于外院给予抗感染治疗，体温下降，提示抗感染治疗有效。结合患者有反复咯血，诊断考虑合并有肺炎。

3. 降主动脉支架术后

依据：诊断明确。

4. 2型糖尿病

依据：既往诊断明确。

【下一步诊疗计划】

1. 检查计划

① 常规检查。

② 查ANCA。

③ 感染相关检查：PCT，相关病原学检查。

④ 结缔组织病相关检查：抗核抗体、抗ds-DNA抗体等。

⑤ 栓塞相关检查：D-二聚体、血浆纤溶酶原激活剂、蛋白S、蛋白C、血清抗心磷脂抗体，CTPA。

2. 治疗计划

① 支持对症治疗。

② 抗感染治疗。

③ 明确诊断后针对性对因治疗。

症状：无特殊变化。

查体：无明显变化。

辅助检查：血常规示白细胞 10.95×10^9/L，中性粒细胞 68.9%，淋巴细胞 20.5%，单核细胞 8.7%，嗜酸粒细胞 1.7%，嗜碱粒细胞 0.2%，红细胞 3.76×10^{12}/L，血红蛋白 117.0g/L，血小板 253×10^9/L。凝血分析正常。尿常规+镜检示红细胞 25～30/HP。粪常规正常。生化检查示总蛋白 64.4g/L，白蛋白 28.8g/L，球蛋白 35.6g/L，白球比例 0.8，前白蛋白 0.18g/L，总胆固醇 2.64mmol/L↓，高密度脂蛋白胆固醇 0.90mmol/L，低密度脂蛋白胆固醇 1.14mmol/L↓，脂蛋白(a) 50.3mg/dL，其余均正常。蛋白电泳示白蛋白 50.2%，α1球蛋白 5.5%，α2球蛋白 10.8%，β1球蛋白 5.2%，β2球蛋白 5.9%，γ球蛋白 22.4%。N端脑钠肽前体 307.90pg/mL。C反应蛋白 9.9mg/dL。动态红细胞沉降率 23mm/h。降钙素原 20.53ng/mL。结核抗体阳性。HIV+TP阴性。乙型肝炎表面抗体阳性。乙型肝炎核心抗体阳性。肺炎支原体抗体、衣原体抗体阴性。抗核抗体阳性浆 1∶320。抗 Sm 抗体、抗 RNP 抗体、抗 SS-A 抗体、抗 SS-B 抗体、抗 Jo-1 抗体、抗 Scl-70 抗体、抗 ds-DNA、角蛋白抗体、核周因子抗体、环胍氨酸肽抗体均阴性。抗肾小球基底膜抗体阴性。抗中性粒细胞胞浆抗体髓过氧化物酶（MPO）阴性，蛋白酶 3（PR3）阳性。免疫球蛋白 G、A、M 均正常。补体 C3、C4 均正常。抗心磷脂抗体阴性。D- 二聚体 1666.02ng/mL。蛋白 C 84.5%。蛋白 S 42.4%。血浆纤溶酶原激活剂 4.58ng/mL。肿瘤标志物示 CEA、CA19-9、CA125、铁蛋白、AFP、前列腺特异抗原、鳞装上皮细胞癌抗原、NSE、骨胶素、糖链抗原 CA72-4，均阴性。血 β2- 微球蛋白 398.20ng/mL。肺功能检测示阻塞型通气功能障碍，弥散量降低，呼吸阻抗正常。心脏彩超示各房室内径正常，室间隔及左心室侧壁增厚，余室壁厚度正常，室壁运动幅度正常，各瓣膜未见明显增厚，CDFI 未见明确反流信号，主动脉、肺动脉主干内径正常，左心室射血分数正常。腹部超声示胆囊切除术后，肝实质回声稍增粗。支气管镜检查示左侧自主支气管开始的各叶段普遍狭窄，左主支气管中段外后壁团块样肿物（图 84-3）。支气管黏膜活检：支气管黏膜上皮细胞未见异型性，间质较多淋巴细胞，浆细胞，中性粒细胞及少量嗜酸粒细胞浸润。支气管黏膜刷片示柱状上皮细胞、血细胞及炎细胞。CTPA 示肺动脉增强扫描未见明确栓塞征象；降主动脉支架植入术后，左主支气管狭窄，周围软组织密度影，考虑与降主动脉病变相关，血肿所致？继发纵隔病变？请结合临床，必要时进一步检查；双肺未见明确活动性病变（图 84-4）。

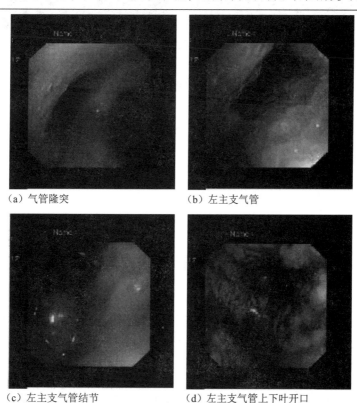

　　（a）气管隆突　　　　　　　　　　（b）左主支气管

　　（c）左主支气管结节　　　　　　　（d）左主支气管上下叶开口

图 84-3　支气管镜检查：左主支气管自隆突开始黏膜粗糙、增厚，管腔狭窄，管壁不规则结节灶呈铺路石样改变，触碰易出血压；左主支气管中段外后壁可见一团块样肿物；各叶段支气管开口狭窄，黏膜粗糙，充血水肿

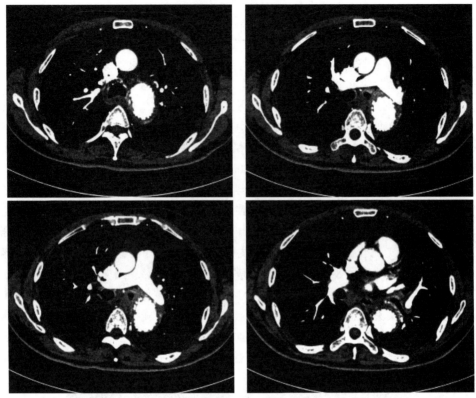

图 84-4　肺动脉增强扫描未见明确栓塞征象；降主动脉支架植入术后，左主支气管狭窄，周围软组织密度影，考虑与降主动脉病变相关，血肿所致？继发纵隔病变？请结合临床，必要时进一步检查；双肺未见明确活动性病变

【进一步考虑诊断】

（1）咯血原因待查。

① 大动脉炎？

② 小血管炎？

（2）肺炎。

（3）降主动脉支架术后。

（4）2 型糖尿病。

【诊断依据】

1.咯血原因待查

① 大动脉炎依据：大血管炎诊断一般无特异性指标，可出现全身血管炎症，肺血管也可受累，血管炎症导致血管壁增厚，管腔狭窄，患者之前出现的降主动脉假性动脉瘤考虑血管壁增厚形成瘤样扩张，肠系膜动脉炎症导致血栓形成，致管腔堵塞出现小肠坏死，目前查体双侧桡动脉搏动强弱均等，双侧血压相差不大，但双侧足背动脉搏动减弱，不除外下肢动脉病变。患者有间断发热、咯血症状，考虑肺血管受累，但查 CTPA 肺血管未见明显异常，无肺动脉瘤，气管镜下见患者左侧支气管狭窄，CTPA 可见左主支气管与支架紧密相贴，考虑狭窄与咯血为动脉周围炎、支架刺激周围组织增生压迫相关。请血管外科会诊。考虑：咯血待查，动脉炎？动脉硬化。建议：a. 全主动脉 CTA 检查；b. 双下肢动脉彩超检查；

c. 双下肢动脉多普勒。

② 小血管炎依据：患者可见镜下血尿，且 ANCA 阳性，需要除外小血管炎可能，但患者病史中主动脉受累，而无小血管炎相应的皮肤、眼底、肾脏表现，可完善相关检查，如查尿细胞形态、检查眼底等。

2. 肺炎

依据：患者入院前 1 天发热，曾于外院给予抗感染治疗，体温下降，提示抗感染治疗有效。C 反应蛋白、动态红细胞沉降率、降钙素原等指标均明显升高，尤其是降钙素原升高均支持细菌性感染，结合其咯血症状，仍考虑合并肺炎诊断。

3. 降主动脉支架术后

依据：诊断明确。

4. 2 型糖尿病

依据：诊断明确。

【下一步诊疗计划】

① 查尿红细胞形态。

② 检查眼底。

③ 双下肢动脉彩超。

④ 双下肢动脉多普勒。

⑤ 全主动脉 CTA。

症状及体征无变化。

辅助检查：尿沉渣示 RBC 2~4/HP，WBC 0 ~ 2/HP。眼底检查无异常。CTA 示降主动脉可见支架影，支架形态尚可，未见对比剂外溢，支架周围主动脉管壁略增厚，前壁略著，与纵隔软组织分界不清，局部左主支气管狭窄，周围可见增厚的软组织密度影，内可见较多迂曲细小血管影。余所见主动脉显示良好，管腔未见明确扩张及狭窄，管壁可见散在钙化；头臂动脉起始部未见明确异常。腹腔动脉、肠系膜上动脉及双肾动脉管腔显示良好，未见明确狭窄征象。扫描范围内所见双侧髂动脉未见明确狭窄。降主动脉支架植入术后改变；左主支气管狭窄，周围软组织密度影与降主动脉支架关系密切，考虑继发纵隔改变可能，请结合临床，必要时进一步检查（图 84-5）。双下肢血管彩超示双下肢动脉硬化，双侧胫前动脉及足背动脉狭窄可能。双下肢深静脉未见明显栓塞。下肢动脉多普勒节段压力测定示双下肢股动脉轻度狭窄，腘动脉中度狭窄。综合以上资料，认为大动脉炎诊断成立，咯血原因与主动脉病变继发纵隔改变累及左主支管相关。痰中找抗酸杆菌阳性（++）：1 ~ 9 条抗酸杆菌 /10 视野。

【最后诊断】

① 大动脉炎（累及降主动脉、双下肢股动脉、腘动脉），继发纵隔改变（累及左主气管）。

② 降主动脉假性动脉瘤并支架术后。

③ 左侧肺炎。

④ 2 型糖尿病。

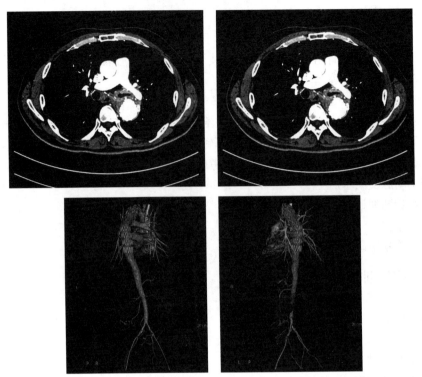

图84-5　降主动脉可见支架影，支架形态尚可，未见对比剂外溢，支架周围主动脉管壁略增厚，前壁略著，与纵隔软组织分界不清，局部左主支气管狭窄，周围可见增厚的软组织密度影，内可见较多迂曲细小血管影。余所见主动脉显示良好，管腔未见明确扩张及狭窄，管壁可见散在钙化；头臂动脉起始部未见明确异常。腹腔动脉、肠系膜上动脉及双肾动脉管腔显示良好，未见明确狭窄征象。扫描范围内所见双侧髂动脉未见明确狭窄。降主动脉支架植入术后改变；左主支气管狭窄，周围软组织密度影与降主动脉支架关系密切，考虑继发纵隔改变可能

【讨论】

大动脉炎（takayasu arteritis，TA）是指主动脉及其主要分支起始部的慢性肉芽肿性动脉炎。常引起血管腔狭窄或闭塞，也可因动脉壁中层破坏导致 动脉扩张形成动脉瘤。主要是累及 2 ～ 13 支动脉，其中以头臂动脉（尤以左锁骨下动脉）、肾动脉、腹主动脉及肠系膜上动脉为好发部位。本病例累及为降主动脉、双下肢股动脉、腘动脉。

病因迄今尚不明确，镜下增厚的内膜主要是广泛增生的结缔组织和粥样硬化斑块，间质常见有基质增多或水肿，并可见较广泛的黏液变性。内膜表面常见有血栓附着。内弹力板常见断裂或消失。内膜中有时有黏多糖大量堆集，形成黏液湖状。由于血管内膜增厚，导致管腔狭窄或闭塞，少数患者因炎症破坏动脉壁中层，弹力纤维及平滑肌纤维坏死，而致动脉扩张、假性动脉瘤或夹层动脉瘤。本病例患者即曾合并有降主动脉假性动脉瘤。

根据病变部位可分为 4 种类型：头臂动脉型、胸腹主动脉型、肾动脉型、混合型。此外尸检证实 40% 肺动脉受累。本病例累及降主动脉及下肢动脉，应考虑为混合型。

病理切片常提示纤维素样坏死区周围常有以淋巴细胞和上皮样细胞为主的细胞浸润，偶尔形成多核巨细胞。有时在炎性肉芽增生较重的区域可出现类似于结核结节的肉芽肿，但从未查见有结核菌。临床大动脉炎并结核感染也见有报道。该患者曾因再次咯血于 2012 年 11

月 28 日再次住院，并于痰中检出抗酸杆菌阳性（++）：1 ～ 9 条抗酸杆菌 /10 视野，因而诊断合并有肺结核，并给予抗结核治疗。

【评析】

　　该患者诊治过程中，曾多次因为"咯血"求治，先后诊断为降主动脉假性动脉瘤、肠系膜动脉栓塞、小肠坏死、胆囊坏死，并给予支架植入术及外科手术治疗，然而遗憾的是，之前接诊医院只考虑到了局部病变的诊断与处理，而忽视了用整体观、一元论来解释其前后种种病变，所谓"管中窥豹，只见一斑"正是这样，应该引起我们的警惕。

（万钧）

参考文献

[1] 陈灏珠. 实用内科学. 第 13 版. 北京：人民卫生出版社，2009.
[2] 席思川，刘玉和，王红月，王清峙，许红. 大动脉炎尸检病例的临床病理分析. 中国实用内科杂志，1998, 18(8): 468-469.
[3] 王洁民，林致华. 多发性大动脉炎与结核感染关系的探讨. 江苏医药，1988, 14(06): 338.

第85章　间断咳嗽、咳痰伴痰中带血2月

【病历资料】

一般资料：患者男性，51岁。因"间断咳嗽、咳痰伴痰中带血2月"入院。患者于2个月前无明显诱因出现咳嗽、咳痰，痰中带血，呈鲜红色，约5次/日，总量为5～10mL/d，持续2天后自行缓解。无胸痛、胸闷、呼吸困难，无发热、盗汗，无头痛、头昏，无恶心、呕吐，无腹痛、腹泻、黑粪。未进一步诊治。1周前上述症状再次出现，到当地医院行胸部CT检查示左下肺周边部软组织影，密度较均匀，类圆形无毛刺，约6.0cm×5.0cm大小；右上肺陈旧性纤维条索影，局限性肺气肿形成。为进一步诊治入院。20年前曾有"咯血"病史，未正规诊治。7年前体检发现"肺结核"，经抗结核治疗2月，复查好转后停药。无外伤手术史，家族中无肿瘤及遗传病史。

查体：T 36.6℃，P 78次/分，R 18次/分，BP 134/75mmHg。发育正常，营养良好，全身浅表淋巴结无肿大。气管居中，胸廓对称，双肺叩诊呈清音，双肺呼吸清晰，未闻及干湿啰音。心前区无异常隆起，心尖搏动位于第5肋间左锁骨中线内侧0.5cm处，触诊无震颤，心界无扩大，心率78次/分，律齐，各瓣膜听诊区未闻及杂音。其余检查（-）。

辅助检查：血常规示WBC $6.78×10^9$/L，RBC $4.35×10^{12}$/L，PLT $173×10^9$/L，中性粒细胞70.9%，淋巴细胞18.6%。尿、粪常规正常。血气分析（未吸氧）示pH 7.421，PaO_2 78.5mmHg，$PaCO_2$ 37.5mmHg，HCO_3^- 24.6mmol/L（吸氧2L/min）。肝肾功能、电解质正常。外院胸部CT检查示左下肺周边部软组织影，密度较均匀，类圆形无毛刺，约6.0cm×5.0cm大小；右上肺陈旧性纤维条索影，局限性肺气肿形成。

【初步诊断】

（1）左下肺阴影待查。

① 原发性支气管癌？

② 结核球？

③ 肺炎性假瘤？

④ 肺曲霉病？

（2）陈旧性肺结核，右上肺。

【诊断依据】

1.左下肺阴影待查

① 原发性支气管癌依据：中年男性，起病急，病程短。有咳嗽、咳痰、痰中带血症状。

痰为鲜红色，量 5 ～ 10mL/d。查体：一般情况好，双肺呼吸音清晰，双肺未闻及干湿啰音。入院前外院胸部 CT 检查示左下肺软组织影，故应考虑原发性支气管肺癌诊断。拟行纤支镜、经皮肺穿刺活检、血清肿瘤标志物等检查。

　　② 结核球依据：中年男性，有咳嗽、痰中带血症状。20 年前曾有"咯血"症状，未正规诊治。7 年前体检发现"肺结核"，经抗结核治疗 2 个月后，复查好转后停药。入院前外院胸部 CT 检查示右上肺陈旧性纤维条索病灶，左下肺软组织影，故临床需考虑肺结核球诊断。拟行纤支镜、经皮肺穿刺活检、痰查抗酸杆菌、血沉及 PPD 试验。

　　③ 肺炎性假瘤依据：中年男性，有咳嗽、痰中带血症状。20 年前曾有"咯血"症状，未正规诊治。入院前外院胸部 CT 检查示左下肺软组织影，位于肺周边部，类圆形无毛刺，密度较均匀，故应考虑肺炎性假瘤诊断。拟行纤支镜、经皮肺穿刺活检等检查。

　　④ 肺曲霉病依据：中年男性，有咳嗽、痰中带血症状。既往有肺结核病史。入院前外院胸部 CT 检查示左下肺周边部类圆形软组织影，密度较均匀。因肺曲菌病常在肺结核等免疫功能低下人群中发生，故应考虑此病。拟行纤支镜、经皮肺穿刺活检等检查明确诊断。

　　2. 陈旧性肺结核，右上肺

　　依据：入院前外院胸部 CT 检查结果。

【下一步诊疗计划】

　　1. 检查计划

　　① 痰查抗酸杆菌，痰脱落细胞学检查。

　　② 血沉、血清肿瘤标志物。

　　③ PPD 试验。

　　④ 纤支镜、经皮肺穿刺活检。

　　2. 治疗计划

　　止血、对症、支持治疗。

---

　　2 天后，患者痰血症状消失，无咳嗽、发热，大小便正常。

　　辅助检查：血常规示 WBC 7.48×10^9/L，RBC 4.65×10^{12}/L，PLT 198×10^9/L，N 77.8%。血沉 18mm/h。连续 3 次痰找抗酸杆菌（－），痰脱落细胞学（－）。PPD（＋）。血清肿瘤标志物（－）。纤支镜检查见支气管管腔内未见异常，经皮肺穿刺活检病理报告：支气管黏膜组织慢性炎。

　　根据以上检查结果，患者肺部阴影诊断仍不明确。虽然痰脱落细胞学（－）、血清肿瘤标志物（－），但从病变形态学表现上看，肿瘤仍是考虑的首要疾病。建议患者再次行纤支镜检查和经皮肺穿刺活检。患者不愿行再次检查，考虑有外科切除指征，遂行胸部增强 CT 检查。胸部增强 CT 检查见：左下肺类圆形软组织影，密度较均匀，肿块可见一异常血管与胸主动脉相连，肿块周边部可见不规则强化（图 85-1）。因此诊断考虑肺隔离症。后经外科手术证实该诊断。

【最后诊断】

　　肺隔离症。

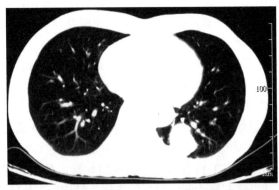

（a）胸部 CT 肺窗显示左下肺块影

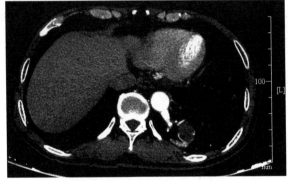

（b）胸部 CT 纵隔窗显示胸主动脉与包块间有异常血管，包块周围强化

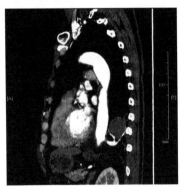

（c）CT 矢状位重建显示胸主动脉发出异常动脉进入包块内

图 85-1　胸部增强 CT

【讨论】

　　本例患者，中年男性，以咳嗽、痰血为主要症状。胸部 CT 表现为左下肺高密度影。经皮肺穿刺活检，报告为支气管黏膜组织慢性炎。经手术确诊为肺隔离症。肺隔离症是肺组织先天发育异常，主要表现为部分异常肺组织与正常肺组织分隔开，其血液主要由体循环动脉分支供应，同时肺内伴有肺囊肿改变。肺隔离症分为肺叶内型和肺叶外型。肺叶内型与其相邻正常肺组织由同一脏层胸膜包绕，病变可与正常支气管相通，而肺叶外型由相对独立的脏层胸膜包绕，病变与正常支气管不通。肺隔离症供血动脉多来自体循环动脉，最常见的为降

主动脉下段，其次为腹主动脉，较少来自支气管动脉、胸廓内动脉、肋间动脉等。肺叶内型静脉引流一般入肺静脉，肺叶外型静脉引流一般入下腔静脉、奇静脉、半奇静脉或门脉系统。

本病例胸部增强 CT 检查后，呼吸内科医生、放射科医生均未对本病做出正确诊断，胸外科医生术前也未明确该病诊断，术中证实异常动脉从降主动脉发出进入病变，遂明确诊断为肺隔离症。误诊原因主要有：① 肺隔离症发病率较低，40% 患者常在 10 岁以前反复出现肺部感染症状，成年期病例少见，因此，对于该病的警惕性较低；② 肺隔离症缺乏特异性临床症状，有症状的患者常为与支气管相通的肺叶内型肺隔离症，通常表现为反复咳嗽、咳白黏痰或脓痰、咯血等非典型症状，根据这些症状，难以与肺囊肿、肺脓肿、支气管扩张症、肺癌等病症鉴别；③ 由于肺部感染反复发生、迁延不愈，形成肺实变、机化等病理变化，出现实性包块、囊性病灶等多种影像学表现，增加了诊断的难度；④ 支气管镜或经皮肺穿刺活检所得病理结果没有特异性，难以明确诊断。

【评析】

在本例肺隔离症诊治过程中，我们有以下几点体会。

1. 加强对本病的认识和警惕性

肺隔离症是临床上一种少见病，无典型症状和体征，对本病的诊断认识不足是导致该病诊断困难、容易误诊的主要原因。本病胸部 CT 平扫主要表现为实质性块影，临床诊断中多考虑肺癌、结核球等可能，而忽视了本病。

2. CT 血管成像是诊断肺隔离症的首选检查方法

肺隔离症供血动脉多来自体循环动脉，主要为降主动脉。增强 CT 发现异常动脉进入病变，即可诊断。但当供血动脉细小或不是横向走行时，如扫描层距较厚，则在横轴面图像上则不易显示该动脉。经图像后处理后，则易于显示异常动脉，明确诊断。

（白莉）

参考文献

［1］Kang M, Khandelwal N, Ojili V, et al. Multidetector CT angiography in pulmonary sequestration. J Comput Assist Tomogr, 2006, 30(6): 926-932.

［2］Hertzenberg C, Daon E, Kramer J. Intralobar pulmonary sequestration in adults: three case reports. J Thorac Dis, 2012, 4(5): 516-519.

［3］Chen W, Wagner L, Boyd T, et al. Extralobar pulmonary sequestration presenting with torsion: a case report and review of literature. J Pediatr Surg, 2011, 46(10): 2025-2028.

［4］Escobar M A Jr, Acierno S P. Laparoscopic resection of an intradiaphragmatic pulmonary sequestration: A case report and review of the literature. J Pediatr Surg, 2012, 47(11):2129-2133.

第86章 间断性咯血伴咳嗽、咳痰7年，加重4天

【病历资料】

一般资料：患者男性，37岁，因间断性咯血伴咳嗽、咳痰7年，加重4天入院。该患于入院前7年无明显诱因开始间断出现咳嗽、咳少量白色泡沫样痰，伴痰中带血，为暗红色血丝，夜间为著，无发热及胸痛。曾多次在当地医院就诊，一直未明确咯血原因。经抗感染、止血及对症治疗后，上述症状可消失，但无明显诱因反复发作。入院前4天无明显诱因再次出现咯血，为整口鲜红色血液，量约400mL，自行抗感染、止血、对症治疗后咯血无明显好转，为求进一步诊疗来我院，门诊以咯血原因待查收入院。该患者在病程中有轻度乏力，无发热、胸痛，无心悸、出汗，无恶心、呕吐，无呼吸困难，无双下肢水肿，无尿频、尿急。既往否认结核病史，否认双下肢静脉血栓病史。个人史：吸烟史20年，每天平均20支，戒烟1个月。

查体：一般状态尚可，口唇无明显发绀，胸廓对称，双肺呼吸清，未闻及明显干湿啰音。心脏查体未见明显异常。无双下肢水肿。

辅助检查：肺CT（2004-7-15）示胸部平扫见左肺片状致密影，形状不规则，右肺上叶点片状致密影，左肺门区可见密度增高影的结节状肿块，大小为2.8cm×2.8cm，CT值为24Hu，余未见明显异常征象。支气管镜检查示（2004-7-15）气管正常，隆突锐利，左主支气管近隆突右侧壁间4处浅表憩室，表面光滑，大小为0.2～0.3cm，左右肺诸叶、段开口未见异常，左肺上叶刷检。痰涂片（2004-7-15）未找到癌细胞。

【诊断】

① 咯血原因待查。

② 肺部感染。

【诊断依据】

1. 咯血原因待查

依据：间断性咯血伴咳嗽、咳痰7年，加重4天。

2. 肺部感染肺

依据：肺CT（吉林大学中日联谊医院，2004-7-15）示胸部平扫见左肺片状致密影，形状不规则，右肺上叶点片状致密影，左肺门区可见密度增高影的结节状肿块，大小为2.8cm×2.8cm，CT值为24Hu，余未见明显异常征象。

【下一步诊疗计划】

1. 检查计划

① 入院后综合患者各项资料，考虑不能除外肺部肿瘤、结核及肺栓塞、支气管扩张症导致患者咯血的可能性，故再次行纤维支气管镜检查。

② 结核抗体。

③ 痰检脱落细胞。

④ 心脏彩超。

⑤ 警惕肺动脉栓塞或支气管扩张症导致的咯血及循环系统的改变，提请检查双下肢动静脉彩超。

2. 治疗计划

① 抗感染、祛痰。

② 增强免疫、止血对症等。

③ 查找病因、对因治疗。

按上述诊疗后，患者原有症状、体征、辅助检查的变化以及出现的新情况如下。

症状：患者仍有咯血，较入院时略减轻。

辅助检查：纤维支气管镜检查（2004-12-24）示镜下各叶段管腔通畅，未见新生物，未见血管瘤及出血点。结核抗体阴性，痰检脱落细胞未见异常。行心脏彩超提示右心室大，三尖瓣重度反流，肺动脉瓣轻度反流，提示有肺动脉高压。双下肢动静脉彩超未见明显异常。

【下一步诊疗计划】

支气管动脉、右心及肺动脉造影术，酌情介入诊治。

仍未能明确左肺门占位性质，同时考虑该患者咯血量较大，是否为血管畸形病因造成。为明确出血原因及治疗咯血，遂于2004年12月30日在局麻下行支气管动脉造影术，术中经造影及数字减影发现右肺支气管动脉畸形严重，动静脉分流较大，拟行支气管动脉栓堵术，但术中不除外肺动脉系统血管畸形，根据临床经验，考虑直接栓堵存在一定风险，故先行给予右心及肺动脉造影，结果显示右肺动脉闭塞。后经右心导管至右心室，行肺动脉造影，证实右肺动脉缺如（图86-1）。考虑右肺支气管动脉为右肺营养血管，未行栓堵术。后经止血对症治疗后，患者咯血停止。

【最后诊断】

① 右肺动脉闭塞。

② 右肺支气管动脉畸形。

③ 动静脉分流。

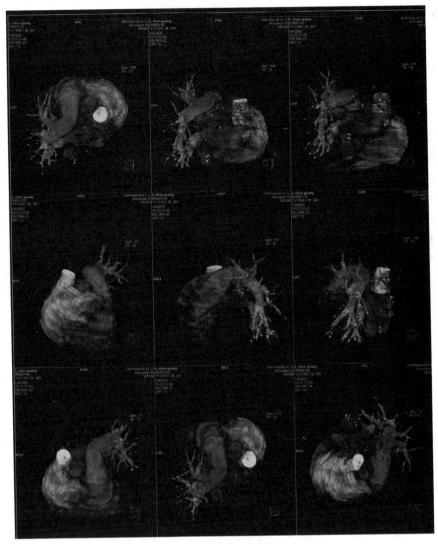

图 86-1　肺动脉造影证实右肺动脉缺如

【诊断依据】

间断性咯血伴咳嗽、咳痰 7 年，加重 4 天。行支气管动脉造影术，术中经造影及数字减影发现右肺支气管动脉畸形严重，动静脉分流较大。右心及肺动脉造影结果显示右肺动脉闭塞。后经右心导管至右心室，行肺动脉造影，证实右肺动脉缺如。

【讨论】

本例患者病史长达 7 年，病因一直未明。咯血的常见病因主要包括结核、支气管扩张症及肿瘤等常见病，容易遗忘原发性肺血管性疾病导致的咯血。甚至常规做支气管动脉造影行栓塞术止血时误认为咯血是支气管扩张症导致支气管动脉畸形，欲行栓堵术险些酿成大错。说明原发肺血管疾病在临床工作非常容易被忽视。先天性单侧肺动脉缺如 (unilateral absence of pulmonary artery, UAPA) 是一种罕见的肺血管畸形，诊断和治疗均有一定难度。1868 年首次由 Fraentzel 报道，是非常罕见的先天性心血管畸形，到 1992 年全世界报道的病例约 160 例。其特点是主肺动脉与肺实质内肺血管之间的连接段单侧缺如，而缺如侧肺动脉的远端部分和肺内的血管常存在，可能是胚胎发育初期第 6 对主动脉弓的一侧发育缺陷或过早闭塞所致。UAPA 患者早期多无症状，故常易被忽视。往往到出现大量咯血、严重肺动脉高压，或者妊娠、并发高原性肺水肿等危及生命症状时才引起逐渐被发现而重视。常见的症状如下。① 反复肺部感染：UAPA 患者患侧肺发育不良，肺内低通气使得纤毛清除能力下降和炎性细胞堆积，因此容易造成肺部感染。② 咯血：UAPA 患者肺内形成广泛的侧支循环，但侧支循环发育不好，血供较差，易出现咯血，严重的可出现大咯血。③ 活动后胸闷、气急：此症状常出现在肺动脉高压形成以后，随着肺动脉压力的升高，右心功能损害会加重活动耐量受限的程度，高原缺氧和妊娠期心脏负荷增加是诱发的重要因素。本例患者有反复肺部感染、反复咯血症状，但一直未引起重视，直至出现大咯血才到医院就诊。UAPA 常见的体征有：患侧胸廓缩小，呼吸音减低，心脏与纵隔向患侧移位，偶在心底闻及收缩期杂音，有肺动脉高压者可出现肺动脉瓣区第二心音亢进。心血管造影是目前诊断的金标准，其中应包括肺静脉楔血管造影术。心血管造影不仅能反映 UAPA 的位点和侧支血管情况，而且能同时反映并存的心血管畸形，但不足之处是有创、价高、费时，并具有一定的危险性，且不能反映可能并存的肺部病变。肺静脉楔血管造影术相对安全，能使隐藏的肺动脉显影。增强 CT 纵隔窗直接征象为缺如侧肺动脉起始部或近端呈盲端，血管壁规则，断端光滑，远端未见显影，亦未见相延续的血管影。间接征象在单发者多可合并不同程度的肺动脉高压，因此有右心房室大、主肺动脉及对侧肺动脉扩张等，可见同侧乳内或肋间动脉等侧支血管扩张征象。肺窗示肺动脉缺如侧不同程度的肺纹理细小稀疏、肺野透亮度增高、肺容积缩小，多反映同侧肺发育不全。对于明确诊断极有帮助。超声心动图可以明确有无其他先天性的心脏血管畸形，也可测定有无肺动脉高压。UAPA 的治疗目前尚无良策，主要是对症治疗。如防治反复的肺部感染，治疗咯血，有肺动脉高压者可长期应用血管扩张药（如钙通道阻滞剂）、静脉泵入前列环素、吸入 NO 等，有助于改善生存率。手术治疗包括：① 患侧肺动脉重建。如果有大量的侧支动脉导致肺动脉高压、咯血，可使用患侧侧支循环重建。② 选择性患侧支血管栓塞和结扎。③ 患侧全肺或肺叶切除术。如果有反复严重的肺部感染和难以控制的咯血，可行患侧全肺或肺叶切除术。总之，UAPA 患者的早期诊断不可忽视，如患者出现不明原因的反复肺部感染、咯血、肺动脉高压，需警惕 UAPA 的可能。其诊断有赖于超声心电图、增强的 CT 扫描和血管造影。早期诊断可以尽早进行相应的治疗，防止病情进一步恶化，改善预后。

【评析】

　　咯血为呼吸内科常见症状，病因主要包括肺疾病、心血管疾病、血液系统疾病等大分类。本例为临床常常易忽视的先天性肺部血管畸形所导致的反复咯血、反复肺部感染病例。本例的诊治经过提醒了临床医生常见疾病如不能解释患者临床表现时，则需寻找其他少见疾病。同时治疗与诊断相伴行，当治疗尤其是介入治疗存在风险时，衡量利弊谨慎操作是必要的。

（张庆华　尹金植）

参考文献

[1] Ten Harkel A D, Biota N A, Ottenkamp J. Isolated unilateralabsenec of a pulmonary artery: a case report and review of the literature. Chest, 2002, 122: 1471-1477.

［2］朱晨曦，杨京华，肖瑶等．单纯性单侧肺动脉缺如的临床特点及回顾性分析．心肺血管病杂志，2010，29(4): 291-295.

［3］方苏榕，孙丽华，谭焰等．先天性单侧肺动脉缺如的诊断与治疗．现代医学，2007, 35(1): 35-37.

［4］朱元珏，陈文彬．呼吸病学．北京：人民卫生出版社，2003.

［5］李志刚，梅举，鲍春荣等．部分体肺侧支循环结扎术治疗一例单纯性一侧肺动脉缺如及文献回顾．第二军医大学学报，2005, 26(8): 934-936.

第87章 咳嗽、咳痰、发热20天，伴劳力性气促15天，加重3天

【病历资料】

一般资料：患者，女，52岁。该患因咳嗽、咳痰、发热20天，伴劳力性气促15天，加重3天于2011年4月2日入我院呼吸科。该患20天前曾因咳嗽、咳痰、发热就诊于当地医院，当时结合肺部影像学表现诊断为"继发型肺结核"，后转入长春市传染病院继续治疗，经胸部CT检查提示双肺点片状影，给予试验性抗结核治疗。发热无缓解，体温上升最高可达39.0℃，咳嗽、咳痰未见明显好转，且出现呼吸困难，复查胸部CT可见"双肺实变影明显进展"，肺部影像学改变由斑片状影融合成片，可见局部大片状影。3天前出现呼吸困难加重，转入我院呼吸内科治疗。既往高血压病史1年，血压最高达150/90mmHg，间断使用"罗布麻"调节血压，自述血压控制良好。

查体：体温37℃，脉搏90次/分，呼吸40次/分，血压120/80mmHg。一般状态较差，营养中等，意识清晰。颜面、口唇及指端略发绀。听诊左肺呼吸音弱，双下肺可闻及细湿啰音。余查体未见明显异常。

辅助检查：自带肺CT（2011-3-13）示双肺点片状影。肺CT（2011-3-20）示双肺实变影明显进展。血常规（2011-3-20）示白细胞计数 14.6×10^9/L，中性粒细胞0.904，淋巴细胞0.154。

【诊断】

（1）重症肺炎。

① 病毒性肺炎？

② 非典型病原体所致肺炎（支原体、衣原体、军团菌）？

（2）肺结核？

（3）呼吸衰竭？

（4）高血压病Ⅰ级（高危组）。

（5）心力衰竭？

【诊断依据】

1. 重症肺炎

① 病毒性肺炎依据：以发热、咳嗽、咳痰、呼吸困难为主诉。入院前有受凉病史。急性起病，病程20天。病程中曾考虑肺结核杆菌感染，在结核病医院试验性抗结核治疗后无

明显好转，结核病院 2 次胸 CT 提示病情进展较快。查体：一般状态较差，营养中等，意识清晰。颜面、口唇及指端略发绀。听诊左肺呼吸音弱，双下肺可闻及细湿啰音。辅助检查：自带肺 CT（2011-3-13）示双肺点片状影。肺 CT（2011-3-20）示双肺实变影明显进展。

② 非典型病原体所致肺炎（支原体、衣原体、军团菌）依据：患者持续性发热，伴咳嗽、咳痰、呼吸困难，且常规抗生素治疗以及试验性抗结核治疗效果欠佳，需警惕不典型致病菌等的可能性。

2. 肺结核依据：患者发热、咳嗽、咳痰、呼吸困难，伴有寒战，虽曾就诊于结核病医院，系统抗结核治疗 5 天，上述症状进行性加重，但仍不能排除耐药结核菌或疗程不足。

3. 呼吸衰竭依据：患者以呼吸困难为主症。查体：颜面、口唇及指端略发绀。肺 CT（2011-3-20，长春市传染病院）示双肺实变影明显进展。考虑存在呼吸衰竭。

4. 高血压病Ⅰ级（高危组）

依据：既往高血压病史 1 年，血压最高达 150/90mmHg，间断使用"罗布麻"调节血压，自述血压控制良好。

5. 心力衰竭

依据：劳力性气促 15 天。既往高血压病史 1 年，血压最高达 150/90mmHg。结合患者既往高血压史，警惕高血压性心脏病。

【下一步诊疗计划】

1. 检查计划

① 常规检查：血常规、尿常规、生化、B 型尿钠肽 (BNP)，复查肺部 CT、心电图。

② 病毒抗体。

③ 支原体抗体、衣原体抗体。

④ 痰抗酸杆菌、结核菌素试验（TST）等。

⑤ 痰培养 + 药敏试验、血培养。

⑥ 动脉血气分析。

⑦ 病情允许情况下行支气管镜取活组织病理检查。

2. 治疗计划

① 抗病毒：喜炎平。

② 抗感染：哌拉西林 - 他唑巴坦。

③ 继续试验性抗结核治疗。

④ 激素：甲泼尼龙 80mg/d。

⑤ 吸氧、祛痰、营养支持、对症治疗。

按上述诊疗后，患者原有症状、体征、辅助检查的变化以及出现的新情况如下。

症状：患者病情在经过上述治疗后未见明显好转。咳嗽重，咳痰，仍有发热，体温最高在 39.0℃以上，发冷、寒战。呼吸困难加重。

查体：监护仪示心率 80 ~ 85 次 / 分，呼吸 20 次 / 分，血压 115/70mmHg，指脉氧（低流量鼻导管吸氧状态下）90%。一般状态差，营养中等，意识清晰。听诊双肺呼吸音弱，双下肺可闻及细湿啰音。余查体未见明显异常。

辅助检查：(2011-4-3) 血常规示白细胞计数 $11.3×10^9$/L，中性粒细胞 0.823，淋巴细胞 0.113。血沉 66mm/h。尿常规正常。肝功能示白蛋白 26.4g/L。心肌酶示乳酸脱氢酶 731U/L、α-羟丁酸脱氢酶 427U/L。肾功能、血离子正常。病毒抗体、支原体抗体、衣原体抗体均阴性。痰抗酸杆菌（－）。TST ++（11mm）。血气分析（低流量鼻导管吸氧状态下）示 pH 7.40，PaO_2 58mmHg，$PaCO_2$ 44mmHg，HCO_3^- 25.9mmol/L，TCO_2 26.9mmol/L，BE +2.1mmol/L。胸部 CT (2011-4-4，图 87-1) 示两肺纹理增强，两肺弥漫分布大片状密度增高影，部分呈实变征象，可见支气管充气征，气管及主支气管通畅，纵隔内见多个结节状软组织密度影。肺部影像学改变较前进展。心电图大致正常。血培养和痰培养结果尚未报告。

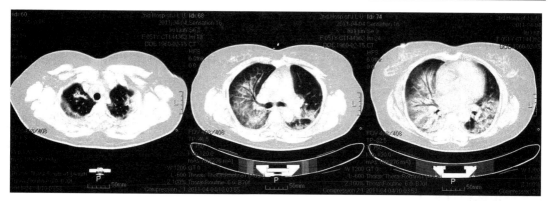

图 87-1　胸部 CT（2011-4-4）

【诊断】

(1) 双肺重症肺炎。

① 耐药菌感染？

② 真菌性肺炎？

(2) 肺结核？

(3) Ⅰ型呼吸衰竭。

(4) 低蛋白血症。

(5) 高血压病Ⅰ级（高危组）。

(6) 免疫缺陷病？

【诊断依据】

1. 双肺重症肺炎

① 耐药菌感染依据：患者发病后持续性发热，且伴有咳嗽、咳痰及呼吸困难等呼吸道症状，查体双肺呼吸音弱，双下肺可闻及细湿啰音。胸部 CT (2011-4-4，图 87-1) 示两肺纹理增强，两肺弥漫分布大片状密度增高影，部分呈实变征象，可见支气管充气征，气管及主支气管通畅，纵隔内见多个结节状软组织密度影。血常规示白细胞计数 $11.3×10^9$/L，中性粒细胞 0.823，淋巴细胞 0.113。血沉 66mm/h。常规抗生素治疗以及试验性抗结核治疗效果欠佳，需警惕耐药菌感染的可能性。

② 真菌性肺炎依据：患者应用抗生素 20 天，警惕菌群失调，考虑不排除真菌感染。

2. 肺结核

依据：患者发热、咳嗽、咳痰、呼吸困难，伴有寒战，虽曾就诊于结核病医院，系统抗结核治疗 5 天，上述症状进行性加重，但仍不能排除耐药结核菌或疗程不足。

3. Ⅰ型呼吸衰竭

依据：以发热、咳嗽、咳痰、呼吸困难为主诉。查体：一般状态差，急性病容，双肺呼吸音弱，双下肺可闻及细湿啰音。辅助检查：胸部 CT（2011-4-4，图 87-1）示两肺纹理增强，两肺弥漫分布大片状密度增高影，部分呈实变征象，可见支气管充气征。血气分析（低流量鼻导管吸氧状态下）示 pH 7.40，PaO_2 58mmHg，$PaCO_2$ 44mmHg，HCO_3^- 25.9mmol/L，TCO_2 26.9mmol/L，BE +2.1mmol/L。

4. 低蛋白血症

依据：以发热、咳嗽、咳痰、呼吸困难为主诉。进食差。肝功能示白蛋白 26.4g/L。

5. 高血压病Ⅰ级（高危组）

依据：既往高血压病史 1 年，血压最高达 150/90mmHg，间断使用"罗布麻"调节血压，自述血压控制良好。

6. 免疫缺陷病

依据：风湿热、药物热、SLE、皮肌炎、结节性多动脉炎、成人 Still 病等自身免疫性疾病可引起发热，肺部弥漫性改变；原发性免疫缺陷病或继发性免疫缺陷病临床表现可为易发反复肺部感染，并且抗感染治疗无效。

【下一步诊疗计划】

1. 检查计划

① 反复痰培养 + 药敏试验，血培养。

② 真菌 D- 葡聚糖。

③ 免疫常规、抗核抗体系列（ANA）、抗中性粒细胞胞浆抗体（ANCA）、C 反应蛋白、类风湿因子、补体 C3 及 C4。

2. 治疗计划

① 抗感染：将哌拉西林 - 他唑巴坦调整为美罗培南。

② 抗真菌：氟康唑

③ 继续试验性抗结核治疗。

④ 激素：甲泼尼龙 80mg/d。

⑤ 无创机械通气、吸氧。

⑥ 祛痰、营养支持、对症治疗。

按上述诊疗后，患者原有症状、体征、辅助检查的变化以及出现的新情况如下。

症状：患者仍有发热，体温未见明显下降，咳嗽、咳痰未见明显减轻。于 2011 年 4 月 6 日突然出现呼吸困难加重。

查体：监护示血压 120/80mmHg，血氧（高流量鼻导管吸氧情况下）78%，呼吸 50 次 / 分，心率 127 次 / 分，意识清，双肺呼吸音减弱，双下肺可闻及细湿啰音。

辅助检查：免疫常规正常。补体 C3 44.7mg/dL，C 反应蛋白 12.5mg/dL，类风湿因子 30.6U/mL。抗核抗体（－），ANCA（－）。真菌 D- 葡聚糖 15pg/mL。痰培养阴性。血培养结果尚未报告。复查血气分析（高流量鼻导管吸氧情况下）示 pH 7.37，PaO$_2$ 49mmHg，PaCO$_2$ 60mmHg，HCO$_3^-$ 28.3mmol/L，BE 2.2mmol/L。2011 年 4 月 6 日复查血常规示白细胞计数 11.9×10^9/L，中性粒细胞 0.964。血清学检查示白蛋白 25.4g/L，乳酸脱氢酶 948U/L、α- 羟丁酸脱氢酶 497U/L。

【诊断】

（1）ARDS。

（2）双肺重症肺炎。

① 耐药菌感染？

② 真菌性肺炎？

（3）肺结核？

（4）Ⅱ型呼吸衰竭。

（5）低蛋白血症。

（6）高血压病Ⅰ级（高危组）。

【诊断依据】

1. ARDS

依据：患者突然出现呼吸困难加重，呼吸窘迫。查体：监护示血压 120/80mmHg，血氧（高流量鼻导管吸氧情况下）78%，呼吸 50 次 / 分，心率 127 次 / 分，意识清，双肺呼吸音减弱，双下肺可闻及细湿啰音。血气分析（高流量鼻导管吸氧情况下）示 pH 7.37，PaO$_2$ 49mmHg，PaCO$_2$ 60mmHg。

2. 双肺重症肺炎

① 耐药菌感染依据：患者发病后持续性发热，且伴有咳嗽、咳痰及呼吸困难等呼吸道症状，查体双肺呼吸音弱，双下肺可闻及细湿啰音。胸部 CT（2011-4-4，图 87-1）示两肺纹理增强，两肺弥漫分布大片状密度增高影，部分呈实变征象，可见支气管充气征，气管及主支气管通畅，纵隔内见多个结节状软组织密度影。2011 年 4 月 6 日复查血常规示白细胞计数 11.9×10^9/L，中性粒细胞 0.964。血沉 66mm/h。常规抗生素治疗以及试验性抗结核治疗效果欠佳，耐药菌感染的可能性大。

② 真菌性肺炎依据：患者应用抗生素 20 天，警惕菌群失调，且患者常规抗感染治疗无效，考虑不排除真菌感染。

3. 肺结核依据：患者发热、咳嗽、咳痰、呼吸困难，伴有寒战，虽曾就诊于结核病医院，系统抗结核治疗 9 天，上述症状进行性加重，但仍不能排除耐药结核菌或疗程不足。

4. Ⅱ型呼吸衰竭

依据：以发热、咳嗽、咳痰、呼吸困难为主诉。查体：一般状态差，双肺呼吸音减弱，双下肺可闻及细湿啰音。辅助检查：胸部 CT（2011-4-4；图 87-1）示两肺纹理增强，两肺弥漫分布大片状密度增高影，部分呈实变征象，可见支气管充气征。复查血气分析（2011-4-6，高流量鼻导管吸氧情况下）示 pH 7.37，PaO$_2$ 49mmHg，PaCO$_2$ 60mmHg，HCO$_3^-$ 28.3mmol/L，

BE 2.2mmol/L。

5. 低蛋白血症

依据：以发热、咳嗽、咳痰、呼吸困难为主诉。进食差。复查肝功能示白蛋白 25.4g/L。

6. 高血压病 I 级（高危组）

依据：既往高血压病史1年，血压最高达 150/90mmHg，间断使用"罗布麻"调节血压，自述血压控制良好。

【下一步诊疗计划】

1. 检查计划

① 复查血气分析、血常规、血清学检查。

② 反复查痰一般细菌和真菌涂片、痰培养。

③ 复查胸片。

④ 股静脉穿刺置管，动态监测中心静脉压。

2. 治疗计划

① 气管切开，有创机械通气治疗（通气模式选择 CPAP+PSV，PS 水平 25cmH$_2$O，PEEP 16cmH$_2$O，FiO$_2$ 100%）。

② 抗感染：美罗培南。

③ 抗真菌：将氟康唑调整为伏立康唑鼻饲。

④ 试验性抗结核治疗。

⑤ 激素：甲泼尼龙 80mg/d。

⑥ 留置胃管及尿管。

⑦ 祛痰、营养支持（鼻饲肠内营养、输注血浆及白蛋白制品等）、对症治疗。

按上述诊疗后，患者原有症状、体征、辅助检查的变化以及出现的新情况如下。

症状：患者病情仍有反复，2011 年 4 月 9 日再次出现呼吸困难加重，颜面部发绀，躁动，血氧饱和度下降至 57%。查体：双肺听诊呼吸音粗，可闻及散在干啰音。调整呼吸机参数后（模式 SIMV，VT 400mL，PS 31cmH$_2$O，PEEP 18cmH$_2$O，f 18 次 / 分，FiO$_2$ 100%），约 1min 患者肺部听诊呼吸音恢复，病情有所稳定。至 2011 年 4 月 12 日体温波动处于大致正常水平，在机械通气过程中患者神志清楚，时有烦躁，呼吸频率已由原来的 40 次 / 分下降至 30 ~ 35 次 / 分。吸入氧浓度由纯氧改为 60%，PEEP 由 18cmH$_2$O 下降至 13cmH$_2$O。

查体：颈前、胸前皮下无"握雪"感，听诊双肺呼吸音粗，双下肺可闻及明显爆裂音。

辅助检查：（2011-4-12）血常规示白细胞计数 13.6×10^9/L，中性粒细胞 0.84。血清白蛋白 31.2g/L。谷丙转氨酶 46U/L，谷草转氨酶 49U/L。多次提检痰一般细菌和真菌涂片未见真菌，（2011-4-11）有少量革兰阳性球菌和少量革兰阴性杆菌。两次血培养结果均为阴性。（2011-4-11）复查胸片示双下肺片状影。

【诊断】

（1）ARDS。

（2）双肺重症肺炎。

① 耐药菌感染？

② 真菌性肺炎？

（3）肺结核？

（4）Ⅱ型呼吸衰竭。

（5）低蛋白血症。

（6）高血压病Ⅰ级（高危组）。

【诊断依据】

1. ARDS

依据：反复出现突然呼吸困难加重，呼吸窘迫。给予有创呼吸机治疗后呼吸困难较前略好转。查体：颈前、胸前皮下无"握雪"感，听诊双肺呼吸音粗，双下肺可闻及明显爆裂音。

2. 双肺重症肺炎

① 耐药菌感染依据：抗感染治疗后体温下降，（2011-4-12）血常规示白细胞计数 $13.6×10^9$/L，中性粒细胞 0.84。（2011-4-11）有少量革兰阳性球菌和少量革兰阴性杆菌。

② 真菌性肺炎依据：患者应用抗生素 20 天，警惕菌群失调，且患者常规抗感染治疗无效，考虑不排除真菌感染。

3. 肺结核依据：患者发热、咳嗽、咳痰、呼吸困难，伴有寒战，虽曾就诊于结核病医院，系统抗结核治疗 9 天，上述症状进行性加重，但仍不能排除耐药结核菌或疗程不足。

4. Ⅱ型呼吸衰竭

依据：以发热、咳嗽、咳痰、呼吸困难为主诉。查体：一般状态差，双肺呼吸音减弱，双下肺可闻及细湿啰音。辅助检查：胸部 CT（2011-4-4，图 87-1）示两肺纹理增强，两肺弥漫分布大片状密度增高影，部分呈实变征象，可见支气管充气征。复查血气分析（2011-4-6，高流量鼻导管吸氧情况下）示 pH 7.37，PaO_2 49mmHg，$PaCO_2$ 60mmHg，HCO_3^- 28.3mmol/L，BE 2.2mmol/L。

5. 低蛋白血症

依据：以发热、咳嗽、咳痰、呼吸困难为主诉。进食差。复查肝功能示白蛋白 31.2g/L。

6. 高血压病Ⅰ级（高危组）

依据：既往高血压病史 1 年，血压最高达 150/90mmHg，间断使用"罗布麻"调节血压，自述血压控制良好。

【下一步诊疗计划】

1. 检查计划

① 复查胸片。

② 复查血常规、血清学检查、血气分析。

③ 复查痰培养。

2. 治疗计划：

① 有创机械通气治疗：模式 SIMV，VT 400mL，PS 31cmH₂O，PEEP 13cmH₂O，f 18 次 / 分，FiO_2 60%。

② 抗感染：美罗培南改为头孢哌酮 - 舒巴坦钠（舒普深）。

③ 抗真菌：伏立康唑鼻饲。

④ 试验性抗结核治疗。

⑤ 激素：甲泼尼龙 40mg/d。

⑥ 留置胃管及尿管。

⑦ 祛痰、营养支持（鼻饲肠内营养、输注血浆及白蛋白制品等）、对症治疗。

按上述诊疗后，患者原有症状、体征、辅助检查的变化以及出现的新情况如下。

症状：2011 年 4 月 13 日再次出现发热，体温最高 38.6℃。

查体：较烦躁，心率 110 ～ 120 次 / 分，呼吸频率 15 ～ 40 次 / 分，血氧饱和度 88% ～ 96%。球结膜轻度水肿，双侧瞳孔等大同圆，对光反射灵敏。两肺呼吸音粗，左下肺可闻及少许湿啰音。

辅助检查：无。

【诊断】

医院获得性肺炎？

【诊断依据】

患者入院 11 日，气管切开，应用有创机械通气治疗 6 日，再次出现发热，不排除金葡菌、铜绿假单胞菌、不动杆菌等感染。

【下一步诊疗计划】

1. 检查计划

① 监测痰培养、血培养、尿培养。

② 血常规、肝肾功能。

③ 心功能情况。

④ 复查肺部影像学。

2. 治疗计划

① 有创机械通气治疗：模式 SIMV，VT 400mL，PS 31cmH$_2$O，PEEP 13cmH$_2$O，f 18 次 / 分，FiO$_2$ 60%。

② 抗感染：头孢哌酮 - 舒巴坦钠（舒普深）联合万古霉素。

③ 抗真菌：伏立康唑鼻饲。

④ 试验性抗结核治疗。

⑤ 激素：甲泼尼龙 40mg/d。

⑥ 留置胃管及尿管。

⑦ 祛痰、营养支持（鼻饲肠内营养、输注血浆及白蛋白制品等）、对症治疗。

按上述诊疗后，患者原有症状、体征、辅助检查的变化以及出现的新情况如下。

症状：体温变化波动在正常范围内。呼吸机支持参数下调：CPAP（PEEP 10cmH$_2$O，PS17cmH$_2$O，FiO$_2$ 59%）。痰液多，不易咳出，给予支气管镜吸痰。（2011-4-9）血气分析示 pH 7.31，PaCO$_2$ 110mmHg。调整呼吸机，BIPAP，PEEP 10cmH$_2$O，Pin

27cmH$_2$O，f 17 次 / 分，PS 17cmH$_2$O，FiO$_2$ 59%）。之后，患者病情好转且平稳，于 2011 年 4 月 27 日脱离呼吸机。于 2011 年 5 月 4 日将气切套管拔出，给予鼻导管低流量吸氧。2011 年 5 月 6 日患者拔管后状态较好。

　　查体：心率 80 ~ 100 次 / 分，呼吸频率 25 ~ 30 次 / 分，血氧饱和度 90% ~ 96%。两肺呼吸音粗，左下肺可闻及少许湿啰音。

　　辅助检查：（2011-4-14）床头胸片示双侧骨性胸廓对称，两肺内可见弥漫分布斑片状增浓影，双侧肋膈角不清。动态监测血常规改变，白细胞计数及中性粒细胞一直处于较高的状态，至 2011 年 4 月 28 日白细胞计数稍有下降，血常规示白细胞总数 10.7×10^9/L，中性粒细胞百分比 0.928，淋巴细胞百分比 0.04。（2011-4-15）尿常规示潜血 ++，红细胞 103.7/HP，管型 8.4/LP。（2011-4-16）尿常规示尿蛋白微量，白细胞计数 60.3/HP，细菌计数 3032.5/HP。（2011-4-29）尿常规示微量白蛋白 > 0.15，潜血 ++，红细胞 38.2/HP。（2011-4-18）复查肺部 CT 示两肺纹理增强，两肺弥漫分布大片状密度增高影，部分呈实变征象，可见支气管充气征，气管及主支气管通畅，纵隔内见多个结节状软组织密度影。双侧胸膜走行不规整。与 4 月 4 日的肺 CT 结果比较，上肺实变影存在扩散倾向，双下肺实变影消散。（2011-4-19）血气分析示 pH 7.31，PaO$_2$ 85mmHg，PaCO$_2$ 110mmHg，HCO$_3^-$ 55.4mmol/L，BE 25.0mmol/L。肺 CT 检查（2011-4-28，图 87-2）结果回报两肺纹理增强，两肺弥漫分布模糊片状密度增高影，其内可见支气管充气征，气管及主支气管通畅，纵隔内见气管前腔静脉后可见增大的淋巴结，短径约 12mm。双侧胸膜走行不规整。诊断提示：上述改变与原片（2011-4-18）比较病变有所好转。（2011-4-29）痰培养检出铜绿假单胞菌，未培养出真菌。（2011-5-1）连续多次痰培养未检出真菌。

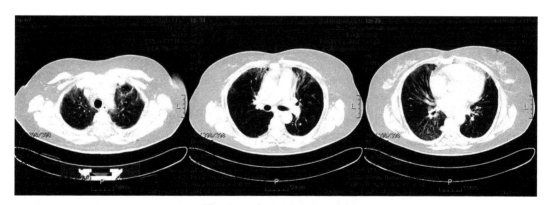

图 87-2　肺 CT（2011-4-28）

【诊断】

　　（1）双肺重症肺炎。

　　① Ⅱ 型呼吸衰竭。

　　② 呼吸性酸中毒合并代谢性碱中毒。

　　③ 医院获得性肺炎。

　　（2）尿路感染。

【诊断依据】

1. 双肺重症肺炎

① Ⅱ型呼吸衰竭依据：同前。

② 呼吸性酸中毒合并代谢性碱中毒依据：血气分析示 pH 7.31，PaO_2 85mmHg，$PaCO_2$ 110mmHg，HCO_3^- 55.4mmol/L，BE 25.0mmol/L。

③ 医院获得性肺炎依据：患者气管切开，应用有创机械通气治疗，（2011-4-29）痰培养检出铜绿假单胞菌，未培养出真菌。

2. 尿路感染

依据：（2011-4-15）尿常规示潜血 ++，红细胞 103.7/HP，管型 8.4/LP。（2011-4-16）尿常规示尿蛋白微量，白细胞计数 60.3/HP，细菌计数 3032.5/HP。

【下一步诊疗计划】

1. 检查计划

① 监测痰培养、血培养、尿培养。

② 血常规、肝肾功能。

③ 心功能情况。

2. 治疗计划

① 根据血气分析调整呼吸机系数。

② 抗感染：头孢哌酮 - 舒巴坦钠（舒普深）联合万古霉素，根据药敏试验加用环丙沙星。

③ 停用抗真菌药物、抗结核药物。

④ 激素：甲泼尼龙 20mg/d，口服。

⑤ 拔出胃管及尿管。

⑥ 祛痰、营养支持（输注血浆及白蛋白制品等）、对症治疗。

按上述诊疗后，患者原有症状、体征、辅助检查的变化以及出现的新情况如下。

症状：一般状态较好，无发热，咳嗽、咳痰较轻，呼吸困难较轻。

查体：双下肺可闻及爆裂音。

辅助检查：三次痰培养结果均培养出铜绿假单胞菌。血常规大致正常。肝功能示谷草转氨酶 45U/L，白蛋白 33.7g/L。（2011-5-11）复查血气分析（持续中流量鼻导管吸氧中）示 pH 7.42，PaO_2 71mmHg，$PaCO_2$ 47mmHg，HCO_3^- 38.7mmol/L，BE 11.4。肺部 CT（图 87-3）示两肺纹理增多，两肺弥漫分布模糊片状密度增高影，其内可见支气管充气征，较前明显好转。

【诊断】

① 双肺重症肺炎，Ⅱ型呼吸衰竭。

② ARDS。

③ 医院获得性肺炎。

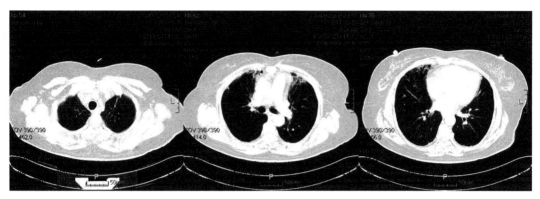

图 87-3　肺部 CT 较前明显好转

【诊断依据】

1. 双肺重症肺炎，Ⅱ型呼吸衰竭

依据：以发热、咳嗽、咳痰、呼吸困难为主诉。查体：一般状态差，急性病容，双肺呼吸音弱，双下肺可闻及细湿啰音。辅助检查：（2011-4-4）肺部 CT（图 87-1）示两肺纹理增强，两肺弥漫分布大片状密度增高影，部分呈实变征象，可见支气管充气征，较前进行性加重。（2011-4-6）血气分析（高流量鼻导管吸氧情况下）示 pH 7.37，PaO_2 49mmHg，$PaCO_2$ 60mmHg，HCO_3^- 28.3mmol/L，BE 2.2mmol/L。

2. ARDS

依据：反复出现突然呼吸困难加重，呼吸窘迫。查体：监护示血压 120/80mmHg，血氧（高流量吸氧情况下）78%，呼吸 50 次 / 分，心率 127 次 / 分，意识清，双肺呼吸音减弱，双下肺可闻及细湿啰音。（2011-4-4）肺部 CT（图 87-1）示两肺纹理增强，两肺弥漫分布大片状密度增高影，部分呈实变征象，可见支气管充气征。（2011-4-6）血气分析（高流量鼻导管吸氧情况下）示 pH 7.37，PaO_2 49mmHg，$PaCO_2$ 60mmHg，HCO_3^- 28.3mmol/L，BE 2.2mmol/L。

3. 医院获得性肺炎

依据：患者气管切开，应用有创机械通气治疗，多次痰培养检出铜绿假单胞菌，未培养出真菌。

【治疗计划】

①气管插管、有创呼吸机辅助通气。

②抗感染。

③激素。

④营养、免疫支持、对症支持治疗。

【讨论】

结合患者的病史、体征及辅助检查等，该患者双肺重症肺炎、呼吸衰竭和 ARDS、医院获得性肺炎的诊断明确，从患者入院到出院的过程中，诊断及治疗及时，在抗感染治疗的基础上，采用有创机械通气，并严密监测患者的病情变化，包括血常规、痰培养及肺部影像学的变化，结合营养支持等综合治疗，该患者病情逐渐好转，肺部影像学吸收较好，症状及体征明显改善，是双肺重症肺炎成功救治的病例。在该患者的诊治过程中应注意以下问题。

① 关于病原体的确定及抗感染治疗：该患者起病初期的影像学改变提示上肺存在斑片及索条影，故不除外结核菌感染的可能，且于传染病院进行抗结核治疗，但随着病情的变化及发展，患者逐渐出现高热、咳嗽、咳痰及呼吸困难的症状，考虑可能存在其他病原体的感染，入院后的血常规提示白细胞及中性粒细胞明显增高，可明确细菌感染，因患者来我院前曾有过住院治疗的经历，故不能除外后期病情加重是否存在院内感染的可能，院内感染的病原菌常为革兰阴性菌、MRSA、真菌等，因此抗感染治疗上除了能覆盖大部分革兰阴性菌外，还应注意覆盖革兰阳性菌及真菌。此外肺部影像学的改变提示存在双肺间质的病变，所以还应注意合并病毒感染的可能。因此在该患者的治疗中，开始应用美罗培南，之后采用降阶梯治疗，且注意同时抗真菌、抗病毒、抗革兰阳性球菌及试验性抗结核的治疗。另外在治疗的过程中，因患者使用了机械通气治疗，应注意铜绿假单胞菌的感染及肺内的定植，因此要密切监测痰培养的变化情况。该患者病程中有高热，应注意脓毒血症的发生，应采集血培养以明确。在患者治疗过程中遵循上述的原则，选择抗感染药物治疗较得当，并做到时刻监测痰培养，治疗效果较好。

② 治疗中激素的使用：患者病情进展迅速，短期内出现肺部影像学的大片浸润及实变，说明炎症反应较重，故在有效抗感染及试验性抗结核的治疗基础上，应及时使用激素治疗，特别是在病变早期，减轻肺部炎症反应及渗出，促进病变的吸收。且在治疗过程中，随时根据病情变化逐渐减少激素用量。该患者的治疗中使用激素治疗是比较正确的选择，且使用过程中密切观察激素可能导致的副作用及采取预防措施，病程中并未出现可能的副作用。

③ 机械通气治疗及病情监测：患者入院后曾行无创机械通气治疗，但未能较好的纠正呼吸困难及缺氧的症状，且患者出现了急性呼吸窘迫的症状，双肺影像学表现双肺大片密度增高影，肺部炎症渗出明显，有效的气体交换单位明显减少，是使用有创机械通气的指征。在给予有创机械通气后，患者缺氧状态得到了明显的改善，并且根据患者的血气分析结果及血氧饱和度的状态随时调整呼吸机的模式及参数，同时注意对心脏及循环的影响，在适当的时机脱机，脱机后观察患者状态。因随着抗感染治疗病情逐渐好转，肺部影像学明显吸收，患者脱机后状态较好，呼吸衰竭得到纠正。但在该患者上机过程中，患者后期痰培养出现铜绿假单胞菌，但患者并无再次发热、咳嗽、咳绿色痰，考虑可能为铜绿假单胞菌的定植而非致病，因此在机械通气的护理过程中，要时刻注意通气管路的消毒、气管切开处的护理等，防止发生VAP。

④ 营养支持治疗：患者入院时状态较差，血白蛋白很低，存在严重的营养不良，对于重症肺炎的患者，除了抗感染药物治疗外，还应注意营养支持治疗，提高患者的免疫功能。在该患者的治疗过程中，一直给予肠外营养及静脉输注白蛋白和血浆制品，维持患者身体功能，提高免疫力。

⑤ 保护其他重要脏器功能：患者因重症肺炎出现急性呼吸衰竭，且存在营养不良，故在治疗过程中，要密切注意是否会出现其他重要脏器功能的损害而发生MOF。在该患者的整个治疗过程中，做到了密切监测血清肝肾功能及心肌酶学的监测，曾出现过心功能不全及轻度的肝功能损害，经过对症治疗未发生重要脏器进一步的功能衰竭。

⑥ 对于插管患者的护理及监测：该患者出现急性呼吸衰竭后行气管切开术，之后给予了留置胃管、尿管及深静脉置管的处置。特别应注意对体内置管的护理，避免管道的污染，密切监测尿液及局部分泌物的细菌监测，特别注意防止深静脉置管内出现细菌的感染导致脓毒血症的发生。该患者尿常规曾出现过细菌计数增高及红细胞、白细胞的增高，考虑为长期

留置尿管所致，但经加强护理及适当的治疗后恢复正常。

【评析】

ARDS 是机体在遭创伤、休克、感染、中毒等打击后发生的急性肺间质性炎和肺泡 - 毛细血管膜损伤，导致通透性肺水肿、肺动脉高压、肺内微血栓形成，以进行性呼吸困难和难以纠正的低氧血症为主要表现的临床综合征。ARDS 的病因呈多样性，患者来院就诊时，病情危重，及时地给予氧疗，呼吸支持，尽快找到病因，早期采取有效的病因治疗，可以提高 ARDS 的抢救成功率。

（王琦　张捷）

参考文献

[1] 邹锐，余阳霈，张丕. 急性呼吸窘迫综合征 40 例治疗体会. 吉林医学，2013, 34 (17): 3389-3390.

[2] 《急性肺损伤 / 急性呼吸窘迫综合征诊断和治疗指南（2006）》工作组. 急性肺损伤 / 急性呼吸窘迫综合征诊断和治疗指南（2006）. 中华急诊医学杂志，2007, 16(4): 343-349.

[3] 王亚妹，陶于洪. 急性呼吸窘迫综合征机械通气策略的新进展. 中国当代儿科杂志，2013, 15(6): 496-501.

[4] 刘伟，金发光. 急性肺损伤 / 急性呼吸窘迫综合征的治疗新进展. 中华肺部疾病杂志（电子版），2013, 6(1): 61-64.

[5] 朱然. BIPAP 通气模式在 ARDS 中的应用价值. 临床肺科杂志，2013, 18(4): 614-615.

[6] 俞森洋. 对急性呼吸窘迫综合征诊断新标准（柏林定义）的解读和探讨. 中国呼吸与危重监护杂志，2013. 12(1): 1-4.

[7] 张丹丹，胡建军，陈成水. 重症肺炎并发急性呼吸窘迫综合征 63 例诊治分析. 医学研究杂志，2013, 42(4): 170-172.

第88章　阵发性咳嗽、咳痰3月

【病历资料】

一般资料：患者女性，39岁。因阵发性咳嗽、咳痰3个月，咳嗽加重1个月入院。患者于3个月前无明显诱因出现咳嗽、咳黄色黏痰，量中等，遇冷空气、刺激性气体加重咳嗽；于1个月前起咳嗽加剧，以夜间为显著，在当地医院行胸部CT检查未见异常，抗生素、茶碱药物治疗无效。既往健康。无特殊用药史。

查体：听诊双肺呼吸音粗糙，未闻及干湿啰音。余无阳性体征。

辅助检查：胸部CT未见异常。

【诊断】

咳嗽原因待查。

【鉴别诊断】

① 气管-支气管炎：为咳嗽最常见的原因之一，可为感冒后咳嗽，但多为亚急性咳嗽，该患者属于慢性咳嗽，且抗生素等药物经验性治疗无效，考虑非此诊断。

② 咳嗽变异型哮喘（CVA）：慢性咳嗽的常见病因之一，主要表现为刺激性干咳，通常比较剧烈，夜间咳嗽为其主要特征，感冒、冷空气、油烟等可诱发或加重咳嗽。支气管激发试验有助于诊断，支气管扩张药治疗可以有效缓解咳嗽症状。考虑该患者不除外此病可能性，可行支气管激发试验进一步明确诊断或试验性治疗。

③ 胃食管反流性疾病 (GERD)：慢性咳嗽的常见病因之一，典型反流症状表现为烧心、反酸、嗳气等，部分为咳嗽伴上述症状，也有少数患者以咳嗽为唯一症状。咳嗽多发生在日间，进食酸性、油腻食物可诱发或加重咳嗽。食管pH值监测或胃镜检查有助于诊断。该患者无上述反流症状，不除外此病可能性，必要时可行胃镜检查。

④ 上气道咳嗽综合征（UACS）：慢性咳嗽的常见病因之一，除咳嗽外，可表现为鼻塞、鼻腔分泌物增多、频繁清嗓、鼻后滴流感、咽后黏液附着感。多与鼻部、咽喉部疾病有关，针对基础疾病治疗能有效缓解咳嗽症状时方可明确诊断。

⑤ 嗜酸粒细胞性支气管炎（EB）：一种以气道嗜酸粒细胞浸润为特征的非哮喘性支气管炎，气道高反应性阴性，主要表现为慢性咳嗽，部分表现类似CVA。痰或病理检查提示嗜酸粒细胞升高有助于诊断。对糖皮质激素治疗反应良好。该患可给予纤维支气管镜检查进一步明确气道内膜情况。

⑥ 气管支气管内膜结核：内膜结核可以咳嗽为唯一症状，病程长短不一，可伴有某肺叶或段不张、肺部结核等表现，未引起警惕前，可误诊为哮喘等其他疾病。纤维支气管镜检

查有助诊断。

　　⑦其他：如骨化性气管支气管病、气道淀粉样变性等。

【下一步诊疗计划】

　　1. 检查计划

　　①血尿常规、生化等常规检查。

　　②支气管舒张试验必要时支气管激发试验肺功能检查。

　　③痰培养 + 药敏试验、痰抗酸杆菌、痰脱落细胞等。

　　④纤维支气管镜检查。

　　2. 治疗计划

　　①抗感染。

　　②祛痰。

　　③止咳、对症等。

　　按上述诊疗后，患者原有症状、体征、辅助检查的变化以及出现的新情况如下。

　　症状：患者仍述咳嗽为主要症状。

　　查体：双侧下颌、锁骨上淋巴结肿大，无触痛。听诊双肺呼吸音粗糙，未闻及干湿啰音。

　　辅助检查：血常规示嗜酸粒细胞 $0.9×10^9$/L。肺功能示常规通气功能符合正常，支气管激发试验阴性。痰抗酸杆菌阴性。痰脱落细胞阴性。纤维支气管镜检查示气管及左右支气管黏膜均见多个大小不等 2 ～ 3mm 的结节样隆起，管腔轻度狭窄（图 88-1）。

　　活检病理：气道黏膜上嗜酸粒细胞较丰富（图 88-2）。

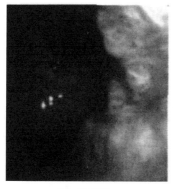 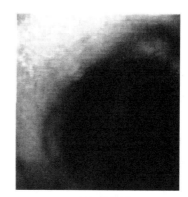

（a）治疗前　　　　　　　　　　　　（b）治疗后

图 88-1　嗜酸粒细胞性支气管炎患者治疗前后气道内镜观察

【最后诊断】

　　嗜酸粒细胞性支气管炎（EB）。

【诊断依据】

　　阵发性咳嗽、咳痰 3 个月，咳嗽加重 1 个月。双侧下颌、锁骨上淋巴结肿大，无触痛。

胸部 CT 未见异常。肺功能示常规通气功能符合正常，支气管激发试验阴性。血常规示嗜酸粒细胞 0.9×10⁹/L。纤维支气管镜检查示气管及左右支气管黏膜均见多个大小不等 2～3mm 的结节样隆起，管腔轻度狭窄（图 88-1）。活检病理：气道黏膜上嗜酸粒细胞较丰富（图 88-2）。

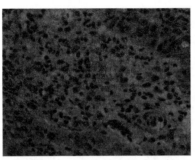

图 88-2　嗜酸粒细胞性支气管炎患者气道内结节活检组织病理学观察（HE×200）

粉染的细胞为嗜酸粒细胞

【下一步诊疗计划】

1. 检查计划

无特殊需检查项目。

2. 治疗计划

① 甲泼尼龙 40mg，bid，静滴。

② 氯雷他定 10mg/d，口服。

③ 对症、支持治疗。

【讨论】

本例患者以咳嗽为主要症状，时间超过 2 个月，故可分类为慢性咳嗽。慢性咳嗽的常见病因主要包括鼻后滴涕综合征、咳嗽变异性哮喘、嗜酸粒细胞性支气管炎、胃食管反流病等。本例患者以血常规显示嗜酸粒细胞增多为出发点，同时警惕气管支气管内膜结核可能性，行纤维支气管镜检查，结节病理示嗜酸粒细胞较多，故主要考虑嗜酸粒细胞性支气管炎可能，给予糖皮质激素治疗后，锁骨上淋巴结未触及，双侧下颌淋巴结明显缩小。复查纤维支气管镜见左右肺主气道多个隆起与前次比较明显缩小，证明治疗有效。本例为气道内嗜酸粒细胞浸润呈多发结节样改变的少见病例，至今国外仅有 1 例报道与本例相似，文献报道中患者以呼吸困难和咳嗽 6 个月入院，高分辨 CT 显示支气管壁增厚和一些小叶中心型结节，外科肺活检作出诊断。嗜酸粒细胞性支气管炎（eosinophilic bronchitis，EB）是慢性咳嗽的常见病因之一，以气道嗜酸粒细胞浸润为特征、刺激性咳嗽为主要表现。诊断标准主要包括：慢性刺激性干咳或少量黏痰、胸部影像学正常、肺功能正常、气道高反应性检测阴性、痰细胞学检查嗜酸粒细胞比例高、排除其他嗜酸粒细胞增多性疾病、糖皮质激素治疗有效。有研究发现哮喘患者平滑肌层中肥大细胞的浸润显著高于 EB，且 IL-13 的表达量显著增加，这也许是 EB 患者不发生气道高反应性的重要原因。目前 EB 皮质激素治疗的剂量和治疗时间无统一认识，同时仍然不清楚什么时候停止激素才能防止复发。有人认为 4～24 个月的激素治疗是必要的。本例患者选择使用了泼尼松片 20mg/d 口服剂量，同时配合使用抗组胺药物。以往的研究结果显示糖皮质激素主要抑制循环中的中性粒细胞，从而减弱对嗜酸粒细胞的趋化作用，而各种递质拮抗剂可减少组织中释放的趋化因子。EB 是由于气道内大量嗜酸粒细胞聚集所致，而组胺、白三烯等生物活性物质会产生增强嗜酸粒细胞趋化性和化学性的作用。因此我们认为配合使用递质拮抗剂，如组胺、白三烯等，可明显减轻气道内嗜酸粒细胞的浸润。本例患者出院后激素治疗总疗程达 6 个月，疗程中一直配合使用氯雷他定，后随诊无复发。由于肺部的长期炎症浸润有可能导致癌变的发生，故我们建议 EB 患者可以长期吸入激素以减少全身用药的不良反应，同时配合使用递质拮抗剂，以防治气道内嗜酸粒细胞的募集。

【评析】

本例患者为常见的以慢性咳嗽为主要表现的患者，需进行咳嗽的鉴别诊断，如未对嗜酸粒细胞升高情况提高警觉性，可能会漏诊误诊至延长病程。同时对于不明原因的咳嗽患者，纤维支气管镜检查的必要性亦须引起临床医生的重视。本例 EB 气道内以多发结节改变为主，为少见病例。提醒临床医生从基本的症状、体征进行鉴别诊断，切忌遗漏细节。

（董春玲　徐伟）

参考文献

［1］M orimoto K, Oota K, S akamoto T, et al. A case of eosinophilicbronch-iolitis complicated with eosinophilicsinus it is. Nihon Kokyuki Gakkai Zassh, 2006, 44(12): 980-984.

［2］中华医学会呼吸病学分会哮喘学组. 咳嗽的诊断与治疗指南. 中华结核和呼吸杂志，2005, 28(11): 738-744.

［3］Dor-WojnarowskaA, Panaszek B. Pathogenesis and clinical features of nonasthmatic eosinophilic bronchitis. Pneumonol Alergol Po, 2007, 5(4):389-393.

［4］赖克方，钟南山. 嗜酸粒细胞性支气管炎及其与支气管哮喘的关系. 内科理论与实践，2011, 6(2): 88-91.

［5］赖克方，陈如冲，刘春丽等. 不明原因慢性咳嗽的病因分布及诊断程序的建立. 中华结核和呼吸杂志，2006, 29(2): 96-99.

第89章 不明原因胸闷、呼吸困难

【病历资料】

一般资料：患者男性，21岁，摩托车机修工，因"胸闷、气促4天"入院。患者及家属诉4日前无明显诱因出现胸闷、气促，活动后胸闷加剧，夜间睡眠尚不能平卧。咳嗽，以干咳为主，咳嗽与体位改变有关，并自己感觉午后低热，体温未测。感上腹部疼痛，呈持续性，腹痛与进食无关，恶心、呕吐，呕出物为胃内容物，无明显咳痰、咯血、盗汗、心悸、胸痛、尿频、尿急、尿痛及四肢关节肿痛。至当地医院给予抑酸、护胃治疗无好转，遂至我院。既往体健，无其他疾病史。

查体：T 36℃，P 92次/分，R 28次/分，BP 100/57mmHg，推入病房。急性病容，唇无发绀，颈静脉无怒张。双侧胸廓无畸形，双侧语颤减弱，双下肺叩诊呈浊音，双肺呼吸音减弱，以右下肺为甚，双肺未闻及明显干湿性啰音。心界不大，心率92次/分，律齐。腹平，腹部未见肠型及蠕动波，无明显压痛及反跳痛，肝、脾肋下未及，墨菲点无压痛，移动性浊音阳性，双肾区无叩击痛，肠鸣音稍亢进，约10次/分。

辅助检查：胸部及腹部CT检查（图89-1）可见双侧胸腔积液，双下肺膨胀不全，心包、腹腔积液，胰腺饱满。肝功能示谷草转氨酶245.92U/L；谷丙转氨酶1034.70U/L；C反应蛋白44.00mg/L；D-二聚体定量1924.00μg/L；B型脑钠肽52156pg/mL；血常规示白细胞计数13.44×10^9/L、中性粒细胞百分比83.2%、嗜酸粒细胞百分比0.20%。心肌酶示CK 177U/L，LDH 254.7U/L，CK-MB、AST正常。心电图示T波改变，窦性心动过速。血气分析示PaCO$_2$ 32mmol/L，BE-3mmol/L，余无异常。尿、粪常规及肾功能无明显异常。ESR 66mm/h。

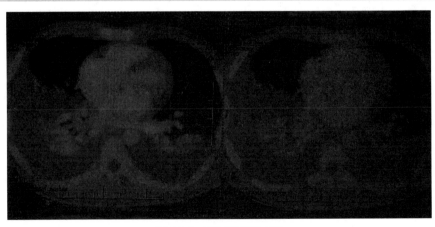

图89-1 胸部及腹部CT

【初步诊断】

多浆膜腔积液原因待查。

① 结核？

② 心功能不全？

③ 肺栓塞？

④结缔组织病？

【诊断依据】

① 结核依据：患者年轻男性，工作环境差，因"胸闷、气促 4 天"入院。曾自我感觉午后发热，查体出现多浆膜腔积液体征，ESR 66mm/h，C 反应蛋白 44.00mg/L，胸部及腹部 CT 检查可见双侧胸腔积液，双下肺膨胀不全，心包、腹腔积液，胰腺饱满，故应考虑。建议行痰结核菌涂片，胸腔积液及腹水 ANA、LDH、常规等检查，OT 试验等。

② 心功能不全依据：患者出现胸闷、气促，夜间不能平卧，查体出现多浆膜腔积液体征，胸部及腹部 CT 检查可见双侧胸腔积液，双下肺膨胀不全，心包、腹腔积液，胰腺饱满，B 型脑钠肽 521.56pg/mL。心肌酶示 CK177U/L，LDH 254.7U/L。建议行心脏彩超、CTNI 等检查。

③ 肺栓塞依据：患者年轻男性，机修工，无诱因出现胸闷、腹痛，查体出现多浆膜腔积液体征，D- 二聚体定量 1924.00μg/L；B 型脑钠肽 521.56pg/mL。心肌酶示 CK 177U/L，LDH 254.7U/L。建议行 CTPA 等检查。

④ 结缔组织病依据：患者出现发热、多浆膜腔积液，ESR 快，CRP 高，需排除本病可能。可行 ANA、ANA3、抗 ds-DNA 等检查以明确。

【下一步诊疗计划】

1. 检查计划

① 痰涂片找细菌，痰找抗酸杆菌，OT 试验、胸腔积液彩超。

② 心脏彩超、CTNI、CTPA 等检查。

③ 胸腔积液、腹水 ANA、LDH、常规等检查。

④ ANA、ANA3、抗 ds-DNA 等检查。

2. 治疗计划

① 一般处理：氧疗，卧床休息，床边心电监护。

② 营养、支持治疗。

③ 护肝以及维持水、电解质平衡。

④ 患者血象高，故给予莫西沙星抗感染治疗。

---

3 天后，患者感胸闷加重。查体：T 36.8℃，P 116 次 / 分，R 31 次 / 分，BP 95/60mmHg。神志清楚，口唇、肢端无发绀。双侧语颤减弱，双下肺叩诊呈浊音，双肺呼吸音减弱，以右下肺为甚，双肺未闻及明显干湿性啰音。心界不大，心率116 次 / 分，律齐。腹平，移动性浊音阳性。下肢无水肿。

辅助检查：肺部 CTA 示双侧胸腔积液，双肺节段性实变伴含气不全。肺动脉 CT 血管成像未见充盈缺损征象。胸腔积液彩超示右侧胸腔中量积液、左侧胸腔少量积液。

心脏彩超示左心室肥厚，不排外对称性非梗阻性肥厚型心肌病，二尖瓣、三尖瓣微量反流。胸腔积液常规检查示黏蛋白定性实验+，红细胞计数 $20×10^6$/L，白细胞计数 $80×10^6$/L，中性粒细胞 80.00%，淋巴细胞 15.00%，LDH、ADA、CEA、染色体正常，BNP 526pg/mL，CTNI 3.22ng/mL。ANA、ANA3、抗 ds-DNA 等无明显异常。

【进一步考虑诊断】

呼吸困难，对称性非梗阻性肥厚型心肌病？

【诊断依据】

患者出现多浆膜腔积液，经 3 天抗感染、对症治疗后，胸闷无明显缓解，且心脏彩超示左心室肥厚，二尖瓣、三尖瓣微量反流；BNP 727pg/mL，CTNI 3.22ng/mL。

【下一步诊疗计划】

1. 检查计划

① 复查血常规、CTNI、BNP、心肌酶、心电图。

② 请心内科急会诊。

③ 择期复查胸部 CT。

2. 治疗计划

① 强心、利尿、扩血管治疗。

② 护肝治疗。

③ 防止电解质紊乱。

复查血常规示白细胞计数 $10.33×10^9$/L、嗜酸粒细胞百分比 31.90%，嗜酸粒细胞绝对值 $3.30×10^9$/L。BNP 727pg/mL，CTNI 4.23ng/mL、D- 二聚体 1573.00μg/L；心肌酶示 CK 189U/L，LDH 371.9U/L；心电图无明显变化。胸部 CT 示右下肺实变，见图 89-2。心内科会诊医生考虑为嗜酸粒细胞增多症引起全身多脏器功能损害。

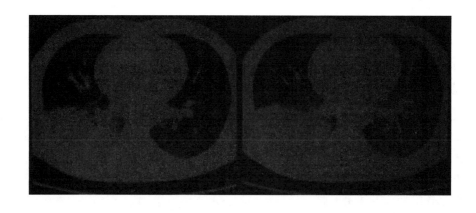

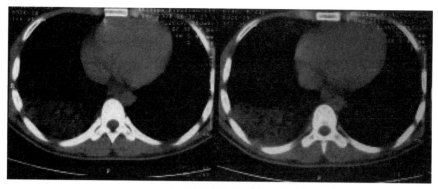

图 89-2　胸部 CT 示右下肺实变

【下一步检查计划】

① 复查血常规、粪常规。

② 骨髓穿刺。

> 结果回报：血常规示白细胞计数 $13.28 \times 10^9/L$、嗜酸粒细胞百分比 34.90%，嗜酸粒细胞绝对值 $4.63 \times 10^9/L$，骨髓穿刺示嗜酸粒细胞百分比 44.3%。粪常规正常。

【最后诊断】

嗜酸粒细胞增多症。

【诊断依据】

年轻男性，起病急，因"胸闷、气促 4 天"入院。查体出现胸腔积液、腹腔积液体征，入院相关实验室检查出现多脏器如肺部、心、肝等功能损害表现，如出现 CTNI、心肌酶、BNP 升高。肝功能提示转氨酶升高。胸部 CT 出现易变性，从无肺实变逐渐转变为右下肺实变。血常规逐渐出现嗜酸粒细胞升高。骨髓涂片亦提示嗜酸粒细胞升高。

【下一步诊疗计划】

1. 检查计划

① 定期复查血常规、肝肾功能、心肌酶、CTNI、BNP。

② 定期复查胸部 CT。

2. 治疗计划

① 糖皮质激素：给予甲泼尼龙 1mg/kg。

② 保护胃黏膜。

③ 护肝治疗。

④ 对症、支持治疗。

> 半月后患者胸闷明显缓解。查体：生命体征平稳，双肺未及干湿性啰音，心脏以及腹部检查未及明显异常。复查心肌酶、CTNI、BNP、肾功能、胸部 CT 无明显异常。复查血常规提示嗜酸粒细胞比例降至 4.2%。肝功能示谷草转氨酶 49.5U/L；谷丙转氨酶 213.20U/L。患者出院，嘱继续口服甲泼尼龙以及护肝、护胃治疗。

【讨论】

本例患者，年轻男性，既往体健，起病急，入院前 4 日无明显诱因出现胸闷、气促，活动后胸闷加剧，夜间睡眠尚不能平卧。咳嗽，干咳为主，咳嗽与体位改变有关，并自己感觉午后低热，体温未测。感上腹部疼痛，持续性，腹痛与进食无关，恶心、呕吐，呕出物为胃内容物，至当地给予抑酸、护胃治疗无好转，遂至我院。既往体健，无其他疾病史。入院查体：T 36 ℃，P 92 次 / 分，R 28 次 / 分，BP 100/57mmHg，推入病房。急性病容，唇无发绀，颈静脉无怒张。双侧胸廓无畸形，双侧语颤减弱，双下肺叩诊呈浊音，双肺呼吸音减弱，以右下肺为甚，双肺未闻及明显干湿性啰音。心界不大，心率 92 次 / 分，律齐。腹平，腹部未见肠型及蠕动波，无明显压痛及反跳痛，肝、脾肋下未及，墨菲点无压痛，移动性浊音阳性，双肾区无叩击痛，肠鸣音稍亢进，约 10 次 / 分。辅助检查：胸部及腹部 CT 检查可见双侧胸腔积液，双下肺膨胀不全，心包、腹腔积液，胰腺饱满，肝功能示谷草转氨酶 245.92U/L；谷丙转氨酶 1034.70U/L；C 反应蛋白 44.00mg/L；D- 二聚体定量 1924.00μg/L；B 型脑钠肽 52156pg/mL。血常规示白细胞计数 13.44×10^9/L、中性粒细胞百分比 83.2%、嗜酸粒细胞百分比 0.20%，心肌酶示 CK 177U/L，LDH 254.7U/L，CK-MB、AST 正常。心电图示 T 波改变，窦性心动过速。尿、粪常规及肾功能无明显异常，ESR 66mm/h。临床诊断：多浆膜腔积液，但是原因尚不明确。予以抗感染治疗后胸闷、呼吸困难反而加重，CTPA 排除肺栓塞，CTNI、BNP 有升高趋势，心脏彩超示左心室肥厚，故考虑为对称性非梗阻性肥厚型心肌病可能，但是患者逐渐出现外周血嗜酸粒细胞升高，并出现右下肺实变，行骨髓涂片检查也提示嗜酸粒细胞增高，患者出现上述实验室检查动态变化，结合患者出现多脏器功能损害表现，故最后诊断为嗜酸粒细胞增多症。给予糖皮质激素以及护肝治疗后患者胸闷、呼吸困难明显缓解。

【评析】

通过本病例，我们有以下几点体会。

1. 嗜酸粒细胞增多症可出现多浆膜腔积液

我们知道，多浆膜腔积液多见于结核、结缔组织疾病以及全身系统性疾病如：心、肝、肾功能不全。本例患者出现多浆膜腔积液以及全身多器官功能损害，并逐渐出现外周血嗜酸粒细胞升高，提示本病可能。故提醒我们嗜酸粒细胞增多也可以多浆膜腔积液引起的相关临床表现为其首发症状。

2. 嗜酸粒细胞增多症可同时累及全身多个器官

本例患者同时出现肺部、心脏、肝脏等多个脏器，起病急，严重危及患者生命。

3. 嗜酸粒细胞肺浸润影像学上可表现为易变、游走

本例患者入院时胸部 CT 显示双侧胸腔积液，但是 1 周后复查胸部 CT 发现胸腔积液消失，取而代之的为右下肺实变，表明易变性是嗜酸粒细胞肺浸润影像学上的重要表现。

4. 糖皮质激素对嗜酸粒细胞增多症的疗效好

本例患者经给予甲泼尼龙 1mg/kg 后胸闷、呼吸困难等临床表现明显好转，各项实验室指标亦明显回落，因此一旦确诊应尽早使用糖皮质激素。

（龙颖颖）

参考文献

［1］Straumann A.Eosinophilic esophagitis: rapidly emerging disorder. Swiss Med Wkly, 2012, 142: w13513.

［2］Seifert M, Gerth J, Gajda M, Pester F, et al. Eosinophilia——a challenging differential diagnosis. Medizinische Klinik, 2008, 103 (08):591-597.

［3］曲士强，肖志坚. 嗜酸性粒细胞增多症的诊断分型及治疗研究进展. 国际输血及血液学杂志，2011，3（3）：213-216.

［4］钱珂，刘琰，吴浩清，谢小宝等。嗜酸性粒细胞增多症 4 例并文献复习. 南京医科大学学报（自然科学版），2008, 12: 1661-1664.

第 90 章　长期发热、咳嗽、关节痛、心包积液并贫血

【病历资料】

一般资料：患者女性，38 岁，农民。因反复咳嗽、咳痰、发热 1 年，头晕、乏力、四肢关节痛半年余于 2011 年 3 月 21 日由门诊拟"发热查因"收住院。患者自诉 1 年前无明显诱因下出现畏寒、发热，体温时高时低，37.5 ~ 39.5℃；并有咳嗽、咳痰，痰为白色黏稠痰，量少，无明显昼夜及季节变化，时有曾在当地医院予抗感染等对症治疗，病情仍有反复发作。半年前出现头晕、乏力、四肢关节痛，四肢大小关节均有疼痛，无晨僵，未做特殊处理，今为求进一步诊治，遂来我院，门诊拟"支气管扩张症"收住我科。起病以来，患者精神欠佳，食欲、睡眠尚可，大小便正常，体重 1 年内下降 10kg 左右。

查体：T 37.3℃，P 80 次 / 分，R 20 次 / 分，BP 90/60mmHg，营养差，神志清，全身皮肤无黄染，双眼睑无浮肿，结膜无充血，巩膜无黄染，口唇无发绀，口腔黏膜无溃疡及出血，伸舌居中，咽无充血，双侧扁桃体无肿大，颈软，双侧对称，双侧颈静脉无怒张，气管居中，甲状腺无肿大，双下肺可闻及胸膜摩擦音。心界无扩大，心率 80 次 / 分，律齐，未闻明显病理性杂音。腹平软，无压痛及反跳痛。肝、脾未触及，肝肾区无叩痛，无移动性浊音，肠鸣音正常。生理反射存在，病理反射未引出。

辅助检查：血常规示 WBC 15.36×10⁹/L，L 6.2%，M 1.2%，N 91.9%，RBC 3.69×10¹²/L，Hb 77g/L，HCT 27.0%，MCV 73.2fL，MCH 20.9pg，MCHC 285g/L，RDW-CV 18.8%，RDW-SD 48.2fL，PLT 771×10⁹/L，PDW 8.6fL，P-LCR 12.8%，PCT 0.64%。ABO 红细胞定型为 A 型。Rh 血型鉴定阳性。生化示 GLU 7.1mmol/L，Cr 36μmol/L。凝血六项示 Fbg 4.3g/L，FDP 5.7μg/mL。动脉血气分析示 PaO_2 107.3mmHg。肝功能示 AST 44U/L，ALP 138U/L，GGT 83U/L，CHE 3981U/L，ALB 31.4g/L，GLOB 49.40g/L，A/G 0.64，PA 65mg/L。血脂示 HDL-C 0.60mmol/L，LDL-C 2.65mmol/L，ApoA1 0.66g/L，ApoA1/ApoB 0.60。心电图示：①窦性心律；②左前分支传导阻滞；③ $R_{V_1V_3}$ 递增不良。

【初步诊断】

（1）发热查因。

①肺炎？

②肺结核？

③肿瘤？

（2）关节痛查因，类风湿关节炎？

（3）贫血查因，慢性消耗性疾病？

【诊断依据】

1. 发热查因

① 肺炎依据：青年女性，有畏寒、发热及咳嗽、咳痰等呼吸道症状，血常规示白细胞、中性粒细胞高。待行痰培养、胸部 CT 检查进一步明确。

② 肺结核依据：青年女性，长期有咳嗽、咳痰、发热、乏力、消瘦症状，查体双下肺呼吸音低，可闻及胸膜摩擦音。建议行 ESR、PPD、结核抗体、痰多次涂片找抗酸杆菌、肺部 CT 检查。

③ 肿瘤依据：青年女性，有咳嗽、咳痰、发热、乏力、消瘦症状，查体双下肺呼吸音低，可闻及胸膜摩擦音。建议行 ESR、肿瘤标志物、肺部 CT、骨髓穿刺细胞学检查等。

2. 关节痛查因，类风湿关节炎

依据：患者青年女性，病程半年，有乏力、四肢关节痛、消瘦、发热症状，四肢大小关节均有疼痛，要确定需完善相关检查如血沉、抗核抗体十三项、风湿三项、ANA、ANCA、GBM 谱、免疫球蛋白及补体等。

3. 贫血查因，慢性消耗性疾病

依据：青年女性，病程 1 年，病程长，反复出现咳嗽、咳痰、发热、乏力、关节痛等症状，体重 1 年内下降 10kg 左右，需考虑肺结核、血液性肿瘤等慢性消耗性疾病。予完善肿瘤标志物、ESR、PPD、结核抗体、痰多次涂片找抗酸杆菌、肺部 CT 检查；骨髓穿刺细胞学检查、网织红细胞、铁蛋白、抗人球蛋白试验、地中海贫血筛查加葡萄糖 -6- 磷酸脱氢酶活血检测等相关检查。

【下一步诊疗计划】

1. 检查计划

① 痰涂片找细菌，痰找抗酸杆菌，痰培养 + 药敏试验。

② ESR，结核抗体。

③ 血沉、抗核抗体十三项、风湿三项、ANA、ANCA、GBM 谱、免疫球蛋白及补体。

④ 甲状腺功能、肿瘤标记物。

⑤ 骨髓穿刺细胞学检查、网织红细胞、铁蛋白、抗人球蛋白试验、地中海贫血筛查加葡萄糖 -6- 磷酸脱氢酶活血检测等相关检查。

⑥ 腹部彩超、胸部 CT、肺功能。

2. 治疗计划

① 一般处理：氧疗，卧床休息。

② 抗感染：头孢哌酮 - 舒巴坦 4.0g，iv gtt，bid，左氧氟沙星抗感染 0.2g，iv gtt，bid。

③ 参麦补气益血。

④ 止咳、化痰、退热、补液等对症支持治疗。

　　经以上治疗患者仍反复出现发热，最高体温 38.5℃，无畏寒、盗汗，仍有咳嗽、咳痰，咳嗽呈阵发性，痰为白色黏稠痰，两侧膝关节仍感疼痛，较前稍缓解，无晨僵，

无痛风结节，时有反酸，进食后感上腹部不适，无黑粪、腹泻，无肉眼血尿、酱油尿。

查体：T 38℃，P96 次 / 分，R19 次 / 分，BP90/60mmHg，营养差，神志清，右侧中下肺呼吸音低，可闻及胸膜摩擦音，腹部触诊不满意，上腹部轻压痛，无反跳痛，墨菲征（－），双下肢无水肿，双侧膝关节见轻微红肿，轻压痛，浮髌试验（－），余同前。

辅助检查：胸部 CT 示两肺下叶后基底段间质病变，慢性炎症？见图 90-1。风湿三项示 ASO 430.0U/mL，hsCRP 49.28mg/L，CRP 115.4mg/L。红细胞沉降率 116mm/h。抗体十三项示 AMA-M2（±）。免疫球蛋白及补体示 IgG 31.600g/L，余项阴性。肿瘤标志物检查示 CEA 1.36ng/mL，AFP 1.09ng/mL，NSE 21.39ng/mL，CA125 20.93U/mL，CA153 23.98U/mL，CA19-9 0.60U/mL。4 月 2 日动脉血气示 PaO_2 48.0mmHg。舒张实验结果阴性。肺通气功能示中度损伤。腹部彩超未见异常。（2011-3-24）复查血常规示 WBC $16.93×10^9$/L，L 8.0%，M 2.0%，N 90.0%，E 0.0%，RBC $3.12×10^{12}$/L，Hb 65g/L，HCT 22.5%，MCV 72.1fL，MCH 20.8pg，MCHC 289g/L，RDW-CV 17.8%，RDW-SD 47.1fL，PLT $652×10^9$/L，PDW 8.1fL，P-LCR 10.4%，PCT 0.50%，Ret 0.029。乙肝三对示 HBsAg（－），HBsAb（＋），HBeAg（－），HBeAb（＋），HBcAb（＋），PreS1（－）。血播四项均阴性。葡萄糖 -6- 磷酸脱氢酶 3318.00U/L。GBM 谱（－）。ANCA（－）。ANA（－）。地中海贫血筛查（－）。抗球蛋白实验示抗 -IgG（＋），抗 -IgG C3d（＋），余项阴性。双膝关节、双髋关节正侧位片示右侧髋臼外上缘少许骨质增生。骨髓检查示铁染色：外铁（++），内铁 32%。骨髓象示增生明显活跃，以粒系为主，片中血小板多见。

【进一步考虑诊断】

（1）肺炎，Ⅰ型呼吸衰竭。

（2）关节痛查因。

① 成人 Still 病？

② 类风湿关节炎？

【诊断依据】

1. 肺炎，Ⅰ型呼吸衰竭

依据：青年女性，有咳嗽、咳痰、畏寒、发热等呼吸道症状，血常规示白细胞、中性粒细胞高，胸部 CT 示两肺下叶后基底段慢性炎症。4 月 2 日动脉血气提示：PaO_2 48.0mmHg。

2. 关节痛查因

① 成人 Still 病依据：a. 长期发热 >3 周，

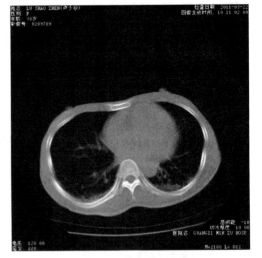

图 90-1　胸部 CT

T>39℃，热型不规律；b. 大、中、小关节均出现关节痛，持续 2 周以上；c. 白细胞增高 ≥ $15×10^9$/L，N ≥ 80.0%，贫血，血沉 >100mm/h；d. 肝功能异常；e. RF（－），ANA（－）；f. ASO 升高，CRP 升高，IgG 升高。已排除恶性肿瘤及其他风湿病。

② 类风湿关节炎依据：类风湿性关节炎诊断标准如下。a. 关节内或周围晨僵持续至少

1h，持续 6 周；b. 至少同时有 3 个关节区软组织肿或积液，持续 6 周；c. 腕、掌指、近端指间关节区中至少 1 个关节区肿胀，持续 6 周；d. 对称性关节炎，持续 6 周；e. 有类风湿结节；f. 血清 RF 阳性；g. X 线有骨质疏松和关节间隙狭窄。以上符合 4 项者可明确诊断类风湿关节炎。该患者诊断依据不足，故暂排除。

【下一步诊疗计划】

1. 检查计划

① 血清铁蛋白。

② 复查血常规、肝功能、生化、心肌酶谱。

③ 心脏、甲状腺、淋巴结彩超。

④ 心电图。

⑤ 肺 CT。

2. 治疗计划

① 继续予左氧氟沙星、头孢哌酮 - 舒巴坦抗感染治疗。

② 糖皮质激素：醋酸泼尼松片 30mg，qd。

③ 非甾体抗炎药：氯诺昔康、对乙酰氨基酚。

④ 保护胃黏膜：泮托拉唑、磷酸铝凝胶。

⑤ 其余对症支持治疗：如护肝、祛痰等。

经以上治疗，患者发热较前好转，体温时有升高，最高 38.5℃，可自行消退，无畏寒、盗汗，出现双下肢水肿，颜面部水肿，双下肢膝关节疼痛较前缓解，仍有咳嗽、咳痰，较前稍减少，时有反酸、嗳气，进食后感上腹部不适，无晨僵，无痛风结节，无黑粪、腹泻，无肉眼血尿。

追问病史，患者有一过性皮疹，为红色荨麻疹样皮疹，有 Koebner 现象。

辅助检查：复查肺部 CT 示两肺炎症较前增多，两侧胸腔积液（图 90-2）。铁蛋白示 1265.00ng/mL。甲状腺及颈部淋巴结彩超提示：① 甲状腺右叶混合性肿块；② 甲状腺左叶液性肿块。心脏彩超示：① 二尖瓣及三尖瓣轻度反流；② 心包积液。3 月 31 日复查肝功能示 TBil 16μmol/L，IBil 0.90μmol/L，ALT 61U/L，AST 152U/L，ALP 120U/L，GGT 96U/L，CHE 4118U/L，ALB 29.3g/L，GLOB 40.80g/L，A/G 0.72，TBA 13.7μmol/L，ADA 27.00U/L。生化示 HCO_3^- 27mmol/L，CysC 1.25mg/L。心肌标志物示 CK 1584U/L，CK-MB 41U/L，LDH 553U/L，Mb 251.3ng/mL，K^+ 3.2mmol/L，Na^+ 134mmol/L，Ca^{++} 1.96mmol/L，Mg^{++} 0.61mmol/L。血常规示 WBC 15.92×10^9/L，L 9.6%，N 85.2%，RBC 3.32×10^{12}/L，Hb 70g/L。心电图示：① 窦性心动过速；② Q_{aVF}，$V_{1\text{-}4}$ 性质待查；③ ST 段改变。

【补充诊断】

（1）成人 Still 病。

① 胸膜炎。

② 心包炎。

③ 心肌炎。

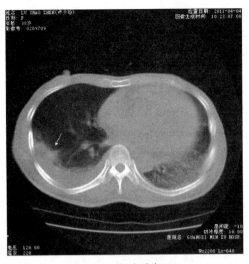

图 90-2　复查胸部 CT

（2）结节性甲状腺肿

【诊断依据】

1.成人 Still 病

依据：①长期发热 >3 周，T>39℃，热型不规律；②大、中、小关节均出现关节痛，持续 2 周以上；③白细胞增高 ≥ 15×10⁹/L，N ≥ 80.0%，贫血，血沉 >100mm/h；④肝功能异常；⑤ RF（-），ANA（-）；⑥ ASO、CRP、IgG 均升高；⑦皮疹，有 Koebner 现象；⑧有胸膜炎、心包炎及心肌炎；⑨血清铁蛋白升高；⑩排除恶性肿瘤及其他风湿病。

① 胸膜炎依据：青年女性，反复咳嗽、咳痰、发热。查体：双肺可闻及胸膜摩擦音。

② 心包炎（心包积液）依据：出现双下肢水肿，颜面部水肿，心脏彩超示：a.二尖瓣及三尖瓣轻度反流；b.心包积液。心电图示：a.窦性心动过速；b.Q_{aVF}、V_{1-4} 性质待查；c.ST 段改变。

③ 心肌炎依据：出现双下肢水肿，颜面部水肿；心肌酶升高。心电图示：a.窦性心动过速；b.Q_{aVF}，V_{1-4} 性质待查；c.ST 段改变。

2.结节性甲状腺肿

依据：甲状腺彩超提示甲状腺右叶混合性肿块，甲状腺左叶液性肿块。

【最后诊断】

① 肺炎，Ⅰ型呼吸衰竭。

② 成人 Still 病。

③ 结节性甲状腺肿。

【治疗计划】

① 予丙种球蛋白 12.5g［0.4/（kg·d）］qd 冲击治疗（考虑患者有反复高热，合并有肺炎、胸膜炎、心包炎、心肌炎等多系统病变）。

② 改予头孢哌酮 - 舒巴坦（舒普深）抗感染。

③ 大剂量甲泼尼龙冲击治疗（500mg/d）3 天；改泼尼松片 1mg/（kg·d）（考虑患者有反复高热、关节痛，合并有肺炎、皮炎、胸膜炎、心包炎、心肌炎等多系统病变）。

④ 双氯芬酸钾缓释片解热镇痛。

⑤ 对症支持治疗：护肝、护心、抑酸护胃等。

经以上治疗 1 周后，患者咳嗽、咳痰及关节疼痛等症状明显改善，体温下降至正常。复查肺部 CT 示两肺病变明显吸收，胸腔积液基本吸收（图 90-3）。

【讨论】

成人 Still 病是一种未明病因的以长期间歇性发热、咽痛、一过性多形性皮疹、关节炎或关节痛为临床表现，其中发热、关节痛 / 关节炎、皮疹是三大最主要症状，并伴有周围血白细胞总数及粒细胞增高和肝功能受损等系统受累的临床综合征。因无特异的诊断方法和标准，临床上需进行排除性诊断。

目前诊断标准包括 1986 年 Calabro 标准、1987 年美国风湿病学会 (American Rheumatology Association,ARA) 标准和 1987 年 Cush 标准 1992 年日本 Yamaguchi 标准。其中以 Yamaguchi 标准的敏感度最高为 78.6%，准确率 87.1%。目前，我国多采用 Yamaguchi 标准。

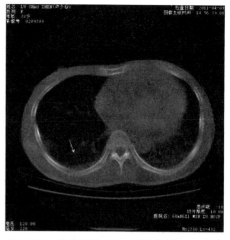

图 90-3　复查肺部 CT，胸腔积液基本吸收

本例患者，青年女性，慢性病程，咳嗽咳痰 1 年，头晕、乏力、四肢关节痛半年。入院后查体：T 37.3℃，P 80 次 / 分，R 20 次 / 分，BP 90/60mmHg，营养差，神志清，全身皮肤无黄染，双眼睑无水肿，结膜无充血，巩膜无黄染，口唇无发绀，口腔黏膜无溃疡及出血，伸舌居中，咽无充血，双侧扁桃体无肿大，颈软，双侧对称，双侧颈静脉无怒张，气管居中，甲状腺无肿大，右侧中下肺呼吸音低，可闻及胸膜摩擦音，左肺呼吸音清，未闻及明显干湿性啰音。心界无扩大，心率 80 次 / 分，律齐，未闻明显病理性杂音。腹平软，无压痛及反跳痛。肝、脾未触及，肝肾区无叩痛，无移动性浊音，肠鸣音正常。生理反射存在，病理反射未引出。辅助检查：血常规示 WBC $15.36×10^9$/L，L 6.2%，M 1.2%，N 91.9%，RBC $3.69×10^{12}$/L，Hb 77g/L，HCT 27.0%，MCV 73.2fL，MCH 20.9pg，MCHC 285g/L，RDW-CV 18.8%，RDW-SD 48.2fL，PLT $771×10^9$/L，PDW 8.6fL，P-LCR 12.8%，PCT 0.64%。肝功能示 AST 44U/L，ALP 138U/L，GGT 83U/L，CHE 3981U/L，ALB 31.4g/L，GLOB 49.40g/L，A/G 0.64，PA 65mg/L。心电图示：① 窦性心律；② 左前分支传导阻滞；③ $R_{V_1\sim V_3}$ 递增不良。风湿三项示 ASO 430.0U/mL，hsCRP 49.28mg/L，CRP 115.4mg/L。红细胞沉降率 116mm/h。抗体十三项示 AMA-M2（±）。免疫球蛋白及补体示 IgG 31.600g/L，余项阴性。4 月 2 日动脉血气示 PaO_2 48.0mmHg。胸部 CT 示两肺下叶后基底段慢性炎症。葡萄糖 -6- 磷酸脱氢酶 3318.00U/L。GBM 谱（-）。ANCA（-）。ANA（-）。地中海贫血筛查（-）。抗球蛋白实验示抗 -IgG（+），抗 -IgG C3d（+），余项阴性。双膝关节、双髋关节正侧位片示右侧髋臼外上缘少许骨质增生。心脏彩超示：① 二尖瓣及三尖瓣轻度反流；② 心包积液。

总结本例患者病情有以下特点：① 长期发热，T>39℃，热型不规律；② 关节痛，持续 2 周以上；③ 白细胞增高 ≥ $15×10^9$/L，N ≥ 80.0%，贫血，血沉 >100mm/h；④ 肝功能异常；⑤ RF（-），ANA（-）；⑥ ASO、CRP、IgG 升高；⑦ 皮疹，有 Koebner 现象；⑧ 有肺炎、胸膜炎、心包炎及心肌炎等多系统损害；⑨ 血清铁蛋白升高。查肿瘤标志物、骨髓检查等排除恶性肿瘤及其他疾病，根据以上诊断标准可诊断成人 Still 病。抗感染治疗疗效欠佳，给予抗感染、糖皮质激素、非甾体抗炎药、丙种球蛋白冲击治疗等综合治疗有效。

【评析】

从长期发热、咳嗽、关节痛、心包积液并贫血 1 例患者的诊治过程，我们有以下几点体会。

① 长期不明原因发热、咳嗽、关节痛、心包积液并贫血等多系统损害的青年女性患者，除了考虑风湿性疾病、炎症、肿瘤、结核等慢性疾病外，还需考虑成人 Still 病。

② 成人 Still 病诊断难点在于排除风湿性疾病、炎症、肿瘤、结核等系统性疾病。本例患者通过查痰涂片找细菌、痰找抗酸杆菌、痰培养＋药敏试验、ESR、结核抗体、RF、ANCA、抗核抗体、骨髓穿刺、腹部 B 超等检查排除其他慢性系统性疾病。

③ 血清铁蛋白对成人 Still 病有一定诊断意义，有相关文献 Fautrel 报道 SF 浓度与疾病活动性有关。研究结果表明，血清铁蛋白不仅可作为成人 Still 病的一个诊断性指标，还可作为判断疗效的指标之一。动态检测 SF 有助于病情检测，临床上可用于指导治疗。患者治疗 2 周后病情控制，复查铁蛋白示 917.00ng/mL。

④ 多系统损害的成人 Still 病，可予大剂量甲泼尼龙联合大剂量丙种球蛋白 [0.4/(kg·d)] qd 冲击治疗疗效更佳。患者治疗后病情控制，治疗有效。

（向永红　张润娟）

参考文献

[1] Calabro J J, Londino A V. Adult onset Still's disease. J Rheumatol, 1986, 13(4): 827-828.

[2] Reginato A J, Schunacher H R, Baker D G, et al. Adult onsetStill's disease: experience in23patients and literature review with emphasis on organ failure. Semin Arthritis Rheum, 1987, 17(1): 39-57.

[3] Cush J J,Medsger T A,Christy W C, et al. Adult onset Stil's disease: clinical course and outcome. Arthritis Rheum, 1987, 30(2): 186-195.

[4] Yamaguchi M, Otha A, Tsunematsu T, et al. Preliminary criteria for classification of adult onset Still's disease. J Rheumatol, 1992, 19(3): 424-430.

[5] 胡钦凤，顾美华. 血清铁蛋白在成人 Still 病诊疗中的临床价值，苏州大学学报（医学版），2008, 28(1): 119-120.

[6] Fautrel B. Ferritin levels in adult Still's disease: any sugar. Joint Bone Spine: Revue du Rhumatisme, 2002, 69(4): 355- 357.

第91章 发热、头痛、视物模糊

【病例资料】

一般资料：患者老年女性，66岁，因"关节疼痛、发热、视物模糊1月"入院。患者于入院前1个月无明显诱因出现双侧膝关节疼痛，活动时疼痛加剧，口服布洛芬后症状缓解，但出现腹部疼痛，胃镜检查见"胃溃疡"，停止口服布洛芬后膝关节疼痛与腹痛症状均消失。患者于入院前20天出现发热，体温38.5～39℃，口服消炎镇痛药（具体不详）或静脉滴注柴胡注射液后体温可短暂恢复正常，大量饮水后体温也可下降至正常，伴胸骨体两侧疼痛，呈闷胀性疼痛，症状持续，伴视物模糊，呈"飞蚊征"，发热严重时伴头痛，为双侧颞部疼痛，呈搏动性，体温下降时头痛症状缓解，伴口干与鼻干，饮水后口干症状缓解，鼻干症状持续，不伴呼吸困难、心悸、眩晕等症状。患者于入院前11天前于××市中心医院拟诊为"肺炎"，给予抗感染治疗7天后上述症状未见明显缓解，现患者为进一步治疗拟"发热待查"入院。患者自发病以来，食欲下降，睡眠、二便正常，体重下降10kg。既往史与个人史：入院前2年行因下肢静脉曲张行"右下肢大隐静脉剥离术"。否认高血压、糖尿病等病史。育有2儿1女。无特殊饮食嗜好。否认药物、食物过敏史。

查体：体温38℃，呼吸18次/分，血压140/70mmHg，脉搏约80次/分，意识清，精神佳，全身皮肤干燥，未触及浅表淋巴结。毛发分布正常，球结膜充血明显，视力减退，眼球活动正常，鼻腔干燥、通畅，口周皮肤皱缩，伸舌居中，咽无红肿，发音正常，听力初试正常，双侧颞动脉僵硬，搏动对称，气管居中，颈静脉充盈，双侧呼吸运动对称，双肺叩清，双肺未闻及干湿性啰音，心脏浊音界正常范围，心脏各瓣膜听诊区未闻及病理性杂音，腹软无压痛，双侧膝关节无红肿及压痛，浮髌试验阴性，右下肢踝关节上方皮肤色素沉着，可见浅表血管扩张，双下肢轻度水肿。

辅助检查：胸CT（2012-10-11）示双肺散在磨玻璃样密度增高影。胸CT（2012-10-19）示双肺散在磨玻璃样密度增高影较前减少。肺功能（2012-10-12）示轻度阻塞性通气功能障碍，舒张试验阴性。超声（2012-10-20）示腮腺、肝、胆、胰、脾未见明显异常。血液化验（2012-10-11）示白细胞 9.59×10^9/L，中性粒细胞 8.51×10^9/L，血红蛋白95g/L，血小板 201×10^9/L，血沉97mm/h，钾3.1mmol/L，钠127mmol/L，磷酸肌酸激酶245U/L，肌红蛋白263.5μg/L，超敏C反应蛋白195.82mg/L，PCT 0.09ng/mL，补体C4 0.664g/L。尿常规（2012-10-13）示尿蛋白（++）。血液化验（2012-10-15）示白细胞 6.09×10^9/L，中性粒细胞 4.93×10^9/L，嗜酸粒细胞 0×10^9/L，血红蛋白76g/L，血小板 196×10^9/L，血沉107mm/h，钾3.2mmol/L，钠137mmol/L，磷酸肌酸激酶99.9U/L，肌红蛋白40.4μg/L，超敏C反应蛋白188.33mg/L。血液化验（2012-10-18）示白细胞

5.88×10^9/L，中性粒细胞 4.71×10^9/L，嗜酸粒细胞 0.03×10^9/L，血红蛋白81g/L，血小板 289×10^9/L，血沉107mm/h，钾3.1mmol/L，钠140mmol/L，超敏C反应蛋白136.41mg/L。PPD试验阴性，多次痰培养细菌与真菌阴性，涂片未见抗酸杆菌。肝炎抗体全套阴性。自身抗体全套阴性。

【初步诊断】

不明原因发热。

【诊断依据】

患者反复发热，符合不明原因发热的标准：① 发热病程 ≥ 3 周；② 体温多次 ≥ 38.3℃；③ 经1周详细的检查仍未明确诊断。

【鉴别诊断】

不明原因发热主要应鉴别4类疾病，即感染性疾病、恶性肿瘤、自身免疫性疾病及其他可引起发热的疾病，其中感染是不明原因发热最常见的病因。感染性疾病中，结核、腹腔脓肿及盆腔脓肿最为常见。患者胸部CT见双肺磨玻璃样密度增高影，但无呼吸系统阳性体征，体力活动正常，肺功能仅见轻度阻塞性改变，且抗感染治疗1周后肺内病灶少许吸收，但症状无改善，提示感染性疾病的可能性较小。自身免疫性疾病多见血沉增快与C反应蛋白浓度增高，血小板计数增高，自身免疫性疾病的疾病谱宽广，确诊有一定难度，但患者有明确血沉与C反应蛋白持续增高的表现，且有关节炎、肋骨与胸骨接合位疼痛、球结膜充血、口干等表现，符合某些自身免疫性疾病的表现，如类风湿关节炎、干燥综合征等，患者未行类风湿因子检测，无法进一步明显类风湿关节炎的可能，但自身抗体阴性，故SLE与干燥综合征的可能性较小，需完善类风湿关节炎或其他疾病的鉴别，如瑞特综合征等检查。患者双颞侧头痛、颞动脉僵硬且近期神力下降、体重明显下降、血沉与C反应蛋白异常，有血管炎的可能性，另患者于外院未行血管炎相关检查，本次入院后需进一步检查。

【诊疗计划】

① 完善检查：血常规、尿常规、血沉等。

② 监测体温。

③ 患者如无因发热引起明显不适，暂不宜使用解热镇痛药，另患者可能存在免疫性疾病与血管炎疾病可能，避免使用糖皮质激素。

患者入院后监测体温仍有发热，体温38.5 ~ 39℃，伴头痛，为双侧颞部疼痛，无恶心、呕吐、呼吸困难等。再次查体：体温39℃，心率99次/分，呼吸20次/分，血压140/70mmHg，全身浅表淋巴结未触及，双眼球结膜充血，双侧颞动脉僵硬，右侧颞动脉节段性搏动减弱。双肺呼吸音清，未闻及干湿啰音。

辅助检查：糖化血红蛋白（2012-10-24）示5.8%（N）。

免疫（2012-10-24）示神经烯醇化酶2.05ng/mL（N）；癌胚抗原0.85ng/mL（N）；糖类抗原242 1.95U/L（N）；铁蛋白101.10ng/mL（N）；β-绒毛膜促性腺激素0.28mU/mL（N）；甲胎蛋白0.73ng/mL（N）；糖类抗原125 21.53U/L（N）；生长激素0.06ng/mL（N）；

糖类抗原 153 3.23U/L（N）；糖类抗原 19-9 2.39U/L（N）。

特定蛋白（2012-10-24）示 C 反应蛋白 199.0mg/L（H）。

粪常规（2012-10-24）示潜血（—）（N）。

超声示肝、胆、胰、脾、双肾未见明显异常。

【诊断】

（1）感染性疾病。

（2）肿瘤性疾病。

（3）血液系统疾病。

（4）风湿性疾病。

① SLE。

② 血管炎。

【诊断依据】

1. 感染性疾病

依据：患者发热 1 个月余，而细菌、病毒感染往往呈自限性，少有长期发热。结核杆菌感染可有长期午后低热、乏力、纳差、体重减轻，但患者无类似症状，PPD 试验阴性，痰培养未找到结核杆菌，可排除。

2. 肿瘤性疾病

依据：腹腔、盆腔等部位的隐匿性肿瘤可有长期发热伴消瘦，但患者无相应症状，各项肿瘤指标均正常，故暂不予考虑。

3. 血液系统疾病

依据：淋巴瘤、白血病可以长期发热为主要症状，但患者全身浅表淋巴结未触及肿大，血象各系未见异常，故暂不予考虑。

4. 风湿性疾病

① SLE 依据：SLE 为系统性疾病，除有发热症状外常累及多个器官，常有面部蝶形红斑、光过敏、关节炎、肾脏损害等多种表现。而本患者仅表现为发热伴头痛、膝关节痛，查免疫学指标如抗核抗体可予鉴别。

② 血管炎依据：颞动脉炎发病年龄多在 50 岁以上，可有发热、疲劳、关节痛、体重减轻等症状，70% 患者表现为一侧或双侧颞部头痛，颞浅动脉增粗变硬，可表现为视力减退甚至失明，血沉增快，C 反应蛋白升高，与患者病情较为符合。

【诊疗计划】

① 专科常规护理。

② 予以糖皮质激素治疗。

③ 保护胃黏膜，防止胃溃疡。

④ 监测体温，观察药物疗效。

患者病情明显好转，提示治疗有效。颅脑 CTA（图 91-1）示右侧颞浅动脉较对侧纤细，考虑颞浅动脉炎表现。

【诊断】

颞动脉炎。

【诊断依据】

患者症状有新近出现的头痛症状、年龄大于 65 岁、血沉增快，符合颞动脉炎诊断标准的 3 条，初步诊断为颞动脉炎，给予糖皮质激素治疗后体温恢复正常，从疗效支持颞动脉炎的诊断，虽然患者未行颞动脉活检，但患者双侧颞动脉僵硬，右侧颞动脉节段性搏动减弱，颅血管 CTA 示右侧颞动脉狭窄，符合颞动脉炎表现，故确诊为颞动脉炎。

【下一步诊治计划】

给予激素治疗，并继续维持。

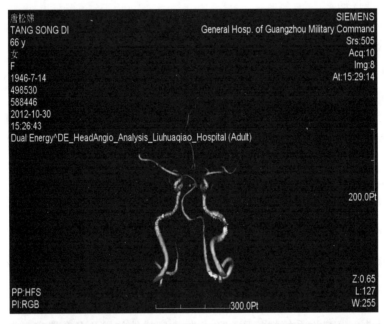

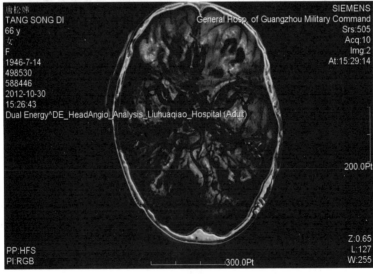

图 91-1　颅脑 CTA

【评析】

对老年人头痛应该给予高度关注,所有年龄大于 65 岁的老年人,第一次出现头痛或既往头痛的类型发生改变,一定要进行全面的评估与检查,寻找其可能存在的原发病。

颞动脉炎又称为巨细胞性动脉炎,几乎均发生于老年人。如果得不到治疗,20% ～ 30% 患者将出现永久性视力丧失。颞动脉炎疼痛典型地表现为一种稳定的较为剧烈的疼痛,或是一种位于鬓骨部位的钝性搏动性不适,当然也可表现为其他类型及部位的疼痛。部分患者可表现有疲乏及低热的全身症状。可伴有近端肌肉的僵硬及疼痛,头皮压痛。颞动脉通常增粗,有触痛且伴有动脉搏动的减弱或消失。

1990 年美国风湿病学会制定的巨细胞动脉炎的诊断标准作参考: ① 发病年龄 >50 岁; ② 新近发生的头痛; ③ 颞动脉异常; ④ ESR 升高; ⑤ 颞动脉活检阳性。满足以上 5 项标准中的 3 项即可诊断为巨细胞动脉炎。如难以进行活检,也可通过脑动脉造影等检查进行判断。

一旦怀疑颞动脉炎,应立即开始泼尼松 60 ～ 80mg/d 治疗。颞动脉炎的头痛对于大剂量泼尼松反应迅速且效果显著。相反,其他原因所致的头痛不可能对激素这样反应显著。皮质激素治疗应该维持数月,有时需要 1 年或更长时间直至痊愈。在数月激素减量的过程中,应进行临床及实验室随访。

(方怡　袁伟峰　黄文杰)

参考文献

[1] 胡治平,杨期东,李景和等. 中国人巨细胞动脉炎的临床特点及治疗. 中华医学杂志,2002, 82: 453-455.

[2] Nesher G. Neurologic manifestations of giant cell arteritis. Clin Exp Rheumatol, 2000, 18 (Suppl 20): S24-S26.

第 92 章　游泳呛咳后出现胸闷、气促

【病历资料】

一般资料：患者男，14 岁，因"胸闷、胸痛、气促 20 天"于 2007 年 8 月 12 日入院，患者 20 天前学游泳时呛水后出现激烈咳嗽，当时出现胸痛，休息后稍缓解，后逐渐出现胸闷伴轻微胸痛，干咳，活动后呼吸困难，无发热，无盗汗，遂于 8 月 8 日在当地医院行胸片检查，提示双侧胸腔积液。10 日复查胸部 CT 提示双侧胸腔积液，以右侧明显，心包积液。并行胸腔穿刺检查，胸腔积液化验结果未能诊断结核性，遂转我院就诊，以"胸腔积液、心包积液原因待查"收入院。

查体：体温 37℃，脉搏 95 次/分，呼吸 20 次/分，血压 120/80mmHg，双下肺触诊语颤减弱，叩诊为浊音，双下肺呼吸音低，未及干湿啰音。

辅助检查：血常规示 WBC 9.63×10^9/L，N 47.9%，E 1.9%，Hb 154g/L，Pt 128×10^9/L，TB 13.9μmol/L，ALT 14U/L，AST 20U/L，LDH 155U/L，ADA 14U/L，TP 74.5g/L，AL 44.0g/L，BUN 5.7mmol/L，Cr 77μmol/L，TC 3.27mmol/L，TG 0.62mmol/L。ESR 10mm/h。胸片检查提示双侧胸腔积液（图 92-1）。

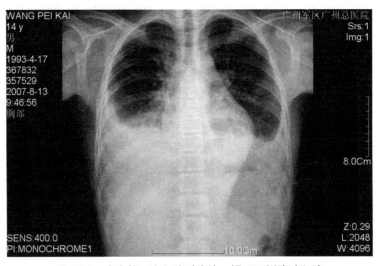

图 92-1　患者第一次入院时胸片，提示双侧胸腔积液

【初步诊断】

（1）胸腔积液性质待查。

①结核性胸膜炎？

②肺炎并肺炎旁胸腔积液？

③恶性胸腔积液？

④免疫性疾病引起的胸腔积液？

⑤特发性胸腔积液？

（2）心包积液性质待查。

①结核性心包炎？

②感染性心包炎？

③恶性心包积液？

④免疫性疾病引起的心包积液？

⑤特发性心包炎？

【诊断依据】

① 结核性胸膜炎和心包炎依据：少年男性，有干咳、胸闷、胸痛，血常规提示白细胞在正常范围，但患者无明显盗汗、午后潮热等症状，下一步拟行胸腔 B 超定位，胸腔积液送检常规、生化、乳酸脱氢酶、腺苷脱氨酶等检查，进一步明确诊断。患者心包积液为少量，目前暂时无法行心包穿刺。

② 肺炎并肺炎旁胸腔积液以及感染性心包炎依据：患者无明显发热，无明显咳痰，外院胸部 CT 未见肺实质有明显斑片影，基本可以排除肺炎并肺炎旁胸腔积液。

③ 恶性胸腔积液和恶性心包积液依据：少年男性，患常见的实体瘤可能性小，考虑一些纵隔肿瘤或者血液系统肿瘤引起的可能性大。但是患者胸部 CT 未见明显纵隔肿物，血常规未见明显异常，也可基本排除血液系统肿瘤。进一步行癌胚抗原等检查进一步排除。

④ 免疫性胸腔积液及心包积液依据：免疫性疾病引起的多浆膜腔积液常见疾病有系统性红斑狼疮等。系统性红斑狼疮常见于育龄期的女性，在男性少年较少见。患者无发热、皮肤损害、关节肿痛等问题，血沉在正常范围，未见明显肝肾损害，故可能性不大，进一步行 ENA 谱检查进行排除。

【下一步诊疗计划】

1. 检查计划

①痰涂片找细菌，痰找抗酸杆菌，痰培养 + 药敏试验。

②风湿三项，ENA 谱，CEA。

③PPD 试验。

④心脏彩超，双侧胸腔 B 超。

⑤胸腔 B 超定位后抽胸腔积液送检常规、生化、乳酸脱氢酶、腺苷脱氨酶、癌胚抗原以及胸腔积液找肿瘤细胞等检查。

2. 治疗计划

①一般处理：氧疗，卧床休息。

②止咳等对症处理：惠菲宁 10mL，口服，3 次 / 日。

患者入院后，先后给予三次抽胸腔积液共约抽出胸腔积液 2200mL，患者自觉咳嗽、胸闷症状缓解。查体：双肺呼吸音较前明显增强。未及明显干湿啰音。

　　辅助检查：结核抗体两项阴性，RF 20U/mL，抗"O"试验 45U/mL，CPR 7.95mg/L。CEA 1.09μg/L，血 ENA 全套阴性。PPD 皮试阴性。入院后予胸腔闭式引流术，引流出淡黄色胸腔积液。胸腔积液常规示白细胞 $86×10^6/L$，红细胞 $914×10^6/L$，中性粒细胞 4%，淋巴细胞 96%。胸腔积液糖 5.4mmol/L，总蛋白 29g/L，LDH 58U/L，李凡他试验阴性。ADA 5U/L，胸腔积液蛋白 / 血清蛋白 0.38，胸腔积液 LDH/ 血清 LDH 0.37，胸腔积液未找到肿瘤细胞。

【进一步考虑诊断】
　　胸腔积液查因。

【诊断依据】
　　依据：根据胸腔积液 LLDH58 U/L，胸腔积液蛋白 / 血清蛋白 =0.38，胸腔积液 LDH/ 血清 LDH 0.37 考虑为漏出性可能性大，ADA 5U/L，且患者无任何发热、盗汗等结核中毒症状，基本排除结核性胸腔积液。患者无明显心、肝、肾疾病，由上述疾病引起的胸腔积液可能性小。患者胸腔积液非血性且未找到肿瘤细胞，结合胸部 CT 未发现纵隔，肺实质有占位出现，恶性胸腔积液可能性也非常小。目前主要考虑诊断为原因不明的特发性胸腔积液。

【治疗计划】
　　给予泼尼松 20mg，每天口服，治疗后好转出院。复查胸片提示患者第一次入院治疗后好转出院时的胸部平片，双侧胸腔积液，左侧胸腔积液较前好转，右侧胸腔积液较前减少（图 92-2）。

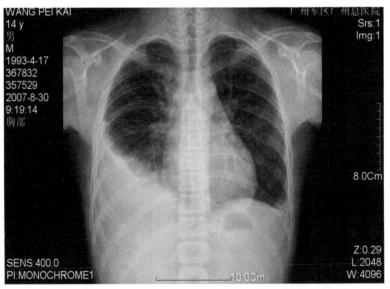

图 92-2　患者第一次入院治疗后好转出院时的胸部平片，双侧胸腔积液，左侧胸腔积液较前好转，右侧胸腔积液较前减少

　　患者于 2007 年 9 月 17 日因活动后气促 9 天再次入院，9 月 8 日在当地医院行胸片检查提示双侧胸腔积液，右侧明显（图 92-3）。遂再次到我院门诊就诊，以"双侧

胸腔积液"收住院。既往史：平素体质良好。无其他内科病史否认传染病史。无过敏史。无外伤史。无手术史。无输血史。个人史：出生于原籍，无疫区接触史。无地方病流行区居住史。无传染病接触史。无烟酒嗜好。家人均健在，否认患遗传病、传染病和同类疾病史。体格检查：体温 36.8℃，脉搏 88 次 / 分，呼吸 19 次 / 分，血压 100/80mmHg，神清，活动自如，体型微胖，口唇无明显发绀，全身浅表淋巴结未及明显肿大，颈静脉未及明显怒张，双下肺呼吸音低，未及明显干湿性啰音，双下肺叩诊浊音。肝、脾肋下未及，肝颈静脉回流征阴性，双下肢未及明显肿胀。

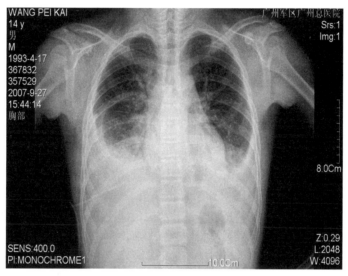

图 92-3　第二次入院时胸片提示双侧胸腔积液，左侧较出院是明显增多

【下一步检查计划】

入院后给予胸腔闭式引流，抽出淡黄色乳糜样胸腔积液（图 92-4）。胸腔积液甘油三酯 3.13mmol/L；总胆固醇 1.62mmol/L，LDH 97U/L；腺苷脱氨酶 7U/L。胸腔积液常规提示白细胞 780×10^6/L，红细胞 670×10^6/L，中性粒细胞 10%，淋巴细胞 90%。

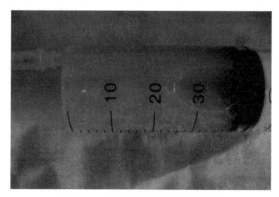

图 92-4　淡黄色乳糜样胸腔积液

【最后诊断】

乳糜胸。

【诊断依据】

有游泳呛水后导致激烈咳嗽的病史，并出现胸闷，活动后气促，双下肺呼吸音低，未及明显干湿性啰音，双下肺叩诊浊音。胸腔积液外观呈淡黄色乳糜样，无味。胸腔积液甘油三酯 3.13 mmol/L，总胆固醇 1.62 mmol/L。白细胞 780×10^6，红细胞 670×10^6，中性粒细胞 10%，淋巴细胞 90%。

【治疗计划】

给予短中链脂肪酸饮食。同时给予持续胸腔闭式。每天引流量约 500mL，持续 1 周后，每天引流量减少为 300mL 左右，遂拔除胸腔闭式引流管，继续中短链甘油三酯饮食，保守治疗，患者无明显不适，于 2007 年 11 月 5 日复查胸片双侧胸腔积液较前稍有减少。2008 年 4 月复查胸片左侧胸腔积液基本吸收，右侧胸腔积液较 2007 年 11 月 5 日无明显变化。给予行胸腔穿刺抽出黄色胸腔积液 600mL 后，观察 2 天复查胸片未见胸腔积液明显增多。考虑胸导管破口愈合。

【讨论】

乳糜胸约占所有胸腔积液的 2%，是胸腔积液相对比较少见的原因。不同原因导致胸导管或其分支破裂或阻塞，使乳糜液溢入胸膜腔，即形成乳糜胸，其中肿瘤性和医源性损伤约占 75% 以上，其他少见的原因国内外学者报道有咳嗽、轻微运动、使用汽车安全带等引起胸导管断裂。该例患者无明显外伤史，无手术史，因患者一般情况可，胸部 CT 未提示明显纵隔肿瘤，无乳糜尿，血常规嗜酸粒细胞正常，排除肿瘤及丝虫病引起可能，结合患者有呛水后激烈咳嗽，考虑引起乳糜胸的原因是呛水后激烈咳嗽导致胸导管破裂，乳糜液外漏引起乳糜胸。患者第一次住院时漏诊的主要原因有如下几点：① 是未能充分重视患者游泳时呛水导致剧烈咳嗽这一病史。② 是国内多数教科书在提及乳糜胸时，多考虑为渗出性胸腔积液，患者多次胸腔积液为漏出性胸腔积液，也导致未能考虑为乳糜胸。③ 是患者为青少年，发病后胃口差，可能摄入的食物含脂肪比较少，也是导致漏出的胸腔积液中含脂肪比较少，第一次抽出胸腔积液时可能胸腔积液为非典型的乳糜状外观，导致首诊医师未能及时送检查甘油三酯及总胆固醇。第二次在我科住院，抽出胸腔积液为黄色乳糜状，按照 Light 标准，仍为漏出性胸腔积液，但查胸腔积液甘油三酯明显增高，且胸腔积液中淋巴细胞比例高达 90%，确诊为乳糜胸。在治疗方面，短中链甘油三酯膳食是非常重要的，中短链甘油三酯口服后不经酯化，直接进入门脉系统吸收，而不进入肠乳糜管。用中短链甘油三酯膳食不仅能维持营养，而且降低胸导管乳糜流量，降低胸导管的压力，从而促进破口愈合。国内有作者报道 9 例非外伤性乳糜胸经保守治疗均痊愈。该例患者在长达 7 个月保守治疗过程中，一直坚持短中链脂肪酸饮食，患者发育正常，身高体重基本和同龄患者相同，未出现明显营养不良。患者发生于游泳呛水后出现乳糜胸，据我们所知目前国内外尚未见报道，该例患者提示我们在夏天有游泳呛水史的患者出现胸腔积液时应考虑有乳糜胸可能。

【评析】

从这一例胸腔积液查因的患者我们有如下体会。

① 乳糜胸可以表现为漏出性胸腔积液，尤其是患者饮食少，或者反复抽胸腔积液后。对于双侧漏出性胸腔积液，又可以排除心、肝、肾引起的漏出性胸腔积液，应考虑乳糜胸可能，应及时抽胸腔积液查甘油三酯和胆固醇。

② 游泳呛水后导致的激烈咳嗽可能导致胸导管破裂，引起乳糜胸。尤其对于发育尚未完全的少年儿童。

③ 中短链甘油三酯膳食是治疗良性乳糜胸值得推荐的方法。中短链甘油三酯口服后不经酯化，直接进入门脉系统吸收，而不进入肠乳糜管，通过最大限度地减少胸导管的淋巴液的量，有利于破裂的胸导管愈合，最终能避免不必要的胸腔手术。

④ 乳糜胸腔积液有大量的淋巴细胞和脂肪，往往不容易感染，在患者症状能耐受的情况下，尽量避免反复抽胸腔积液，保持一定量的胸腔积液，可增加胸腔内压，减少破裂的胸导管外流出淋巴液。

（杜海坚　黄文杰）

参考文献

［1］段绪伟，凌培基. 左侧胸导管自发性破裂并发乳糜胸一例. 第三军医大学学报，1992, 14(5): 466

［2］Wiegel B J, ChuaG T, et al. General case of the day. Idiopathic chylothorax.RadioGraphics, 1993, 13(11): 1403.

［3］José Carlos Miranda Torrejais, Carolina Borges Rau, João Adriano de Barros, et al.Spontaneous chylothorax associated with light physical activity. J Bras Pneumol, 2006, 32(6): 599-602

［4］Agrawal V, Doelken P, Sahn S A. Seat belt-induced chylothorax: a cause of idiopathic chylothorax? Chest. 2007, 132(2):690.

［5］吴小勤，刘焕青，巫国勇等. 乳糜胸的早期诊治. 中国误诊学杂志，2005, 5(7): 1202.

［6］陈灏珠主编. 实用内科学. 第 12 版. 北京：人民卫生出版社，2005.

第 93 章　体检发现纵隔囊性肿物

【病历资料】

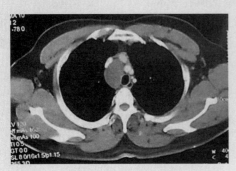

图 93-1　胸部增强 CT 示上腔静脉后方可见
一均匀水样低密度类圆形阴影，边缘清楚、
锐利，囊壁未见钙化

一般资料：患者，男性，68 岁，体检时发现上纵隔囊性肿物，无发热、咳嗽、呼吸困难、上腔静脉回流障碍等临床表现。

查体：无明显阳性体征。

辅助检查：胸部 CT 示上纵隔内气管旁可见均匀水样低密度类圆形阴影，边缘清楚、锐利（图 93-1）。

【诊断】

纵隔肿物。

① 上纵隔囊肿？

② 上纵隔脓肿？

③ 胸腺瘤？

④ 淋巴结转移瘤？

⑤ 淋巴结结核？

⑥ 淋巴瘤？

⑦ 结节病？

⑧ 其他纵隔良性肿瘤？

【诊断依据】

① 上纵隔囊肿依据：本病种类繁多，包括气管和支气管囊肿、食管囊肿、胃囊肿、心包囊肿、胸腺囊肿等，大多是先天性发育异常所致，多数无症状，是纵隔肿物的最常见病因。本患者无明显临床症状及体征，体检发现上纵隔肿物，胸部 CT 示上纵隔内气管旁可见孤立性密度均匀、水样低密度类圆形薄壁阴影，边缘清楚、锐利，包膜完整。考虑本病可能性较大。

② 上纵隔脓肿依据：多数患者有急性化脓性感染病史或外伤史，有发热、乏力等感染

中毒症状，但也有部分体质虚弱患者上述症状不典型，胸部 CT 示上纵隔支气管旁均匀水样低密度类圆形阴影，边缘清楚、锐利，应警惕本病。

③ 胸腺瘤依据：本病是上纵隔肿物常见病因之一，部分患者无症状，在体检时偶然发现，其他患者可出现肿瘤压迫症状或全身症状，如重症肌无力、单纯红细胞再生障碍性贫血、低丙种球蛋白血症、胸腺外恶性肿瘤等。患者无明显临床症状，体检胸部 CT 提示上纵隔肿物。应注意除外本病。

④ 淋巴结转移瘤依据：本病也是纵隔肿物常见疾病之一，多为肺癌、乳腺癌、食管癌转移所致，可有原发肿瘤症状及肿大淋巴结压迫、侵袭症状，部分患者无症状体检发现。应注意除外本病。

⑤ 淋巴结结核依据：本病是纵隔肿物常见疾病之一，多数患者伴有发热、盗汗、乏力、体重减轻等结核中毒症状，可伴有肺结核。患者虽无上述症状，但不能完全除外本病。

⑥ 淋巴瘤依据：本病多伴有全身淋巴结肿大、肝脾大，可无症状或伴有肿大淋巴结压迫及侵袭症状及全身症状，如发热、乏力等，查体可发现浅表部位的淋巴结无痛性、进行性肿大。患者无上述症状、体征，但不能完全排除本病。

⑦ 结节病依据：本病也是纵隔淋巴结肿大常见病因，多为肺门、纵隔等多组淋巴结肿大，伴有多器官受累表现，多伴有肺浸润。患者无上述症状，胸部 CT 示上纵隔孤立性单发肿物，考虑本病可能性较小，但不能完全除外。

⑧ 其他纵隔良性肿瘤依据：患者无明显症状、体征，胸 CT 示上纵隔孤立性肿物，边界清楚，包膜完整。

【下一步诊疗计划】

① 开胸纵隔肿物活检。
② 经纵隔镜纵隔肿物活检。
③ 经支气管镜纵隔肿物针吸活检。

考虑纵隔囊肿可能性大，但应注意除外其他纵隔肿物，病理检查是十分必要的，但肿物性质未明，不除外胸腺瘤、淋巴瘤、淋巴结转移瘤、淋巴结结核等，开胸或经纵隔镜活检手术风险较大，可引起感染或肿瘤的播散、转移，加重病情，费用较高。首先应用相对安全、创伤小、转移及播散风险较小且费用较低的活检手段明确病变性质，再决定下一步治疗方案是比较理想的，故我们选择经纤维支气管镜纵隔肿物针吸活检。

> 按上述诊疗后，患者原有症状、体征、辅助检查的变化以及出现的新情况如下。
> 辅助检查：细针穿刺细胞学结果为镜下可见数目不等的单核细胞浸润和大量粉染的浆液性液体，未见恶性细胞。

【诊断】

上纵隔囊肿。

【诊断依据】

患者无明显临床症状及体征，体检发现上纵隔肿物，胸部 CT 示上纵隔内气管旁可见孤立性密度均匀、水样低密度类圆形薄壁阴影，边缘清楚、锐利，包膜完整。细针穿刺细胞学结果为镜下可见数目不等的单核细胞浸润和大量粉染的浆液性液体，未见恶性细胞。

【下一步诊疗计划】
　　① 经支气管镜穿刺针吸抽出囊液。
　　② 定期复查胸部 CT。
　　③ 必要时手术切除。

> 　　按上述诊疗后，患者原有症状、体征、辅助检查的变化以及出现的新情况如下。
> 　　症状经 3 ~ 6 个月随访，无复发（图 93-2）。

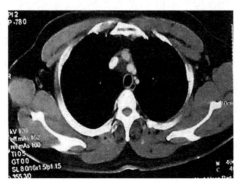

图 93-2　胸部增强 CT 示上腔静脉后方类圆形低密度阴影明显缩小

【讨论】
　　纵隔肿物中纵隔囊肿占 72% 左右，其中约有 50% 的患者表现为无症状。目前对无症状纵隔囊肿的治疗存在较多争议，但大致有 3 种治疗思路：① 单纯随访观察；② 手术治疗；③ 新介入治疗。临床医师对于良性纵隔肿物诊治方案的制定一般基于两个方面：① 消除患者的临床症状；② 估测肿物未来的消长情况。而且有 84.7% 的患者愿意接受手术治疗是为了缓解症状。这使得无症状性良性纵隔囊肿治疗原则问题越发惹人争议。Gursoy S 等人于 2009 年发表的文章中首次正式提出无症状性纵隔囊肿治疗中的争议性问题：手术切除还是随访观察。但文章中却只是强调手术切除的安全性和必要性，且选取的患者中约 60% 的患者存在不同程度的胸痛、胸部不适、呼吸困难等临床表现，因此并没有解决对于无症状性纵隔囊肿是应首选手术还是随访观察的问题。从安全性角度考虑，我们认为临床医师针对这一类患者选择治疗方案时应尽可能降低接受随访人群中恶性肿瘤的风险性。Ovrum E. 等人对 91 例纵隔囊肿进行回顾性分析，发现 50% 的纵隔囊肿无症状，而其中 20% 的患者最终被诊断为恶性肿瘤。这说明无症状性纵隔囊肿选择单纯随访具有较高风险性。Zeng L.Q. 等人对 4357 例纵隔肿物的患者临床资料进行回顾性分析后发现诊断中引入穿刺针与传统诊断方法相比恶性肿瘤检出率相差约 11.4%。因此我们认为在选择手术治疗或随访观察前进行囊肿细针穿刺学检查是有必要的，而且在部分患者中可通过细胞学穿刺标本的特点判断囊肿发生组织，尤其是对于肠源性纵隔囊肿纤毛柱状细胞的鉴定具有确诊价值。细针穿刺对纵隔囊肿诊治优势总结如下：① 降低随访患者中患有恶性肿瘤的风险性。② 对囊肿患者进行穿刺引流，满足患者缓解症状的第一需求。③ 利于观察囊肿消长速度，根据消长速度判断是否为需要手术切除的纵隔囊肿。此外，Galluccio G. 等人对术后复发的纵隔囊肿进行支气管内超声引导下细针穿刺（EBUS-FNA）排液治疗，发现随访 18 个月无复发。结合我们对既往 8 例纵隔囊肿的诊治经验，认为对复发性囊肿，细针穿刺排液的疗效不容忽视，推荐作为复发性纵隔囊肿的一种新的治疗方法。纵隔囊肿术后复发的原因认为是没能彻底清除内膜所造成，为解决这个问题国外已有人对这些纵隔囊肿患者实施一种新的治疗方案——细针穿刺注射硬化剂，并获得成功。硬化剂可使具有分泌功能的囊肿壁内上皮细胞发生蛋白凝固变形，细胞破坏产生无菌性炎症，从而使囊腔发生粘连闭合，达到预防囊肿复发的目的，值得临床借鉴和推广。

【评析】

根据本文的结论对于高龄、复发性、无症状性上纵隔囊肿应首选经支气管镜纵隔肿物针吸活检术，可以鉴别囊肿良恶性，同时可对囊肿进行细针穿刺排液，在部分患者中可获得良好疗效。

（董春玲　徐伟）

参考文献

［1］吴在德，吴肇汉. 外科学. 第 7 版. 北京：人民卫生出版社，2010.

［2］SANLI A, ONEN A, CEYLAN E, et al. A case of a bronchogeniccyst in a rare location . The Annals of thoracic surgery, 2004, 77(3): 1093-1094.

［3］Davoli F, Rena O, Pirondini E, et al. Giant Functioning Mediastinal Pparathyroid Cyst: An Unusual Cause of Exertional Dyspnea and Mild Dysphagia. Arch Bronconeumol, 2013, 49(9)：408-409.

［4］Shoji F, Takeo S, Shikada Y, et al.Anterior mediastinal gastroenteric cyst containing pancreatic tissue influenced the diabetes mellitus status.Interact Cardiovasc Thorac Surg, 2013, 16(3): 413-415.

［5］Gursoy S, Ozturk A, Ucvet A, et al. Benign primary cystic lesions of mediastinum in adult: the clinical spectrum and surgical treatment. Arch Bronconeumol, 2009, 45(8): 371-375.

［6］Granato F, Voltolini L, Ghiribelli C, et al. Surgery for bronchogenic cysts: always easy? Asian Cardiovasc Thorac Ann，2009, 17:467-471.

［7］Mangi A A, Gaissert H A, Wright C D, et al. Benign broncho-esophageal fistula in the adult. Ann Thorac Surg, 2002, 73: 911-915.

［8］Hall D A, Pu R T, Pang Y. Diagnosis of foregut and tailgut cysts by endosonographically guided fine-needle aspiration. Diagn Cytopathol, 2007, 35(1): 43-46.

［9］Galluccio G, Lucantoni G. Mediastinal bronchogenic cyst's recurrence treated with EBUS-FNA with a long-term follow-up. Eur J Cardiothorac Surg, 2006, 29(4): 627-629.

［10］Martinod E, Pons F, Azorin J, et al. Thoracoscopic excision of mediastinal bronchogenic cysts: results in 20 cases. Ann Thorac Surg, 2000, 69: 1525-1528.

［11］Zambudio A R, Lanzas J T, Calvo M J, et al. Non-neoplastic mediastinal cysts. Eur J Cardiothorac Surg, 2002, 15(22):712-716.

［12］Rajagopalan S, Robinson D A, Hargest R. An epigastric swelling. J R Soc Med, 2004, 97(8): 393-394.

第 94 章 间断反复发热 5 月，咳嗽、咳痰 20 天，加重 3 天

【病历资料】

一般资料：患者，女，17 岁，因间断反复发热 5 个月，咳嗽、咳痰 20 天，加重 3 天入院。该患者于入院前 5 个月无明显诱因出现发热，体温最高达 40.5℃，伴畏寒、寒战，干咳无痰，当时无皮疹、气短、咯血等，就诊于解放军 208 医院，血常规提示三系减少，白细胞计数 2.0×10⁹/L，血红蛋白 78g/l，血小板计数 78×10⁹/L，血涂片异型淋巴细胞 0.15。乳酸脱氢酶 605U/L。彩超检查示脾大。骨穿示骨髓增生活跃——明显活跃，可见原粒细胞，考虑白血病（MDS-RAEB），予抗感染、激素、退热等对症支持治疗，患者病情未见明显好转，后转入吉林大学第一医院诊治。查血常规示白细胞总数 1.5×10⁹/L，血红蛋白 70g/L，血小板计数 57×10⁹/L，外周血涂片示异型淋巴细胞占 0.18，血 CD59/CD55 分析（−）；复查骨穿"粒细胞增生活跃，分叶细胞内可见中毒颗粒，粒红二系可见病态改变"；骨髓染色体分型、FISH 均（−）；血单纯疱疹病毒抗体、人类疱疹病毒（EB 病毒）抗体、巨细胞病毒抗体均（−）；腹部超声示脾大，肋下 37mm，腹腔内可见肿大淋巴结，余未见异常。结合以上临床资料，考虑病毒感染，予抗病毒、抗感染、激素及对症支持治疗，患者体温降至正常，血常规恢复至正常出院。2011 年 5 月患者再次出现发热，就诊于吉大一院。查血常规示白细胞总数 1.5×10⁹/L，中性粒细胞计数 0.46×10⁹/L；血红蛋白 68g/L，血小板计数 54×10⁹/L。血涂片示异淋 15%；血单纯疱疹病毒抗体、人类疱疹病毒（EB 病毒）抗体、巨细胞病毒抗体均（−）；血乳酸脱氢酶 423U/L，抗核抗体谱（−）；复查骨穿"粒细胞增生活跃，各系未见明显形态异常，考虑继发性贫血骨髓象"，骨髓活检提示"组织细胞多见"，仍给予抗病毒、退热对症治疗措施后体温正常，此后患者约每隔 1 个月发热一次，症状同前，伴血常规三系减少，对症治疗 4～5 天后体温即可降至正常。7 月患者上述症状再次出现，建议其就诊于天津血液病研究所，筛查免疫及病毒感染指标均（−），补体 +Ig 大致正常，Echo（−），CT 提示"肝大、脾大入盆"，考虑不除外淋巴瘤，建议其切脾明确诊断。8 月 2 日，转回吉大一院行脾切除术，术后病理示慢性淤血性脾大，免疫组化 EBRB（−）。术后患者体温正常，复查血常规大致正常。20 天前患者再次出现高热，体温达 40～41℃，伴畏寒、咳嗽，咳黄白色痰，难以咳出，气短，活动后加重，无明显咯血，行血常规白细胞总数轻度降低，余血红蛋白及血小板计数大至正常，筛查病原体（−），肺部 CT 提示"双肺多发斑片状渗出及磨玻璃样影，内可见支气管充气征"，加用静脉甲泼尼龙、免疫球蛋白（2 周）及抗病毒、抗真菌及抗生素治疗（具体不详），患

者体温降至正常，呼吸困难缓解。复查肺部 CT 肺内病变明显吸收，遂停激素，3 天前再次出现高热，症状同前，伴呼吸困难，今为求进一步诊疗入我院。病程中伴有间断恶心、呕吐，无头晕、头痛，无咯血、胸痛，无大量脓臭痰，无腹胀、腹痛、腹泻，进食、睡眠尚可，二便如常，体重无明显减轻。既往史：否认高血压、冠心病、糖尿病病史；否认肝炎、结核等传染病病史及密切接触史，否认药物及食物过敏史。否认异地久居及疫区接触史，否认特殊药物及毒物接触史。14 岁月经初潮，（3～5）(28～60) 天，上次月经为 2011 年 8 月 6 日，既往月经规律，经量中等，痛经（－），血块（－）。否认烟酒嗜好。否认性病及冶游史。否认家族遗传性疾病史。

查体：体温 38℃，心率 92 次 / 分，呼吸 16 次 / 分，血压 100/70mmHg，一般状态尚可，口唇无发绀，咽部充血，胸廓对称，双肺呼吸运动无增强、减弱，节律规整，双肺语颤未见增强、减弱，肺肝界位于右侧锁骨中线第 7 肋间，双肺叩诊呈清音，双肺听诊呼吸音粗，未闻及明显干湿啰音，未闻及胸膜摩擦音。余查体未见明显异常。

辅助检查：自带肺 CT（2011-8-19）示双肺弥漫性斑片状密度增高影，较 2011 年 8 月 12 日及 2011 年 8 月 9 日明显吸收。

【诊断】

发热待查。

① 实体肿瘤？

② 风湿系统疾病？

③ 血液系统疾病？

④ 免疫缺陷病？

⑤ 感染？

【诊断依据】

① 实体肿瘤依据：实体肿瘤多表现为全身中毒症状不甚明显，以肾上腺瘤、肝脏肿瘤及肠道肿瘤较常见，大多实体性肿瘤出现发热病程较晚，热度也较低。该患者有发热，既往有白血病（MDS-RAEB），不可忽略肿瘤的可能性，可提检腹部超声检查以明确。

② 风湿系统疾病依据：患者反复发热，自带肺 CT（2011-8-19）示双肺弥漫性斑片状密度增高影，较 2011 年 8 月 12 日及 2011 年 8 月 9 日明显吸收。警惕吸入性肺泡炎、胶原血管 / 结缔组织病致肺纤维化等。

③ 血液系统疾病依据：该患者病程中反复发热的同时伴有白细胞总数减少，先后就诊于长春市多家医院及天津血研所，虽经多次骨髓活检甚是脾脏切除术后病理检查均未能明确血液系统疾病的诊断，考虑该类疾病的可能性不大，但尚不能完全排除。

④ 免疫缺陷病（immunodeficiency diseases，IDD）依据：该患者在病程中以反复发热、白细胞下降为表现，短时间内出现急性进展性重症肺炎，虽在外院应用免疫球蛋白治疗，但是入院后行免疫球蛋白检查仍提示免疫球蛋白 A 及免疫球蛋白 M 减少。

⑤ 感染

a. 特异性感染依据：该患者长期白细胞减少，反复使用抗生素及糖皮质激素，并在近期经历腹部手术，临床症状为干咳、呼吸困难、发绀、精神不安，咳嗽，几乎无痰，肺部无明显的啰音；肺部 CT 亦有类似的两肺弥漫性阴影或斑点状阴影改变，警惕卡氏肺孢子菌、结核杆菌、念珠菌感染。

b. 非特异性感染依据：该患者长期白细胞减少，免疫功能低下，高热、肺部急性进展间质性的病变，需注意对于非典型病原体的控制，如病毒及军团菌。

【下一步诊疗计划】

1. 检查计划

① 常规检查：血常规、尿常规、生化、B 型尿钠肽 (BNP)，复查肺部 CT、心电图。

② 痰培养 + 药敏试验、血培养。

③ 病毒抗体。

④ 支原体抗体、衣原体抗体。

⑤ 痰抗酸杆菌、结核菌素试验（TST）、T-SPOT、TB 等。

⑥ 提检抗核抗体系列（ANA）、抗中性粒细胞胞浆抗体（ANCA）、C 反应蛋白、类风湿因子、免疫球蛋白等。

⑦ 动脉血气分析。

2. 治疗计划

① 抗感染：复方磺胺甲噁唑 2 片，3 次 / 日；阿奇霉素 0.5g/d。

② 抗病毒：喜炎平、连花清瘟胶囊。

③ 抗炎：泼尼松片 15mg/d。

④ 抗纤维化：口服乙酰半胱氨酸。

⑤ 氧疗、祛痰、保肝、抑酸及对症。

按上述诊疗后，患者原有症状、体征、辅助检查的变化以及出现的新情况如下。

症状：患者病情在经过上述治疗后未见明显好转。咳嗽重，无明显的咳痰，仍有发热，体温在 39.0℃以上，发冷、寒战。呼吸困难加重。

查体：一般状态欠佳，口唇无发绀，咽部充血，胸廓对称，双肺呼吸运动无增强、减弱，节律规整，双肺语颤未见增强、减弱，肺肝界位于右侧锁骨中线第 7 肋间，双肺叩诊呈清音，双肺听诊呼吸音粗，未闻及明显干湿啰音，未闻及胸膜摩擦音。

辅助检查：血常规示白细胞总数 21.1×10^9/L，中性粒细胞百分比 0.09，淋巴细胞百分比 0.769，中性粒细胞计数 1.9×10^9/L，淋巴细胞计数 16.2×10^9/L，红细胞计数 2.83×10^{12}/L，血红蛋白含量 84g/L。血生化化验示谷丙转氨酶 130U/L，谷草转氨酶 120U/L，钠 134.5mmol/L。尿常规示微白蛋白 >0.15g/L；免疫球蛋白 A 0.64g/L，免疫球蛋白 M 0.272g/L；血沉 36mm/h。1, 3-β-D 葡聚糖 69.56pg/mL。血培养加药敏试验 3 次、风湿三项、ANCA、抗核抗体及肿瘤标志物未见明显异常。心脏彩超、腹部、泌尿系、后腹膜、肾上腺及颈部淋巴结、甲状腺彩超均未见明显异常。

【诊断】

（1）免疫缺陷病。

（2）肺部感染。

① 耐药菌感染？

② 金葡菌性肺炎？

③ 军团菌肺炎？

④ 真菌性肺炎？

⑤ 卡氏肺孢子菌肺炎？

⑥ 间质性肺炎？

（3）中度贫血。

【诊断依据】

1. 免疫缺陷病

依据：该患者在病程中以反复发热、白细胞下降为表现，短时间内出现急性进展性重症肺炎，虽在外院应用免疫球蛋白治疗，但是入院后行免疫球蛋白检查仍提示免疫球蛋白 A 及免疫球蛋白 M 减少。

2. 肺部感染

① 耐药菌感染依据：患者发病后持续性发热，且伴有咳嗽及呼吸困难等呼吸道症状，多次入院治疗，查体双肺听诊呼吸音粗，未闻及明显干湿啰音，未闻及胸膜摩擦音。自带肺 CT（2011-8-19）示双肺弥漫性斑片状密度增高影。血常规示白细胞总数 $21.1 \times 10^9/L$，中性粒细胞百分比 0.09，淋巴细胞百分比 0.769，中性粒细胞计数 $1.9 \times 10^9/L$，淋巴细胞计数 $16.2 \times 10^9/L$。抗生素治疗效果欠佳，需警惕耐药菌感染的可能性。

② 金葡菌性肺炎依据：反复高热。查体：一般状态欠佳，双肺听诊呼吸音粗，未闻及明显干湿啰音，未闻及胸膜摩擦音。辅助检查：肺 CT（2011-8-19）示双肺弥漫性斑片状密度增高影。常规抗生素治疗效果欠佳。

③ 军团菌肺炎依据：反复寒战、高热，有呼吸困难甚至呼吸衰竭，呼吸急促。肺 CT 示双肺大片状毛玻璃影，融合成片。常规抗生素治疗效果欠佳。

④ 真菌性肺炎依据：患者应用抗生素近 5 个月，1,3-β-D 葡聚糖 69.56pg/mL。警惕菌群失调，常规抗生素治疗效果欠佳，考虑不排除真菌感染。

⑤ 卡氏肺孢子菌肺炎依据：以发热、咳嗽、呼吸困难为主诉。长期白细胞低下，免疫力低下。肺 CT（2011-8-19）示双肺弥漫性斑片状密度增高影。可见弥漫性间质性改变，未见明显吸收。常规抗生素治疗效果欠佳。

⑥ 间质性肺炎依据：患者发病后反复发热、咳嗽，及进行性呼吸困难等呼吸道症状，查体双肺听诊呼吸音粗，未闻及明显干湿啰音，未闻及胸膜摩擦音。自带肺 CT（2011-8-19，吉大一院）示双肺弥漫性斑片状密度增高影。

3. 中度贫血

依据：患者反复出现贫血。入院后查血常规示红细胞计数 $2.83 \times 10^{12}/L$，血红蛋白含量 84g/L。

【下一步诊疗计划】

1. 检查计划

① 复查血常规、血清学检查。

② 复查 1,3-β-D 葡聚糖。

③ 复查肺 CT。

2. 治疗计划

①抗感染：复方磺胺甲噁唑 2 片，3 次 / 日；联合美罗培南 0.5g，3 次 / 日。

②抗病毒：喜炎平、连花清瘟胶囊。

③抗炎：泼尼松片 15mg/d。

④抗纤维化：口服乙酰半胱氨酸。

⑤氧疗、祛痰、保肝、抑酸及对症。

按上述诊疗后，患者原有症状、体征、辅助检查的变化以及出现的新情况如下。

症状：体温恢复正常，咳嗽、呼吸困难症状明显改善。

查体：一般状态欠佳，口唇无发绀，咽部充血，胸廓对称，双肺呼吸运动无增强、减弱，节律规整，双肺语颤未见增强、减弱，肺肝界位于右侧锁骨中线第 7 肋间，双肺叩诊呈清音，双肺听诊呼吸音粗，未闻及明显干湿啰音，未闻及胸膜摩擦音。

辅助检查：复查血常规示白细胞总数 4.9×10^9/L，中性粒细胞百分比 13.7%，淋巴细胞百分比 61.4%，单核细胞百分比 24.3%，中性粒细胞计数 0.7×10^9/L，淋巴细胞计数 3.0×10^9/L，单核细胞计数 1.2×10^9/L，红细胞计数 2.74×10^{12}/L，血红蛋白含量 83g/L。生化示谷丙转氨酶 105U/L，白蛋白 28.6g/L，钠 135mmol/L。1, 3-β-D 葡聚糖 3.85pg/mL。肺 CT（2011-8-27）示双肺纹理增多并见片状、斑片状密度增高影，边缘模糊，以两下肺显著，气管支气管通畅，两肺门无增大，血管及脂肪间隙清晰，纵隔未见淋巴结肿大。两侧胸腔未见明显积液，较 2011 年 8 月 19 日 CT 有好转。

【诊断】

①原发性免疫功能缺陷。

②间质性肺炎。

③双肺重症肺炎。

④中度贫血。

⑤低蛋白血症。

【诊断依据】

1. 原发性免疫功能缺陷（PID）

依据：该患者在病程中以反复发热、白细胞下降为表现，短时间内出现急性进展性重症肺炎，虽在外院应用免疫球蛋白治疗，但是入院后行免疫球蛋白检查仍提示免疫球蛋白 A 及免疫球蛋白 M 减少。

2. 间质性肺炎

依据：患者发病后反复发热、咳嗽及进行性呼吸困难等呼吸道症状，查体双肺听诊呼吸音粗，未闻及明显干湿啰音，未闻及胸膜摩擦音。自带肺 CT（2011-8-19）示双肺弥漫性斑片状密度增高影。

3. 双肺重症肺炎

依据：患者发病后持续性发热，且伴有咳嗽及呼吸困难等呼吸道症状，多次入院治疗，查体双肺听诊呼吸音粗，未闻及明显干湿啰音，未闻及胸膜摩擦音。自带肺 CT（2011-

8-19）示双肺弥漫性斑片状密度增高影。血常规：白细胞总数 $21.1×10^9$/L，中性粒细胞百分比 0.09，淋巴细胞百分比 0.769，中性粒细胞计数 $1.9×10^9$/L，淋巴细胞计数 $16.2×10^9$/L。抗生素治疗效果欠佳，需警惕耐药菌感染的可能性。

4. 中度贫血

依据：患者反复出现贫血。入院后查血常规示红细胞计数 $2.83×10^{12}$/L，血红蛋白含量 84g/L。

5. 低蛋白血症

依据：患者营养状态差，间断反复发热 5 个月，肝功能示白蛋白 28.6g/L。

【下一步诊疗计划】

1. 检查计划

① 定期复查血常规、尿常规。

② 定期复查肺 CT。

2. 治疗计划

① 抗感染：复方磺胺甲噁唑 2 片，3 次 / 日；联合美罗培南 0.5g，3 次 / 日。

② 抗病毒：喜炎平、连花清瘟胶囊。

③ 抗炎：泼尼松片 15mg/d。

④ 抗纤维化：口服乙酰半胱氨酸。

⑤ 氧疗、祛痰、保肝、抑酸及营养支持、对症。

【讨论】

该病历特点：① 青年女性，既往身体健康。② 反复发热伴三系减少，肺部弥漫性间质性炎症半年。③ 骨穿及血培养未见明显异常。④ 抗炎，激素治疗有效。⑤ 病原学检查多次阴性改变。⑥ 病情反复四次均表现高度相似性。⑦ 切脾治疗无效。根据患者入院后各项检查结果分析患者发热及肺部影像学改变的原因如下。① 血液系统疾病：该患者病程中反复发热的同时伴有白细胞总数减少，先后就诊于长春市多家医院及天津血研所，虽经多次骨髓活检甚至是脾脏切除术后病理检查均未能明确血液系统疾病的诊断。② 免疫缺陷病（immunodeficiency diseases，IDD）：是一组由于免疫系统发育不全或遭受损害所致的免疫功能缺陷引起的疾病。有两种类型即原发性免疫缺陷病与继发性免疫缺陷病。原发性免疫缺陷病又称先天性免疫缺陷病，与遗传有关，多发生在婴幼儿。该患者在病程中以反复发热、白细胞下降为表现，短时间内出现急性进展性重症肺炎，虽在外院应用免疫球蛋白治疗，但是入院后行免疫球蛋白检查仍提示免疫球蛋白 A 及免疫球蛋白 M 减少；因此考虑该患者原发性免疫功能缺陷病的诊断成立。③ 感染：该患者感染主要考虑特异性感染及非特异性感染两方面。a. 特异性感染：对于存在免疫功能缺陷的患者应特别注意此类少见病原体的感染，特别是卡氏肺孢子菌的感染，该患者长期白细胞减少，反复使用抗生素及糖皮质激素，并在近期经历腹部手术，该患者存在诸多高危因素，该患者主要表现为症状为干咳、呼吸困难、发绀、精神不安、咳嗽几乎无痰，肺部无明显的啰音；肺部 CT 亦有类似的影像学两肺弥漫性阴影或斑点状阴影改变，但是目前诊断较为困难，特别是卡氏肺孢子菌病原学及免疫学法在长春市基本没有开展，故属于经验性治疗，主要给予磺胺类药物；此外最常见的结核杆菌感染亦需除外，但是该患者无结核病史及密切接触史，痰检未见异常，影像学改变不典型，前期经验性用药无证据显示为此类感染所致。b. 非特异性感染：该患者存在免疫功能低下，除了治疗上覆盖常见细菌外，特别是需注意对于非典型病原体的控制，如病毒及军团菌，上述病原体通常在免疫功能下降时易出现，常表现为高热、肺部急性进展间质性的病变，特别是军团菌肺炎已在社区获得性重症肺炎中多见，因此入院后给予大环内酯类及抗病毒药物治疗。同时，患者反复因发热入院治疗，长期应用抗生素，考虑同时存在医院获得性感染，加用美罗培南抗菌治疗。

【评析】

2006 年，欧洲原发性免疫缺陷病共识会议报告中指出在欧盟真实的原发性免疫缺陷病（PID)的发生率高达 1 ∶（250 ～ 500），相对于胰岛素依赖型糖尿病、血友病和多发性硬化症等疾病更为常见。之所以 PID 仍被大家认为是罕见病，主要是因为各 PID 症状不典型、检测技术、整体医疗水平低下，导致 PID 常被误诊，延误治疗，导致更严重的合并症甚至危及生命。有资料显示所有 PID 患者从出现病症到确诊延误诊断时间平均约 4 年。

PID 主要的临床表现为反复感染、易患肿瘤和自身免疫性疾病。最常见的表现是反复、严重、持续的感染，其中呼吸道炎症最为常见，例如常见变异型免疫缺陷病（CVID）患者中仅呼吸道感染的发生率就达 95%，而且常为机会性感染，不常见的和致病力低下的病原体常为致病的感染源。研究证明，不同类型的 PID，其易感的病原体不同：① 抗体缺陷为主的免疫缺陷由于 B 淋巴细胞数目减低或功能障碍，导致生成免疫球蛋白的功能受损，从而对肺炎链球菌、流感嗜血杆菌和革兰阴性菌易感；② T 淋巴细胞功能受损的免疫缺陷，对病毒、真菌、卡氏肺孢子菌和结核杆菌易感；③ 先天性吞噬细胞数目和功能缺陷对金黄色葡萄球菌、其他革兰阳性菌、革兰阴性杆菌和机会性真菌易感。联合免疫缺陷病（CID）对所有微生物都易感，尤其是致病性低的微生物感染常常是重症 CID（SCID）的重要提示。

综上，对 PID 患者而言，肺脏是最常受累的器官，并且往往症状较严重。对于反复发作的肺部感染，尤其是一些罕见致病微生物所致的重症感染，应当考虑患者是否存在免疫功能的缺陷，在排除继发性免疫功能低下后，应当进行 PID 筛查，以早期明确诊断。

（苏振中　尹金植）

参考文献

［1］European Primary Immunodeficiencies Consensus Conference. Consensus Report and Recommendations . Budapest:2006.

［2］Eades Perner A M, Gathmann B, Knerr V, et al. The European internet-based patient and research database for prmary immunodeficiencies: results 2004-06. Clin Exp Immunol, 2007, 147: 306-312.

［3］Oksenhendler E, Gerard L, Fieschi C, et al. Infections in 252 Patients with Common Variable Immunodeficiency. Clin Infect Dis, 2008, 46: 1547-1554.

［4］陈同辛，金莹莹. 原发性免疫缺陷病与肺部疾病. 实用儿科临床杂志，2012, 27 (16): 1217-1219.

［5］蔡虹蔚，金莹莹，沈蕾等. 儿童原发性免疫缺陷病的免疫学改变及分析. 临床儿科杂志，2012, 30 (6): 555-558.